现代护理实践 与操作常规

高桂玲 等 主编

黑龙江科学技术出版社

图书在版编目（CIP）数据

现代护理实践与操作常规 / 高桂玲等主编. -- 哈尔滨：黑龙江科学技术出版社，2021.9
ISBN 978-7-5719-1157-7

Ⅰ．①现… Ⅱ．①高… Ⅲ．①护理学－技术操作规程
Ⅳ．①R47-65

中国版本图书馆CIP数据核字（2021）第202225号

现代护理实践与操作常规
XIANDAI HULI SHIJIAN YU CAOZUO CHANGGUI

主　　编　高桂玲　等
责任编辑　项力福
封面设计　宗　宁
出　　版　黑龙江科学技术出版社
　　　　　地址：哈尔滨市南岗区公安街70-2号　邮编：150007
　　　　　电话：（0451）53642106　传真：（0451）53642143
　　　　　网址：www.lkcbs.cn
发　　行　全国新华书店
印　　刷　山东麦德森文化传媒有限公司
开　　本　889 mm×1194 mm　1/16
印　　张　33
字　　数　845千字
版　　次　2021年9月第1版
印　　次　2021年9月第1次印刷
书　　号　ISBN 978-7-5719-1157-7
定　　价　238.00元

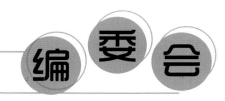

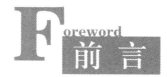

前　言

　　护理学是一门以自然科学和社会科学理论为基础的研究维护、促进、恢复人类健康的综合性应用科学，其任务是促进健康、预防疾病、恢复健康和减轻痛苦。随着社会经济的飞速发展，医疗科技的迅速进步，新的理论、技术及科研成果不断面世，这既是护理专业发展的重大机遇，也是传统护理模式转变的契机。因此，护理工作者必须不断学习、交流临床护理经验，熟悉并掌握新的护理学进展，才能跟上护理学发展的步伐，更好地为患者服务，为人类健康保健提供可靠的保障。为了进一步满足护理相关专业人员的临床需要，帮助广大临床护理工作者在工作中更好地认识、了解相关疾病，提高临床常见疾病和多发疾病的治愈率，我们参阅了国内外大量最新、最权威的相关文献，结合护理实践编写了《现代护理实践与操作常规》一书。祈望本书的出版能够对促进临床护士的规范化、系统化及科学化起到一定作用。

　　本书从护理学基础出发，先简要叙述了一般护理常规、基础护理操作、手术室护理、血液透析室护理及门诊护理的相关内容；然后详细介绍了心内科、呼吸内科、内分泌科、肾内科、普外科、神经外科、妇科及产科等各科常见病的护理。全书内容丰富、重点突出，同时还结合了护理领域最新进展，既有理论性指导，又有实际性应用，集科学性、先进性和实用性于一体，是一本对护理工作者大有裨益的专业书籍，可作为护理工作者科学、规范、合理进行临床护理的参考用书。

　　由于护理学内容繁多，且编写时间仓促，故书中不可避免存在疏漏甚或谬误之处，恳请广大读者见谅，并望批评指正。

《现代护理实践与操作常规》编委会

2021 年 6 月

C目录 ontents

第一章

一般护理常规

第一节　内科一般护理常规

（1）应用护理程序对患者实施整体护理。重点评估患者的主要临床症状和体征，以便明确护理问题，采取切实可行的护理措施，做好心理疏导、健康指导和康复护理，及时评价护理效果，并做好护理记录。

（2）保持病房清洁、整齐、安静、安全、舒适。病房开窗通风，2 次/日，每次 15～30 分钟。保持室温在 18～25 ℃、相对湿度为 50％～60％。湿式清扫地面，2 次/日。

（3）遵医嘱给予分级护理。

（4）遵医嘱给予饮食护理，并给予饮食指导。给危重患者喂食或鼻饲。给予禁食、高热、昏迷、危重患者口腔护理，3 次/日。

（5）保证患者适当的活动和充分的休息。病情轻者可适当活动；危重患者、特殊检查后和正在接受治疗的患者应卧床休息。

（6）准确执行医嘱，观察药物治疗的效果及不良反应。指导患者正确服药、观察药物疗效及不良反应。

（7）做好晨晚间护理，保持床单位整洁和干燥，及时修剪指（趾）甲、剃胡须、更换病员服，满足患者生活需要。对长期卧床、消瘦、脱水、营养不良、昏迷等患者做好皮肤护理，防止压疮发生。

（8）入院后，测量体温、脉搏、呼吸，3 次/日。连续 3 日无异常者，改为每天 1 次。体温超过 38.5 ℃，测 4 次/日；超过 39.5 ℃ 按高热护理常规；评估大、小便，每日 1 次；3 天未解大便者应做相应的处理；测量血压、体重每周 1 次，记录于三测单上。

（9）密切观察患者的生命体征与临床表现，注意分泌物、排泄物、呕吐物的性质、气味、颜色及量，发现异常及时报告医师

（10）保持急救物品及药品的完好。

（宋　芳）

第二节 外科一般护理常规

一、围术期护理常规

(一)术前护理常规

(1)做好患者心理护理,减轻其焦虑和恐惧情绪:①向患者介绍麻醉方式、麻醉后反应及注意事项。②介绍可能留置的引流管目的、意义及配合要点。③鼓励患者表达自己的想法及期望了解的信息,尽量满足患者的合理要求。

(2)给予饮食指导,改善营养状况,提高对手术的耐受力。

(3)保证休息和睡眠时间,必要时遵医嘱给予镇静剂。

(4)指导患者充分做好术前准备:包括术前2周开始戒烟,术前1天沐浴、更衣,练习适应术中的体位、床上排尿、深呼吸、咳嗽、咳痰、翻身、肢体活动等。

(5)术前1天完成肠道准备、药物过敏性试验和交叉配血试验。

(6)术前一般禁食8～10小时、禁饮4小时。术晨遵医嘱给予灌肠、置胃管和尿管,以及给药等。

(7)及时观察病情变化,术晨评估生命体征是否正常,女性患者月经是否来潮,发现问题后及时与医师联系。

(8)备好术中所需药品及物品,遵医嘱给予术前用药,术前2小时备皮。

(9)术晨查看手术部位标记是否正确,发现异常及时与医师联系。

(10)患者入手术室前,排空大小便,贵重物品交家属保管,取下活动义齿并保管好。

(11)完善转科交接记录单,与手术室人员做好交接。

(12)急症患者入院后无饮食医嘱时,暂禁食。急腹症患者不得给予止痛剂、热敷或灌肠。如需急诊手术,须迅速做好术前准备。

(13)昏迷、休克、高热患者分别按相应的护理常规进行护理。

(二)术中护理常规

1.评估和观察要点

(1)根据专科手术需求合理安排手术间,准备手术所需各种用物。

(2)评估患者相关情况,做好心理护理。

(3)根据手术需要,评估患者皮肤受压情况并协助摆放手术体位。

(4)评估手术切口类型,严格落实消毒隔离。

2.操作要点

(1)护士常规检查手术室环境,保证所有电源、仪器、接线板、吸引器等都处于正常工作状态,仪器按规范化布局局放置到位。

(2)严格执行核查制度和患者身份识别制度,按照患者相关信息对患者进行核对,包括带入手术室内各种药品、物品等,做好交接并记录。

(3)根据专科手术需要。提前准备好各种手术所需用物,并规范摆放、连接各种仪器、设备,使其处于功能状态。

（4）建立静脉通路,在实施正确体位的同时,研保静脉通路、尿管等各类引流管的通畅以及电刀负极板的安全放置。

（5）手术医师、麻醉医师、手术室护士三方共同在麻醉实施前、切皮前、出室前核查并记录。

（6）手术体位的安置由手术医师、麻醉医师、手术室护士共同完成,注意做好患者隐私和受压部位的保护。

（7）加强术中保温措施的落实,防止术后低体温的发生。

（8）严格控制手术室人员密度和流量,控制参观人数。

（9）术中严密观察病情,积极主动配合手术,做好各种并发症的处理和紧急抢救工作。

（10）巡回护士与洗手护士按照物品清点制度要求,在手术开始前、关闭体腔前、关闭体腔后、缝合皮肤后、出室前共同清点手术器械、敷料、缝针等物品,数目准确无误并记录,术中如有添加及时记录。

（11）患者出手术室前需再次评估,保证各种引流管连接正确、标识清楚、固定牢固、引流通畅,伤口有无渗血、受压皮肤是否完好。

3.指导要点

（1）指导患者熟悉手术间的环境,了解手术过程。

（2）加强心理护理,缓解患者紧张情绪。

（3）根据患者病情及手术方式,主动配合手术体位摆放。

（4）术中各种有创操作,提前告知患者,取得患者主动配合。

4.注意事项

（1）术中用药、输血的核查:由麻醉医师或手术医师根据需要下达医嘱并做好相应记录,由手术室护士与麻醉医师共同核查、执行并记录。

（2）体位安置安全合理,防止坠床或损伤:保护患者受压皮肤,预防压力性损伤的发生,术后做好交班并记录。

（3）患者带入、带出手术室的各种物品、药品,严格做好交接并记录。

（三）术后护理常规

（1）病区责任护士与手术室护士在床头交接患者,评估生命体征、检查引流管的标识是否清楚、规范,予妥善固定;了解术中情况、意识;查看患者伤口敷料;明确正在输注的药物,了解有无特殊注意事项;调节室温,注意保暖。

（2）根据麻醉方式给予合适的体位,保持呼吸道通畅。呕吐时头偏向一侧,并及时清除呕吐物。评估呼吸的状态和频率,测量血压、脉搏、呼吸每小时1次,直至全麻清醒后6小时为止。如发现异常应及时报告医师并处理。

（3）维持静脉输液通畅,根据医嘱及病情调节输液速度,保证药物及时输入。

（4）术后排尿的观察及护理:鼓励患者自行排尿,术后6～8小时未排尿者先诱导排尿,诱导排尿无效时,给予导尿,并做好留置导尿的护理。

尿管护理:①做好标记,尿管上应注明安置日期及注水量;②妥善固定引流管,应低于膀胱的位置;③保持引流管通畅,注意无压迫、扭折;④预防感染,及时倾倒尿液,防止尿液逆流。每天清洁消毒尿道口2～3次。对于长期留置导尿管者,定期更换导尿管,并定期留标本作常规检查及细菌培养;⑤做好拔管前准备,拔管时间依据病情及医嘱确定,对留置尿管时间较长的患者拔管前需训练膀胱功能,以减少再置管。

尿袋护理:①做好标记,引流袋上应注明日期(留置或更换);②妥善固定尿袋,应低于膀胱或不能高于耻骨联合水平;③每周更换尿袋1~2次;④更换尿袋或集尿器时,严格无菌操作,注意保持接头的无菌及密封,以避免发生上行感染。

(5)伤口疼痛评估及护理:询问疼痛的时间、部位、性质及规律并分析原因,必要时遵医嘱给予镇痛药;指导患者活动及咳嗽时用手保护伤口,减轻疼痛。给予心理护理,保持病房安静、舒适,合理安排治疗和护理,尽量减少干扰和刺激;伤口渗出较多时,通知伤口护士或医师换药。

(6)引流管的护理:检查引流管标识是否规范、清楚,观察管道是否通畅,有无扭曲、打结、过度牵拉、脱出等,观察并记录引流物的颜色、性状、量。

(7)保持良好的功能体位:除特殊要求外,术后体位以增进舒适、促进引流,以及有利呼吸为原则。病情允许时,鼓励患者早期床上运动和下床活动,促进肠功能恢复,防止肠粘连和预防术后并发症的发生,患者下床活动的时间、强度以患者能耐受为宜,特别是全身衰弱、病情危重、严重感染、血栓性静脉炎或四肢关节手术的患者应推迟下床活动的时间。

(8)术后饮食指导:一般局麻手术患者术后即可进食;椎管内麻醉后6小时可适当进食;全麻非胃肠道手术后6~8小时,若无恶心、呕吐,先给予半流质,再过渡到普食。消化道手术后禁食24~72小时,待肠道功能恢复和肛门排气后逐渐进流质、半流质。上消化道术后8~10天可改为软食或普食。若患者术后3~4天肠蠕动仍未恢复,报告医师并做出相应处理,如腹部热敷、中药外敷、灌肠、给予开塞露等,禁食患者,做好口腔护理。

(9)观察病情变化,预防术后并发症。

1)术后出血:发现伤口敷料浸湿、渗血,引流量过多、颜色鲜红,或生命体征变化(血压下降、脉搏增快等),尿量减少时,立即报告医师。遵医嘱快速补液或输血;给予氧气吸入;积极做好术前准备,送手术室彻底止血处理。

2)切口感染:术后3~5天内,若患者伤口疼痛加重,伤口出现红肿压痛、波动感或渗液,体温升高时,及时告知医师进行处理,必要时取分泌物进行细菌培养+药物敏感试验。

3)切口裂开:术后1周左右,肥胖、营养不良、恶病质等患者易于发生。当患者在用力后,突感切口疼痛和松开感,流出大量红色液体,浸湿敷料,肠管或系膜从切口脱出提示发生切口裂开,一旦发生裂开,立即通知医师,迅速做好入手术室重新缝合准备。同时,安抚患者、协助卧床休息,交代患者避免咳嗽、禁食;用无菌生理盐水纱布覆盖切口并用胶带包扎;内脏脱出不得在床上还纳。

4)肺部并发症:鼓励患者深呼吸、咳嗽、排痰,协助患者翻身拍背,促进痰液排除,避免支气管阻塞,保持肺泡膨胀。

5)尿路感染:嘱患者多饮水,使尿量保持在每天1 500 mL以上;残余尿在500 mL以上患者应放置导尿管持续引流,放置导尿管时严格无菌操作,遵医嘱给予有效抗生素。

6)血栓性静脉炎:多发生在术后7~14天,常见于术后长期卧床、活动减少的老人或肥胖者,以下肢深静脉多见。如患肢出现凹陷性水肿,评估深静脉局部皮肤发红、肿胀、局部触痛,可扪及索状变硬静脉,体温升高等提示血栓性静脉炎发生。一旦发生血栓性静脉炎,首先应停止患肢静脉输液;抬高患肢和制动,局部用50%硫酸镁湿敷;遵医嘱全身用药;严禁局部按摩,防止血栓脱落。

二、呼吸道管理护理常规

(一)术前呼吸道管理护理常规

(1)戒烟:烟草可使呼吸道纤毛运动迟缓或停止,黏膜充血水肿,削弱呼吸道净化能力和防御能力。而戒烟可改善上述反应。因此向患者讲明戒烟的重要性,并督促术前2周完全戒烟,使呼吸道分泌物减少、改善纤毛功能。

(2)控制急性感染:急性上呼吸道感染、POCD急性发作、哮喘急性发作患者的择期手术应推迟在好转后1～2周后进行。

(3)保持口腔清洁:术前指导患者漱口,减少口腔内细菌定植,预防术后咽喉部伤口感染。

(4)呼吸功能锻炼:入院后第一日教会患者呼吸训练操,登楼训练,每日进行系统性呼吸训练,每日3次,每次30分钟,以提高肺功能。①处于放松舒适体位,斜坡卧位,膝关节屈曲,垫软枕。做3～5个腹式呼吸(用鼻深吸气使腹部鼓起屏气12秒用嘴呼气)。②做3～5个深呼吸(一手放在胸部,吸气时感觉胸部扩张,用鼻吸气后屏气,然后用嘴慢呼气)。③做2～3次肺呵气动作。④做1～2次咳嗽(深吸气,屏气,关闭声门,腹部收缩用力,开放声门咳嗽)。

(5)遵医嘱给予超声雾化,每日2次或每日3次。

(6)心理护理:告知患者术前准备的必要性,术后呼吸道管理的重要性,与患者及家属建立和谐信任关系,鼓励患者坚持锻炼,促进康复。

(二)术后呼吸道管理护理常规

(1)麻醉清醒后采取头高平卧位,生命体征平稳,及时拔除气管插管。

(2)术后第二日无特殊情况,鼓励下床活动。

(3)每日应用振动排痰仪进行背部振动排痰1次。

(4)保持室内空气新鲜,每日定时通风,室温保持在20～22 ℃,相对湿度60%～70%。医护人员在接触患者前后均应洗手。严格限制人员探视。

(5)每日行系统性呼吸功能锻炼,呼吸训练器吸气训练+呼吸控制,腹式呼吸+咳嗽训练+登楼训练。

(6)每日2次行超声雾化吸入,以稀化痰液,促进排痰。鼓励患者在补足液体、气道湿化的情况下自行咳嗽、咳痰,以减少反复吸痰造成的感染和损伤。

(7)保留气管导管者加强气道湿化:人工气道的建立使上呼吸道丧失对吸入气体的进行加温、湿化、过滤清洁和保水作用,干冷气体直接进入下呼吸道,可损伤气道黏膜上皮细胞,影响咳嗽功能,分泌物易变黏稠形成痰栓阻塞气道,影响通气功能。

(8)气管插管者适时吸痰,严格掌握吸痰指征,避免不必要的抽吸。对咳嗽反射好的患者,可适当刺激患者让其自行将深部的痰排出。确需吸痰时应根据气管导管直径来选择粗细适宜的吸痰管,其直径一般为气管套管直径的1/2,不可超过2/3;一般可选直径为2～2.5 mm的吸痰管。吸痰管的管壁应光滑、挺直、富有弹性。气道内吸痰管和口腔内吸痰管应分开使用。

(9)对术后咳痰效果较差者,早期、及时行气管镜吸痰。

(10)做好疼痛的管理,及时、早期、预防性使用镇痛药,注重个体化镇痛。疼痛导致无法或不敢咳嗽,无法清除呼吸道分泌物。

三、全身麻醉后护理常规

按外科手术后一般护理常规。

(一)护理评估

(1)评估患者生命体征是否稳定、意识是否清醒、有无躁动,检查呼吸道是否通畅、有无分泌物。

(2)观察患者有无呕吐。

(3)检查各种管道固定是否通畅。

(4)查看患者皮肤是否完整。

(二)护理措施

(1)对于麻醉未清醒的患者,取去枕仰卧位,头偏向一侧或侧卧位。

(2)对于麻醉未完全清醒或躁动的患者,加床栏。必要时应用约束带,以免坠床,发生跌伤。

(3)保持呼吸道通畅,及时清除呼吸道内分泌物,防止舌根后坠或呕吐物堵塞呼吸道。术后有呼吸抑制或呼吸困难者,给予吸氧或使用人工呼吸器辅助呼吸。

(4)妥善固定好各类插管及引流管,防止扭曲、折叠和非计划性拔管。

(5)密切观察病情变化,每30~60分钟监测血压、脉搏、呼吸1次,直到患者清醒和血压平稳,并做好记录。

(6)患者清醒后遵医嘱或根据病情需要变换体位,鼓励患者深呼吸,有效咳嗽和排痰,预防并发症。

(7)一般术后禁食6小时,清醒后按医嘱给予饮食。

四、蛛网膜下腔阻滞麻醉后护理常规

按外科手术后一般护理常规。

(一)护理评估

(1)评估患者的生命体征是否稳定、意识是否清醒、有无躁动,检查呼吸道是否通畅、有无分泌物。

(2)观察患者有无呕吐、恶心、头痛、尿潴留及神经系统症状。

(3)检查各种管道是否通畅。

(4)评估患者下肢活动情况。

(二)护理措施

(1)术后取去枕平卧位或头低位6~8小时。麻醉后头痛者平卧24小时,必要时取头低足高位。

(2)保持呼吸道通畅,及时清除呼吸道分泌物。

(3)严密观察病情变化,每小时监测呼吸、血压、脉搏1次,至生命体征平稳,并做好记录。

(4)观察患者有无恶心、呕吐、头痛、尿潴留及神经系统症状,以便对症处理。避免突然改变体位,引起血压下降。

(5)评估患者下肢活动情况,注意有无局部麻木、刺痛、麻痹、瘫痪等,并及时报告医师处理。

(6)术后6小时遵医嘱给予饮食。

五、硬脊膜外腔阻滞麻醉后护理常规

按外科手术后一般护理常规及腰麻后护理常规。

(一)护理评估

(1)评估患者的生命体征、意识状态。

(2)检查各种管道是否通畅。

(3)评估患者有无恶心、呕吐、穿刺处疼痛及尿潴留等。

(二)护理措施

(1)术后取平卧位6小时,血压平稳后根据病情选取卧位,但避免突然改变体位,引起血压下降。

(2)监测患者生命体征等病情变化,并做好记录。

(3)麻醉后如出现恶心、呕吐、穿刺处疼痛及尿潴留等现象,及时报告医师,查明原因,对症处理。

(4)术后禁食4～6小时后,遵医嘱给予饮食。

六、低温麻醉后护理常规

按全身麻醉后护理常规。

(一)护理评估

(1)评估患者的生命体征、意识状态。

(2)检查各种管道是否通畅、有无脱落等。

(3)观察患者皮肤黏膜的色泽、温度,有无冻伤。

(二)护理措施

(1)严密监测患者体温复温情况,连续监测体温至正常后按外科手术后常规测量。复温后出现反应性高热时,及时报告医师并遵医嘱处理。

(2)观察患者皮肤黏膜的色泽、温度,检查有无冻伤情况,注意保暖。

(3)观察有无心律失常、应激性胃溃疡、代谢性酸中毒等早期症状,预防并发症的发生。

七、麻醉恢复室护理常规

(一)全麻患者术后恢复室护理常规

1.护理评估

(1)评估患者生命体征(体温、血压、呼吸、脉搏、血氧饱和度)。

(2)评估患者是否口唇干燥。

(3)评估患者心理状况。

(4)评估患者是否有呕心、呕吐情况发生。

(5)评估患者是否有呼吸道梗阻。

(6)评估患者是否有低氧血症发生。

(7)评估患者是否达到出室标准。

2.护理措施

(1)生命体征的观察与护理:患者入室后即开始各项监测,注意生命体征、意识的变化。保证氧气的供给,妥善固定各种引流管,保持静脉输液及各种管路通畅。密切观察体温、血压、呼吸和氧饱和度,随时记录病情变化,观察患者各种反射恢复程度;皮肤、黏膜、甲床颜色;发现异常及时

报告麻醉医师予以处理。

(2)因为所有患者术前均禁饮食,并应用抑制腺体分泌的药物,所以术后患者常感口干,可用湿纱布或棉签湿润患者的口唇及鼻腔,必要时重复使用,纱布或棉签不可过于湿润,以免造成患者误吸。

(3)对于术后清醒患者,缓解其焦虑与恐惧心理。耐心解答患者疑问,关心安慰患者,加强与患者的交流和沟通。理解同情患者,在患者面前不谈论病情的严重性,鼓励患者说出自己心中的感受,并耐心倾听,对患者的恐惧和担心表示深切的理解和同情,并及时给予帮助。

(4)患者麻醉未清醒时取平卧位,头偏向一侧,若患者出现恶心、呕吐,嘱患者放松情绪、深呼吸,以减轻紧张感。对呕吐频繁患者,应保持胃肠减压通畅,及时清除呕吐物,必要时遵医嘱使用药物。

(5)密切观察患者有无舌后坠、口腔内有无分泌物、发绀、呼吸困难及鼾声等征象。对舌后坠患者应托起其下颌,将头后仰,置入口咽通气道;清除口腔内分泌物或异物,解除梗阻;对轻度喉头水肿者可遵医嘱给予治疗,重症者应协助医师行气管切开并护理。

(6)密切观察患者的意识、生命体征和面色,注意有无呼吸急促、发绀、烦躁不安、心动过速、心律不齐、血压升高等低氧血症征象,若患者出现低氧血症,应予以有效吸氧,必要时配合机械通气治疗和护理。

(7)转出标准:①患者生命体征平稳,不吸氧情况下 $SpO_2 \geqslant 95\%$,Steward 评分 $\geqslant 4$ 分。②面部清洁干净,无血液污渍。③皮肤护理良好,恢复期间无压红及水泡。④各类引流管通畅,妥善固定且无满袋现象。⑤由麻醉医师确认并签字后,由专人护送患者回病房,与病房护士交班。⑥病情较重需长时间监护的患者需送入 ICU 继续治疗。

(二)择期手术患者接入、送出恢复室护理常规

1.患者接入恢复室常规

(1)护理评估:①评估患者是否按要求佩戴腕带等身份识别标志。②评估患者的生命体征(体温、血压、呼吸、脉搏、血氧饱和度)。③评估患者的面色、神志、表情。④评估患者的输液情况,以及各引流管道是否通畅。⑤评估患者病历资料是否齐全。⑥评估患者全身皮肤情况。

(2)护理措施:①核对患者身份信息,包括核对病区、床号、住院号、姓名、性别、年龄、手术名称、手术部位。②核对准确后及时为患者测量生命体征,吸氧,并及时记录、签名。③由手术护士与恢复室护士共同按照《手术患者转交接单》逐项内容进行核对交接,核对无误后恢复室护士在交接单签名。

2.术后患者送出恢复室常规

(1)护理评估:①评估患者的生命体征(体温、血压、呼吸、脉搏、血氧饱和度)。②评估患者的面色、神志、表情。③评估患者的输液情况,以及各引流管道是否通畅。

(2)护理措施:①麻醉医师评估并确认患者是否复苏完成,恢复室护士电话通知所在病区做好接手术患者准备工作。②将病历、X 片等随身用物放置在推车架下存放篮内,使用保护架防止坠床,注意遮盖保暖,途中遇上下坡时应保持患者头部朝上。③途中注意观察患者的呼吸、面色、神志、表情、脉搏变化和输液、引流管道等情况。④与病区护士按照 SBAR 交接模式进行术后患者的床旁交接,并在手术记录单和交接记录单上双方签名。⑤患者安全送到后将手术推车推回手术室,按要求整理好并检查各部位安全性能,放置在指定处备用。

(高桂玲)

| 第二章 | 基础护理操作 |

第一节　生命体征的观察与护理

生命体征是体温、脉搏、呼吸及血压的总称,是机体生命活动的客观反映,是评价生命活动状态的重要依据,也是护士评估患者身心状态的基本资料。

正常情况下,生命体征在一定范围内相对稳定,相互之间保持内在联系;当机体患病时,生命体征可发生不同程度的变化。护士通过对生命体征的观察,可以了解机体重要脏器的功能状态,了解疾病的发生、发展、转归,并为疾病预防、诊断、治疗和护理提供依据;同时,可以发现患者现存的或潜在的健康问题,以正确制订护理计划。因此,生命体征的测量及护理是临床护理工作的重要内容之一,也是护士应掌握的基本技能。

一、体温

体温由三大营养物质氧化分解而产生。50%以上迅速转化为热能,50%贮存于 ATP 内,供机体利用,最终仍转化为热能散发到体外。正常人体的温度是由大脑皮质和丘脑下部体温调节中枢所调节(下丘脑前区为散热中枢,下丘脑后区为产热中枢),并通过神经、体液因素调节产热和散热过程,保持产热与散热的动态平衡,所以正常人有相对恒定的体温。

(一)正常体温及生理性变化

1.正常体温

通常说的体温是指机体内部的温度,即胸腔、腹腔、中枢神经的温度,又称体核温度,较高且稳定。皮肤温度称体壳温度。临床上通常用口温、肛温、腋温来代替体温。在这 3 个部位测得的温度接近身体内部的温度,且测量较为方便。3 个部位测得的温度略有不同,口腔温度居中,直肠温度较高,腋下温度较低。同时在 3 个部位进行测量,其温度差一般不超过 1 ℃。这是由于血液在不断地流动,将热量很快地由温度较高处带往温度较低处,因而机体各部的温度一般差异不大。

体温的正常值不是一个具体的点,而是一个范围。机体各部位由于代谢率的不同,温度略有差异,常以口腔、直肠、腋下的平均温度为标准,个体体温可以较正常的温度增减 0.3～0.6 ℃,健康成人不同部位温度波动范围见表 2-1。

表 2-1　健康成人不同部位温度的波动范围

部位	波动范围
口腔	36.2～37.0 ℃
直肠	36.5～37.5 ℃
腋窝	36.0～36.7 ℃

2.生理性变化

人的体温在一些因素的影响下,会出现生理性的变化,但这种体温的变化,往往是在正常范围内或是一闪而过的。

(1)时间:人的体温 24 小时内的变动在 0.5～1.5 ℃,一般清晨 2～6 时体温最低,下午2～8时体温最高。这种昼夜的节律波动,可能与人体活动代谢的相应周期性变化有关。如长期从事夜间工作的人员,可出现夜间体温上升、日间体温下降的现象。

(2)年龄:新生儿因体温调节中枢尚未发育完全,调节体温的能力差,体温易受环境温度影响而变化;儿童由于代谢率高,体温可略高于成人;老年人代谢率较低,血液循环变慢,加上活动量减少,因此体温偏低。

(3)性别:一般来说,女性比男性有较厚的皮下脂肪层,维持体热能力强,故女性体温较男性高约0.3 ℃。并且女性的基础体温随月经周期出现规律变化,即月经来潮后逐渐下降,至排卵后体温又逐渐上升。这种体温的规律性变化与血中孕激素及其代谢产物的变化相吻合。

(4)环境温度:在寒冷或炎热的环境下,机体的散热受到明显的抑制或加强,体温可暂时性的降低或升高。另外,气流、个体暴露的范围大小亦影响个体的体温。

(5)活动:任何需要耗力的活动,都使肌肉代谢增强,产热增加,可以使体温暂时性上升 1～2 ℃。

(6)饮食:进食的冷热可以暂时性地影响口腔温度,进食后由于食物的特殊动力作用,可以使体温暂时性地升高 0.3 ℃左右。

另外,强烈的情绪反应、冷热的应用以及个体的体温调节机制都对体温有影响,在测量体温的过程中要加以注意并能够做出解释。

3.产热与散热

(1)产热过程:机体产热过程是细胞新陈代谢的过程。人体通过化学方式产热,即食物氧化、骨骼肌运动、交感神经兴奋、甲状腺素分泌增多,以及体温升高均可提高新陈代谢率,而增加产热量。

(2)散热过程:机体通过物理方式进行散热。机体大部分的热量通过皮肤的辐射、传导、对流、蒸发来散热;一小部分的热量通过呼吸、尿、粪便而散发于体外。

当外界温度等于或高于皮肤温度时,蒸发就是人体唯一的散热形式。

1)辐射:是热由一个物体表面通过电磁波的形式传至另一个与它不接触物体表面的一种形式。在低温环境中,它是主要的散热方式,安静时的辐射散热所占的百分比较大,可达总热量的60%。其散热量的多少与所接触物质的导热性能、接触面积和温差大小有关。

2)传导:是机体的热量直接传给同它接触的温度较低的物体的一种散热方法。

3)对流:是传导散热的特殊形式,是指通过气体或液体的流动来交换热量的一种散热方法。

4)蒸发:由液态转变不气态,同时带走大量热量的一种散热方法。

(二)异常体温的观察

人体最高的耐受热为 40.6～41.4 ℃,低于 34 ℃或高于 43 ℃,则极少存活。升高超过41 ℃,可引起永久性的脑损伤;高热持续在 42 ℃以上 24 小时常导致休克及严重并发症。所以对于体温过高或过低者应密切观察病情变化,不能有丝毫的松懈。

1.体温过高

体温过高又称发热,是由于各种原因使下丘脑体温调节中枢的调定点上移,产热增加而散热减少,导致体温升高超过正常范围。

(1)原因:①感染性,如病毒、细菌、真菌、螺旋体、立克次体、支原体、寄生虫等感染引起的发热,最多见。②非感染性,如无菌性坏死物质的吸收引起的吸收热、变态反应性发热等。

(2)以口腔温度为例,按照发热的高低将发热分为如下几类。①低热:37.5～37.9 ℃。②中等热:38.0～38.9 ℃。③高热:39.0～40.9 ℃。④超高热:41 ℃及以上。

(3)发热过程:常依疾病在体内的发展情况而定,一般分为 3 个阶段。

1)体温上升期:特点是产热大于散热。主要表现:皮肤苍白、干燥无汗,患者畏寒、疲乏,体温升高,有时伴寒战。方式:骤升和渐升。骤升指体温在数小时内升至高峰,如肺炎球菌导致的肺炎;渐升指体温在数小时内逐渐上升,数日内达高峰,如伤寒。

2)高热持续期:特点是产热和散热在较高水平上趋于平衡。主要表现:体温居高不下,皮肤潮红,呼吸加深加快,脉搏增快并有头痛、食欲不振、恶心、呕吐、口干、尿量减少等症状,甚至惊厥、谵妄。

3)体温下降期:特点是散热增加,产热趋于正常,体温逐渐恢复至正常水平。主要表现:大量出汗、皮肤潮湿、温度降低。老年人易出现血压下降、脉搏细速、四肢厥冷等循环衰竭的症状。方式:骤降和渐降。骤降指体温在数小时内降至正常,如大叶性肺炎、疟疾;渐降指体温在数天内降至正常,如伤寒、风湿热。

(4)热型:将不同时间测得的体温绘制在体温单上,互相连接就构成体温曲线。各种体温曲线形状称为热型。有些发热性疾病有特殊的热型,通过观察体温曲线可协助诊断。但需注意,药物的应用可使热型变得不典型。常见的热型如下。

1)稽留热:体温持续在 39～40 ℃,达数日或数周,24 小时波动范围不超过 1 ℃。常见于大叶性肺炎、伤寒等急性感染性疾病的极期。

2)弛张热:体温多在 39 ℃以上,24 小时体温波动幅度可超过 2 ℃,但最低温度仍高于正常水平。常见于化脓性感染、败血症、浸润性肺结核等疾病。

3)间歇热:体温骤然升高达高峰后,持续数小时又迅速降至正常,经过一天或数天间歇后,体温又突然升高,如此有规律地反复发作,常见于疟疾。

4)不规则热:发热不规律,持续时间不定。常见于流行性感冒、肿瘤等疾病引起的发热。

2.体温过低

体温过低是指由于各种原因引起的产热减少或散热增加,导致体温低于正常范围,称为体温过低。当体温低于 35 ℃时,称为体温不升。体温过低的原因如下。

(1)体温调节中枢发育未成熟:如早产儿、新生儿。

(2)疾病或创伤:见于失血性休克、极度衰竭等患者。

(3)药物中毒。

(三)体温异常的护理

1.体温过高

降温措施有物理降温、药物降温及针刺降温。

(1)观察病情:加强对生命体征的观察,定时测量体温,一般每日测温4次,高热患者应每4小时测温1次,待体温恢复正常3天后,改为每日1～2次,同时观察脉搏、呼吸、血压、意识状态的变化;及时了解有关各种检查结果及治疗护理后病情好转还是恶化。

(2)饮食护理:①补充高蛋白、高热量、高维生素、易消化的流质或半流质饮食,如粥、鸡蛋羹、面片汤、青菜、新鲜果汁等。②多饮水,每日补充液量3 000 mL,必要时给予静脉点滴,以保证入量。

由于高热时,热量消耗增加,全身代谢率加快,蛋白质、维生素的消耗量增加,水分丢失增多,同时消化液分泌减少,胃肠蠕动减弱,所以宜及时补充水分和营养。

(3)使患者舒适:①安置舒适的体位,让患者卧床休息,同时调整室温和避免噪声。②口腔护理,每日早、晚刷牙,饭前、饭后漱口,不能自理者,可行特殊口腔护理。由于发热患者唾液分泌减少,口腔黏膜干燥,机体抵抗力下降,极易引起口腔炎、口腔溃疡,因此口腔护理可预防口腔及咽部细菌繁殖。③皮肤护理,发热患者退热期出汗较多,此时应及时擦干汗液并更换衣裤和大单等,以保持皮肤的清洁和干燥,防止皮肤继发性感染。

(4)心理调护:注意患者的心理状态,对体温的变化给予合理的解释,以缓解患者紧张和焦虑的情绪。

2.体温过低

(1)保暖:①给患者加盖衣被、毛毯、电热毯等或放置热水袋,注意小儿、老人、昏迷者,热水袋温度不宜过高,以防烫伤。②暖箱适用于体重低于2 500 g,胎龄不足35周的早产儿、低体重儿。

(2)给予热饮。

(3)监测生命体征:每小时测体温1次,直至恢复正常且保持稳定,同时观察脉搏、呼吸、血压、意识的变化。

(4)设法提高室温:以22～24 ℃为宜。

(5)积极宣教:教会患者避免导致体温过低的因素。

(四)测量体温的技术

1.体温计的种类及构造

(1)水银体温计:又称玻璃体温计,是最常用的最普通的体温计。它是一种外标刻度为红线的真空玻璃毛细管。其刻度范围为35～42 ℃,每小格0.1 ℃,在37 ℃刻度处以红线标记,以示醒目。体温计一端贮存水银,当水银遇热膨胀后沿毛细管上升;因毛细管下端和水银槽之间有一凹陷,所以水银柱遇冷不致下降,以便检视温度。

根据测量部位的不同可将体温计分为口表、肛表、腋表。口表的水银端呈圆柱形,较细长;肛表的水银端呈梨形,较粗短,适合插入肛门;腋表的水银端呈扁平鸭嘴形。临床上口表可代替腋表使用。

(2)其他:如电子体温计、感温胶片、可弃式化学体温计等。

2.测体温的方法

(1)目的:通过测量体温,了解患者的一般情况及疾病的发生、发展规律,为诊断、预防、治疗提供依据。

(2)用物准备:①测温盘内备体温计(水银柱甩至 35 ℃以下)、秒表、纱布、笔、记录本。②若测肛温,另备润滑油、棉签、手套、卫生纸、屏风。

(3)操作步骤:①洗手、戴口罩,备齐用物,携至床旁。②核对患者并解释目的。③协助患者取舒适卧位。④根据病情选择合适的测温方法。测腋温:擦干汗液,将体温计放在患者腋窝,紧贴皮肤屈肘臂过胸,夹紧体温计。测量 10 分钟后,取出体温计用纱布擦拭。测口温法:嘱患者张口,将口表汞柱端放于舌下热窝。嘱患者闭嘴用鼻呼吸,勿用牙咬体温计。测量时间3～5分钟。嘱患者张口,取出口表,用纱布擦拭。测肛温法:协助患者取合适卧位,露出臀部。润滑肛表前端,戴手套用手垫卫生纸分开臀部,轻轻插入肛表3～4 cm。测量时间 3～5 分钟。用卫生纸擦拭肛表。检视读数,放体温计盒内,记录。⑤整理床单位。⑥洗手,绘制体温于体温单上。⑦消毒用过的体温计。

(4)注意事项:①测温前应注意有无影响体温波动的因素存在,如 30 分钟内有无进食、剧烈活动、冷热敷、坐浴等。②体温值如与病情不符,应重复测量。③腋下有创伤、手术或消瘦夹不紧体温计者不宜测腋温;腹泻、肛门手术、心肌梗死的患者禁测肛温;精神异常、昏迷、婴幼儿等不能合作者及口鼻疾患或张口呼吸者禁测口温;进热食或面颊部热敷者,应间隔30分钟后再测口温。④对小儿、重症患者测温时,护士应守护在旁。⑤测口温时,如不慎咬破体温计,应立即清除玻璃碎屑,以免损伤口腔黏膜;口服蛋清或牛奶,以保护消化道黏膜并延缓汞的吸收;病情允许者,进粗纤维食物,以加快汞的排出。

3.体温计的消毒与检查

(1)体温计的消毒:为防止测体温引起的交叉感染,保证体温计清洁,用过的体温计应消毒。先将体温计分类浸泡于含氯消毒液内 30 分钟后取出,再用冷开水冲洗擦干,放入清洁容器中备用。

集体测温后的体温计,用后全部浸泡于消毒液中,5 分钟后取出用清水冲净,擦干后放入另一消毒液容器中进行第 2 次浸泡,半小时后取出用清水冲净,擦干后放入清洁容器中备用。

消毒液的容器及清洁体温计的容器每周进行 2 次高压蒸汽灭菌消毒,消毒液每天更换 1 次,若有污染随时消毒。

传染病患者应设专人体温计,单独消毒。

(2)体温计的检查:在使用新的体温计前,或定期消毒体温计后,应对体温计进行校对,以检查其准确性。将全部体温计的水银柱甩至 35 ℃以下,同一时间放入已测好的 40 ℃水内,3 分钟后取出检视。若体温计之间相差0.2 ℃以上或体温计上有裂痕者,取出不用。

二、脉搏

(一)正常脉搏及生理性变化

1.正常脉搏

随着心脏节律性收缩和舒张,动脉内的压力也发生周期性的波动,这种周期性的压力变化可引起动脉血管发生扩张与回缩的搏动,这种搏动在浅表的动脉可触摸到,临床简称为脉搏。正常人的脉搏节律均匀、规则,间隔时间相等,每搏强弱相同且有一定的弹性,每分钟搏动的次数为60～100 次(即脉率)。脉搏通常与心率一致,是心率的指标。

2.生理性变化

脉率受许多生理性因素影响而发生一定范围的波动。

(1)年龄:一般新生儿、幼儿的脉率较成人快。

(2)性别:同龄女性比男性快。

(3)情绪:兴奋、恐惧、发怒时脉率增快,忧郁时则慢。

(4)活动:一般人运动、进食后脉率会加快;休息、禁食则相反。

(5)药物:兴奋剂可使脉搏增快,镇静剂、洋地黄类药物可使脉搏减慢。

(二)异常脉搏的观察

1.脉率异常

(1)速脉:成人脉率在安静状态下＞100 次/分钟,又称为心动过速,见于高热、甲状腺功能亢进(甲亢,由于代谢率增加而使脉率增快)、贫血或失血等患者。正常人可有窦性心动过速,为一过性的生理现象。

(2)缓脉:成人脉率在安静状态下低于 60 次/分钟,又称心动过缓。颅内压增高、病窦综合征、Ⅱ度以上房室传导阻滞,或服用某些药物如地高辛、普尼拉明(心可定)、利血平、普萘洛尔(心得安)等可出现缓脉。正常人可有生理性窦性心动过缓,多见于运动员。

2.脉律异常

脉搏的搏动不规则,间隔时间时长时短,称为脉律异常。

(1)间歇脉:在一系列正常均匀的脉搏中出现一次提前而较弱的脉搏,其后有一较正常延长的间歇(即代偿性间歇),亦称期前收缩。见于各种心脏病或洋地黄中毒的患者;正常人在过度疲劳、精神兴奋、体位改变时也偶尔出现间歇脉。

(2)脉搏短绌:同一单位时间内脉率少于心率。绌脉是由于心肌收缩力强弱不等,有些心排血量少的搏动可发出心音,但不能引起周围血管搏动,导致脉率少于心率。特点:脉律完全不规则,心率快慢不一、心音强弱不等。多见于心房纤颤者。

3.强弱异常

(1)洪脉:当心排血量增加,血管充盈度和脉压较大时,脉搏强大有力,称洪脉。见于高热、甲状腺功能亢进、主动脉关闭不全等患者;运动后、情绪激动时也常触到洪脉。

(2)细脉:当心排血量减少,动脉充盈度降低时,脉搏细弱无力,扪之如细丝,称细脉或丝脉。见于大出血、主动脉瓣狭窄和休克、全身衰竭的患者,是一种危险的脉象。

(3)交替脉:节律正常而强弱交替时出现的脉搏,称为交替脉。交替脉是左心衰竭的重要体征。常见于高血压性心脏病、急性心肌梗死、主动脉关闭不全等患者。

(4)水冲脉:脉搏骤起骤落,有如洪水冲涌,故名水冲脉,主要见于主动脉关闭不全、动脉导管未闭、甲亢、严重贫血患者。检查方法是将患者前臂抬高过头,检查者用手紧握患者手腕掌面,可明显感知。

(5)奇脉:在吸气时脉搏明显减弱或消失为奇脉。其产生主要与吸气时,左心室的搏出量减少有关。常见于心包积液、缩窄性心包炎等患者,是心包压塞的重要体征之一。

4.动脉壁异常

由于动脉壁弹性减弱,动脉变得迂曲不光滑,有条索感,如按在琴弦上,多见于动脉硬化的患者。

(三)测量脉搏的技术

1.部位

临床上常在靠近骨骼的动脉测量脉搏。最常用最方便的是桡动脉,患者也乐于接受。其次为颞动脉、颈动脉、肱动脉、腘动脉、足背动脉和股动脉等。如怀疑患者心搏骤停或休克时,应选择大动脉为诊脉点,如颈动脉、股动脉。

2.测脉搏的方法

(1)目的:通过测量脉搏,可间接了解心脏的情况,观察相关疾病发生、发展规律,为诊断、治疗提供依据。

(2)准备:治疗盘内备带秒钟的表、笔、记录本及听诊器。

(3)操作步骤:①洗手、戴口罩,备齐用物,携至床旁。②核对患者,解释目的。③协助患者取坐位或半坐卧位,手臂放在舒适位置,腕部伸展。④以示指、中指、无名指的指端按在桡动脉表面,压力大小以能清楚地触及脉搏为宜,注意脉律,强弱动脉壁的弹性。⑤一般情况下所测得的数值乘以 2,心脏病患者、脉率异常者、危重患者则应以 1 分钟记录。⑥协助患者取舒适体位。⑦将脉搏绘制在体温单上。

(4)注意事项:①诊脉前患者应保持安静,剧烈运动后应休息 20 分钟后再测。②偏瘫患者应选择健侧肢体测量。③脉搏细、弱难以测量时,用听诊器测心率。④脉搏短细的患者,应由 2 名护士同时测量,一人听心率,另一人测脉率,一人发出"开始""停止"的口令,记数 1 分钟,以分数式记录:心率/脉率,若心率每分钟 120 次,脉率 90 次,即应写成 120/90 次/分钟。

三、呼吸

(一)正常呼吸及生理变化

1.正常呼吸的观察

在安静状态下,正常成人的呼吸频率为 16～20 次/分钟。正常呼吸表现为节律规则,均匀无声且不费力。

2.生理性变化

(1)年龄:一般年龄越小,呼吸频率越快,小儿比成年人稍快,老年人稍慢。

(2)性别:同龄的女性呼吸频率比男性稍快。

(3)运动:运动后呼吸加深加快,休息和睡眠时减慢。

(4)情绪:强烈的情绪变化会刺激呼吸中枢,导致呼吸加快或屏气。如恐惧、愤怒、紧张等都可引起呼吸加快。

(5)其他:环境温度过高或海拔增加,均会使呼吸加深加快,呼吸的频率和深浅度还可受意识控制。

(二)异常呼吸的评估及护理

1.频率异常

(1)呼吸过速:在安静状态下,成人呼吸频率超过 24 次/分钟,称为呼吸过速或气促。见于高热、疼痛、甲亢、缺氧等患者,因血液中二氧化碳积聚,血氧不足,可刺激呼吸中枢,使呼吸加快。发热时,体温每升高1℃,每分钟呼吸增加 3～4 次。

(2)呼吸过缓:在安静状态下,成人呼吸频率低于 10 次/分钟,称为呼吸过缓。常见于呼吸中枢抑制的疾病,如颅内压增高、麻醉剂及安眠药过量等患者。

2.节律异常

(1)潮式呼吸:又称陈-施呼吸(Cheyne-Stokes respiration)是一种周期性的呼吸异常,周期 0.5～2 分钟,需观察较长时间才能发现。特点表现为开始时呼吸浅慢,以后逐渐加深加快,又逐渐由深快变为浅慢,然后呼吸暂停 5～30 秒后,再重复上述状态的呼吸,如此周而复始,呼吸运动呈潮水涨落样,故称潮式呼吸(图 2-1)。发生机制:当呼吸中枢兴奋性减弱或高度缺氧时,呼吸减弱至暂停,血中二氧化碳增高到一定程度时,通过颈动脉和主动脉的化学感受器反射性地刺激呼吸中枢,使呼吸恢复。随着呼吸的由弱到强,二氧化碳不断排出,使其分压降低,呼吸中枢又失去有效的刺激,呼吸再次减弱至暂停,从而形成了周期性呼吸。常见于中枢神经系统疾病,如脑炎、颅内压增高、酸中毒、巴比妥中毒等患者。

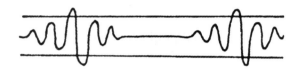

图 2-1　潮式呼吸

(2)间断呼吸:又称毕奥呼吸(Biot's respiration),表现为呼吸和呼吸暂停现象交替出现的呼吸。特点是有规律地呼吸几次后,突然暂停呼吸,间隔时间长短不同,随后又开始呼吸,然后反复交替出现(图 2-2)。其发生机制同潮式呼吸,是呼吸中枢兴奋性显著降低的表现,但比潮式呼吸更为严重,多在呼吸停止前出现,预后不佳。常见于颅内病变、呼吸中枢衰竭等患者。

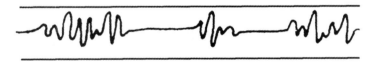

图 2-2　间断呼吸

3.深浅度异常

(1)深度呼吸:又称库斯莫呼吸(Kussmaul's respiration),是一种深而规则的大呼吸。见于尿毒症、糖尿病等引起的代谢性酸中毒等患者。

(2)浮浅性呼吸:是一种浅表而不规则的呼吸。有时呈叹息样,见于呼吸肌麻痹或濒死的患者。

4.音响异常

(1)蝉鸣样呼吸:吸气时有一种高音调的音响,声音似蝉鸣,称为蝉鸣样呼吸。其发生机制多由于声带附近有阻塞,使空气进入发生困难所致。见于喉头水肿、痉挛、喉头有异物等患者。

(2)鼾声呼吸:呼气时发出粗糙的呼声。其发生机制由于气管或支气管内有较多的分泌物蓄积,多见于深度昏迷等患者。

5.呼吸困难

呼吸困难是指呼吸频率、节律和深浅度都有异常。呼吸困难的患者主观上表现空气不足、呼吸费力;客观上表现用力呼吸、张口耸肩、鼻翼煽动、发绀,辅助呼吸肌也参与呼吸运动,在呼吸频率、节律、深浅度上出现异常改变,根据临床表现可分为如下几种。

(1)吸气性呼吸困难:是由于上呼吸道部分梗阻,使得气体进入肺部不畅,肺内负压极度增高所致,患者感觉吸气费力,吸气时间显著长于呼气时间,辅助呼吸肌收缩增强,出现明显的三凹征(胸骨上窝、锁骨上窝和肋间隙及腹上角凹陷)。多见于喉头水肿或气管、喉头有异物等患者。

(2)呼气性呼吸困难:是由于下呼吸道部分梗阻,使得气体呼出肺部不畅所致,患者呼气费力,呼气时间显著长于吸气时间,多见于支气管哮喘和阻塞性肺气肿患者。

(3)混合性呼吸困难:呼气和吸气均感费力,呼吸的频率加快而表浅。多见于重症肺炎、大片肺不张或肺纤维化的患者。

6.形态异常

(1)胸式呼吸渐弱,腹式呼吸增强:正常女性以胸式呼吸为主。当胸部或肺有疾病或手术时均使胸式呼吸渐弱,腹式呼吸增强。

(2)腹式呼吸渐弱,胸式呼吸增强:正常男性及儿童以腹式呼吸为主。当有腹部疾病时,如腹膜炎、腹部巨大肿瘤、大量腹水等,使膈肌下降,腹式呼吸渐弱,胸式呼吸增强。

7.异常呼吸的护理

(1)观察:密切观察呼吸状态及相关症状、体征的变化。

(2)吸氧:酌情给予氧气吸入,必要时可用呼吸机辅助呼吸。

(3)心理护理:根据患者的反应,有针对性地对患者做好患者的心理护理,合理解释及安慰患者,以消除患者的紧张、恐惧心理,有安全感,主动配合治疗和护理。

(4)卧床休息:调节室内温度和湿度,保持空气清新,禁止吸烟;根据病情安置舒适体位,以保证患者的休息,减少耗氧量。

(5)保持呼吸道通畅:及时清除呼吸道分泌物,必要时给予吸痰。

(6)给药治疗:根据医嘱给药治疗,注意观察疗效及不良反应。

(7)健康教育:讲解有效咳嗽和正确呼吸方法,指导患者戒烟。

(三)呼吸测量技术

1.目的

(1)测量患者每分钟的呼吸次数。

(2)协助临床诊断,为预防、治疗、护理提供依据。

(3)观察呼吸的变化,了解患者疾病的发生、发展规律。

2.评估

(1)患者的病情、治疗情况及合作程度。

(2)患者在30分钟内有无活动、情绪激动等影响呼吸的因素存在。

3.操作前准备

(1)用物准备:有秒针的表、记录本和笔。

(2)患者准备:情绪稳定,保持自然的呼吸状态。

(3)护士准备:着装整洁,修剪指甲,洗手,戴口罩。

(4)环境准备:安静、整洁、光线充足。

4.操作步骤

见表2-2。

表 2-2　呼吸测量技术操作步骤

流程	步骤	要点说明
1.核对	携用物到床旁,核对床号、姓名	*确定患者
2.取体位	测量脉搏后,护士仍保持诊脉手势	*分散患者的注意力
3.测量呼吸	(1)观察患者胸部或腹部的起伏(一起一伏为一次呼吸),一般情况测 30 秒,将所测数值乘以 2 即为呼吸频率,如患者呼吸不规则或婴儿应测 1 分钟 (2)如患者呼吸微弱不易观察时,可用少许棉花放于患者鼻孔前,观察棉花纤维被吹动的次数,计数 1 分钟	*男性多为腹式呼吸,女性多为胸式呼吸,同时应观察呼吸的节律、深浅度、音响及呼吸困难的症状
4.记录	记录呼吸值:次/分钟,洗手	

5.注意事项

测量患者呼吸时,患者应处于自然呼吸的状态,以保证测量数值的准确性。

四、血压

血压是指血液在血管内流动时对血管壁的侧压力。一般指动脉血压,如无特别注明均指肱动脉的血压。当心脏收缩时,主动脉压急剧升高,至收缩中期达最高值,此时的动脉血压称收缩压。当心室舒张时,主动脉压下降,至心舒末期达动脉血压的最低值,此时的动脉血压称舒张压。

(一)正常血压及生理性变化

1.正常血压

在安静状态下,正常成人的血压范围为:(12.0～18.5)/(8.0～11.9)kPa,脉压为 4.0～5.3 kPa。

血压的计量单位,过去多用 mmHg(毫米汞柱),后改用国际统一单位 kPa(千帕斯卡)。

目前仍用 mmHg(毫米汞柱)。两者换算公式:1 kPa＝7.5 mmHg、1 mmHg＝0.133 kPa。

2.生理性变化

在各种生理情况下,动脉血压可发生各种变化,影响血压的生理因素有以下几种。

(1)年龄:随着年龄的增长,血压逐渐增高,以收缩压增高较显著。儿童血压的计算公式为:

$$收缩压＝80＋年龄×2$$
$$舒张压＝收缩压×2/3$$

(2)性别:青春期前的男女血压差别不显著。成年男子的血压比女性高 0.67kPa(5 mmHg);绝经期后的女性血压又逐渐升高,与男性差不多。

(3)昼夜和睡眠:血压在上午 8～10 小时达全天最高峰,之后逐渐降低;午饭后又逐渐升高,下午4～6 小时出现全天次高值,然后又逐渐降低;至入睡后 2 小时,血压降至全天最低值;早晨醒来又迅速升高。睡眠欠佳时,血压稍增高。

(4)环境:寒冷时血管收缩,血压升高;气温高时血管扩张,血压下降。

(5)部位:一般右上肢血压常高于左上肢,下肢血压高于上肢。

(6)情绪:紧张、恐惧、兴奋及疼痛均可引起血压增高。

(7)体重:血压正常的人发生高血压的危险性与体重增加呈正比。

（8）其他：吸烟、劳累、饮酒、药物等都对血压有一定的影响。

（二）异常血压的观察

1.高血压

目前基本上采用1999年世界卫生组织（WHO）和国际抗高血压联盟（ISH）高血压治疗指南的高血压定义：在未服抗高血压药的情况下，成人收缩压≥18.67 kPa（140 mmHg）和（或）舒张压≥12.00 kPa（90 mmHg）者。95％的患者为病因不明的原发性高血压，多见于动脉硬化、肾炎、颅内压增高等，最易受损的部位是心、脑、肾、视网膜。

2.低血压

一般认为血压低于正常范围且有明显的血容量不足表现如脉搏细速、心悸、头晕等，即可诊断为低血压。常见于休克、大出血等。

3.脉压异常

脉压增大多见于主动脉瓣关闭不全、主动脉硬化等；脉压减小多见于心包积液、缩窄性心包炎等。

（三）血压的测量

1.血压计的种类和构造

（1）水银血压计：分立式和台式两种，其基本结构都包括输气球、调节空气的阀门、袖带、能充水银的玻璃管、水银槽几部分。袖带的长度和宽度应符合标准：宽度比被测肢体的直径宽20％，长度应能包绕整个肢体。充水银的玻璃管上标有刻度，范围为0～40.00 kPa（0～300 mmHg），每小格表示0.27 kPa（2 mmHg）；玻璃管上端和大气相通，下端和水银槽相通。当输气球送入空气后，水银由玻璃管底部上升，水银柱顶端的中央凸起可指出压力的刻度。水银血压计测得的数值相当准确。

（2）弹簧表式血压计：由一袖带与有刻度2.67～4.00 kPa（20～30 mmHg）的圆盘表相连而成，表上的指针指示压力。此种血压计携带方便，但欠准确。

（3）电子血压计：袖带内有一换能器，可将信号经数字处理，在显示屏上直接显示收缩压、舒张压和脉搏的数值。此种血压计操作方便，清晰直观，不需听诊器，使用方便、简单，但欠准确。

2.测血压的方法

（1）目的：通过测量血压，了解循环系统的功能状况，为诊断、治疗提供依据。

（2）准备：听诊器、血压计、记录纸、笔。

（3）操作步骤：①测量前让患者休息片刻，以消除活动或紧张因素对血压的影响；检查血压计，如袖带的宽窄是否适合患者、玻璃管有无裂缝、橡胶管和输气球是否漏气等。②向患者解释以取得合作。患者取坐位或卧位，被侧肢体的肘臂伸直、掌心向上，肱动脉与心脏在同一水平。坐位时，肱动脉平第4软骨；卧位时，肱动脉平腋中线。如手臂低于心脏水平，血压会偏高；手臂高于心脏水平，血压会偏低。③放平血压计于上臂旁，打开水银槽开关，将袖带平整地缠于上臂中部，袖带的松紧以能放入一指为宜，袖带下缘距肘窝2～3 cm。如测下肢血压，袖带下缘距腘窝3～5 cm。将听诊器胸件置于腘动脉搏动处，记录时注明下肢血压。④戴上听诊器，关闭输气球气门，触及肱动脉搏动。易地听诊器胸件放在肱动脉搏动最明显的地方，但勿塞入袖带内，以一手稍加固定。⑤挤压输气球囊打气至肱动脉搏动音消失，水银柱又升高2.67～4.00 kPa（20～30 mmHg）后，以每秒0.53 kPa（4 mmHg）左右的速度放气，使水银柱缓慢下降，视线与水银柱所指刻度平行。⑥在听诊器中听到第一声动脉音时,水银柱所指刻度即为收缩压;当搏动音突然变弱或消失时,水银柱所指的刻度即为舒张压。当变音与消失音之间有差异时,或危重者应记录两个读数。⑦测量后驱尽袖带内的空气,解开袖带,安置患者于舒适卧位。⑧将血压计右倾 45°,关闭气门,气球放在固定的位置,以免压碎玻璃管;关闭血压计盒盖。⑨用分数式即收缩压/舒张压 mmHg 记录测得的血压值,如 0.533/9.33 kPa(110/70 mmHg)。

(4)注意事项:①测血压前,要求安静休息 20～30 分钟,如运动、情绪激动、吸烟、进食等可导致血压偏高。②血压计要定期检查和校正,以保证其准确性,切勿倒置或震动。③打气不可过猛、过高,如水银柱里出现气泡,应调节或检修,不可带着气泡测量。④降至"0",稍等片刻再行第二次测量。⑤对偏瘫、一侧肢体外伤或手术后患者,应在健侧手臂上测量。⑥排除影响血压值的外界因素,如袖带太窄、袖带过松、放气速度太慢测得的血压值偏高,反之则血压值偏低。⑦长期测血压应做到四定:定部位、定体位、定血压计、定时间。

(李潇珊)

第二节　静　脉　输　血

静脉输血是将全血或成分血经静脉直接注入循环系统中,从而达到治疗的目的,是临床工作中常用的急救和治疗的重要手段。

一、血液及血液制品的种类

(一)全血

全血是指采集后未经任何改变而保存备用的血液,分为新鲜血和库存血两类。

1.新鲜血

新鲜血指在 4 ℃冰箱内冷藏,保存时间在 1 周内的血液,它基本上保留血液中原有的成分,可以补充各种细胞、凝血因子和血小板,适用于血液病患者。

2.库存血

在 4 ℃的冰箱内冷藏可保存 2～3 周。它保留血液的各种成分,但随着保存时间的延长,其有效成分会发生变化,保存时间越长血细胞、血小板、凝血酶原破坏越多。此外,血液酸性增高,钾离子的浓度上升,故大量输注库存血时,应注意发生酸中毒和高血钾。库存血适用于各种原因引起的大出血,用以补充血容量,维持血压。

(二)成分血

成分血是根据血液中各种成分的比重不同,将血液分离提纯,分别制成的高浓度的制品。临床治疗中根据患者需要选择相关的血液成分输入,其优点是纯度高、针对性强,比全血疗效好,不良反应小,可一血多用,达到节约用血的目的,是目前临床常用的输血类型。

成分血可分为:①有形成分,如红细胞、白细胞、血小板。②血浆成分,如血浆和血浆蛋白、凝血制品。

1.红细胞制品

浓缩红细胞、洗涤红细胞、冰冻红细胞。

（1）浓缩红细胞：也称压积红细胞，细胞体积占 70%～75%，只含少量血浆，主要用于血容量正常的贫血患者和携氧能力缺陷的患者。如长期慢性贫血，特别是老年人或合并有心功能不全的贫血患者，儿童慢性贫血。浓缩红细胞分离后应在 24 小时内使用。

（2）洗涤红细胞：红细胞经 0.9% 氯化钠溶液离心洗涤数次，再加入适量生理盐水。其 80%～90% 的白细胞、血小板被洗除，抗体物质减少，适用于脏器移植术后患者、免疫性溶血性贫血、尿毒症以及血液透析后高血钾的患者。应在 6 小时内使用，因故未能及时输用者只能在 4 ℃ 条件下保存 12 小时。

（3）冰冻红细胞：保存期较长，适应于为稀有血型者保存部分红细胞和已被致敏及需长期输血治疗的患者。

（4）红细胞悬液：提取血浆后的红细胞加入等量的红细胞保养液制成，适用于战地急救及中小手术的患者。

2.白细胞

新鲜全血经离心后取其白膜层的白细胞，于 4 ℃ 保存，48 小时内有效，适用于治疗粒细胞缺乏症的患者。主要制品有白细胞浓缩液、转移因子 IF、干扰素 IF。

3.血小板

新鲜全血经离心所得。主要制品有含血小板血浆和血小板浓缩液、冰冻血小板。主要用于治疗严重的再生障碍性贫血、输大量库存血或体外循环心脏手术后血小板减少症，以及其他导致血小板减少所引起的出血。22 ℃ 保存，24 小时有效。输血小板时需先轻轻转动容器，使沉淀的血小板悬浮于血清中，不必过滤即可进行输注，输注速度宜快，80～100 滴/分钟。

4.血浆

血浆为全血经过分离后所得的液体部分。主要成分为血浆蛋白，不含血细胞，无凝集原，因此不出现凝集反应，单独输注时无需做血型鉴定和交叉配血试验。主要制品有新鲜液体血浆、新鲜冰冻血浆、普通冰冻血浆、冰冻干燥血浆。

5.血浆蛋白成分

以血浆为原料加工而成的制品。主要制品有清蛋白、免疫球蛋白和各种凝血制品。

二、输血的方法

输血主要有两种途径，静脉输血与动脉输血，最常用的为静脉输血。动脉输血可直接迅速补充失血，特别有利于冠状动脉和脑动脉的灌注，升压效果明显，但近年来的研究表明中心静脉快速输血完全可以达到动脉输血的效果，因而现在动脉输血临床使用较少。

（一）输血的目的

1.补充血容量

增加有效循环血量，增加心排血量，改善心肌功能和全身血液灌流，提升血压。常用于急性大出血、休克患者。

2.纠正贫血

增加血红蛋白及携氧的能力，改善全身状况。常用于因血液系统疾病而引起的严重贫血以及某些慢性消耗性疾病的患者。

3.补充抗体、补体

新鲜血液含有多种抗体及白细胞、血小板，输血后可以增强机体免疫力。常用于严重感染、烧伤等患者。

4.补充血浆蛋白

纠正低蛋白血症,改善营养,维持胶体渗透压,减少组织渗出和水肿,保证循环血量。常用于低蛋白血症的患者。

5.补充凝血因子

输入新鲜血,可以补充各种凝血因子,改善凝血功能。常用于凝血机制障碍的患者。

6.促进骨髓系统和网状内皮系统功能

常用于再生障碍性贫血、白血病等。

7.改善组织缺氧

血红蛋白失去运氧能力和不能释放氧气供组织利用时,以改善组织器官的缺氧状况。用于苯酚、一氧化碳等中毒。

(二)输血适应证

1.各种原因引起的大出血

一般一次失血在500 mL以内,可由组织间液进入血液循环而起到代偿;失血500～800 mL,可输入等渗盐水、平衡液、血浆代用品或全血;失血>1 000 mL应及时输血。

2.纠正贫血或低蛋白血症

输入全血,浓缩或洗涤红细胞可纠正贫血;血浆、清蛋白液用于低蛋白血症。

3.严重感染

输血可提供抗体、补体等,以增强抗感染能力,一般采用少量多次输入新鲜血或成分血。切忌使用库存血。

4.凝血功能异常

对患有出血性疾病的患者,可输新鲜血或成分血,血小板、凝血因子、纤维蛋白原等。

(三)血型和相容性检查

1.血型

血型是指红细胞膜上特异性抗原的类型。根据红细胞所含有的凝集原,把人类的血液区分为若干类型。血型狭义来说是指红细胞抗原的差异,广义来说包括白细胞、血小板等血液各成分抗原的不同。1995年国际输血协会认可的红细胞血型系统有23个,201种抗原。临床上主要应用的是ABO血型系统和Rh血型系统。

(1)ABO血型系统:ABO血型是根据红细胞膜上是否存在凝集原A与凝集原B而将血液分为A、B、AB、O 4种血型(表2-3)。

(2)Rh血型系统:人类红细胞除含AB抗原外,还有C、c、D、d、E、e 6种抗原。因D抗原的抗原性最强,故Rh血型是以D抗原存在与否来表示Rh阳性或阴性。汉族中99%的人为Rh阳性,Rh阴性者不足1%。Rh阴性的人输入Rh阳性血液,或Rh阳性胎儿的红细胞从胎盘进入了Rh阴性的母体,就会使Rh阴性者产生抗Rh抗体,当再次输入Rh阳性血液或再次妊娠时,就会出现不同程度的溶血反应或新生儿的溶血。

表 2-3 ABO 血型系统

血型(抗体)	红细胞上的凝集原(抗原)	血清中的凝集素
A	A	抗 B
B	B	抗 A
O	无	抗 A、抗 B
AB	A/B	无

2.交叉相容配血试验

该试验的目的在于检查受血者与献血者之间有无不相容抗体。输血前虽已验明供血者与受血者的 ABO 血型相同,为保证输血安全,在确定输血前仍需再做交叉相容配血试验。

(1)直接交叉相容配血试验:用供血者红细胞和受血者血清进行配合试验,检查受血者血清中有无破坏供血者红细胞的抗体。

(2)间接交叉相容配血试验:用供血者血清和受血者红细胞交叉配合,检查输入血液的血浆中有无能破坏受血者红细胞的抗体。

无论直接还是间接交叉配血试验,只要有一项发生凝集就表示血型不合,不能输血。

(四)输血前准备

输血前应先取得患者的理解并征得患者的同意,签署知情同意书。

1.备血

根据医嘱抽取血标本 2 mL,与已填写的输血申请单一起送往血库,做血型鉴定和交叉配血试验。采血时不要同时采集两个人的血标本,以免发生混淆。

2.取血

输血当日凭取血单去血库取血,必须与血库人员共同做好"三查""八对"。"三查"即查血的有效期、血的质量和输血装置是否完好;"八对"即对床号、姓名、住院号、血袋号、血型、交叉配血试验结果、血液种类和剂量。超过保质期不能使用。检查血液质量如发现血浆颜色变红或混浊有泡沫,红细胞与血浆界限不清等都证明有溶血现象均不能使用。查对无误,在交叉配血单上签名方可提取血液。

3.取血后

血液自血库取回后,切勿振荡,以免红细胞大量破坏引起溶血;取回的血液在室温下放置15~20 分钟后再输入,不能将血液加温,防止血浆蛋白凝固变性而引起反应,避免放置时间过长,造成污染。

4.输血前

输血前需与另一护士再次进行核对,以确保无误。

(五)静脉输血的方法

1.目的

见静脉输血目的。

2.评估

(1)患者及供血者的血型及交叉配血结果、输血史及过敏史。

(2)患者病情、治疗情况、心理状态、对输血的理解程度与合作程度。

（3）穿刺部位皮肤及血管情况。

3.操作前准备

（1）用物准备：①间接静脉输血法同密闭式输液，仅将输液器换为输血器（滴管内有滤网，9号静脉穿刺针头）。另备手套。②直接静脉输血法同静脉注射，另备 50 mL 注射器数具（根据输血量多少而定）、3.8％枸橼酸钠溶液、手套。③0.9％生理盐水、血液制品（根据医嘱准备）。

（2）患者准备：①了解输血的目的、方法、注意事项及配合要点。②在输血同意书上签字。③根据需要排尿或排便，取舒适卧位。

（3）护士准备：着装整洁，修剪指甲，洗手、戴口罩。

（4）环境准备：清洁、宽敞，光线明亮，方便操作，避免清扫等使尘埃飞扬的操作。

4.操作步骤

（1）间接输血法。①再次检查核对：将用物携至患者床旁，与另一位护士一起再次核对和检查。解释操作目的和方法。②建立静脉通道：按密闭式输液法先输入少量生理盐水。③连接血袋进行输血：戴手套，打开储血袋封口，常规消毒开口处塑料管，将输血器针头插入塑料管内，缓慢将储血袋倒挂于输液架上。④控制和调节滴速：开始输入血液速度宜慢，观察15分钟，如无不良反应，根据病情调节滴速。⑤操作后处理：协助卧位，交待患者或家属有关注意事项，将呼叫器置于易取处。整理用物，洗手，记录。⑥输血完毕后的处理：再继续滴入生理盐水，直到将输血器内的血液全部输入体内再拔针。整理床单位，清理用物，做好输血记录。

（2）直接输血法：①向供血者和患者做解释。②洗手，戴口罩，将备好的注射器内加入抗凝剂。③请供血者和患者分别卧于床上，露出一侧上臂。④认真核对受血者和供血者姓名、血型、交叉配血结果。⑤将血压计袖带缠于供血者上臂并充气。⑥选择粗大静脉（一般为时正中静脉）。戴手套，常规消毒皮肤，抽取血液，立即行静脉注射输给受血者。⑦输血毕，拔出针头，用小纱布按压穿刺点片刻至无出血。⑧清理用物，洗手，记录。

5.注意事项

（1）严格执行无菌操作和查对制度，避免事故差错和输血反应的发生。

（2）血库中的血液取出后，30分钟内给患者输入，避免久置使血液变质或被污染。

（3）在输血前后均应输入少量生理盐水，冲洗输血器管道，输注两个以上供血者的血液时，二者之间应输入少量生理盐水，血液内不得随意加入其他药品，并避免和其他溶液相混，以防血液在酸、碱、高、低渗的环境中发生凝集和溶解。

（4）静脉输血开始时速度宜慢，观察15分钟后如无反应，可根据情况调节至合适的滴速。大出血、休克时尽快补充血容量，可加压、快速输血。

（5）输血过程中要加强巡视，注意观察患者的局部是否有疼痛，有无输血反应，一旦发生输血反应，应立即停止输血并按照输血反应给予处理。加压输血时必须有护士监测，以避免空气进入体内，发生空气栓塞。

（6）多次输血或输入多个人的血时，输血前按医嘱酌情给抗过敏药。大量输库存血时应注意补充钙剂。

（7）同时输多种血液时一般应先输成分血再输全血，以保证成分血新鲜。

（8）输完血的血袋应保留24小时备查。如发生输血反应还应保留余血以备检查分析，查找原因。

（9）采用直接输血法从供血者血管内抽血不可过急过快，并注意观察其面色、血压等变化，询问有无不适。连续抽血时，只需更换注射器，不必拔出针头，但要放松袖带，并用手指压迫穿刺部位前端静脉，以减少出血。给受血者推注速度不可过快。

三、自体输血

自体输血通常指采集患者体内血液或于手术中收集自体失血再回输给同一患者的方法，即输回自己的血。自体输血的优点是无需做血型鉴定及交叉配血试验，不会产生免疫反应，扩容迅速、安全、可靠，开展自体输血将有利于开拓血源，减少储存血量，既节省血源又防止发生输血反应，同时有效地避免了因输血而引起的疾病（如肝炎、艾滋病）的传播。

自体输血有 3 种形式，包括术前预存自体血、术前稀释血液回输和术中失血回输。

（一）术前预存自体血

选择符合条件的患者于术前抽取患者的血液，在血库低温下保存，待手术时再输还给患者。一般于术前 3 周开始，每周或隔周采血 1 次。注意最后一次采血应在手术前 3 天，以利机体恢复正常的血浆蛋白水平。

（二）术前稀释血液回输

于手术开始后采血并同时自静脉给晶体或胶体溶液，借此降低血细胞比容（HCT）而同时维持血容量，目的是稀释血液，使术中失血时实际丢失的红细胞及其他成分相应减少，所采集的血在手术中或手术后补还自体。

（三）术中失血回输

适用于腹腔或胸腔钝性损伤（如脾破裂）、异位妊娠破裂、估计有大出血的手术（肝脏手术）等，血液流入腹腔 16 小时内无污染、无凝血者。自体输血的方法采用流动或离心装置自体输血器，将血液进行回收、抗凝、滤过、洗涤等处理再回输给患者。

下列情况不能使用回收血：血液已被污染者，血液可能受癌细胞污染者，血细胞严重破坏，合并心功能不全，心力衰竭，阻塞性肺部疾患，肝、肾功能不全或原有贫血者均不能采用此法。自体输血量应控制在 3 500 mL 以内。大量回输自体血时，应适当补充新鲜血浆和血小板。

（李潇珊）

第三节　静脉输液

静脉输液是利用液体重量所产生的液体静压和大气压的作用，将大量的灭菌溶液、电解质或药物等由静脉输入体内的方法，又称静脉滴注。依据穿刺部位的不同，静脉输液可分为周围静脉输液和中心静脉输液。

一、静脉输液的目的与常用溶液

在临床治疗过程中，由医师依据患者的病情和治疗的需要为患者制订输液方案，由护士按照医师的医嘱具体执行输液操作。

（一）静脉输液的目的

（1）补充血容量，维持血压，改善微循环：常用于治疗严重烧伤、各种原因引起的大出血、休克等。

（2）补充水和电解质，以维持或调节酸碱平衡：常用于纠正各种原因引起的水、电解质和酸碱平衡失调。如腹泻、大手术后、禁食、剧烈呕吐的患者。

（3）输入药物，达到控制感染、解毒和治疗疾病的目的：常用于各种感染、中毒等患者。

（4）补充营养和热量，促进组织修复，维持正氮平衡：常用于禁食、胃肠道吸收障碍或不能经口腔进食（如昏迷、口腔疾病）、慢性消耗性疾病的患者。

（5）输入脱水剂，提高血浆的渗透压，以达到降低颅压，预防或减轻脑水肿，改善中枢神经系统功能的目的，同时借高渗作用，达到利尿消肿的作用。

（二）常用溶液的种类及作用

常用溶液可以分为晶体溶液和胶体溶液两大类。

1.晶体溶液

晶体溶液是指溶液中的溶质分子或离子均<1 nm，当用一束光通过时不出现反射现象。晶体溶液相对分子质量小，在血管内停留时间短，对维持细胞内外水分的相对平衡有着重要意义。临床常用的晶体溶液按其目的又可分为维持输液剂和补充输液剂（修复输液剂）。维持输液剂用于补充机体的不显性失水，如呼吸与皮肤蒸发、排尿失水等。补充输液剂用于补充机体病理性体液丢失，治疗水、电解质和酸碱失衡。常用晶体溶液如下。

（1）5%～10%葡萄糖溶液：主要用于供给水分和热量。

（2）0.9%氯化钠，5%葡萄糖氯化钠，复方氯化钠等溶液：主要用于供给电解质。

（3）5%碳酸氢钠、11.2%乳酸钠等溶液：主要用于纠正酸中毒，调节酸碱平衡。

（4）20%甘露醇、25%山梨醇、25%～50%葡萄糖注射液等：主要用于利尿脱水。

2.胶体溶液

胶体溶液是指溶液中的溶质分子或离子在1～100 nm，或当一束光通过时出现光反射现象者，称为胶体溶液。胶体溶液相对分子质量大，在毛细血管内存留时间长，可提高血管内胶体渗透压，将组织间液的水分吸入血管内，使血浆量增加，维持有效血容量，消除水肿。当给患者输入大量晶体溶液扩容后，有可能使血浆胶体渗透压显著降低，为了维持血容量，需要适当补充胶体溶液以维持扩容效应。常用胶体溶液如下。

（1）中分子右旋糖酐和低分子右旋糖酐：为水溶性多糖类高分子聚合物，中分子右旋糖酐（平均相对分子质量为7.5万）能提高血浆胶体渗透压，扩充血容量；低分子右旋糖酐（平均相对分子质量为4万）能降低血液黏滞度，改善微循环，防止血栓形成。

（2）6%羟乙基淀粉（706代血浆）、氧化聚明胶和聚维酮（PVP）：作用与低分子右旋糖酐相似，扩容效果良好，输入后可增加循环血量和心排血量。多用于失血性休克、大面积烧伤等患者。

3.其他

用于特定治疗目的，如浓缩清蛋白注射液，可维持胶体渗透压，减轻组织水肿；水解蛋白注射液，用以补充蛋白质；静脉营养液，能供给患者热量，维持机体正氮平衡，并供给各种维生素、矿物质，多用于不能进食的重症患者。

二、静脉输液的部位及其选择

静脉输液时可依据患者的年龄、病情、治疗的目的、病程长短、所输药物的性质、患者的合作程度等选择合适的静脉穿刺部位。

(一)常用的静脉穿刺部位

1.周围浅静脉

(1)上肢浅静脉:包括手背静脉网、头静脉、贵要静脉、肘正中静脉等,对多数患者而言这些静脉比较表浅且安全。

(2)下肢浅静脉:包括足背静脉网、大隐静脉、小隐静脉等。由于下肢静脉活动受限,易形成血栓,且可迅速播散至深部静脉,有造成深静脉栓塞的危险,因而比较少用。

(3)头皮静脉:多用于 0～3 岁婴幼儿。此年龄段小儿头皮有较多的浅层静脉,易固定且活动限制最少,因此婴幼儿输液多选头皮静脉。常用头皮静脉有颞浅静脉、额静脉、枕静脉和耳后静脉。

2.颈外静脉

颈外静脉是颈部最大的浅静脉,其走行表浅,位置较恒定,需长期持续输液或需要静脉高营养的患者多选此部位。

3.锁骨下静脉

位置较固定,管腔较大,由于管腔较粗,血量较多,输入液体随即被稀释,对血管的刺激性较小。当输入大量高浓度溶液或刺激性较强的药物时,可选择此部位。

(二)选择穿刺部位的原则

选择穿刺部位一般遵循以下原则。

1.根据静脉穿刺的目的和治疗时间选择

休克或大出血患者需要短时间内输入大量液体时,可选用较大静脉;需要长期输液时,则可由远端末梢小静脉开始选择,有计划地使用静脉血管。

2.根据药物的性质选择

刺激性较大、黏度大的药物,一般选用较粗大的血管。

3.根据穿刺局部的皮肤及静脉状况选择

一般多选择平滑、柔软、有弹性的静脉,不可选用硬化、栓塞、局部有炎症的静脉,注意避开感染、瘢痕、血肿、破损及患皮肤病处,已多次穿刺的部位应避免再次穿刺。

4.根据患者活动和舒适的需要选择

静脉穿刺部位尽量选择患者活动限制最少的部位,如应避开关节部位。

三、周围静脉输液的方法

(一)密闭式静脉输液法

利用原装密封瓶或塑料袋,直接插入一次性输液管进行静脉输液的方法。其优点是污染机会少,操作相对简单,是目前临床最常用的输液方法。

1.目的

同静脉输液的目的。

2.评估

(1)身心状况:①患者的年龄、病情、意识状态及心肺功能等以作为合理输液的依据。②心理状态及合作程度。

(2)穿刺局部:穿刺部位的皮肤、血管及肢体活动情况。

(3)输注药液:包括药物的作用、不良反应,药物的质量、有效期以及有无药物配伍禁忌。

3.操作前准备

(1)用物准备:治疗盘内备以下几种物品。一次性输液器、皮肤消毒剂(2.5％碘酊,75％乙醇或0.5％碘伏、安尔碘)、无菌棉签、输液液体及药物、加药用注射器、启瓶器及砂轮、弯盘、止血带、治疗巾、输液卡、笔、胶布(敷贴)、带秒针的表,根据需要备网套、输液架、夹板及绷带。

(2)患者准备:了解静脉输液的目的和配合方法,输液前排尿或排便,取舒适卧位。

(3)护士准备:着装整洁,修剪指甲,洗手、戴口罩。

(4)环境准备:清洁、宽敞,光线明亮,方便操作。

4.操作步骤

(1)核对检查:①衣帽整洁,洗手,戴口罩,备齐用物。②核对治疗卡和药液瓶签(药名、浓度、时间)。③检查药液质量。

(2)填写、贴输液瓶贴:根据医嘱填写输液卡,并将填好的输液瓶贴倒贴于输液瓶上。

(3)加药:①套瓶套。②用开瓶器启开输液瓶铝盖的中心部分(若塑料输液瓶直接拉掉盖),常规消毒瓶塞。③按医嘱加入药物。④根据病情需要有计划地安排输液顺序。

(4)插输液器:检查并打开输液器,将输液器针头插入瓶塞内直到针头的根部,关闭调节器。

(5)核对,解释:携用物至患者床旁,核对患者的床号、姓名及药物名称、浓度、剂量、给药时间和方法,向患者解释操作目的和方法。

(6)排气:①挂输液瓶。②将穿刺针的针柄夹于两手指之间,倒置茂菲滴管,打开调节器,使液体流出。当茂菲滴管内液面达1/2~2/3满时,迅速转正茂菲滴管,使液体慢慢流下,排尽输液管里的空气后,关紧调节器。

(7)选择穿部位:备胶布,在穿刺肢体下放置脉枕、治疗巾、止血带。

(8)消毒皮肤:常规消毒穿刺部位皮肤,消毒范围直径≥5 cm。第一次穿刺部位消毒后,在穿刺点上方约6 cm处扎止血带,嘱患者握拳,进行第二次穿刺部位消毒,待干。

(9)再次核对患者的床号、姓名及药物名称、浓度、剂量、给药时间和方法。

(10)再次排气。

(11)静脉穿刺:取下护针帽,针尖斜面向上,与皮肤成15°~30°进针,见回血后,将针头与皮肤平行,再推进少许。

(12)三松一固定:松开止血带,嘱患者松拳,放松调节器。待液体滴入通畅、患者无不舒适后,胶布固定穿刺针头。

(13)根据患者年龄、病情和药物性质调节输液速度。

(14)再次核对。

(15)撤去治疗巾、小垫枕、止血带,协助患者取舒适卧位,整理床单位,将呼叫器放于患者易取处。

(16)整理用物,洗手,记录。

(17)更换液体:先仔细查对,再消毒输液瓶的瓶塞和瓶颈,从第一瓶液体内拔出输液管针头插入第二瓶液体内直到针头的根部,调节好输液滴数。再次查对签名。

(18)输液完毕:①输液结束后,关闭调节器,轻揭胶布,迅速拔出针头,按压穿刺点1~2分钟至无出血,防止穿刺点出血。②整理床铺,清理用物,洗手,做好记录。

5.注意事项

(1)严格执行"三查七对"制度,防止发生差错。

(2)严格执行无菌操作,预防并发症。输液器及药液应绝对无菌,连续输液超过 24 小时应更换输液器。穿刺部位皮肤消毒若使用 0.5%碘伏时局部涂擦 2 遍,无需脱碘。使用安尔碘时,视穿刺局部皮肤用原液涂擦 1~2 遍即可。

(3)注意药物配伍禁忌,药物应现配现用,不可久置。

(4)注意保护血管,选择较粗、直、弹性好的血管,应避开关节和静脉瓣,并选择易于固定的部位。对长期输液者可采取:①四肢静脉从远端小静脉开始。②穿刺时提高穿刺成功率。③输液中加入对血管刺激性大的药物,应先用生理盐水进行穿刺,待穿刺成功后再加药,宜充分稀释,输完药应再输入一定量的等渗溶液,冲尽药液保护静脉。

(5)输液前排尽输液管内的空气,输液过程中及时更换输液瓶及添加药液,防止液体流空,输完后及时拔针,预防空气栓塞。

(6)在输液过程中应加强巡视,注意观察患者输液管是否通畅;针头连接处是否漏水;针头有无脱出、阻塞、移位;滴速是否适宜;患者穿刺部位局部和肢体有无肿胀;有无输液反应等。

(7)移动患者、为患者更衣或执行其他护理活动时,要注意保护穿刺部位,以避免过分牵拉。对婴幼儿、小儿应选用头皮静脉。昏迷或其他不合作的患者,必要时可用绷带或夹板加以固定。

(8)不可自静脉输液的肢体抽取血液化验标本或测量血压。偏瘫患者应避免经患侧肢体输液。

(二)静脉留置针输液法

静脉留置针又称套管针,作为头皮针的换代产品,已成为临床输液的主要工具。其外管柔软无尖,不易刺破或滑出血管,可在血管内保留数天。随着技术的不断完善,静脉留置针输液在临床的应用越来越广泛。

其优点主要包括以下几个方面:①由于静脉留置针的外管使用的材料具有柔韧性,且对血管的刺激性小,因而在血管内可以保留较长时间。②静脉留置针的使用,可以减少由于反复穿刺对患者血管的破坏,减轻患者的痛苦及不适感。③可以完成持续或间断给药、补液。④患者活动方便。⑤通过静脉留置针可以完成部分标本的采集。⑥可以减轻护士的工作量,提高工作效率。⑦随时保持静脉通路的通畅,便于急救和给药。适用于长期静脉输液,年老体弱、血管穿刺困难、小儿及全身衰竭的患者。可用于静脉输液、输血、动脉及静脉抽血。

静脉留置针可以分为周围静脉留置针和中央静脉留置针,一般推荐使用周围静脉留置针的方法。依据静脉留置针的种类、患者的情况等留置针可在血管内保留的时间为 3~5 天,最长不超过 7 天。

常用的静脉留置针是由针头部与肝素帽两部分组成。针头部:内有不锈钢丝导针,导针尖部突出于软硅胶导管针头部。肝素部:前端有硬塑活塞,后端橡胶帽封闭。肝素帽内腔有一中空管道,可容肝素。

1.目的

同密闭式静脉输液法。

2.评估

(1)患者病情、血液循环状况及自理能力,当前诊断及治疗情况。

(2)患者的心理状态及配合程度。

(3)穿刺部位皮肤、血管状况及肢体活动度。

3.操作前准备

(1)用物准备:同密闭式静脉输液。另备无菌手套一副、静脉留置针一套、敷贴一个、5 mL注射器、输液盘内另备封管液、肝素帽(如果留置针肝素帽是非一次性使用者,可以反复穿刺,可不备肝素帽,只需要常规消毒原来的肝素帽后就可以封管)。

(2)患者准备:同密闭式静脉输液法。

(3)护士准备:着装整洁,修剪指甲,洗手、戴口罩。

(4)环境准备:清洁、宽敞,光线明亮,方便操作。

4.操作步骤

(1)同密闭式静脉输液法(1)～(6)。

(2)连接留置针与输液器:①打开静脉留置针及肝素帽或可来福接头外包装。②手持外包装将肝素帽(或可来福接头)对接在留置针的侧管上。③将输液器连接于肝素帽或可来福接头上。

(3)打开调节器,将套管针内的气体排于弯盘中,关闭调节器。

(4)选择穿刺部位,铺治疗巾,将小垫枕置于穿刺肢体下,在穿刺点上方10 cm处扎止血带。

(5)消毒皮肤,消毒范围直径要≥8 cm。待干,备胶布及透明敷贴。

(6)再次核对,旋转松动套管,调整针头斜面。

(7)再次排气,拔去针头保护套。

(8)穿刺:左手绷紧皮肤,右手持针翼在血管上方以15°～30°进针,见回血,放平针翼再进针少许,左手持Y接口,右手后撤针芯约0.5 cm,再持针座将外套管与针芯一同送入静脉,左手固定Y接口,右手撤出针芯。

(9)三松:松开止血带,打开调节器,嘱患者松拳。

(10)固定:待液体流入通畅后,用无菌透明敷贴对留置针管做密闭式固定,用胶布固定三叉接口和插入肝素帽的输液器针头及输液管,在胶布上注明日期和时间。

(11)同静脉输液(14)～(15)。

(12)封管:当输液完毕,要正确进行封管。拔出输液器针头,常规消毒肝素帽的胶塞,用注射器向肝素帽内注入封管液。

(13)再次输液:常规消毒肝素帽,将输液器上的针头插入肝素帽内,用胶布固定好,调节输液滴数。

(14)输液完毕后处理:不再需要继续输液时,要进行拔管。先撕下小胶布,再撕下无菌敷贴,把无菌棉签放于穿刺点前方,迅速拔出套管针,纵向按压穿刺点3～5分钟。

(15)协助患者适当活动穿刺肢体,取舒适卧位,整理床单位,清理用物。

(16)洗手,记录。

5.注意事项

(1)严格执行无菌原则和查对制度。皮肤消毒的面积应大于敷料覆盖的面积;穿刺过程中避免污染外套管。

（2）静脉的选择应尽量选择相对较粗、直、有弹性、无静脉瓣等利于固定的静脉,避开关节,减轻对血管的机械刺激。成人多选用上肢静脉,以头静脉、贵要静脉、肘正中静脉为宜。由于人体下肢静脉瓣多,血流缓慢,易发生静脉炎,故常不为首选。3 岁以下患儿宜选用头皮静脉。

（3）注意药物配伍禁忌,根据医嘱、用药原则、患者的病情以及药物的性质,有计划、合理安排药物输入的顺序,以达最佳治疗效果。

（4）输液前要注意检查是否排尽输液管及针头内的空气,输液过程中要及时更换输液瓶,输液完毕要及时拔针,防止发生空气栓塞。

（5）在输液过程中应加强巡视,密切观察患者全身及置管局部,每次输液前要仔细检查套管是否在血管内,确认在血管内方可输入药物,防止渗漏到皮下造成组织损伤。如果发现导管堵塞,可以换管重新穿刺或采用尿激酶溶栓,禁忌加压将小血栓冲入血管内,防止造成血栓。每次输液前后,均应检查穿刺部位及静脉走行方向有无红肿,并询问患者有无疼痛与不适。如局部红、肿或疼痛反应时,及时拔管,对局部进行理疗处理。对仍需输液者应更换肢体另行穿刺。

（6）留置针保留时间参照产品说明书,要注明置管时间。一般可保留 3～5 天,不超过 7 天。连续输液 24 小时以上者,须每日更换输液器。

（7）封管时要注意边退针边注药,确保正压封管。

（8）向患者做好健康教育,说明药物的作用、可能出现的反应、处理办法及自我监测的内容等,对使用静脉留置针的肢体应妥善固定,注意保护,避免肢体下垂姿势。尽量减少肢体的活动,保持置管局部的清洁,在日常活动中避免污染或被水沾湿。如需要洗脸或洗澡时应用塑料纸将局部包裹好。

四、中心静脉穿刺置管输液

对于长期持续输液、输入高浓度或有刺激性的药物、静脉高营养、抢救危重患者以及周围静脉穿刺困难的患者,可采用中心静脉穿刺置管输液,以使患者能得到及时的治疗,挽救患者的生命。临床中常选用的中心静脉有颈内静脉、颈外静脉、锁骨下静脉。虽然中心静脉输液在临床有广泛的应用,但由于穿刺置管技术要求较高,一般由麻醉师或有经验的医师、护师在严格无菌的条件下完成。

(一)颈外静脉穿刺置管输液

颈外静脉是颈部最大的浅静脉,在下颌角后方垂直下降,越过胸锁乳突肌后缘,于锁骨上方穿过深筋膜,最后汇入锁骨下静脉,其走行表浅,位置较恒定,穿刺置入硅胶管后保留时间长。

1.目的

同密闭式静脉输液法。适用于:①需长期输液而周围静脉穿刺困难的患者。②长期静脉内滴注高浓度或刺激性药物或行静脉内高营养的患者。③周围循环衰竭而需测中心静脉压的患者。

2.评估

（1）患者病情、意识状况、活动能力;询问普鲁卡因过敏史。

（2）患者的心理状态及配合程度。

（3）穿刺部位皮肤、血管状况。

3.操作前准备

(1)用物准备。①治疗盘内盛:一次性输液器、皮肤消毒剂(2.5%碘酊,75%乙醇或0.5%碘伏、安尔碘)、无菌棉签、输液液体、弯盘、输液卡、胶布、根据需要备网套、输液架、夹板及绷带。②无菌穿刺包:带内芯穿刺针2枚(长约6.5 cm,内径2 mm,外径2.6 mm),硅胶管2根(长25~30 cm,内径1.2 mm,外径1.6 mm),平头针2枚,洞巾1块,小纱布1块,纱布数块,镊子1把,无菌手套2副,5 mL、10 mL注射器各1副,尖头刀片1个,弯盘1个。③其他:1%普鲁卡因注射液10 mL,无菌生理盐水,无菌敷贴,0.4%枸橼酸钠生理盐水或0.5%肝素盐水。

(2)患者准备:了解颈外静脉输液的目的和配合方法;穿刺前做普鲁卡因过敏试验;输液前排尿或排便;取舒适卧位。

(3)护士准备:着装整洁,修剪指甲,洗手、戴口罩。

(4)环境准备:清洁、宽敞,光线明亮,方便操作。

4.操作步骤

(1)洗手,戴口罩。

(2)核对,检查药液:备齐用物。按医嘱备药。核对药液瓶签(药名、浓度、剂量和有效期),检查药液质量。

(3)填写、贴输液瓶贴:根据医嘱填写输液卡,并将填好的输液瓶贴倒贴于输液瓶上。

(4)加药:①套瓶套。②用开瓶器启开输液瓶铝盖的中心部分(若塑料输液瓶直接拉掉瓶盖),常规消毒瓶塞。③按医嘱加入药物。④根据病情需要有计划地安排输液顺序。

(5)插输液器:检查并打开输液器,将输液器针头插入瓶塞内直到针头的根部,关闭调节器。

(6)核对,解释:携用物至患者床旁,核对患者的床号、姓名及药物名称、浓度、剂量、给药时间和方法,向患者解释操作目的和方法。

(7)排气:①挂输液瓶。②排出空气。将穿刺针的针柄夹于两手指之间,倒置茂菲滴管,打开调节器,使液体流出。当茂菲滴管内液面达1/2~2/3满时,迅速转正茂菲滴管,使液体慢慢流下,排尽输液管里的空气后,关紧调节器。

(8)取体位:协助患者去枕平卧,头偏向对侧后仰,必要时肩下垫一软枕。

(9)选择、确定穿刺点:操作者站在穿刺部位对侧或头侧。

(10)常规消毒局部皮肤,打开穿刺包,戴无菌手套,铺洞巾。

(11)局部麻醉:助手协助,操作者用细针头连接5 mL注射器抽吸利多卡因注射液,在皮肤穿刺点处做皮丘,并做皮下浸润麻醉。

(12)穿刺:操作者左手绷紧穿刺点上方皮肤,右手持粗针头注射器与皮肤成45°进针,入皮后改为25°沿颈外静脉方向穿刺。

(13)放置导丝:穿刺成功后,用左手固定穿刺针管,右手将导丝自穿刺孔插入,导丝插入长度约40 cm时拔出穿刺针。

(14)扩皮:沿着导丝插入扩张器,接触皮肤后按同一方向旋转,随导丝进入血管后撤出扩张器,并以左手用无菌纱布压迫穿刺点,防止出血。

(15)放置中心静脉导管:右手将中心静脉导管沿着导丝插入颈外静脉内,一边推进一边撤离导丝,当导管进入14 cm时,即可完全抽出导丝。

(16)再次抽回血:用装有肝素生理盐水溶液的注射器与导管尾端相连接,反复抽吸2~3次均可见回血,向导管内注入 2~3 mL 肝素生理盐水溶液,同时用固定夹夹住导管,撤下注射器,接好输液管接头。

(17)固定导管:将导管固定夹在近穿刺点处缝合固定,用 75％乙醇棉球擦除局部血迹,待干后用无菌透明敷贴覆温穿刺点并固定硅胶管。

(18)接输液器:撤出洞巾,将输液接头与输液器控接,进行输液,调节滴速。

(19)输液完毕,将输液器与输液接头分离,将肝素理盐水溶液注入导管内进行封管。

(20)再次输液:消毒输液接头,连接输液器,调好滴速即可。

(21)停止置管:管前局部常规消毒,拆线后拔管,局部按压 5 分钟至不出血,消毒穿刺处皮肤,覆盖无菌敷料。

5.注意事项

(1)严格无菌技术操作,每天更换输液管及穿刺点敷料,常规消毒穿刺点与周围皮肤,用0.9％过氧乙酸溶液擦拭消毒硅胶管,防止感染,但不可用乙醇擦拭硅胶管。注意观察局部有无红肿。一般导管保留 4~7 天。

(2)若颈外静脉插管插入过深,则较难通过锁骨下静脉与颈外静脉汇合角处,此时可牵拉颈外静脉使汇合角变直,若仍不能通过则应停止送入导管,并轻轻退出少许,在此固定输液,防止盲目插入,导管在血管内打折。如导管质硬,可能会刺破血管发生意外。

(3)根据病情密切观察输液速度,不可随意打开调节器,使液体输入失控。

(4)当暂停输液时可用 0.5％肝素盐水 2 mL 封管,防止凝血堵塞管腔。若已经发生凝血,应先用注射器抽出凝血块,再注入药液,若血块抽不出时,应边抽边拔管,切忌将凝血块推入血管内。

(5)局部出现肿胀或漏液,可能硅胶管已脱出静脉,应立即拔管。如出现不明原因发热时应考虑拔管,并剪下一段硅管送培养及做药敏试验。

(6)气管切开处严重感染者,不应做此插管。

(二)锁骨下静脉穿刺置管术

锁骨下静脉是腋静脉的延续,成人长 3~4 cm。在锁骨与第一肋骨之间,向内走行于胸锁关节后方与颈内静脉汇合为无名静脉,再向内与对侧无名静脉汇合成上腔静脉。位置较固定,管腔较大,多作为中心静脉穿刺置管部位,由于右侧无名静脉与上腔静脉几乎在同一直线,且距上腔静脉距离最近,加之右侧胸膜顶较左侧低,穿刺时不易损伤胸膜,故首选右侧穿刺。硅胶管插入后可保留较长时间。当输入大量高浓度溶液或刺激性较强的药物时,由于管腔较粗,血量较多,输入液体随即被稀释,对血管的刺激性较小。

1.目的

(1)全胃肠外营养(TPN)治疗者。

(2)需输入刺激性较强药物者(如化疗)。

(3)需长期输液而外周静脉穿刺困难者。

(4)经静脉放置心脏起搏器者。

(5)各种原因所致大出血,需迅速输入大量液体以纠正血容量不足,提高血压者。

(6)测定中心静脉压。

2.评估

(1)患者病情、意识状况、活动能力;询问普鲁卡因过敏史。

(2)患者的心理状态及配合程度。

(3)穿刺部位皮肤、血管状况。

3.操作前准备

(1)用物准备:治疗盘内盛周围静脉输液用物。无菌穿刺包:治疗巾1块、洞巾1块,小纱布1块,纱布数块,缝合针、持针器、结扎线、弯盘1个,镊子、尖头刀片1个。另备:中心静脉穿刺导管及穿刺针,无菌敷布,皮肤常规消毒用棉球,5 mL、20 mL注射器各1具,肝素帽,1%普鲁卡因注射液10 mL,0.9%氯化钠溶液,无菌敷贴,0.4%枸橼酸钠生理盐水或0.5%~1%肝素盐水适量,1%甲紫。

(2)患者准备:了解锁骨下静脉穿刺置管输液的目的和配合方法;穿刺前做普鲁卡因过敏试验;穿刺前排尿或排便;取适当卧位。

(3)护士准备:着装整洁,修剪指甲,洗手、戴口罩。

(4)环境准备:清洁、宽敞,光线明亮,方便操作。

4.操作方法

(1)洗手,戴口罩。

(2)核对,解释:携用物到患者处,核对患者床号、姓名,向患者解释操作目的,过程及配合要点。

(3)体位:协助患者取仰卧位,头后仰15°并偏向对侧,穿刺侧肩部垫一软枕使其略上提外展。

(4)选择穿刺点:用1%甲紫标记进针点及锁骨关节。

(5)消毒,麻醉:常规皮肤消毒、打开无菌穿刺包,戴无菌手套,铺洞巾,局部用2%利多卡因注射液浸润麻醉。

(6)试穿刺:将针尖指向胸镜关节,自穿刺点进针,深度通常为2.5~4 cm,边进针边抽吸,见回血后再进针少许即可。

(7)穿刺针穿刺:试穿成功后,沿着试穿针的角度、方向及深度用穿刺针穿制。当回抽到静脉血时,表明针尖已经进入锁骨下静脉,减小进针角度,当回抽血液通畅时,置入导引钢丝至30 cm刻度平齐针尾时,撤出穿刺针,压迫穿刺点。

(8)置入扩张器:沿导引钢丝尾端置入扩张器,扩张穿刺处皮肤及皮下组织,将扩张器旋入血管后,用无菌纱布按压穿刺点并撤出扩张器。

(9)置入导管:沿导引钢丝送入静脉导管,待导管进入锁骨下静脉后,边退导引钢丝边插导管,回抽血液通畅时,静脉导管插入长度15 cm左右,退出导引钢丝,接上输液导管。

(10)检测:将装有生理盐水的注射器分别连接每个导管尾端,回抽血液后向管内注入2~3 mL生理盐水,锁定卡板,去下注射器,接上肝素帽。

(11)固定,连接:将导管固定于穿刺点处,透明敷粘固定,必要时缝合固定导管,连接输液器或接上CVP测压装置。

(12)输液完毕,将输液器与导管针栓孔分离,将肝素生理盐水溶液注入导管内进行封管,用无菌静脉帽塞住针栓孔,再用安全别针固定在敷料上。

(13)再次输液:消毒导管针栓孔,连接输液器,调好滴速即可。

（14）停止置管：硅胶管尾端接上注射器，边抽吸边拔管，局部加压数分钟，消毒穿刺处皮肤，覆盖无菌敷料。

五、静脉输液速度的调节

在输液过程中，每毫升溶液的滴数称该输液器的滴系数。目前常用输液器的滴系数有 10、15、20 等，以生产厂家输液器包装袋上标明的滴系数为准。

静脉输液的速度调节依据患者的年龄、身体状况、病情、药物的性质、治疗要求调节，一般成人 40～60 滴/分钟，儿童 20～40 滴/分钟。对年老、体弱、婴幼儿，心肺疾病患者，输入速度宜慢；滴注高渗溶液、含钾药物、升压药物等宜慢；严重脱水、心肺功能良好者，速度可适当加快。

（1）已知每分钟滴数与液体总量，计算输液所需的时间：输液时间（h）＝液体总量（mL）×滴系数/每分钟滴数×60（min）。

（2）已知液体总量与计划需用的时间，计算每分钟滴数：每分钟滴数＝液体总量（mL）×滴系数/输液时间（min）。

（3）已知每分钟滴数，计算每小时输入量：每小时输入量（mL）＝每分钟滴数×60（min）/滴系数。

六、静脉输液时常见故障及排除方法

(一)溶液点滴不畅或不滴

（1）针头滑出血管外：液体进入皮下，局部肿胀、疼痛。处理方法为拔出针头，另选血管重新穿刺。

（2）针头斜面紧贴血管壁，造成不滴：调整针头位置或适当变换肢体位置或在头皮针尾部垫棉签等，直至点滴通畅。

（3）针头阻塞：检测方法为挤压输液管，感觉有阻力，松手后无回血，表示针头已阻塞，应更换针头和部位，重新穿刺。

（4）压力过低：适当调高输液瓶的位置。

（5）静脉痉挛：输入的液体温度过低，或环境温度过低可造成静脉痉挛。表现为局部无隆起，但点滴不畅可采用局部热敷以缓解静脉痉挛。

(二)茂菲滴壶内液面过高

（1）侧壁有调节孔的茂菲滴壶：夹住滴壶上端的输液管，打开调节孔，等液体降至露出液面时再关闭调节孔，松开上端即可。

（2）侧壁无调节孔的茂菲滴壶：取下输液瓶倾斜，使插入瓶中的针头露出液面，但须保持输液管通畅，待滴壶内露出液面时，再挂回到输液架上。

(三)茂菲滴壶内液面过低

（1）侧壁有调节孔的茂菲滴壶：先夹住滴壶下端的输液管，打开调节孔，待液面升高至 1/2 或 2/3 水平高度时再关闭调节孔，打开滴壶下端输液管即可。

（2）侧壁无调节孔的茂菲滴壶：可夹住滴壶下端的输液管，用手挤压滴壶，待液面升至适当水平高度时，松开滴壶下端输液管即可。

(四)滴壶内液面自行下降

在输液过程中，如果滴壶内液面自行下降，则应检查输液器上端是否有漏气或裂隙，必要时更换输液管。

七、常见输液反应与处理

由于输入的液体不纯、输液管不洁或长时间大量输入刺激性药液、多次反复穿刺等原因常常会出现一些并发症。由于输液引起的这些反应,称之为输液反应。常见的输液反应有以下内容。

(一)发热反应

由于输液过程中输入致热物质,如致热源、游离菌体蛋白、死菌、药物成分不纯等引起的发热。这些致热物质多来源于输液器具消毒灭菌不完全或在操作过程中未严格执行无菌操作造成污染;或输入的药液制剂不纯、保存不当被污染等。

1.主要临床表现

患者在输液过程中突然出现发热,症状较轻者发热常在 38 ℃ 左右,于停止输液后数小时内体温可恢复正常;严重者,初起有寒战,继而高热达 40～41 ℃,并伴有恶心、呕吐、头痛、周身不适,甚至有神经、精神症状。

2.发热反应的预防

首先输液用具必须严格灭菌;输液时严格执行无菌操作,防止输液器具、药液及穿刺部位被污染;认真检查输液用液体及输液管的质量及有效期;输液用具的保管应注意避免污染。

3.发热反应的处理

对于发热较轻的患者,可减慢或更换药液、输液器,注意保暖;严重者,须立即停止输液,并按高热护理方法对患者进行处理。同时应配合医师共同合作处理,必要时按医嘱给地塞米松 5 mg 或盐酸异丙嗪25 mg 等治疗。剩余液体和输液管送检查找反应原因。

(二)静脉炎及血栓性静脉炎

静脉炎是由于输入刺激性较强的溶液或静脉内放置刺激性较强的塑料管时间过长,引起局部静脉壁化脓性炎症或机械性损伤;或由于输液过程中未严格执行无菌操作,导致局部静脉感染。如果血管内膜严重受损,致使血小板黏附其上而形成血栓,则称为血栓性静脉炎。

1.主要临床表现

沿静脉走向出现条索状红线,局部组织红、肿、热、痛,有时伴有全身发热症状。

2.静脉炎的预防

避免感染,减少对血管壁的刺激。在输液过程中,严格执行无菌技术操作,对刺激性强的药物要充分稀释,并防止药液溢出血管外。同时注意保护静脉,需长期输液者应有计划地更换注射部位。静脉置管者做好留置导管的护理。

3.静脉炎的处理

对已经出现静脉炎的部位,可抬高患肢,局部用 95% 乙醇或 50% 硫酸镁行湿热敷或用中药如意金黄散外敷,可达到消炎、止痛、收敛、增加舒适的作用;局部还可用超短波理疗。如已合并感染,应根据医嘱给予抗生素治疗。

(三)循环负荷过重反应

由于输液速度过快,或患者原有心肺功能不良者,在短时间内输入过多液体,使循环血容量急剧增加,致心脏负担过重而引起心力衰竭、肺水肿。

1.主要表现

急性左心衰竭的症状,患者突感胸闷、呼吸急促、咳嗽、咳粉红色泡沫痰,面色苍白、出冷汗、心前区疼痛或有压迫感,严重者可自口鼻涌出大量的泡沫样血性液体;肺部布满湿啰音;脉搏快且弱;还可有尿量减少、水肿、腹水、颈静脉怒张等症状。

2.循环负荷过重反应的预防

为防止患者出现循环负荷过重反应,输液时要控制输液速度不宜过快,对老年人、小儿及心肺功能不良者尤应注意。

3.循环负荷过重反应的处理

(1)输液过程中加强巡视注意观察,一旦发现,应立即停止输液,并通知医师。

(2)病情允许的患者可取端坐位,两腿下垂,以减少下肢静脉回流,减轻心脏负担。

(3)按医嘱给予血管扩张药,扩张周围血管,减轻循环负荷,缓解肺水肿;给予利尿药,有助于缓解肺水肿。

(4)高流量吸氧,湿化瓶内注入 20%～30%乙醇,以降低肺泡内泡沫表面的张力,使泡沫破裂、消散,从而改善肺泡内的气体交换,减轻缺氧症状。

(5)根据医嘱给予氨茶碱和毛花苷 C 等药物。

(6)必要时可进行四肢轮扎,有效地减少静脉回心血量。但注意掌握轮扎时间、部位及观察肢体情况,每 5～6 分钟轮流放松一个肢体的止血带。另外还可采用静脉放血的方法,每次放血量为 200～300 mL,以缓解循环负荷过重状况。

(四)空气栓塞

空气经静脉进入循环,可导致严重后果,甚至导致死亡。原因是空气进入静脉,随血液循环进入右心房,再到右心室,如空气量少则随血液被压入肺动脉,再分散到肺小动脉,最后到肺毛细血管后被打散、吸收,损害较小;当大量的空气进入右心室可阻塞肺动脉入口,使血液无法进入肺内,从而导致气体交换障碍,机体严重缺氧,可致患者立即死亡。

造成空气栓塞的原因是输液导管内空气未排净、导管连接不紧、有缝隙;或在加压输液、输血时无人看守导致液体走空等;更换药液不及时,更换药液后未检查输液管内是否进气,当输液管走空范围较大或滴壶以下部分进气未采取措施,则在更换药液后由于液体的压力,将气体压入静脉。

1.主要症状和体征

患者突然出现胸部感觉异常不适或有胸骨后疼痛,随即出现呼吸困难,严重发绀,濒死感,心前区可听到响亮持续的"水泡音",心电图检查表现为心肌缺血和急性肺心病的改变。严重者意识丧失、死亡。

2.空气栓塞的预防

由于空气栓塞可造成严重后果,甚至导致患者死亡,因而在输液时必须排净空气,及时更换药液,每次更换药液都要认真检查输液管内是否有空气,滴壶液面是否过低,发现异常及时予以调整。如需加压输液、输血,护士应严密监测,不得随意离开患者。

3.空气栓塞的处理

一旦发生空气进入静脉,嘱患者立即取左侧卧位,病情允许最好取头低足高位,该体位有利于气体浮向右心室尖部,避免阻塞肺动脉口,从而防止发生肺阻塞,再者由于心脏不断跳动,可将空气混成泡沫,分次小量进入肺动脉内,以免发生肺栓塞。如果可能,也可通过中心静脉导管抽出空气。

（尹永超）

第四节 洗 胃 术

洗胃术是利用向胃内灌注溶液的方法,来反复注入和吸出溶液,以冲洗并排除胃内毒物或潴留食物,以达到减轻患者痛苦,避免吸收毒物,抢救患者生命的方法。

一、概述

（一）目的

(1)除去胃内的有毒物质或刺激物,避免其被胃肠道吸收。

(2)减轻胃黏膜水肿,如幽门梗阻的患者,通过胃灌洗,将胃内潴留食物洗出,减少滞留物对胃黏膜的刺激,从而消除或减轻黏膜水肿。

(3)为胃肠道等手术或检查做准备。

（二）适应证

(1)口服毒物中毒,清除胃内未被吸收的毒物。

(2)治疗完全性或不完全性幽门梗阻。

(3)治疗急慢性胃扩张。

（三）禁忌证

(1)吞服强酸或强碱等腐蚀性毒物时切忌洗胃,以免造成穿孔。

(2)严重的心肺疾患属禁忌。

(3)惊厥未控制者不宜插胃管,强行试插常可诱发惊厥。

(4)消化道溃疡、食管阻塞、食管静脉曲张、胃癌等患者应慎重。

二、口服催吐法

口服催吐法适用于清醒、能合作的患者。

（一）物品准备

治疗盘、橡皮围裙、水桶、清水。

（二）操作步骤

(1)患者取坐位,戴好橡皮围裙,水桶放置患者坐位前。

(2)嘱患者自饮大量灌洗液,引发呕吐,不易吐出时,可用压舌板压其舌根刺激引起呕吐,反复进行,直至吐出的灌洗液清亮无异味为止。在此过程中要注意患者的一般情况,询问其感受,并予以必要的协助,观察吐出物,注意有无出血等。

(3)协助患者漱口,擦脸,必要时更换衣物,卧床休息。

(4)清理用物,整理患者床单位。

(5)记录灌洗液名称及液量,呕吐物颜色、气味及量,必要时将呕吐物送检。

三、注射器洗胃法

注射器洗胃法主要用于儿童患者。

(一)物品准备

治疗盘:①弯盘;②治疗碗;③液状石蜡;④纱布;⑤压舌板;⑥多孔喷洒式硅胶胃管;⑦20、50 mL注射器;⑧棉签;⑨水温计;⑩垫巾。另外,还需胶布、听诊器、清水桶、污水桶、洗胃机、清水等。

操作者洗手,戴口罩;物品准备齐后携用物至患者床旁,向患者解释洗胃的目的,介绍插管步骤,和插管过程中的不适,望其配合。

(二)操作步骤

(1)摆体位协助患者取左侧卧位。

(2)取垫巾放于患者头部,如有活动性义齿应先取下,弯盘置于患者口角处。

(3)右手示指分别按压双侧鼻翼查看鼻腔是否通畅。

(4)取棉签蘸清水,清洁双鼻腔,选择较大一侧为插入端。

(5)插胃管:①戴清洁手套。②测量插入胃管长度,由耳垂经鼻尖至胸骨剑突下45～55 cm。③取棉签蘸液状石蜡润滑胃管前端14～16 cm。④左手用纱布托着胃管,右手用纱布裹胃管前端5～6 cm处,从一侧鼻孔缓缓插入,当胃管插入10～16 cm时(咽喉部),嘱患者做吞咽动作,轻轻将胃管推进,当插入45～55 cm时(相当于从患者的耳垂至鼻尖再至剑突下的距离),胃管进入胃内。

(6)取20 mL注射器连接胃管,判断胃管位置:①抽吸胃内容物,抽出胃液证明在胃。②将听诊器放在患者胃部,用注射器向胃管内注入10 mL空气,听气过水声。③将胃管末端置于盛水容器内,查看是否有气泡逸出。

(7)固定胃管,用50 mL注射器抽净胃内容物,注入洗胃液200 mL左右,再抽出弃去污水桶内,如此反复冲洗,直至灌洗液清亮无异味为止。

(8)冲洗完毕后,反折胃管,迅速拔出。

四、洗胃机洗胃法

洗胃机洗胃法是采用多孔喷洒式硅胶胃管,使洗胃溶液对胃壁黏膜进行冲洗,同时,将胃内污液通过胃管抽出,达到迅速排出毒物的目的。

(一)物品准备

治疗盘:①弯盘;②治疗碗;③液状石蜡;④纱布;⑤压舌板;⑥多孔喷洒式硅胶胃管;⑦20、50 ml注射器;⑧棉签;⑨水温计;⑩垫巾。另外,还需胶布、听诊器、清水桶、污水桶、洗胃机、清水。

操作者洗手,戴口罩;物品准备齐后携用物至患者床旁。备齐用物,携至患者床旁,查对姓名,向患者解释洗胃的目的,介绍插管步骤,和插管过程中的不适,望其配合。

(二)操作步骤

(1)摆体位协助患者取左侧卧位。

(2)取垫巾放于患者头部,如有活动性义齿应先取下,弯盘置于患者口角处。

(3)右手示指分别按压双侧鼻翼查看鼻腔是否通畅。取棉签蘸清水,清洁双鼻腔,选择较大一侧为插入端。

(4)插胃管方法同注射器洗胃法。

(5)取 20 mL 注射器连接胃管,判断胃管位置,方法同注射器洗胃法。

(6)固定胃管,使用 50 mL 注射器抽吸胃内容物,留做标本检测。

(7)将胃管末端与洗胃机相连接。首先将胃内液通过胃管抽出,再利用洗胃液对胃壁黏膜进行反复冲洗,直至洗出液澄清无味为止。

(8)洗胃完毕,反折胃管,快速拔出。

(三)注意事项

(1)在插管过程中如遇患者有恶心或呛咳,应将胃管拔出,休息片刻后再插,以防误入气管。

(2)胃管插入困难的原因:①气管插管术后;②食管痉挛;③躁动、不配合。此时强行插管,易造成食管和胃穿孔。食管痉挛患者可考虑先给阿托品类药物;躁动患者可考虑先镇静,再插胃管。

(3)毒物不明时,应抽出胃内容物送检,洗胃液选择清水,待毒物性质明确后,再采用拮抗剂洗胃。

(4)昏迷患者洗胃宜谨慎,应取去枕平卧位,头偏向一侧,建议先行气道保护,以免造成分泌物误入气道。

(5)在洗胃过程中应随时观察脉搏、呼吸、血压及患者腹部情况,如患者主诉腹痛,且流出血性灌洗液或出现休克体征,应立即停止洗胃操作,通知医师,并配合相应抢救工作。且在记录单上详细记录。

(6)每次灌洗液量以 200～300 mL 为限,须反复多次灌洗,如灌入量过多,液体可从鼻腔内涌出而引起窒息,同时还易产生急性胃扩张,使胃内压上升,增加毒物吸收,突然的胃扩张又易兴奋迷走神经,引起反射性心脏骤停,对心肺疾患患者更应慎重。

(7)洗胃机压力设置不宜过大,应保持在 13.33 kPa(100 mmHg),以免损伤胃黏膜。

(8)洗胃过程中应注意变换体位,以利"盲区"毒物的排出,无论何种体位,必须将头偏向一侧,防止误吸。

(9)胃管阻塞的处理方法是采用充气与间断负压吸引的方法。将洗胃机调至"停挡",分离胃管,连接皮球,按漏斗式洗胃法向胃管内充气数次,然后取下皮球,将洗胃机调至"吸挡",放低胃管,反复吸引 2～3 次,通畅后,再连接洗胃机继续洗胃。

(10)洗胃完毕,胃管宜保留一定时间,不宜立即拔出,以利再次洗胃,尤其是有机磷中毒者,胃管应保留在 24 小时以上。

(11)使用洗胃机前,应检查机器运转是否正常,各管道衔接是否无误。

(12)对于中毒患者,应根据毒物性质选择洗胃溶液;1605、1059、乐果等禁用高锰酸钾洗胃,否则可氧化成毒性更强的物质;敌百虫遇碱性药物可分解出毒性更强的敌敌畏,其分解过程可随碱性的增强和温度的升高而加速。

五、其他方法

(一)灌流洗胃法

(1)患者取坐位或侧卧位,昏迷者取头低位。

(2)将胃管前端涂以液状石蜡,经口腔或鼻腔将胃管缓慢送入约 50 cm。插管后如能抽出胃内容物,或从胃管注入空气时在上腹部用听诊器能听到气过水声,则证实胃管已入胃内,固定胃管。

(3)插入胃管后先用注射器抽出胃内液体。将胃管末端的漏斗提高 50 cm,注入洗胃液 200~300 mL,然后将漏斗放低,利用虹吸原理吸出胃中液体。或用一个三通管,放在低于病床平面,一端与盛洗胃液的输液瓶相连,一端与胃管相连,另一端连接橡皮管用作排出胃内容物的通道,将连接输液瓶管道上的夹子放松,这样经胃管流入洗胃液 200~300 mL,夹紧夹子,放松排出管道夹子,胃内液由虹吸原理引流至污物桶。

(4)当流出量基本等于灌入量时,再抬高漏斗,重新注入洗胃液,如此反复清洗直至流出液无味为止。

(二)胃造瘘洗胃术

在一些特殊情况下因患者喉头水肿,食管阻塞或食管狭窄致胃管插入困难,或有插管禁忌证不能插管,但又有严重的急性口服中毒,可行胃造瘘洗胃术,在直视条件下对胃反复灌洗。

六、洗胃的并发症

常见洗胃的并发症:误吸、胃扩张、消化道出血、胃穿孔等。

(一)食管破裂

因洗胃而造成食管破裂是一种非常少见的情形,但是一旦发生了却常可造成死亡。食管破裂患者会有胸痛、休克、流汗、脸色苍白、心跳加速和血压降低的现象。这时在颈根部可触到捻发音,而 X 线片上可显出胸中隔气肿。此时不可再由口腔吞入液体,须马上利用食管镜检来确立食管的破裂处,以利于进行食管修补手术。以下是防止其发生的方法。

(1)在没有必要时,绝对不要洗胃。

(2)使用有钝端的胃管。胃管的性质最好是柔软、可弯曲的,但需有一定的硬度保证在患者不十分合作的情况下仍可插入。一般以硅胶制品较为理想。若是使用塑胶制品时就必须特别小心。

(3)利用 KY 软胶来润滑胃管。

(4)不可强行插管,一般而言食管破裂都发生于患者用力挣扎之时。在患者不合作时,洗胃是否有必要应重新考虑,或者遵医嘱给予患者少许镇静剂。

(二)吸入性肺炎

对于意识不清的患者,吸入了胃部内容物是一件极其危险的事。肺部对于吸入胃内容物后依吸入液的各种性质,如吸入的量、液体 pH,及是否有颗粒性物质,会产生各种不同的反应。

有许多实验证据显示当所吸入液体的 pH 低于 2.5 时那么吸入性肺炎的罹患率和死亡率将会有显著的增加。因所吸入的酸性液体会很快地破坏肺内膜,而使其产生水肿出血;且由于表面活性物质的活力下降而导致部分肺组织的肺不张。进而将使得呼吸功增加和小支气管痉挛。

若吸入液体含有较大的食物颗粒时,可能因咽部或气管的阻塞而导致猝死,而食物颗粒小时,可以阻塞支气管而造成大叶性或小叶性肺萎缩。尽管吸入的食物小至不至于阻塞时,所造成肺损伤的机制仍不清楚,但据动物实验显示即使中性物质仍会造成肺内皮细胞的水肿和出血。若有咽部或气管阻塞发生时,必须采用 Hemlich 手法或紧急使用喉镜或支气管镜来去除较大的食物颗粒。

以下所列方法有利于避免吸入性肺炎的产生。

(1)保持患者于半俯或俯卧并且头部稍低的姿势,不可使昏迷的患者采取背卧的姿势。

(2)不要给将很快陷入昏迷的患者使用催吐药物。

(3)若是患者已失去咳嗽反射,必须在洗胃之前完成气管插管。

(4)在洗胃之前一定要确定吸引器械处于功能良好之状况下。

(5)在抽出胃管之时一定要小心地将管子完全堵塞以免残留于管内的液体流入咽部。

(三)脂质性肺炎

吞食石油蒸馏物和家具亮光剂,可能会因洗胃引起吸入性肺炎的并发症。此类物质所引起肺泡和肺间质的反应一般称为脂质性肺炎,其病理特征为显微镜检查时可发现增大吞噬细胞的细胞质内有大空泡。

七、改良胃管插入法

在临床上进行洗胃,经常遇到常规胃管插入困难,此时可采取一些胃管插入的新方法。

(一)气管导管引导法

在临床上抢救有机磷中毒患者时,经常遇到的问题是患者来诊时或来诊后很快呼吸停止,即给予气管插管机械通气,但每位患者又都需要尽快插管洗胃。由于气管插管气囊压迫食管,牙垫及气管插管改变了正常的咽部,食管及气管间的相互关系,使常规方法置入胃管更加困难,有时需拔出气管导管方能插入,个别患者即使拔出气管插管胃管插入也很困难。

气管导管引导法是从通常行气管插管时气管导管有时误入食管的情况得到启发。在喉镜暴露声门下,有意将气管导管插入食管作引导,选择较大号气管导管,胃管经气管导管入口处很顺利地插入胃内。

(二)钢丝导引法

对于一些已进行气管插管的患者,采用钢丝导引法,不影响人工通气,可使胃管顺利插入。具体方法如下。

(1)采用未开封的冠状动脉造影导引钢丝(含整的外包装塑料软管),长120 cm,将两端锐利缘磨平,用碘酒消毒后备用。

(2)大号胃管(保证胃管内径大于导引管外径)根剪去顶端10 cm,消毒备用。

(3)先将涂有液状石蜡的导引管插入胃管内,一端露出胃管尾部约5 cm。将胃管外周涂上液状石蜡后,左手扶住胃管中段,右手持导引管通过牙垫孔,保持导引管与食管同一走向(防止抵住咽侧壁而卷曲在口腔中),轻轻插入即可顺利进入食管,估计进入深度1 cm左右时,保持导引管另一端不动,借助导引管的导向将胃管送入胃内,拔出导引管即可进行洗胃等操作。

(4)也可先将导引管放入食管,再将胃管套套在导引管上,以同样方法送入胃管,导引管在跨咽部时如遇阻力,可将导引管后退至口腔,保持与食管同一方向再次插入即可进入食管。

(5)由于气管插管气囊压迫食管,导引管在跨过咽部过程中有一定突破感。

此方法利用导引管内导引钢丝的韧性和外包装塑料管的硬度,加上塑料管管径细小,能很快地将胃管导入胃内,对正在进行的人工通气无不利影响,人工通气也不影响胃管的放入操作,且由于低压气囊的阻力,导引管很难进入气管。

(尹永超)

第五节　导　尿　术

一、目的

(1)为尿潴留患者解除痛苦;使尿失禁患者保持会阴清洁干燥。

(2)收集无菌尿标本,作细菌培养。

(3)避免盆腔手术时误伤膀胱,为危重、休克患者正确记录尿量,测尿比重提供依据。

(4)检查膀胱功能,测膀胱容量、压力及残余尿量。

(5)鉴别尿闭和尿潴留,以明确肾功能不全或排尿功能障碍。

(6)诊断及治疗膀胱和尿道的疾病,如进行膀胱造影或对膀胱肿瘤患者进行化疗等。

二、准备

(一)物品准备

治疗盘内:橡皮圈1个,别针1枚,备皮用物1套,一次性无菌导尿包1套(治疗碗2个、弯盘、双腔气囊导尿管根据年龄选不同型号尿管,弯血管钳1把、镊子1把、小药杯内置棉球若干个,液状石蜡棉球瓶1个,洞巾1块)。弯盘1个,一次性手套1双,治疗碗1个(内盛棉球若干个),弯血管钳1把、镊子2把、无菌手套1双,常用消毒溶液:0.1%苯扎溴铵(新洁尔灭)、0.1%氯己定等,无菌持物钳及容器1套,男患者导尿另备无菌纱布2块。

治疗盘外:小橡胶单和治疗巾一套(或一次性治疗巾),便盆及便盆巾。

(二)患者、护理人员及环境准备

患者了解导尿目的、方法、注意事项及配合要点。取仰卧屈膝位,调整情绪,指导或协助患者清洗外阴,备便盆。护理人员应衣帽整齐,修剪指甲,洗手,戴口罩。环境安静、整洁、光线、温湿度适宜,关闭门窗,备屏风或隔帘。

三、评估

(1)评估患者病情、治疗情况、意识、心理状态及合作度。

(2)患者排尿功能异常的程度,膀胱充盈度及会阴部皮肤、黏膜的完整性。

(3)向患者解释导尿的目的、方法、注意事项及配合要点。

四、操作步骤

将用物推至患者处,核对患者床号、姓名,向患者解释导尿的目的、方法、注意事项及配合要点。消除患者紧张和窘迫的心理,以取得合作。①用屏风或隔帘遮挡患者,保护患者的隐私,使患者精神放松。②帮助患者清洗外阴部,减少逆行尿路感染的机会。③检查导尿包的日期,是否严密干燥,确保物品无菌性,防止尿路感染。④根据男女尿道解剖特点执行不同的导尿术。

(一)男性患者导尿术操作步骤

(1)操作者位于患者右侧,帮助患者取仰卧屈膝位,脱去对侧裤腿,盖在近侧腿上,对侧下肢和上身用盖被盖好,两腿略外展,暴露外阴部。

（2）将一次性橡胶单和治疗巾垫于患者臀下,弯盘放于患者臀部,治疗碗内盛棉球若干个。

（3）左手戴手套,用纱布裹住阴茎前 1/3,将阴茎提起,另一手持镊子夹消毒棉球按顺序消毒,阴茎后 2/3 部-阴阜-阴囊暴露面。

（4）用无菌纱布包裹消毒过的阴茎后 2/3 部-阴阜-阴囊暴露面,消毒阴茎前 1/3,并将包皮向后推,换另一把镊子夹消毒棉球消毒尿道口,向外螺旋式擦拭龟头-冠状沟-尿道口数次,包皮和冠状沟易藏污,应彻底消毒,预防感染。污棉球置于弯盘内移至床尾。

（5）在患者两腿间打开无菌导尿包,用持物钳夹浸消毒液的棉球于药杯内。

（6）戴无菌手套,铺洞巾,使洞巾与包布内面形成无菌区域。嘱患者勿移动肢体保持体位,以免污染无菌区。

（7）按操作顺序排列好用物,用镊子取液状石蜡棉球,润滑导尿管前端。

（8）左手用纱布裹住阴茎并提起,使之与腹壁成 60°,使耻骨前弯消失,便于插管。将包皮向后推,右手用镊子夹取浸消毒液的棉球,按顺序消毒尿道口-螺旋消毒龟头、冠状沟、尿道口数遍,每个棉球只可用一次,禁止重复使用,确保消毒部位不受污染,污棉球置于弯盘内,右手将弯盘移至靠近床尾无菌区域边沿,便于操作。

（9）左手固定阴茎,右手将治疗碗置于洞巾口旁,男性尿道长而且又有 3 个狭窄处,当插管受阻时,应稍停片刻嘱患者深呼吸,减轻尿道括约肌紧张,再徐徐插入导尿管,切忌用力过猛而损伤尿道。

（10）用另一只血管钳夹持导尿管前端,对准尿道口轻轻插入 20～22 cm,见尿液流出后,再插入约 2 cm,将尿液引流入治疗碗（第一次放尿不超过 1 000 mL,防止大量放尿,腹腔内压力急剧下降,血液大量滞留腹腔血管内,血压下降虚脱及膀胱内压突然降低,导致膀胱黏膜急剧充血,发生血尿）。

（11）治疗碗内尿液盛 2/3 满后,可用血管钳夹住导尿管末端,将尿液导入便器内,再打开导尿管继续放尿。注意询问患者的感觉,观察患者的反应。

（12）导尿毕,夹住导尿管末端,轻轻拔出导尿管,避免损伤尿道黏膜。撤下洞巾,擦净外阴,脱去手套置弯盘内,撤出臀部一次性橡胶单和治疗巾置治疗车下层。协助患者穿好裤子,整理床单位。

（13）整理用物。

（14）洗手,记录。

(二)女性患者导尿术操作步骤

（1）操作者位于患者右侧,帮助患者取仰卧屈膝位,脱去对侧裤腿,盖在近侧腿上,对侧下肢和上身用盖被盖好,两腿略外展,暴露外阴部。

（2）将一次性橡胶单和治疗巾垫于患者臀下,弯盘放于患者臀部,治疗碗内盛棉球若干个。

（3）左手戴手套,右手持血管钳夹取消毒棉球做外阴初步消毒,按由外向内,自上而下,依次消毒阴阜、两侧大阴唇。

（4）左手分开大阴唇,换另一把镊子按顺序消毒大小阴唇之间-小阴唇-尿道口-自尿道口至肛门,减少逆行感染的机会。污棉球置于弯盘内,消毒完毕,脱下手套置于治疗碗内,污物放置治疗车下层。

（5）在患者两腿间打开无菌导尿包,用持物钳夹浸消毒液的棉球于药杯内。

（6）戴无菌手套,铺洞巾,使洞巾与包布内面形成无菌区域。嘱患者勿移动肢体保持体位,以免污染无菌区。

（7）按操作顺序排列好用物,用镊子取液状石蜡棉球,润滑导尿管前端。

（8）左手拇指、示指分开并固定小阴唇,右手持弯持物钳夹取消毒棉球,按由内向外、自上而下顺序消毒尿道口、两侧小阴唇、尿道口,尿道口处要重复消毒一次,污棉球及弯血管钳置于弯盘内,右手将弯盘移至靠近床尾无菌区域边沿,便于操作。

（9）右手将无菌治疗碗移至洞巾旁,嘱患者张口呼吸,用另一只弯血管钳夹持导尿管对准导尿口轻轻插入尿道 4～6 cm,见尿液后再插入 1～2 cm。

（10）左手松开小阴唇,下移固定导尿管,将尿液引入治疗碗。注意询问患者的感觉,观察患者的反应。

（11）导尿毕,夹住导管末端,轻轻拔出导尿管,避免损伤尿道黏膜。撤下洞巾,擦净外阴,脱去手套置弯盘内,撤出臀部一次性橡胶单和治疗巾置治疗车下层。协助患者穿好裤子,整理床单位。

（12）整理用物。

（13）洗手,记录。

五、注意事项

（1）向患者及其家属解释留置导尿管的目的和护理方法,使其认识到预防泌尿道感染的重要性,并主动参与护理。

（2）保持引流通畅,避免导尿管扭曲堵塞,造成引流不畅。

（3）防止泌尿系统逆行感染。

（4）患者每日摄入足够的液体,每日尿量维持在 2 000 mL 以上,达到自然冲洗尿路的目的,以减少尿路感染和结石的发生。

（5）保持尿道口清洁,女患者用消毒棉球擦拭外阴及尿道口,如分泌物过多,可用 0.02% 高锰酸钾溶液冲洗,再用消毒棉球擦拭外阴及尿道口。男患者用消毒棉球擦拭尿道口、阴茎头及包皮,1～2 次/天。

（6）每周定时更换集尿袋 1 次,定时排空集尿袋,并记录尿量。

（7）每月定时更换导尿管 1 次。

（8）采用间歇性夹管方式,训练膀胱反射功能。关闭导尿管,每 4 小时开放 1 次,使膀胱定时充盈和排空,促进膀胱功能的回复。

（9）离床活动时,应用胶布将导尿管远端固定在大腿上,集尿袋不得超过膀胱高度,防止尿液逆流。

（10）协助患者更换体位,倾听患者主诉,并观察尿液性状、颜色和量,尿常规每周检查 1 次,若发现尿液混浊、沉淀、有结晶,应做膀胱冲洗。

（刘　倩）

第六节　鼻　饲　法

一、目的

对病情危重、昏迷、不能经口或不愿正常摄食的患者,通过胃管供给患者所需的营养、水分和药物,维持机体代谢平衡,保证蛋白质和热量的供给需求,维持和改善患者的营养状况。

二、准备

(一)物品准备

治疗盘内:一次性无菌鼻饲包 1 套(硅胶胃管 1 根、弯盘 1 个、压舌板 1 个、50 mL 注射器 1 具、润滑剂、镊子 2 把、治疗巾 1 条,纱布 5 块)、治疗碗 2 个、弯血管钳 1 把、棉签适量、听诊器 1 副、鼻饲流质液(38~40 ℃)200 mL、温开水适量、手电筒 1 个、调节夹 1 个(夹管用)、松节油、漱口液、毛巾。慢性支气管炎的患者视情况备镇静剂、氧气。

治疗盘外:安全别针 1 个、夹子或橡皮圈 1 个、卫生纸适量。

(二)患者、护理人员及环境准备

患者了解鼻饲目的、方法、注意事项及配合要点。调整情绪,指导或协助患者摆好体位。护理人员应衣帽整齐,修剪指甲,洗手,戴口罩。环境安静、整洁、光线、温湿度适宜。

三、评估

(1)评估患者病情、治疗情况、意识、心理状态及合作度。

(2)评估患者鼻腔状况,有无鼻中隔偏曲、息肉,鼻黏膜有无水肿、炎症等。

(3)向患者解释鼻饲的目的、方法、注意事项及配合要点。

四、操作步骤

(1)确认患者并了解病情,向患者解释鼻饲目的,过程及方法。

(2)备齐用物,携至床旁核对床头卡、医嘱、饮食卡,核对流质饮食:种类、量、性质、温度、质量。

(3)患者如有义齿、眼镜应协助取下,妥善存放。防止义齿脱落误吞吐食管或落入气管引起窒息。插管时由于刺激可致流泪,取下眼镜便于擦除。

(4)取半坐位或坐位,可减轻胃管通过咽喉部时引起的咽反射,利于胃管插入。无法坐起者取右侧卧位,昏迷患者取去枕平卧位,头向后仰可避免胃管误入气管。

(5)将治疗巾围于患者颌下,保护患者衣服和床单,弯盘、毛巾放置于方便易取处。

(6)观察鼻孔是否通畅,黏膜有无破损,清洁鼻腔,选择通畅一侧便于插管。

(7)准备胃管测量胃管插入的长度,成人插入长度为 45~55 cm,一般取发际至胸骨剑突处或鼻尖经耳垂至胸骨剑突处,并做标记,倒润滑剂于纱布上少许,润滑胃管前段 10~20 cm 处,减少插管时的摩擦阻力。

(8)左手持纱布托住胃管,右手持镊子夹住胃管前端,沿选定侧鼻孔缓缓插入,插管时动作轻柔,镊子前端勿触及鼻黏膜,以防损伤,当胃管插入 10~15 cm 通过咽喉部时,如为清醒患者指导其做吞咽动作及深呼吸,随患者做吞咽动作及深呼吸时顺势将胃管向前推进胃管,直至标记处。如为昏迷患者,将患者头部托起,使下颌靠近胸骨柄,可增大咽喉部通道的弧度,便于胃管顺利通过,再缓缓插入胃管至标记处。若插管时患者恶心、呕吐感持续,用手电筒、压舌板检查口腔咽喉部有无胃管盘曲卡住。如患者有呛咳、发绀、喘息、呼吸困难等误入气管现象,应立即拔管。休息后再插。

(9)确认胃管在胃内,用胶布交叉胃管固定于鼻翼和面颊部。验证胃管在胃内的 3 种方法:①打开胃管末端胶塞连接注射器于胃管末端抽吸,抽出胃液即可证实胃管在胃内。②置听诊器于患者胃区,快速经胃管向胃内注入 10 mL 空气,同时在胃部听到气过水声,即表示已插入胃内。③将胃管末端置于盛水的治疗碗内,无气泡溢出。

(10)灌食:连接注射器于胃管末端,先回抽见有胃液,再注入少量温开水,可润滑管壁,防止喂食溶液黏附于管壁,然后缓慢灌注鼻饲液或药液等。鼻饲液温度为 38～40 ℃,每次鼻饲量不应超过 200 mL,间隔时间不少于 2 小时,新鲜果汁,应与奶液分别灌入,防止凝块产生。鼻饲结束后,再次注入温开水 20～30 mL 冲洗胃管,避免鼻饲液积存于管腔中而变质,造成胃肠炎或堵塞管腔。鼻饲过程中,避免注入空气,以防造成腹胀。

(11)胃管末端胶塞:塞上如无胶塞可反折胃管末端,用纱布包好,橡皮圈系紧,用别针将胃管固定于大单,枕旁或患者衣领处防止灌入的食物反流和胃管脱落。

(12)协助患者清洁口腔,鼻孔,整理床单位,嘱患者维持原卧位 20～30 分钟,防止发生呕吐,促进食物消化、吸收。长期鼻饲者应每天进行口腔护理。

(13)整理用物,并清洁,消毒,备用。鼻饲用物应每日更换消毒,协助患者擦净面部,取舒适卧位。

(14)洗手,记录。记录插管时间、鼻饲液种类、量及患者反应等。

五、拔管

停止鼻饲或长期鼻饲需要更换胃管时进行拔管。

(1)携用物至床前,说明拔管的原因,并选择末次鼻饲结束时拔管。

(2)置弯盘于患者颌下,夹紧胃管末端放于弯盘内,防止拔管时液体反流,胃管内残留液体滴入气管。揭去固定胶布用松节油擦去胶布痕迹,再用清水擦洗。

(3)嘱患者深呼吸,在患者缓缓呼气时稍快拔管,到咽喉处快速拔出。

(4)将胃管放入弯盘中,移出患者视线,避免患者产生不舒服的感觉。

(5)清洁患者面部、口腔及鼻腔,帮助患者漱口,取舒适卧位。

(6)整理床单位,清理用物。

(7)洗手,记录拔管时间和患者反应。

六、注意事项

(1)注入药片时应充分研碎,全部溶解方可灌注。多种药物灌注时,应将药物分开灌注,每种药物之间用少量温开水冲洗 1 次,注意药物配伍禁忌。

(2)插胃管时护士与患者进行有效沟通,缓解紧张度。

(3)插管动作要轻稳,尤其是通过食管 3 个狭窄部位时(环状软骨水平处,平气管分叉处,食管通过膈肌处)以免损伤食管黏膜。

(4)每次鼻饲前应检查胃管是否在胃内及是否通畅,并用少量温开水冲管后方可进行喂食,鼻饲完毕后再次注入少量温开水,防止鼻饲液凝结。注入鼻饲液的速度要缓慢,以免引起患者不适。

(5)鼻饲液应现配现用,已配制好的暂不用时,应放在 4 ℃以下的冰箱内保存,保证 24 小时内用完,防止长时间放置变质。

(6)长期鼻饲者应每日进行 2 次口腔护理,并定期更换胃管,普通胃管每周更换 1 次,硅胶胃管每月更换 1 次,聚氨酯胃管留置时间 2 个月更换 1 次。更换胃管时应于当晚最后 1 次喂食后拔出,翌日晨从另一侧鼻孔插入胃管。

(7)每次灌注前或间隔4～8小时应抽胃内容物,检查胃内残留物的量。如残留物的量大于灌注量的50%,说明胃排空延长,应告知医师采取措施。

（刘　倩）

第七节　氧　疗　法

一、目的

提高动脉血氧分压和动脉血氧饱和度,增加动脉血氧含量,纠正各种因素导致的缺氧状态,促进组织的新陈代谢,维持机体正常生命活动。

根据呼吸衰竭的类型及缺氧的严重程度,选择给氧方法和吸入氧分数。Ⅰ型呼吸衰竭:PaO_2在6.67～8.00 kPa(50～60 mmHg),$PaCO_2$<6.67 kPa(50 mmHg),应给予中流量(2～4 L/min)吸氧,吸入氧浓度(>35%)。Ⅱ型呼吸衰竭:PaO_2在5.33～6.67 kPa(40～50 mmHg),$PaCO_2$正常,间断给予高流量(4～6 L/min)高浓度(>50%),若PaO_2>9.33 kPa(70 mmHg),应逐渐降低吸氧浓度,防止长期吸入高浓度氧引起中毒。

供氧装置:分氧气筒和管道氧气装置两种。

给氧方法:分鼻导管给氧、氧气面罩给氧及高压给氧。

氧气面罩给氧适于长期使用氧气,患者严重缺氧、神志不清,病情较重者,氧气面罩吸入氧分数最高可达90%,但由于气流及无法及时喝水,常会造成口腔干燥、沟通及谈话受限。而双侧鼻导管给氧则没有这些问题。鼻导管给氧方法又分单侧鼻导管给氧法和双侧鼻导管给氧法。

吸氧方式的选择:严重缺氧但无二氧化碳潴留者,宜采用面罩吸氧(吸入氧分数最高可达90%);缺氧伴有二氧化碳潴留者可用双侧鼻导管吸氧方法。

二、准备

(一)用物准备

1.治疗盘外

氧气装置一套包括氧气筒(管道氧气装置无)、氧气流量表装置、扳手、用氧记录单、笔、安全别针。

2.治疗盘内

橡胶管、湿化瓶、无菌容器内盛一次性双侧鼻导管或一次性吸氧面罩、消毒玻璃接管、无菌持物镊、无菌纱布缸、治疗碗内盛蒸馏水、弯盘、棉签、胶布、松节油。

3.氧气筒

氧气筒顶部有一总开关,控制氧气的进出。氧气筒颈部的侧面,有一气门与氧气表相连,是氧气自氧气瓶中输出的途径。

4.氧气流量表装置

由压力表、减压阀、安全阀、流量表和湿化瓶组成。压力表测量氧气筒内的压力。减压阀是一种自动弹簧装置,将氧气筒流出的氧压力减至2～3 kg/cm²(0.2～0.3 mPa),使流量平稳安全。

当氧流量过大、压力过高时,安全阀内部活塞自行上推,过多的氧气由四周小孔流出,确保安全。流量表是测量每分钟氧气的流量,流量表内有浮标上端平面所指的刻度,可知氧气每分钟的流出量。湿化瓶内盛 1/3～1/2 蒸馏水、凉开水、20%～30%乙醇(急性肺水肿患者吸氧时用,可降低肺泡内泡沫的表面张力,使泡沫破裂,扩大气体和肺泡壁接触面积使气体易于弥散,改善气体交换功能),通气管浸入水中,湿化瓶出口与鼻导管或面罩相连,湿化氧气。

5.装表

把氧气放在氧气架上,打开总开关放出少量氧气,快速关上总开关,此为吹尘(为防止氧气瓶上灰尘吹入氧气表内)。然后将氧气表向后稍微倾斜置于气阀上,用手初步旋紧固定然后再用扳手旋紧螺帽,使氧气表立于氧气筒旁,按湿化瓶,打开氧气检查氧气装置是否漏气,氧气输出是否通畅后,关闭流量表开关,推至病床旁备用。

(二)患者、护理人员及环境准备

患者了解吸氧目的、方法、注意事项及配合要点。取舒适体位,调整情绪。护理人员应衣帽整齐,修剪指甲,洗手,戴口罩。环境安静、整洁、光线、温湿度适宜,远离火源。

三、操作步骤

(1)携用物至病床旁,再次核对患者。

(2)用湿棉签清洁患者双侧鼻腔,清除鼻腔分泌物。

(3)连接鼻导管及湿化瓶的出口。调节氧流量,轻度缺氧 1～2 L/min,中度缺氧 2～4 L/min,重度缺氧 4～6 L/min,氧气筒内的氧气流量=氧气筒容积(L)×压力表指示的压力 (kg/cm²)/1 kg/cm²。

(4)鼻导管插入患者双侧鼻腔约 1 cm,鼻导管环绕患者耳部向下放置,动作要轻柔,避免损伤黏膜、根据情况调整长度。

(5)停止用氧时,首先取下鼻导管(避免误操作引起肺组织损伤),安置患者于舒适体位。

(6)关流量表开关,关氧气筒总阀,再开流量表开关,放出余气,再关流量表开关,最后卸表(中心供氧装置,取下鼻导管后,直接关闭流量表开关)。

(7)处理用物,预防交叉感染。

(8)记录停止用氧时间及效果。

四、注意事项

(1)用氧时认真做好四防:防火、防震、防热、防油。

(2)禁用带油的手进行操作,氧气和螺旋口禁止上油。

(3)氧气筒内氧气不能用完,压力表指针应>0.5 mPa。

(4)防止灰尘进入氧气瓶,避免充氧时引起爆炸。

(5)长期、高浓度吸氧者观察患者有无胸骨后烧热感、干咳、恶心呕吐、烦躁及进行性呼吸困难加重等氧中毒现象。

(6)长期吸氧,吸氧浓度应<40%。氧气浓度与氧流量的关系:吸氧浓度(%)=21+4×氧流量(L/min)。

(刘　倩)

第八节 冷 热 疗 法

一、温水擦浴

(一)目的

适合体温在 39.5 ℃以上,伴有寒战、四肢末梢厥冷患者,能减少血管收缩,能迅速蒸发带走机体大量的热能,散热效果快而强。

(二)准备

1.用物准备

治疗盘内:浴巾 1 条、小毛巾 2 块、手套 1 副、热水袋(内装 60～70 ℃热水)及套、冰袋(内装 1/2 满冰袋)及套或冰槽。

治疗盘外:温水擦浴盆内盛 32～34 ℃温水,2/3 满,必要时备衣裤。冰块、帆布袋、木槌、盆、冷水、毛巾、勺、水桶、肛表、海绵。冰槽降温时备不脱脂棉球及凡士林纱布。

2.患者、护理人员及环境准备

向患者及家属解释温水擦浴的目的、操作过程等相关知识,取得患者的配合。根据病情取适宜卧位,必要时排尿。护理人员衣着整洁,修剪指甲,洗手,戴口罩。环境安静、安全、整洁、舒适。光线、温湿度适宜,关闭门窗,必要时备屏风。

(三)评估

(1)评估患者年龄、病情、体温、意识状况、语言表达能力、治疗情况、活动能力和合作程度。

(2)观察局部皮肤状况如皮肤颜色、温度、完整性、有无感觉障碍、对冷热的敏感度等。

(四)操作步骤

(1)确认患者了解病情,解除患者紧张情绪,使患者有安全感。

(2)关闭门窗,预防患者受凉。

(3)松开床尾盖被,协助患者脱去上衣。必要时用屏风遮挡患者隐私。

(4)冰袋或冰帽置患者头部,热水袋置患者足底。热水袋置足底,能促进足底血管扩张,冰袋或冰帽置头部,有利于降温并防止头部充血,预防脑水肿发生,并减轻患者不适感。

(5)将浴巾垫于要擦拭部位下方,小毛巾放入温水中浸湿后,拧至半干,包裹于手上成手套状,以离心方式擦拭,擦拭完毕,用大毛巾擦干皮肤。浴巾垫于要擦拭部位下方,防止浸湿,保护床单位。如为隔离患者,按隔离原则进行操作。

(6)患者取仰卧位脱去上衣,擦拭双上肢,其顺序为颈外侧、上臂外侧、手背、腋窝、上臂内侧、手心。

(7)患者取仰卧位,擦拭腰背部,顺序为颈下肩部、背部、臀部,擦拭完毕,穿好衣服。体表大血管流经丰富部位适当延长擦拭时间(颈部、腋窝、肘窝、手心、腹股沟、腘窝),以促进散热,增加疗效。禁忌在胸前区、腹部、后颈、足底部擦浴。

(8)患者取仰卧位,脱去裤子,擦拭双下肢,顺序为髂骨、大腿外侧、内踝、臀部、大腿后侧、腘窝、足跟擦拭完毕,穿好裤子。擦拭时间一般控制在 20 分钟内。

(9)取出热水袋,密切观察患者生命体征。

(10)擦浴 30 分钟后测试体温,体温降至 39 ℃以下时,取出头部冰袋。

(11)协助患者取舒适体位,整理床单位。

(12)处理用物,用物清洁消毒后备用。

(13)洗手,记录。体温单上显示物理降温。

(五)注意事项

(1)在给患者实施的过程中,护士应密切观察患者的反应如寒战、面色、脉搏、呼吸等异常反应,出现异常应立即停止操作。

(2)胸前区、腹部、后颈、足底为禁忌擦浴部位。

(3)擦浴 30 分钟后测量体温并记录,体温下降为降温有效。

(4)操作方法轻稳、节力,保护患者安全及隐私。

(5)注意保护患者床单干燥,无水渍。

二、干热疗法

(一)目的

帮助患者提升体温,提高舒适度,缓解挛缩、减轻疼痛。

(二)准备

1.用物准备

治疗盘内:毛巾、手套 1 副、热水袋及一次性布套。

治疗盘外:盛水容器、热水。

2.患者、护理人员及环境准备

向患者及家属解释温水擦浴的目的、操作过程等相关知识,取得患者的配合。根据病情取适宜卧位,必要时排尿。护理人员衣着整洁,修剪指甲,洗手,戴口罩。环境安静、安全、整洁、舒适。光线、温湿度适宜,关闭门窗,必要时备屏风。

(三)评估

(1)评估患者年龄、病情、体温、意识状况、语言表达能力、治疗情况、活动能力和合作程度。

(2)观察局部皮肤状况如皮肤颜色、温度、完整性、有无感觉障碍、对冷热的敏感度等。

(四)操作步骤

(1)确认患者,了解病情,解除患者紧张情绪,给患者安全感。关闭门窗,预防患者受凉。

(2)调配水温,成人一般 60～70 ℃,昏迷、感觉迟钝、老人、婴幼儿及循环衰竭患者,水温应控制在 50 ℃以下,灌调配好的水 1/2～2/3 满,灌水过多,可使热水袋膨胀变硬,柔软舒适感下降,且与皮肤接触面积减少,热效应减小,疗效降低。

(3)排出袋内空气并拧紧塞子,防止影响热传导。用毛巾擦干热水袋,倒置,检查热水袋有无破损、漏水。

(4)将热水袋装入套内必要时,布套外再用毛巾包裹,避免热水袋与患者皮肤直接接触发生烫伤。

(5)协助患者取舒适体位,暴露用热部位,必要时用屏风遮挡,将热水袋放置其部位。

(6)观察患者用热部位效果及反应(如有异常立即停止热疗),30 分钟后,撤去热水袋(如为保温,可持续,但应及时更换热水不超过 50 ℃)。倒空热水,倒挂水袋晾干,吹入少量空气防止粘连,夹紧塞子,热水袋送洗消毒备用。

(7)协助患者躺卧舒适,整理床单位,洗手,记录用热部位、时间、效果、患者的反应情况等。

(五)注意事项

(1)有出血倾向、面部危险三角区感染、软组织损伤或扭伤 48 小时以内、急性炎症期、恶性病变部位严禁热敷。

(2)随时观察局部皮肤情况,特别是意识不清,语言障碍者。

(3)使用热水袋保暖者,每 30 分钟检查水温情况,及时更换热水。

(4)控制水温,成人 60～70 ℃,昏迷、老人、婴幼儿感觉迟钝者水温应调至 50 ℃。

(5)热水袋应浸泡或熏蒸消毒,严禁高压消毒。

三、湿热疗法

(一)目的

热湿敷可促进血液循环,消炎,消肿,止痛。

(二)准备

1.用物准备

治疗盘内:一次性橡胶单、治疗巾、棉签、防水巾、大于患处面积敷布数块、长镊子 2 把、纱布数块、凡士林及开放性伤口备所用换药物品。

治疗盘外:水温计、盛有热水的容器及加热器。

2.患者、护理人员及环境准备

向患者及家属解释温水擦浴的目的、操作过程等相关知识,取得患者的配合。根据病情取适宜卧位,必要时排尿。护理人员衣着整洁,修剪指甲,洗手,戴口罩。环境安静、安全、整洁、舒适。光线、温湿度适宜,关闭门窗,必要时备屏风。

(三)评估

(1)评估患者年龄、病情、体温、意识状况、语言表达能力、治疗情况、活动能力和合作程度。

(2)观察局部皮肤状况 如皮肤颜色、温度、完整性、有无感觉障碍、对冷热的敏感度等。

(四)操作步骤

(1)协助患者取舒适体位,暴露患处必要时屏风遮挡,以保护患者隐私,凡士林涂于受敷部位,上盖一层纱布,受敷部位下方,垫橡胶单和治疗巾。

(2)敷布浸入水温为 50～60 ℃热水中浸透,用长钳夹出拧至半干,以不滴水为度抖开。打开敷布,折叠后放于患处,上盖防水巾及棉垫。

(3)根据环境温度每 3～5 分钟更换一次敷布,一次持续 15～20 分钟,维持敷布温度。可用热源加热盆内水或及时调换盆内热水,维持水温,若患者感觉过热时可掀起一角散热。

(4)观察患者局部皮肤情况,全身反应,如有异常立即停止热湿敷。

(5)热湿敷结束后,撤去敷布和纱布,擦去凡士林,干毛巾擦干皮肤,撤去一次性橡胶单和治疗巾。

(6)协助患者躺卧舒适,整理好床单位,洗手,记录用热部位,时间,效果,患者反应。

(五)注意事项

(1)若患者热敷部位不禁忌压力,可用热水袋放置在敷布上再盖以大毛巾,以维持温度。

（2）面部热敷者,应间隔 30 分钟后,方可外出,以防感冒。

（3）热湿敷过程中注意局部皮肤变化（如患者皮肤感觉是否温暖,舒适,血液循环是否良好等）,防止烫伤。

（4）若热敷部位有伤口,应按无菌技术操作原则进行湿敷,湿敷后外科常规换药。

（5）操作方法轻稳、节力,保护患者安全,注意保护患者床单干燥,无水渍。

（宋　芳）

第九节　铺　床　法

病床是病室的主要设备,是患者睡眠与休息的必须用具。患者,尤其是卧床患者与病床朝夕相伴,因此,床铺的清洁、平整和舒适,可使患者心情舒畅,增强治愈疾病的自信心,并可预防并发症的发生。

铺床总的要求为舒适、平整、安全、实用、节时、节力。常用的病床有 3 种。①钢丝床:有的可通过支起床头、床尾（二截或三截摇床）而调节体位,有的床脚下装有小轮,便于移动。②木板床:为骨科患者所用。③电动控制多功能床:患者可自己控制升降或改变体位。

病床及被服类规格要求如下。①一般病床:高 60 cm,长 200 cm,宽 90 cm。②床垫:长宽与床规格同,厚 9 cm。以棕丝制作垫芯为好,也可用橡胶泡沫,塑料泡沫作垫芯,垫面选帆布制作。③床褥:长宽同床垫,一般以棉花作褥芯,棉布作褥面。④棉胎:长 210 cm,宽 160 cm。⑤大单:长 250 cm,宽 180 cm。⑥被套:长 230 cm,宽 170 cm,尾端开口缝四对带。⑦枕芯:长 60 cm,宽 40 cm,内装木棉或高弹棉、锦纶丝绵,以棉布作枕面。⑧枕套:长 65 cm,宽 45 cm。⑨橡胶单:长 85 cm,宽 65 cm,两端各加白布 40 cm。⑩中单:长 85 cm,宽 170 cm。以上各类被服均以棉布制作。

一、备用床

(一)目的

铺备用床为准备接受新患者和保持病室整洁美观。

(二)用物准备

床、床垫、床褥、枕芯、棉胎或毛毯、大单、被套或衬单及罩单、枕套。

(三)操作方法

1.被套法

（1）将上述物品置于护理车上,推至床前。

（2）移开床旁桌,距床 20 cm,并移开床旁椅置床尾正中,距床 15 cm。

（3）将用物按铺床操作的顺序放于椅上。

（4）翻床垫,自床尾翻向床头或反之,上缘紧靠床头。床褥铺于床垫上。

（5）铺大单,取折叠好的大单放于床褥上,使中线与床的中线对齐,并展开拉平,先铺床头后铺床尾。①铺床头:一手托起床头的床垫,一手伸过床的中线将大单塞于床垫下,将大单边缘向上提起呈等边三角形,下半三角平整塞于床垫下,再将上半三角翻下塞于床垫下。②铺床尾:至床尾拉紧大单,一手托起床垫,一手握住大单,同法铺好床角。③铺中段:沿床沿边拉紧大单中部边沿,然后,双手掌心向上,将大单塞于床垫下。④至对侧:同法铺大单。

(6)套被套。①S形式套被套法:被套正面向外使被套中线与床中线对齐,平铺于床上,开口端的被套上层倒转向上约1/3。棉胎或毛毯竖向三折,再按S形横向三折。将折好的棉胎置于被套开口处,底边与被套开口边平齐。拉棉胎上边至被套封口处,并将竖折的棉胎两边展开与被套平齐(先近侧后对侧)。盖被上缘距床头15 cm,至床尾逐层拉平盖被,系好带子。边缘向内折叠与床沿平齐,尾端掖于床垫下。同上法将另一侧盖被理好。②卷筒式套被套法:被套正面向内平铺于床上,开口端向床尾,棉胎或毛毯平铺在被套上,上缘与被套封口边齐,将棉胎与被套上层一并由床尾卷至床头(也可由床头卷向床尾),自开口处翻转,拉平各层,系带,余同S形式。

(7)套枕套,于椅上套枕套,使四角充实,系带子,平放于床头,开口背门。

(8)移回桌椅,检查床单,保持整洁。

2.被单法

(1)移开床旁桌、椅,翻转床垫、铺大单,同被套法。

(2)将反折的大单(衬单)铺于床上,上端反折10 cm,与床头齐,床尾按铺大单法铺好床尾。

(3)棉胎或毛毯平铺于衬单上,上端距床头15 cm,将床头衬单反折于棉胎或毛毯上,床尾同大单铺法。

(4)铺罩单,正面向上对准床中线,上端与床头齐,床尾处则折成斜45°,沿床边垂下。转至对侧,先后将衬单、棉胎及罩单同上法铺好。

(5)余同被套法。

(四)注意事项

(1)铺床前先了解病室情况,若患者进餐或做无菌治疗时暂不铺床。

(2)铺床前要检查床各部分有无损坏,若有则修理后再用。

(3)操作中要使身体靠近床边,上身保持直立,两腿前后分开稍屈膝以扩大支持面增加身体稳定性,既省力又能适应不同方向操作。同时手和臂的动作要协调配合,尽量用连续动作,以节省体力消耗,并缩短铺床时间。

(4)铺床后应整理床单及周围环境,以保持病室整齐。

二、暂空床

(一)目的

铺暂空床供新入院的患者或暂离床活动的患者使用,保持病室整洁美观。

(二)用物准备

同备用床,必要时备橡胶中单、中单。

(三)操作方法

(1)将备用床的盖被四折叠于床尾。若被单式,在床头将罩单向下包过棉胎上端,再翻上衬单作25 cm的反折,包在棉胎及罩单外面。然后将罩单、棉胎、衬单一并四折,叠于床尾。

(2)根据病情需要铺橡胶中单、中单。中单上缘距床头50 cm,中线与床中线对齐,床沿的下垂部分一并塞床垫下。至对侧同上法铺好。

三、麻醉床

(一)目的

(1)铺麻醉床便于接受和护理手术后患者。

(2)使患者安全、舒适和预防并发症。

(3)防止被褥被污染,并便于更换。

(二)用物准备

1.被服类

同备用床,另加橡胶中单、中单两条。弯盘、纱布数块、血压计、听诊器、护理记录单、笔。根据手术情况备麻醉护理盘或急救车上备麻醉护理用物。

2.麻醉护理盘用物

治疗巾内置张口器、压舌板、舌钳、牙垫、通气导管、治疗碗、镊子、输氧导管、吸痰导管、纱布数块。治疗巾外放电筒、胶布等。必要时备输液架,吸痰器、氧气筒、胃肠减压器等。天冷时无空调设备应备热水袋及布套各2只、毯子。

(三)操作方法

(1)拆去原有枕套、被套、大单等。

(2)按使用顺序备齐用物至床边,放于床尾。

(3)移开床旁桌椅等同备用床。

(4)同暂空床铺好一侧大单、中段橡胶中单、中单及上段橡胶中单、中单,上段中单与床头齐。转至对侧,按上法铺大单、橡胶中单、中单。

(5)铺盖被。①被套式:盖被头端两侧同备用床,尾端系带后向内或向上折叠与床尾齐,将向门口一侧的盖被三折叠于对侧床边。②被单式:头端铺法同暂空床,下端向上反折和床尾齐,两侧边缘向上反折同床沿齐,然后将盖被折叠于一侧床边。

(6)套枕套后将枕头横立于床头,以防患者躁动时头部碰撞床栏而受伤(图2-3)。

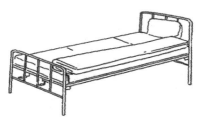

图2-3 麻醉床

(7)移回床旁桌,椅子放于接受患者对侧床尾。

(8)麻醉护理盘置于床旁桌上,其他用物放于妥善处。

(四)注意事项

(1)铺麻醉床时,必须更换各类清洁被服。

(2)床头一块橡胶中单、中单可根据病情和手术部位需要铺于床头或床尾。若下肢手术者将单铺于床尾,头胸部手术者铺于床头。全麻手术者为防止呕吐物污染床单则铺于床头。而一般手术者,可只铺床中部中单即可。

（3）患者的盖被根据医院条件增减。冬季必要时可置热水袋两只加布套,分别放于床中部及床尾的盖被内。

（4）输液架、胃肠减压器等物放于妥善处。

四、卧有患者床

（一）扫床法

1.目的

（1）使病床平整无皱褶,患者睡卧舒适,保持病室整洁美观。

（2）随扫床操作协助患者变换卧位,又可预防压疮及坠积性肺炎。

2.用物准备

护理车上置浸有消毒液的半湿扫床巾的盆,扫床巾每床一块。

3.操作方法

（1）备齐用物,推护理车至患者床旁,向患者解释,以取得合作。

（2）移开床旁桌椅,半卧位患者,若病情许可,暂将床头、床尾支架放平,以便操作。若床垫已下滑,须上移与床头齐。

（3）松开床尾盖被,助患者翻身侧卧背向护士,枕头随患者翻身移向对侧。松开近侧各层被单,取扫床巾分别扫净中单、橡胶中单后搭在患者身上。然后自床头至床尾扫净大单上碎屑,注意枕下及患者身下部分各层应彻底扫净,最后将各单逐层拉平铺好。

（4）助患者翻身侧卧于扫净一侧,枕头也随之移向近侧。转至对侧,以上法逐层扫净拉平铺好。

（5）助患者平卧,整理盖被,将棉胎与被套拉平,掖成被筒,为患者盖好。

（6）取出枕头,揉松,放于患者头下,支起床上支架。

（7）移回床旁桌椅,整理床单位,保持病室整洁美观,向患者致谢意。

（8）清理用物,归回原处。

（二）更换床单法

1.目的

（1）使病床平整无皱褶,患者睡卧舒适,保持病室整洁美观。

（2）随扫床操作协助患者变换卧位,又可预防压疮及坠积性肺炎。

2.用物准备

清洁的大单、中单、被套、枕套,需要时备患者衣裤。护理车上置浸有消毒液的半湿扫床巾的盆,扫床巾每床一块。

3.操作方法

（1）适用于卧床不起,病情允许翻身者（图2-4）。①备齐用物推护理车至患者床旁,向患者解释,以取得合作。移开床旁桌椅,半卧位患者,若病情许可,暂将床头、床尾支架放平,以便操作。若床垫已下滑,须上移与床头齐。清洁的被服按更换顺序放于床尾椅上。②松开床尾盖被,助患者侧卧,背向护士,枕头随之移向对侧。③松开近侧各单,将中单卷入患者身下,用扫床巾扫净橡胶中单上的碎屑,搭在患者身上再将大单卷入患者身下,扫净床上碎屑。④取清洁大单,使中线与床中线对齐。将对侧半幅卷紧塞于患者身近侧,半幅自床头、床尾、中部先后展平拉紧铺好,放下橡胶中单,铺上中单(另一半卷紧塞于患者身下),两层一并塞入床垫下铺平。移枕头并助患者翻身面向护士。转至对侧,松开各单,将中单卷至床尾大单上,扫净橡胶中单上的碎屑后搭于患者身上,然后将污大单从床头卷至床尾与污中单一并丢入护理车污衣袋或护理车下层。⑤扫净床上碎屑,依次将清洁大单、橡胶中单、中单逐层拉平,同上法铺好。助患者平卧。⑥解开污被套尾端带子,取出棉胎盖在污被套上,并展平。将清洁被套铺于棉胎上(反面在外),两手伸入清洁被套内,抓住棉胎上端两角,翻转清洁被套,整理床头棉被,一手抓棉被下端,一手将清洁被套往下拉平,同时顺手将污棉套撤出放入护理车污衣袋或护理车下层。棉被上端可压在枕下或请患者抓住,然后至床尾逐层拉平后系好带子,掖成被筒为患者盖好。⑦一手托起头颈部,一手迅速取出枕头,更换枕套,助患者枕好枕头。⑧清理用物,归回原处。

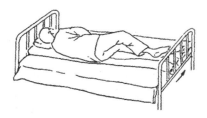

图 2-4　卧有允许翻身患者床换单法

(2)适用于病情不允许翻身的侧卧患者(图 2-5)。①备齐用物推护理车至患者床旁,向患者解释,以取得合作。移开床旁桌椅,半卧位患者,若病情许可,暂将床头、床尾支架放平,以便操作。若床垫已下滑,需上移与床头齐。清洁的被服按更换顺序放于床尾椅上。②2 人操作。一人一手托起患者头颈部,另一人一手迅速取出枕头,放于床尾椅上。松开床尾盖被,大单、中单及橡胶中单。从床头将大单横卷成筒式至肩部。③将清洁大单横卷成筒式铺于床头,大单中线与床中线对齐,铺好床头大单。一人抬起患者上半身(骨科患者可利用牵引架上拉手,自己抬起身躯),将污大单、橡胶中单、中单一起从床头卷至患者臀下,同时另一人将清洁大单也随着污单拉至臀部。④放下上半身,一人托起臀部,一人迅速撤出污单,同时将清洁大单拉至床尾,橡胶中单放在床尾椅背上,污单丢入护理车污衣袋或护理车下层,展平大单铺好。⑤一人套枕套为患者枕好。一人备橡胶中单、中单,并先铺好一侧,余半幅塞患者身下至对侧,另一人展平铺好。⑥更换被套、枕套同方法一,两人合作更换。

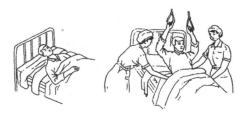

图 2-5　卧有不允许翻身患者床换单法

(3)盖被为被单式更换衬单和罩单的方法:①将床头污衬单反折部分翻至被下,取下污罩单丢入污衣袋或护理车下层。②铺大单(衬单)于棉胎上,反面向上,上端反折 10 cm,与床头齐。③将棉胎在衬单下由床尾退出,铺于衬单上,上端距床头 15 cm。④铺罩单,正面向上,对准中线,上端和床头齐。⑤在床头将罩单向下包过棉胎上端,再翻上衬单作 25 cm 的反折,包在棉胎和罩单的外面。⑥盖被上缘压于枕下或请患者抓住,在床尾撤出衬单,并逐层拉平铺好床尾,注意松紧,以防压迫足趾。

4.注意事项

(1)更换床单或扫床前,应先评估患者及病室环境是否适宜操作。需要时应关闭门窗。

(2)更换床单时注意保暖,动作敏捷,勿过多翻动和暴露患者,以免患者过劳和受凉。

(3)操作时要随时注意观察病情。

(4)患者若有输液管或引流管,更换床单时可从无管一侧开始,操作较为方便。

(5)撤下的污单切勿丢在地上或他人床上。

(宋　芳)

第十节　清　洁　护　理

清洁是患者的基本需求之一,是维持和获得健康的重要保证,清洁可以清除微生物及污垢,防止细菌繁殖,促进血液循环,有利于体内废物排泄,同时清洁使人感到愉快、舒适。

一、口腔护理

口腔护理的目的有以下几方面。

(1)保持口腔的清洁、湿润,使患者舒适,预防口腔感染等并发症。

(2)防止口臭、口垢,促进食欲,保持口腔的正常功能。

(3)观察口腔黏膜和舌苔的变化、特殊的口腔气味,可提供病情的动态信息,如肝功能不全患者,出现肝臭,常是肝昏迷的先兆。

常用的漱口液有生理盐水、朵贝尔溶液(复方硼酸溶液)、1%～3%过氧化氢溶液、2%～3%硼酸溶液、1%～4%碳酸氢钠溶液、0.02%呋喃西林溶液、0.1%醋酸溶液。

(一)协助口腔冲洗

1.目的

协助口腔手术后使用固定器,或对有口腔病变的患者清洁口腔。

2.用物准备

治疗碗、治疗巾、弯盘、生理盐水、朵贝尔溶液、口镜、抽吸设备、压舌板、手电筒、20 mL 空针及冲洗针头。

3.操作步骤

(1)洗手。

(2)准备用物携至患者床旁。

(3)向患者解释。协助患者采取半坐位式,并于胸前铺治疗巾及放置弯盘。①装生理盐水及朵贝尔溶液于溶液盘内,并接上,用 20 mL 注射器抽吸并连接针头。②协助医师冲洗。③冲洗毕,擦干患者嘴巴。④整理用物后洗手。⑤记录。

4.注意事项

为了避免冲洗中弄湿患者,必要时给予手电筒照光,冲洗时需特别注意齿缝、前庭外,若有舌苔,可用压舌板外包纱布予以机械性刮除,冲洗中予以持续性的低压抽吸,必要时协助更换湿衣服。

(二)特殊口腔冲洗

1.用物准备

(1)治疗盘:治疗碗(内盛含有漱口液的棉球 12～16 个,棉球湿度以不能挤出液体为宜;弯血管钳、镊子)、压舌板、弯盘、吸水管、杯子、治疗巾、手电筒,需要时备张口器。

(2)外用药:按需准备,如液状石蜡、冰硼散、西瓜霜、金霉素甘油、制霉素甘油等,酌情使用。

2.操作步骤

(1)将用物携至床旁,向患者解释以取得合作。

(2)协助患者侧卧,面向护士,取治疗巾,围于颌下,置弯盘于口角边。

(3)先湿润口唇、口角,观察口腔黏膜有无出血、溃疡等现象。对长期应用抗生素、激素者应注意观察有无真菌感染。有活动义齿者,应取下。一般先取上面义齿,后取下面义齿,并放置容器内,用冷开水冲洗刷净,待患者漱口后戴上或浸入清水中备用(昏迷的患者的义齿应浸于清水中保存)。浸义齿的清水应每日更换。义齿不可浸在乙醇或热水中,以免变色、变形和老化。

(4)协助患者用温开水漱口后,嘱患者咬合上下齿,用压舌板轻轻撑开一侧颊部,以弯血管钳夹有漱口液的棉球由内向门齿纵向擦洗。同法擦洗对侧。

(5)嘱患者张口,依次擦洗一侧牙齿上内侧面、上颌面、下内侧面、下颌面,再弧形擦洗一侧颊部。同法擦洗另一侧。洗舌面及硬腭部(勿触及咽部,以免引起恶心)。

(6)擦洗完毕,帮助患者用洗水管以漱口水漱口,漱口后用治疗巾拭去患者口角处水。

(7)口腔黏膜如有溃疡,酌情涂药于溃疡处。口唇干裂可涂擦液状石蜡。

(8)撤去治疗巾,清理用物,整理床单。

3.注意事项

(1)擦洗时动作要轻,特别是对凝血功能差的患者要防止碰伤黏膜及牙龈。

(2)昏迷患者禁忌漱口,需用张口器时,应从臼齿放入(牙关紧闭者不可用暴力张口),擦洗时须用血管钳夹紧棉球,每次一个,防止棉球遗留在口腔内,棉球蘸漱口水不可过湿,以防患者将溶液吸入呼吸道。

(3)传染病患者的用物按隔离消毒原则处理。

二、头发护理

(一)床上梳发

1.目的

梳发、按摩头皮,可促进血液循环,除去污垢和脱落的头发、头屑,使患者清洁舒适和美观。

2.用物准备

治疗巾、梳子、30%乙醇溶液、纸袋(放脱落头发)。

3.操作步骤

(1)铺治疗巾于枕头上,协助患者把头转向一侧。

(2)将头发从中间梳向两边,左手握住一股头发,由发梢逐渐梳到发根。长发或遇有打结时,可将头发绕在示指上慢慢梳理。避免强行梳拉,造成患者疼痛。如头发纠集成团,可用 30%乙醇湿润后,再小心梳理,同法梳理另一边。

(3)长发酌情编辫或扎成束,发型尽可能符合患者所好。

(4)将脱落头发置于纸袋中,撤下治疗巾。

(5)整理床单,清理用物。

(二)床上洗发(橡胶马蹄形垫法)

1.目的

同床上梳发,预防头虱及头皮感染。

2.用物准备

治疗车上备一只橡胶马蹄形垫,治疗盘内放小橡胶单、大、中毛巾各 1 条、眼罩或纱布、别针、棉球两只(以不吸水棉花为宜)、纸袋、洗发液或肥皂、梳子、小镜子、护肤霜,水壶内盛 40～45 ℃热水,水桶(接污水)。必要时备电吹风。

3.操作步骤

(1)备齐用物携至床旁,向患者解释,以取得合作,根据季节关窗或开窗,室温以 24 ℃为宜。按需要给予便盆。移开床旁桌椅。

(2)垫小橡胶单及大毛巾于枕上,松开患者衣领向内反折,将中毛巾围于颈部,以别针固定。

(3)协助患者斜角仰卧,移枕于肩下,患者屈膝,可垫膝枕于两膝下,使患者体位安全舒适。

(4)置马蹄形垫垫于患者后颈部,使患者颈部枕于突起处,头在槽中,槽形下部接污水桶。

(5)用棉球塞两耳,用眼罩或纱布遮盖双眼或嘱患者闭上眼。

(6)洗发时先用两手掬少许水于患者头部试温,询问患者感觉,以确定水温是否合适,然后用水壶倒热水充分湿润头发,倒洗发液于手掌上,涂遍头发,用指尖揉搓头皮和头发,用力要适中,揉搓方向由发际向头顶部,使用梳子除去落发,置于纸袋中,用热水冲洗头发,直到冲净为止。观察患者的一般情况,注意保暖,洗发完毕,解下颈部毛巾,包住头发,一手托头,一手撤去橡胶马蹄垫。除去耳内棉球及眼罩,用患者自备的毛巾擦干脸部,酌情使用护肤霜。

(7)帮助患者卧于床正中,将枕、橡胶单、浴巾一起自肩下移至头部,用包头的毛巾揉搓头发,再用大毛巾擦干或电风吹干。梳理成患者习惯的发型,撤去上述用物。

(8)整理床单,清理用物。

4.注意事项

(1)要随时观察患者的病情变化,如脉搏、呼吸、血压有异常时应立即停止操作。

(2)注意室温和水温,及时擦干头发,防止患者受凉。

(3)防止水流入眼及耳内,避免沾湿衣服和床单。

(4)衰弱患者不宜洗发。

三、皮肤清洁与护理

(一)床上擦浴

1.用物准备

治疗车上备:面盆 2 只、水桶 2 只(一桶盛热水,水温在 50～52 ℃,并按年龄、季节、习惯,增减水温,另一桶接污水)、治疗盘(内置小毛巾两条、大毛巾、浴皂、梳子、小剪刀、50%乙醇、爽身粉)、清洁衣裤、被服。另备便盆、便盆布和屏风。

2．操作步骤

（1）推治疗车至床边,向患者解释,以取得合作。

（2）将用物放在便于操作处,关好门窗调节室温,用屏风或拉布遮挡患者,按需给予便盆。

（3）将脸盆放于床边桌上,倒入热水 2/3 满,测试水温,根据病情放平床头及床尾支架,松开床尾盖被。

（4）将微湿小毛巾包在右手上,为患者洗脸及颈部,左手扶患者头顶部,先擦眼,然后像写"3"字样,依次擦洗一侧额部、颊部、鼻翼部、人中、耳后下颌,直至颈部。另一侧同法。用较干毛巾依次擦洗一遍,注意擦净耳郭,耳后及颈部皮肤。

（5）为患者脱下衣服,在擦洗部位下面铺上浴巾,按顺序擦洗两上肢、胸腹部。协助患者侧卧,背向护士依次擦洗后颈部、背臀部,为患者换上清洁裤子。擦洗中,根据情况更换热水,注意擦净腋窝及腹股沟等处。

（6）擦洗的方法为先用涂肥皂的小毛巾擦洗,再用湿毛巾擦去皂液。清洗毛巾后再擦洗,最后用浴巾边按摩边擦干。动作要敏捷,为取得按摩效果,可适当用力。

（7）擦洗过程中,如患者出现寒战、面色苍白等病情变化时,应立即停止擦浴,给予适当的处理,同时注意观察皮肤有无异常。擦洗毕,可在骨突处用 50% 乙醇做按摩,扑上爽身粉。

（8）整理床单,必要时梳发、剪指甲及更换床单。

（9）如有特殊情况,需做记录。

3．注意事项

护士操作时,要站在擦浴的一边,擦洗完一边后再转至另一边,站立时两脚要分开,重心应在身体中央或稍低处,拿水盆时,盆要靠近身边,减少体力消耗;操作时要体贴患者,保护患者自尊,动作要敏捷、轻柔,减少翻动和暴露,防止受凉。

（二）压疮的预防及护理

压疮是指机体局部组织由于长期受压,血液循环障碍,造成组织缺氧、缺血、营养不良而致的溃烂和坏死。导致活动受限的因素一般都会增加压疮的发生。常见的因素有压力、剪力、摩擦力、潮湿等。好发部位为枕部、耳郭、肩胛部、肘部、骶尾部、髋部、膝关节内外侧、外踝、足跟。

1．预防措施

预防压疮在于消除其发生的原因。因此,要求做到勤翻身、勤按摩、勤整理、勤更换。交班时要严格细致的交接局部皮肤情况及护理措施。

（1）避免局部长期受压:①鼓励和协助卧床患者经常更换卧位,使骨骼突出部位交替的受压,翻身间隔时间应根据病情及局部受压情况而定。一般 2 小时翻身 1 次,必要时 1 小时翻身 1 次,建立床头翻身记录卡。②保护骨隆突处和支持身体空隙处,将患者体位安置妥当后,可在身体空隙处垫软枕、海绵垫。需要时可垫海绵垫、气垫褥、水褥等,使支持体重的面积宽而均匀,作用于患者身上的正压及作用力分布在一个较大的面积上,从而降低在隆突部位皮肤上所受的压强。③对使用石膏、夹板、牵引的患者,衬垫应平整、松软适度,尤其要注意骨骼突起部位的衬垫,要仔细观察局部皮肤和肢端皮肤颜色改变的情况,认真听取患者反映,适当给予调节,如发现石膏绷带凹凸不平,应立即报告医师,及时修正。

（2）避免潮湿、摩擦及排泄物的刺激:①保持皮肤清洁干燥。大小便失禁、出汗及分泌物多的患者应及时擦干,以保护皮肤免受刺激。床铺要经常保持清洁干燥,平整无碎屑,被服污染要随时更换。不可让患者直接卧于橡胶单上。小儿要勤换尿布。②不可使用破损的便盆,以防擦伤皮肤。

(3)增进局部血液循环:对易发生压疮的患者,要常检查,用温水擦澡、擦背或用湿毛巾行局部按摩。手法按摩:①全背按摩,协助患者俯卧或侧卧,露出背部,先以热水进行擦洗,再以两手或一手沾上少许 50% 乙醇按摩。按摩者斜站在患者右侧,左腿弯曲在前,右腿伸直在后,从患者骶尾部开始,沿脊柱两侧边缘向上按摩(力量要能够刺激肌肉组织)至肩部时用环状动作。按摩后,手再轻轻滑至尾骨处。此时,左腿伸直,右腿弯曲,如此有节奏按摩数次,再用拇指指腹由骶尾部开始沿脊柱按摩至第 7 颈椎。②受压处局部按摩,沾少许 50% 乙醇,以手掌大、小鱼际紧贴皮肤,压力均匀向心方向按摩,由轻至重,由重至轻,每次 3~5 分钟。

电动按摩器按摩:电动按摩器是依靠电磁作用,引导治疗器头震动,以代替各种手法按摩,操作者持按摩器根据不同部位选择合适的按摩头,紧贴皮肤,进行按摩。

(4)增进营养的摄入:营养不良是导致压疮的内因之一,又可影响压疮的愈合。蛋白质是身体修补组织所必需的物质,维生素也可促进伤口愈合,因此在病情允许时可给予高蛋白、高维生素膳食,以增进机体抵抗力和组织修复能力。此外,适当补充矿物质,可促进慢性溃疡的愈合。

2.压疮的分期及护理

(1)淤血红润期:为压疮初期,局部皮肤受压或受到潮湿刺激后,开始出现红、肿、热、麻木或有触痛。此期要及时除去致病原因,加强预防措施,如增加翻身次数以及防止局部继续受压、受潮。

(2)炎性浸润期:红肿部位如果继续受压,血液循环仍得不到改善,静脉回流受阻,局部静脉瘀血,受压表面呈紫红色,皮下产生硬结,表面有水疱形成,对未破小水泡要减少摩擦,防破裂感染,让其自行吸收,大水疱用无菌注射器抽出泡内液体,涂以消毒液,用无菌敷料包扎。

(3)溃疡期:静脉血液回流受到严重障碍,局部瘀血致血栓形成,组织缺血缺氧。轻者,浅层组织感染,脓液流出,溃疡形成;重者,坏死组织发黑,脓性分泌物增多,有臭味,感染向周围及深部扩展,可达骨骼,甚至可引起败血症。

四、会阴部清洁卫生的实施

(一)目的

保持清洁,清除异味,预防或减轻感染、增进舒适、促进伤口愈合。

(二)用物准备

便盆、屏风、橡胶单、中单、清洁棉球、大量杯、镊子、浴巾、毛巾、水壶(内盛 50~52 ℃的温水)、清洁剂或呋喃西林棉球。

(三)操作方法

1.男性患者会阴的护理

(1)携用物至患者床旁,核对后解释。

(2)患者取仰卧位。为遮挡患者可将浴巾折成扇形盖在患者的会阴部及腿部。

(3)带上清洁手套,一手提起阴茎,一手取毛巾或用呋喃西林棉球擦洗阴茎头部、下部和阴囊。擦洗肛门时,患者可取侧卧位,护士一手将臀部分开,一手用浴巾将肛门擦洗干净。

(4)为患者穿好衣裤,根据情况更换衣、裤、床单。整理床单,患者取舒适卧位。

(5)整理用物,清洁整齐,记录。

2.女性患者会阴部护理

(1)用物至患者床旁,核对后解释。

(2)患者取仰卧位。为遮挡患者可将浴巾折成扇形盖在患者的会阴部及腿部。

(3)先将橡胶单及中单置于患者臀下,再置便盆于患者臀下。

(4)护士一手持装有温水的大量杯,一手持夹有棉球的大镊子,边冲水边用棉球擦洗。

(5)冲洗后擦干各部位。撤去便盆及橡胶单和中单。

(6)为患者穿好衣裤,根据情况更换衣、裤、床单。整理床单,患者取舒适卧位。

(7)整理用物,清洁整齐,记录。

(四)注意事项

(1)操作前应向患者说明目的,以取得患者的合作。

(2)在执行操作的原则上,尽可能尊重患者习惯。

(3)注意遮挡患者,保护患者隐私。

(4)冲洗时从上至下。

(5)操作完毕应及时记录所观察到的情况。

(高桂玲)

第十一节 休息与睡眠护理

休息与睡眠是人类最基本的生理需要。良好的休息和睡眠如同充分的营养和适度的运动一样,对保持和促进健康起着重要作用。作为护士,必须了解睡眠的分期、影响睡眠的因素及患者的睡眠习惯,切实解决患者的睡眠问题,帮助患者达到可能的最佳睡眠状态。

一、休息

休息(rest)是指在一段时间内,通过相对地减少机体活动,使身心放松,处于一种没有紧张和焦虑的松弛状态。休息包括身体和心理两方面的放松,通过休息,可以减轻疲劳和缓解精神紧张。

(一)休息的意义和方式

1.休息的意义

对健康人来说,充足的休息是维持机体身心健康的必要条件;对患者来说,充足的休息是促进疾病康复的重要措施。休息对维护健康具有重要的意义,具体表现为:①休息可以减轻或消除疲劳,缓解精神紧张和压力。②休息可以维持机体生理调节的规律性。③休息可以促进机体正常的生长发育。④休息可以减少能量的消耗。⑤休息可以促进蛋白质的合成及组织修复。

2.休息的方式

休息的方式是因人而异的,取决于个体的年龄、健康状况、工作性质和生活方式等因素。对不同的人而言,休息有着不同的含义。例如,对从事脑力劳动的人而言,他的休息方式可以是散步、打球、游泳等;而对于从事这些活动的运动员来讲,他的休息反而是读书、看报、听音乐。无论采取何种方式,只要达到缓解疲劳、减轻压力、促进身心舒适和精力恢复的目的,就是有效的休息。在休息的各种形式中,睡眠是最常见也是最重要的一种。

(二)休息的条件

要想得到充足的休息,应满足以下 3 个条件,即充足的睡眠、生理上的舒适和心理上的放松。

1.充足的睡眠

休息的最基本的先决条件是充足的睡眠。充足的睡眠可以促进个体精力和体力的恢复。虽然每个人所需要的睡眠时间有较大的区别,但都有最低限度的睡眠时数,满足了一定的睡眠时数,才能得到充足的休息。护理人员要尽量使患者有足够的睡眠时间和建立良好的睡眠习惯。

2.生理上的舒适

生理上的舒适也就是身体放松,是保证有效休息的前提。因此,在休息之前必须将患者身体上的不适降至最低程度。护理人员应为患者提供各种舒适服务,包括祛除或控制疼痛、提供舒适的体位或姿势、协助患者搞好个人卫生、保持适宜的温湿度、调节睡眠时所需要的光线等。

3.心理上的放松

要得到良好的休息,必须有效地控制和减少紧张和焦虑,心理上才能得到放松。患者由于生病、住院时个体无法满足社会上、职业上或个人角色在义务上的需要,加之住院时对医院环境及医务人员感到陌生,对自身疾病的担忧等,患者常常会出现紧张和焦虑。因此,护理人员应耐心与患者沟通,恰当地运用其知识和技能,提供及时、准确的服务,尽量满足患者的各种需要,才能帮助患者减少紧张和焦虑。

二、睡眠

睡眠(sleep)是各种休息中最自然、最重要的方式。人的一生中有 1/3 的时间要用在睡眠上。任何人都需要睡眠,通过睡眠可以使人的精力和体力得到恢复,可以保持良好的觉醒状态,这样人才能精力充沛地从事劳动或其他活动。睡眠对于维持人的健康,尤其是促进疾病的康复,具有重要的意义。

(一)睡眠的定义

现代医学界普遍认为睡眠是一种主动过程,是一种知觉的特殊状态。睡眠时,人脑并没有停止工作,只是换了模式,虽然对周围环境的反应能力降低,但并未完全消失。通过睡眠,人的精力和体力得到恢复,睡眠后可保持良好的觉醒状态。

由此,可将睡眠定义为周期性发生的持续一定时间的知觉的特殊状态,具有不同的时相,睡眠时可相对地不做出反应。

(二)睡眠原理

睡眠是与较长时间的觉醒交替循环的生理过程。目前认为,睡眠由睡眠中枢控制。睡眠中枢位于脑干尾端,它向上传导冲动,作用于大脑皮质(也称上行抑制系统),与控制觉醒状态的脑干网状结构上行激动系统的作用相拮抗,引起睡眠和脑电波同步化,从而调节睡眠与觉醒的相互转化。

(三)睡眠分期

通过脑电图(EEG)测量大脑皮质的电活动,眼电图(EOG)测量眼睛的运动,肌电图(EMG)

测量肌肉的状况,发现睡眠的不同阶段脑、眼睛、肌肉的活动处于不同的水平。正常的睡眠周期可分为两个相互交替的不同时相状态,即慢波睡眠和快波睡眠。成人进入睡眠后,首先是慢波睡眠,持续80~120分钟后转入快波睡眠,维持20~30分钟后,又转入慢波睡眠。整个睡眠过程中有四或五次交替,越近睡眠的后期,快波睡眠持续时间越长。两种睡眠时相状态均可直接转为觉醒状态,但在觉醒状态下,一般只能进入慢波睡眠,而不能进入快波睡眠。

1.慢波睡眠(slow wave sleep,SWS)

脑电波呈现同步化慢波时相,伴有慢眼球运动,肌肉松弛但仍有一定张力,亦称正相睡眠(orthodox sleep,OS)或非快速眼球运动睡眠(non-rapid eye movement sleep,NREM sleep)。在这段睡眠期间,大脑的活动下降到最低,使得人体能够得到完全的舒缓。此阶段又可分为四期。

(1)第Ⅰ期:为入睡期,是所有睡眠时相中睡得最浅的一期,常被认为是清醒与睡眠的过渡阶段,仅维持几分钟,很容易被唤醒。此期眼球有着缓慢的运动,生理活动开始减少,同时生命体征和新陈代谢逐渐减缓,在此阶段的人们仍然认为自己是清醒的。

(2)第Ⅱ期:为浅睡期。此阶段的人们已经进入无意识阶段,不过仍可听到声音,仍然容易被唤醒。此期持续10~20分钟,眼球不再运动,机体功能继续变慢,肌肉逐渐放松,脑电图偶尔会产生较快的宽大的梭状波。

(3)第Ⅲ期:为中度睡眠期。持续15~30分钟。此期肌肉完全放松,心搏缓慢,血压下降,但仍保持正常,难以唤醒并且身体很少移动,脑电图显示梭状波与δ波(大而低频的慢波)交替出现。

(4)第Ⅳ期:为深度睡眠期。持续15~30分钟。全身松弛,无任何活动,极难唤醒,生命体征比觉醒时明显下降,体内生长激素大量分泌,人体组织愈合加快,遗尿和梦游可能发生,脑电波为慢而高的δ波。

2.快波睡眠(fast wave sleep,FWS)

快波睡眠亦称异相睡眠(paradoxical sleep,PS)或快速眼球运动睡眠(rapid eye movement sleep,REM sleep)。此期的睡眠特点是眼球转动很快,脑电波活跃,与觉醒时很难区分。其表现与慢波睡眠相比,是各种感觉功能进一步减退,唤醒阈值提高,极难唤醒,同时骨骼肌张力消失,肌肉几乎完全松弛。此外,这一阶段还会有间断的阵发性表现,如眼球快速运动、部分躯体抽动,同时有心排血量增加、血压上升、心率加快、呼吸加快而不规则等交感神经兴奋的表现。多数在醒来后能够回忆的生动、逼真的梦境都是在此期发生的。

睡眠中的一些时相对人体具有特殊的意义,如在NREM第Ⅳ期的睡眠中,机体会释放大量的生长激素来修复和更新上皮细胞和某些特殊细胞,如脑细胞,故慢波睡眠有利于促进生长和体力的恢复。而REM睡眠则对于学习记忆和精力恢复似乎很重要。因为在快波睡眠中,脑耗氧量增加,脑血流量增多,且脑内蛋白质合成加快,有利于建立新的突触联系,可加快幼儿神经系统成熟。同时快波睡眠对保持精神和情绪上的平衡最为重要。因为这一时期的梦境都是生动的、充满感情色彩的,此梦境可减轻、缓解精神压力,使人将忧虑的事情从记忆中消除。非快速眼球运动睡眠与快速眼球运动睡眠的比较见表2-4。

表 2-4 非快速眼球运动睡眠与快速眼球运动睡眠的比较

项目	非快速眼球运动睡眠	快速眼球运动睡眠
脑电图	(1)第 I 期:低电压 α 节律 8～12 次/秒 (2)第 II 期:宽大的梭状波 14～16 次/秒 (3)第 III 期:梭状波与 δ 波交替 (4)第 IV 期:慢而高的 δ 波 1～2 次/秒	去同步化快波
眼球运动	慢的眼球转动或没有	阵发性的眼球快速运动
生理变化	(1)呼吸、心率减慢且规则 (2)血压、体温下降 (3)肌肉渐松弛 (4)感觉功能减退	(1)感觉功能进一步减退 (2)肌张力进一步减弱 (3)有间断的阵发性表现:心排血量增加,血压升高,呼吸加快且不规则,心率加快
合成代谢	人体组织愈合加快	脑内蛋白质合成加快
生长激素	分泌增加	分泌减少
其他	第 IV 期发生夜尿和梦游	做梦且多为充满感情色彩、稀奇古怪的梦
恢复	有利于个体体力的恢复	有利于个体精力的恢复

(四)睡眠周期

对大多数成人而言,睡眠是每 24 小时循环一次的周期性程序。一旦入睡,成人每晚经历 4～6 个完整的睡眠周期,每个睡眠周期由不同的睡眠时相构成,分别是 NREM 睡眠的 4 个时相和 REM 睡眠,持续 60～120 分钟不等,平均为 90 分钟。睡眠周期各时相按一定的顺序重复出现。这一模式总是从 NREM 第 1 期开始,依次经过第 II 期、第 III 期、第 IV 期之后,返回 NREM 的第 III 期然后到第 II 期,再进入 REM 期,当 REM 期完成后,再回到 NREM 的第 II 期(图 2-6),如此周而复始。在睡眠时相周期的任一阶段醒而复睡时,都需要从头开始依次经过各期。

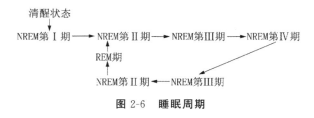

图 2-6 睡眠周期

在睡眠周期中,每一时相所占的时间比例随睡眠的进行而有所改变。一般刚入睡时,个体进入睡眠周期约 90 分钟后才进入 REM 睡眠,随睡眠周期的进展,NREM 第 III、IV 时相缩短,REM 阶段时间延长。在最后一个睡眠周期中,REM 睡眠可达到 60 分钟。因此,大部分 NREM 睡眠发生在上半夜,REM 睡眠则多在下半夜。

(五)影响睡眠的因素

1.生理因素

(1)年龄:通常人睡眠的需要量与其年龄成反比,但有个体差异。新生儿期每日睡眠时间最长,可达 16～20 小时,成人 7～8 小时。

(2)疲劳:适度的疲劳,有助于入睡,但过度的精力耗竭反而会使入睡发生困难。

(3)昼夜节律:"睡眠-觉醒"周期具有生物钟式的节律性,如果长时间频繁地夜间工作或航空时差,就会造成该节律失调,从而影响入睡及睡眠质量。

(4)内分泌变化:妇女月经前期和月经期常出现嗜睡现象,绝经期妇女常失眠,与内分泌变化有关。

(5)寝前习惯:睡前的一些行为习惯,如看报纸杂志、听音乐、喝牛奶、洗热水澡或泡脚等,当这些习惯突然改变或被阻碍进行时,可能使睡眠发生障碍。

(6)食物因素:含有较多 L-色氨酸的食物,如肉类、乳制品和豆类都能促进入睡,缩短入睡时间,是天然的催眠剂;少量饮酒能促进放松和睡眠,但大量饮酒会干扰睡眠,使睡眠变浅;含有咖啡因的浓茶、咖啡及可乐饮用后使人兴奋,即使入睡也容易中途醒来,且总睡眠时间缩短。

2.病理因素

(1)疾病影响:几乎所有疾病都会影响睡眠。例如,各种原因引起的疼痛未能及时缓解时严重影响睡眠,精神分裂症、强迫性神经症等患者常处于过度觉醒状态。生病的人需要更多时间的睡眠来促进机体康复,却往往因为多种症状困扰或特殊的治疗限制而无法获得正常的睡眠。

(2)身体不适:身体的舒适是获得休息与安睡的先决条件,饥饿、腹胀、呼吸困难、憋闷、身体不洁、皮肤瘙痒、体位不适等都是常见的影响睡眠的原因。

3.环境因素

睡眠环境影响睡眠状况,适宜的温湿度、安静、整洁、舒适、空气清新的环境常可增进睡眠,反之则会对睡眠产生干扰。

4.心理因素

焦虑不安、强烈的情绪反应(如恐惧、悲哀、激动、喜悦)、家庭或人际关系紧张等常常影响患者的睡眠。

5.其他

食物摄入多少、体育锻炼情况、某些药物等也会影响睡眠型态。

(六)促进睡眠的护理措施

1.增进舒适

人们在感觉舒适和放松时才能入睡。为了使患者放松,对于一些遭受病痛折磨的患者采用有效镇痛的方法;做好就寝前的晚间护理,如协助患者洗漱、排便;帮助患者处于正确的睡眠姿势,妥善安置身体各部位的导管、引流管,以及牵引、固定等特殊治疗措施。

2.环境控制

人们睡眠时需要的环境条件包括适宜的室温和通风、最低限度的声音、舒适的床和适当的照明。一般冬季室温 18 ~22 ℃、夏季 25 ℃左右,湿度以 50％~60％为宜;根据患者需要,睡前开窗通风,清除病房内异味,使空气清新;保持病区尽可能地安静,尽量减少晚间交谈;提供清洁、干燥的卧具和舒适的枕头、被服;夜间调节住院单元的灯光。

3.重视心理护理

多与患者沟通交流,找出影响患者休息与睡眠的心理社会因素,通过鼓励倾诉、正确指导,消除患者紧张和焦虑情绪,恢复平静、稳定的状态,提高休息和睡眠质量。

4.建立休息和睡眠周期

针对患者的不同情况,帮助患者建立适宜的休息和睡眠周期。患者入院后,原有的休息和睡眠规律被打乱,护士应在患者醒时进行评估、治疗和常规护理工作,避免因一些非必需任务而唤醒患者,同时鼓励患者合理安排日间活动,适当锻炼。

5.尊重患者的睡眠习惯

病情允许的情况下,护理人员应尽可能根据患者就寝前的一些个人习惯,选择如提供温热饮料,允许短时间的阅读、听音乐,协助沐浴或泡脚等方式促进睡眠。

6.健康教育

使患者了解睡眠对健康与康复的重要作用,身心放松的重要意义和一些促进睡眠的常用技巧。与患者一起讨论有关休息和睡眠的知识,分析困扰患者睡眠的因素,针对具体情况给予相应指导,帮助患者建立有规律的生活方式,养成良好的睡眠习惯。

(高桂玲)

第三章

手术室护理

第一节 手术室管理及规章制度

一、手术室的环境管理

(一)手术室的建筑布局

手术室应设在环境相对安静,较少污染的位置,靠近手术治疗科室,以方便接送患者,并与ICU、病理科、放射科、血库、化验室相邻。工作人员与患者应由各自专用通道进入手术室。手术室内分区明确,标志明显,目的是洁污分流,杜绝交叉感染的可能,使用合理。手术间、刷手间及附属房间等都应布置在内走廊的两侧,内走廊的宽度不少于 2.5 m,便于工作人员、无菌器械、敷料的进出和运送患者。手术室外围为污染走廊,供污染器械和敷料的运出。洁净级别高的手术间应设在手术室的尽端或干扰最小的区域。

(二)手术间设计

手术间根据不同的用途设计面积大小,一般 30～40 m²。用于心血管手术、移植手术的术间因辅助仪器较多需要 60 m² 左右,一般为封闭式无窗手术间。手术间的门应宽大,便于平车出入,最好采用感应式的自动门。手术室地面采用耐清洗、耐消毒液的材料铺设,坚硬、光滑、无隙。墙壁和天花板应光滑无孔隙,最好采用防火、耐湿、易清洁和具备抗菌功能的材料,墙角呈弧形,不易蓄积灰尘。

(三)手术室的区域划分

手术室按洁净程度分为 3 个区域:洁净区、准洁净区和非洁净区。分区的目的是控制无菌手术的区域及灭菌程度,减少各区之间的相互干扰。

1.洁净区

包括手术间、无菌物品室、刷手间、手术间内走廊、药品室和麻醉准备室等。

2.准洁净区

包括器械室、洗涤室、消毒室、手术间外走廊、恢复室等。

3.非洁净区

包括办公室、会议室、污物室、值班室、更衣室和休息室等。

(四)手术室的设施和清洁流程

手术间内只允许放置必需的器具和物品,各种物品应有固定的放置地点,各手术间内准备的术中用物应统一格式放置于壁柜内。①手术间的基本配备包括多功能手术床、升降台、敷料台、麻醉机、无影灯、药品柜、观片灯、吸引器、输液轨道、脚踏凳、各种监护仪、摆放体位的各种扶托、软垫等物品;②现代手术室有中心供氧、中心负压吸引和中心压缩空气等装备设施,配备移动式 X 线摄影和显微装置;③手术室内温度恒定在 22～25 ℃,相对湿度为 40％～60％;④手术室应有运转的中央空调净化系统。

手术室的清洁工作应在每天手术结束后在净化空调系统运行过程中进行。采用含氯消毒液湿式打扫,清洁工作完成后,空调净化系统应继续运行,直到恢复规定的级别为止。每周至少 1 次彻底大扫除。手术前 1 小时运转空调净化系统。

二、手术室的物品、组织及人员管理

(一)手术室的物品管理

1.各类仪器设备管理

手术室的仪器设备主要包括电刀、氩气刀、超声刀、离子刀、中心负压吸引装置、胸骨锯、电钻、腹腔镜、胸腔镜、关节镜、膀胱镜、手术显微镜等。仪器设备由专业人员介绍其性能及使用方法,手术室人员要掌握清洁、消毒、灭菌和保养方法。设备由专人管理,建立登记制度,定位放置、定期检查、定期维护、定期保养。护士长要定期对各种设备进行检查,了解使用情况,并签字。

2.器械管理

手术器械是外科手术的必备物品,为了保障手术器械的安全使用,器械应由专人负责保管,严格按操作规程处理,定位放置,定期检查、保养和维修。器械要轻拿轻放,避免碰撞,每次使用前后均应检查各部件是否齐全,连接处有无松动,性能是否良好。术后器械处理要干净、彻底,干燥后上油。锐利及精细器械应注意刃部保护,处理时与一般器械分开进行。各种器械、仪器可依据其制作材料选用不同的消毒方法,首选压力蒸气灭菌。对于不能耐热耐湿的物品可选环氧乙烷或低温低压灭菌。

3.无菌物品管理

无菌物品必须与非无菌物品分开放置,并且有明显的标志。无菌物品不可暴露于空气中,应存放于无菌包或无菌容器内。无菌物品应放于清洁、干燥的无菌室内,专室专用、专人管理。无菌物品应按有效期先后顺序摆放。每日由专人负责检查无菌物品的有效期。

(二)手术室组织及人员管理

组织管理是护理管理的基础,主要是对人的管理,它要求手术室护理人力资源的年龄结构合理、分工明确,做到优化组合,职责分明,健全规章制度、行为规范,以充分发挥组织效能和最大限度调动全体护理人员积极性,更好地完成各项工作任务。手术室组织管理的内容有:①建立分层次质量控制体系;②健全手术室的规章制度;③岗位责任明确,组织分工科学,人员配备合理;④合理奖金分配制度,合理安排班次。

三、手术室的护理文件书写及信息管理

(一)手术室的护理文件书写管理

护理文件是护理人员在医疗护理活动过程中形成的文字符号、图表等资料的总称,是各项护理活动及病情观察的客观记录。全面、真实、准确的护理记录不仅反映护士的综合素质,也是保护医患双方合法权利的举证依据。这就要求护理文件要有完整性、客观性、真实性、及时性、准确性。手术室的护理文件包括手术护理记录单、交接班报告、手术患者术前术后护理访视单、手术

患者交接登记本等。

1.手术护理记录单

手术护理记录单用于手术中所用器械、物品的清点、查对记录及手术患者的基本情况记录,是手术室最主要的护理记录表格。①手术护理记录单要用蓝黑色笔书写,记录者签全名;②项目齐全,记录及时、准确、真实、完善,内容简明扼要,医学术语运用确切;③字体清楚端正,不得涂改;④手术所用无菌包的灭菌指示卡及植入体内医疗器械的标志,经检查后贴于手术护理记录单背面;⑤特殊情况记录在备注栏内;⑥手术结束后,手术护理记录单放于患者病历内,送回病房。

2.手术患者护理访视单

(1)手术患者护理访视单用蓝黑色笔书写,字迹清楚、工整。

(2)项目齐全,有内容处在相应的项目处打挑。

(3)患者及家属接受访视后要签字。

(4)及时回访患者,并将回访内容填全。认真征求意见和建议,做好记录。

(5)护士长及时对护士工作做出评价。

3.交接班报告

(1)每班按时交接班,接班人员提前上岗,清点器械、物品,及时登记。

(2)如有手术患者需要交接,两班人员当面进行,对台上器械、物品,输液、尿管、皮肤等情况认真查看,并在手术护理记录单上记录。

(二)手术室的信息管理

(1)手术室信息发布的目的是使患者及家属了解手术过程及相关疾病知识,指导家属做好术后护理工作。

(2)通过计算机对患者手术过程中所有的信息、数据进行全程管理。护士可以通过计算机实现对手术患者全部医护信息的查询。

(3)自动完成手术室管理需要的各种数据采集及统计报表。

(4)收费管理全部微机化,减少了漏收和误收。

(5)便于患者及家属查询关于手术的相关信息。

四、手术室的护理质量管理

护理质量管理是指为了达到一定的护理质量目标所进行的计划、组织、领导与指导、协调、控制等工作的总和,是对护理质量实行有目的的控制过程,也就是说,为了提高手术室的护理质量,首先应确定手术室的护理标准,然后按标准进行质量控制。

(一)手术室护理质量管理原则

1.预防为主

手术室是外科治疗的重要场所,工作中稍有不慎,都可能给患者造成不良的甚至严重的后果,因此在护理管理中要强调风险管理,充分评估工作中存在的风险因素,从预防角度提出控制要求。

2.以服务对象为中心

手术室的服务对象包括患者和手术医师。满足服务对象的合理要求,就是保证他们以最佳的工作状态和心态为患者服务。

3.分级管理

实行护理部-总护士长-护士长三级管理体系,制订和修订手术室质量目标、检查标准、控制计划及检测评价。

4.标准化管理

标准化管理是以完善的规章制度、规范的操作流程及质量检查标准为前提,使一切管理始于标准,终于标准。如手术室制度管理、护理人员素质管理、手术室环境管理、手术室消毒隔离管理、手术室药品管理、手术室仪器管理、护士培训管理等。

5.数据管理

在工作中通过收集资料、数据,用统计学处理,以客观事实为依据,使结果更准确、更具有说服力。

(二)手术室护理质量管理的方法

制订完善的规章制度来规范各种操作规程;明确各级人员的职责和权限;制订质量管理的目标和评价标准;加强各级人员能力及工作意识的培训。

(三)手术室护理质量管理的意义

手术室作为医院的重要部门,护理质量的高低直接影响手术的成败,因此,必须建立科学合理的质量管理体系,才能以一流的护理质量、精湛的护理技术,为患者提供安全、优质的服务,使护理质量管理更规范、更科学,保证服务对象获得最佳的护理服务。

五、手术室主要相关规章制度

(一)手术患者接送制度

(1)护士或护工备好接送患者的平车及保暖被,携带手术通知单到病房。

(2)认真核对床号、姓名、性别、住院号、术前诊断、手术部位、手术方式等。核对医嘱,是否留置胃管、注射术前针、禁食水等。

(3)协助患者更换病号服、排空大小便,告知患者及家属贵重物品和钱物禁止带入手术室。有义齿、首饰等取下,长发挽好,女患者不要化妆。

(4)协助患者上手术车,注意保暖和遮盖。

(5)经病房护士核准,携带病历、X线片及特殊药品等物品,将患者接到手术室。

(二)手术物品清点制度

(1)由洗手护士和巡回护士共同清点手术台上所有器械、物品。检查器械、物品的完整性。清点后由巡回护士及时在手术护理记录单上记录。

(2)患者进入手术房间前,巡回护士检查房间,将容易与台上混淆的物品清理出手术房间;洗手护士提前30分钟刷手,整理好手术台上物品,定位放置。洗手护士和巡回护士共同清点手术台上的器械、纱布、缝合针及特殊物品等,由巡回护士记录在护理记录单上。

(3)清点器械时注意检查其完整性,对螺丝等小零件尤其要注意。纱布要展开清点,显影纱布要注意显影条的完整性。

(4)手术中需要添加手术器械及物品时,洗手护士和巡回护士共同清点并及时登记。洗手护士对术中物品要做到心中有数,及时收回台上不用的物品。

(5)台上掉落的器械、物品,巡回护士要及时拣起,放在固定的位置。未经手术室护士允许任何人不能将手术物品拿出手术房间。

（6）关闭体腔前,洗手护士和巡回护士共同清点器械、物品,确认无误方可关闭。严防手术用物遗留体腔。

（7）关闭体腔后,缝合皮下前,覆盖敷料前洗手护士和巡回护士需要再次清点,并做好记录。

（8）清点物品时发现数目不符,应立即寻找,不得关闭体腔,必要时拍摄 X 线片并向护士长汇报。

(三)病理标本管理制度

（1）标本应定点存放,设立登记本,专人负责。术中切下的任何组织均应送检,严防丢失。若家属拒绝送检,需签字为证,按病理废物处理。

（2）洗手护士负责保留标本,并做好登记。巡回护士核对并签名后送检。

（3）若术中需要做冷冻切片,将标本放于密封袋中,袋外标明患者姓名、住院号、标本送术后病理需将手术切下的标本放置在密封袋内,倒入 10%甲醛溶液固定标本。袋外标签标明患者姓名、住院号、标本名称、日期等。

（4）每日由专人定时将标本送检并登记,任何人不得擅自取走标本。

(四)手术室交接班制度

1.常规交接

（1）每日晨由夜班护士向全体工作人员交代夜班手术情况,如有特殊情况如安全隐患、仪器设备故障等应详细口头交班,并按照要求填写交班本,内容准确、真实、字迹清晰、项目齐全。

（2）护士长布置工作及传达有关通知,全体人员须认真听取所讲内容。

（3）交班时若有未完成手术、在手术允许的情况下,按术中交接班要求详细交接。

2.术中交接

为了护理安全,原则上不提倡手术未完成时进行人员交接。如有特殊情况必须做到:①在手术允许的情况下交接工作;②交接必须在手术间内进行,两班次人员共同清点清楚,无误交接;③接班者应详细了解患者的基本病情,巡回护士检查粘贴负极板及静脉输液部位的皮肤情况,患者皮肤受压情况,剩余的药液、血液、物品、精密仪器的使用及所有记录;洗手护士重点核对器械、物品是否齐全、完整;④交接人员清点清楚、无误后,双方在手术护理记录单上签字确认;⑤交班时如发现病情、治疗、物品等有疑问难以交接清楚时,应立即查询,暂不交接。接班时发现问题由交班者负责,接班后发现问题由接班者负责;⑥交班者必须在交班前完成本班的各项工作及各项记录,不得将本班可以完成的工作交给下一班;交班者应为下一班做好必要的准备工作,便于接班者工作顺利进行。

(五)差错事故防范制度

1.防止接错患者

接患者时应持手术通知单,与患者当面核对病房、姓名、性别、床号、住院号、手术名称、手术时间、手术部位等情况。老年人、耳聋者、意识不清者需请家属和值班医师、护士协同核对。注意询问术前准备情况及是否进食、大小便、用药等情况。清点所带药品、X 线片等。

2.防止手术部位错误

患者进入手术间后,根据手术通知单详细核对手术名称、部位。摆放体位前,巡回护士必须再次查看病历、X 线片等,确定手术部位。手术开始前,麻醉师、巡回护士及手术医师再次核对患者及手术部位,无误后方可手术。

3.防止用药错误或药物过敏

用药前必须严格执行三查七对,执行口头医嘱时,巡回护士应重复一遍确认无误后方能使用,手术结束后督促医师补写医嘱。使用过的安瓿、药瓶放在固定位置,手术结束后方可丢弃。

4.防止输血错误

认真核对取血单上患者姓名、住院号、血型等项目是否符合。输血前后必须与麻醉师再次共同核对上述项目,无误后方可输入。输血中密切观察患者有无输血反应,发现异常及时处理。输血结束后,保留用过的血袋 2 小时,患者离开手术室后,将其送往血库。

(六)参观制度

手术室原则上不允许非工作人员参观。特殊情况下,院外参观须经医务处、护理部批准,手术室护士长同意。院内参观,需经手术室护士长同意,才能进入手术室。严格控制参观人数,手术间内参观人员不得超过 4 人。参观人员进入手术室前,需更换参观衣,带好帽子口罩。参观人员必须遵守手术室制度和无菌原则,应与手术人员保持一定距离,不得少于 30 cm。参观人员离开手术室时,应将衣、帽、口罩放回指定地点。

(七)手术室各类医疗废物管理制度

医疗废物包括病理性医疗废物、损伤性医疗废物、药物性医疗废物、化学性医疗废物,感染性医疗废物、高压容器性医疗废物、含重金属医疗废物、放射性医疗废物等。手术室的医疗废物管理要遵循以下原则。

(1)建立科室管理细则,责任到人。

(2)将不同废弃物分开收集,医疗垃圾与生活垃圾分别放于不同颜色的污物袋内,生活垃圾袋内严禁混有医用垃圾。

(3)医疗废物必须装入有黄色标志的污物袋内,存放在固定地点,专人清理。确保安全、密闭、无泄漏。

(4)锐利物品不能与其他废物混放,应放置于规定的利器盒内。

(5)对一次性注射用品,用后毁型,不得私自回收、私自出售。

(八)消毒隔离制度

(1)医务人员上岗前要衣帽整齐,符合要求。工作前后均应洗手或用消毒液泡手。要严格遵守无菌操作原则。

(2)室内布局合理,清洁区、污染区分区明确,标志清楚。安排手术时先做无菌手术,再做污染手术。

(3)感染和特异性感染手术要在专用手术间进行,所用的器械、敷料等用物要有严格消毒处理措施。不得与其他敷料混合,并有标记。手术后手术间地面和空气要严格消毒。

(4)医用垃圾和生活垃圾分开。注意损伤性废物的收集。一次性医疗用品用后消毒毁型。感染性医用垃圾用双层黄色污物袋密封。

(5)各种无菌包及无菌容器中的消毒液,由专人负责定期消毒或更换,消毒方法首选高压蒸气灭菌法,尽量减少用浸泡法消毒器械。

(6)工作人员要熟悉各种消毒液的浓度及使用方法,并定期检测,定期更换。

(7)无菌物品要一人一用一消毒。敷料包、器械包过期、潮湿或怀疑污染应重新灭菌。

（8）每周对各项灭菌项目进行细菌监测，每月对工作人员进行细菌培养，如超标则查找原因，重新消毒，使其达到空气细菌学监测标准。

（9）手术室应有定期清洁卫生制度，每日、每周、每月、定人、定点、定时，做好手术间的清洁、消毒工作。定期进行空气培养。

（九）安全管理制度

（1）做好环境管理，清洁区、污染区划分明确，标志明显，房间设专人管理。

（2）认真查对患者的姓名、年龄、术式、手术部位、术前用药。手术器械、物品认真清点，严格核对。

（3）各种药品按药品管理制度保存，标志明显，由专人管理。

（4）严格执行无菌技术操作原则，有菌、无菌物品分开放置，物品定位、定数，专人管理。

（5）注意患者体位摆放正确，将压疮发生的可能性降到最低，看护患者防止坠床，注意保暖，严密观察病情变化，正确使用各种仪器，保证输血、输液通畅，保证尿管通畅，监测尿量。

（6）术后及时将标本送检，登记，防止将标本弄错或丢失。

六、洁净手术室的管理

（一）洁净手术室的概念、设计与净化标准

1.洁净手术室的概念

洁净手术室是指采用一定的空气洁净设备及相应措施，使手术室内的细菌数控制在一定范围和空气洁净度达到一定的级别。

2.洁净手术室的设计

洁净手术室的净化系统主要由空气处理器，初、中、高效过滤器，加压风机，空气加温器，回风口及送风口等组成。

3.洁净手术室净化标准

洁净手术室空气洁净的程度是以含尘浓度衡量。含尘浓度越低洁净度越高，反之则越低。洁净手术室分四级，即特别洁净手术室、标准洁净手术室、一般洁净手术室、准洁净手术室和辅助房间。

（二）洁净手术室的空气调节与空气净化技术

1.洁净手术室的空气调节

空气调节是指室外的空气经过初效过滤或混合了室内回风，再经过中效过滤、高效过滤后送入一个密闭的微小环境，在一定的换气次数下控制该室内空气中微粒数量，并对空气进行加热、制冷、加湿、除湿等处理，获得恒温、恒湿与洁净的状态。

2.手术室的空气净化技术

空气净化是通过初、中、高效过滤器过滤控制室内尘埃含量。通过采用不同气流方式和换气次数可使空气达到一定级别的净化。其气流方式包括乱流式气流、垂直层流以及水平层流。

（三）洁净手术室的日常管理

1.专人负责

每个手术间设固定的负责人，术后及时清理各类用物，核对、补充术间物品，定期进行环境检查。手术期间保持室内安静，避免噪声，温度、湿度适宜。

2.专人保养

手术间内的物品定位放置,设立物品登记本,每天由巡回护士负责清点登记。各种电路、气体、空调的运行状态,定期由专人负责检查、保养、登记。

3.专人清洗

室内回风口每天擦拭清洁1次。手术期间术间门持续处于关闭状态,手术人员尽量减少外出,严禁打开污物通道门。

(江烂林)

第二节　手术室医院感染预防与控制

一、手术室医院感染的危险因素、预防与控制措施

(一)手术室医院感染的危险因素

手术室是引发医院感染的高危科室之一,也是控制医院感染的重点科室,其感染控制质量直接影响患者的预后及医院的医疗效果,感染严重可危及患者生命。因此预防和控制医院感染是手术室工作极为重要的环节。手术室医院感染的危险因素包括患者自身因素、手术相关因素及其他因素。

1.患者自身因素

年龄、肥胖、营养不良、免疫力低下、疾病影响等。

2.手术相关因素

手术室环境、侵入性诊疗操作、手术技术、手术持续时间、手术类型等。

3.其他因素

滥用抗生素、术后营养不良、切口引流不畅、术后住院时间太长等因素均可增加术后感染危险。

(二)手术室医院感染预防与控制措施

预防和控制医院感染是保障患者安全,提高医疗质量和维护医务人员身体健康的重要工作。为有效预防与控制手术室医院感染的发生,制订如下措施。

1.手术室环境的管理

合理的建筑布局、明确的区域划分,以及手术室空气消毒管理、无菌手术与污染手术分室进行等。

2.手术人员管理

建立感染管理小组,定期组织学习,提高控制感染意识,工作人员进入手术室应一切遵守手术室的规章制度,遵守消毒灭菌制度和无菌技术操作规程,术中减少人员走动,保持术间安静、整洁、定期对医务人员手进行微生物学监测。

3.手术室内物品的管理

严格物品的消毒与灭菌,有菌无菌物品分开放置,无菌物品应储存在无菌柜内,柜内清洁、干燥、通风,每日检查有效期。一次性医疗用品的质量直接关系到患者的安危和医疗安全,使用前

应认真查看无菌物品有效期、生产批号等,如有过期、潮湿、破裂、字迹不清等均不可使用。

4.手术人员手的清洁与灭菌管理

严格执行有效的洗手制度,参加手术人员按"六步洗手法"严格执行手的刷洗与消毒制度。

5.手术器械清洗与消毒、灭菌的管理

先用流水冲净器械表面的血迹与污物,然后浸泡于生物酶洗液中 5～10 分钟,再用流水冲洗、擦干、润滑、清点数目、打包送消。

6.手术室医用废物的管理

医疗废物应分类放置,由专人、专通道统一回收,并做好交接登记。

二、手术室无菌操作技术

(一)手术中的无菌原则

1.明确无菌概念和无菌区域

手术者经无菌准备后,腰以下、肩以上、腋下和背部均为有菌区。手或无菌物品均不可接触这些部位,双手亦不可下垂至腰部以下。传递器械不可在背后进行。器械台面和手术台面以下视为有菌区(凡器械落至台面以下,不可再用;线自桌面垂下部分亦作为已污染处理)。

2.保持无菌物品的无菌状态

无菌包破损、潮湿或可疑污染均应视为有菌。手套如有破损或接触有菌区应立即更换,前臂、肘部被参观者接触时应套以无菌袖套。

3.正确传递物品和调换体位

手术时不可在手术人员背后或头顶传递器械及手术用品,手术人员需调换位置时,一人应退后一步,背靠背转身调换,身体的前面不可在别人背后擦过。

4.污染手术的隔离技术

进行胃肠道、呼吸道等污染手术时,应建立隔离区,被污染的器械及物品应放在专放污染器械的盘内,避免与其他器械接触。

(二)手术室常用无菌技术操作

包括穿无菌手术衣、戴无菌手套、铺无菌台、无菌持物钳的使用、取无菌溶液、打无菌包等。

1.无菌包的展开

(1)对术间环境进行评估,整理衣帽,"六步法"洗手。

(2)检查无菌包的名称、有效日期、灭菌指示胶带是否变色,检查有无潮湿或破损。

(3)将无菌包平放在清洁、干燥、平坦的操作台上,解开系带。

(4)将无菌包的外层包皮平行于操作台由里向外展开各角。手不可触及包皮内侧。手臂不可跨越无菌区。

(5)用无菌持物钳打开内层包皮,先展开对侧后展开内侧。

(6)器械护士刷完手后,穿无菌手术衣、戴无菌手套,手不可触及无菌台面以下。检查包内的灭菌指示卡。将器械、敷料按使用顺序分类摆放。

2.使用无菌持物钳

(1)检查有效日期,包装是否完整,有无潮湿。

(2)手持无菌持物钳,闭合钳端,将钳移至容器中央,垂直取出。

(3)保持钳端向下,在腰部以上视线范围内活动,不可倒转向上。

(4)用后闭合钳端,垂直放回容器内,松开轴节。

(5)无菌持物钳一人一用一消毒,使用时间不超过4小时。

3.手部消毒

(1)戴好帽子、口罩,将头发和口鼻完全遮盖。修剪指甲。

(2)取下手表、饰物,卷衣袖至肘上3寸。

(3)湿润双手、前臂和肘关节上1/3。

(4)取无菌刷刷手,蘸取肥皂液,按照由双手指尖、手指、指缝、手掌、手背、手腕、前臂、上臂1/3的顺序依次交替刷洗。

(5)用流动水冲洗双手,双手指尖向上,水由指尖流向手臂,避免倒流。

(6)再次蘸取肥皂液,再次刷洗双手,共刷洗3遍。

(7)抓取两块无菌毛巾交替擦干双手。取一条搭在手腕上,手抓住两头,旋转擦干手臂,向外扔掉毛巾。同样擦干另一手臂。

(8)用左手取消毒液2 mL于掌心,消毒右手指甲部,然后用剩余消毒液均匀旋转消毒右手腕部至上臂1/3处。

(9)再用右手同法消毒左手臂。

(10)最后再取2 mL消毒液,按"六部洗手法"消毒双手,揉搓至干。

4.穿无菌手术衣

(1)手消毒后,一手将折叠手术衣抓起。

(2)双手提起衣领两端,轻轻抖开,向前上方抛起,将双手同时插入衣袖内,两臂前伸。

(3)巡回护士在背后捏住衣领内侧,协助穿衣者伸出手,系领部的衣结。

(4)穿衣者双臂交叉、提起腰带,递向身后。

(5)巡回护士在身后接过腰带,于背后系紧。

5.戴无菌手套

(1)检查并核对无菌手套外的号码、灭菌日期及包装是否破损。

(2)巡回护士将手套外层包装打开,洗手护士接过有内包装的手套。

(3)用一只手分别捏住两只手套的翻折部分,取出手套。

(4)将手套五指对准,先戴一只手,再以戴好手套的手指插入另一只手套的反折内面,同法戴好。戴好手套的双手调整手套的位置,将手套的翻边扣在手术衣衣袖外面。

(5)用无菌水冲净手套外面的滑石粉。

6.铺无菌单

(1)用4块无菌单遮盖切口周围。4个交角用布巾钳夹住,手术区周围要求有4~6层干燥无菌布单覆盖。

(2)铺大单,将剖腹单的口正对切口,短端向头部,长端向下肢,先展开上端后展开下端。已经铺下的无菌单,只能由手术区向外拉,不可向内移动。

三、手术室的医院感染监测和特殊感染手术患者的管理

(一)手术室的医院感染监测

每周对手、消毒液、空气、物体表面、无菌物品等进行抽查,每月对所有手术间进行空气培养

一次,其他项目检测正常进行。

1.消毒灭菌效果监测

(1)压力蒸气灭菌效果监测。

(2)干热灭菌效果监测。

(3)环氧乙烷灭菌效果监测。

(4)内镜灭菌效果监测。

2.环境卫生学监测

(1)空气消毒效果监测。

(2)医务人员衣物手部监测。

(3)物品和环境表面消毒效果监测。

(4)消毒液的监测。

(5)无菌物品的监测。

(二)特殊感染手术患者的管理

(1)安排手术在专用的隔离手术间进行。

(2)全部使用一次性敷料及物品。器械按照消毒-清洗-消毒的程序处理。

(3)备齐用物,减少人员出入,安排专人在术间外做传送工作。接送患者的平车单独使用,用后消毒。

(4)全部垃圾装入双层黄色医用垃圾袋,严密封口,以免外漏。

(5)室内人员戴手套,穿隔离衣,手术人员带双层手套。

(6)手术结束后所有物品不许带出术间。

(7)手术房间表面及地面用1%的含氯消毒液擦拭,房间空气净化消毒。

(8)器械经化学消毒液浸泡,流动水冲洗的初步初理后,送间断高压蒸气灭菌两次后方可再次使用。

(江烂林)

第三节　安排手术与人员

手术室护士长应合理安排择期手术与急诊手术,并保证手术室护士的配置满足手术需要。同时手术室护士每天应对次日行手术的患者进行术前访视。

一、手术预约

(一)择期手术预约

1.手术预约

所有择期手术由手术科室医师提前向手术室预约,一般在手术前一天上午,按规定时间通过电脑预约程序完成。择期手术预约的具体内容包括:手术患者姓名、病区、床号、住院号、性别、年龄、术前诊断、拟定手术名称、手术切口类型、手术者包括主刀、第一助手、第二助手、第三助手、第四助手、参观人员、麻醉方式、手术特殊体位和用品等。

2.手术房间安排

手术室护士长根据不同类型的手术,安排不同级别的手术间。安排原则为无菌手术与污染手术分室进行;若无条件时,应先进行无菌手术,后进行污染手术。安排手术时应注意以下事项。①护士长应在手术日前一天的规定时间内完成次日择期手术安排,并电脑确认提交后向全院公布信息,相关手术科室医师可由医院内网查询。②临时增加或更改择期手术顺序,手术科室医师需与手术室护士长和麻醉医师协商后,决定手术时间,并及时更换手术通知单。③手术因故取消,手术科室医师应填写停刀通知单,及时与手术室护士长和麻醉医师沟通。

(二)急诊手术安排

急诊手术由急诊值班医师将急诊手术通知单填写完整(内容同择期手术),送至手术室,由手术室护士长或手术室值班护士根据急诊手术患者病情的轻重缓急、手术的切口分类,与麻醉科进行沟通后予以及时安排。如遇紧急抢救,急诊值班医师可先电话通知手术室,同时填写急诊手术通知单;手术室负责人员接电话后,应优先予以安排并与麻醉科沟通,5分钟内答复急诊手术患者入室时间,做好一切准备工作,以争取抢救时间。

二、手术人员安排与术前访视

(一)手术室护士的配置和调配

为保证医疗活动的正常进行,需根据各医院的实际工作量合理进行人员配置,一般综合性医院手术室护士与手术台比例为(2.5~3.5):1,同时需遵循以下原则,结合动态调配,将每个人的能力发挥到极致,达到人尽其用,物尽其用。

1.年龄结构配备

年龄结构合理,老、中、青三结合,根据各年龄的不同特点合理安排,建议采用1:2:1的比例。

2.职称配备

各级职称结构合理,形成一个不同层次的合理梯队,中、初、初初级职称的比例为(0~1):4:8;800张以上床位的医院或教学医院比例可调整为1:3:6。

3.专业能力配备

专业能力结构合理,根据从事本专业的年限和实际工作能力分高(10年以上)、中(5~10年)、低层次(5年以下)。

(二)日间人员安排

手术前一天,在完成手术间安排后,麻醉科、手术室分别进行人员安排,按常规每台手术配备洗手护士和巡回护士各1名,特大手术如心脏手术、移植手术、特殊感染手术等,根据实际情况分别配备洗手护士和巡回护士各2名。根据不同的麻醉方式配备麻醉医师1~2名。

(三)夜间及节假日人员安排

除正常值班护士外,另设有备班,由第一值班护士根据手术需要进行人员统一调度安排;遇突发紧急事件时,向护士长汇报统一调配。

(四)手术前访视

1.访视目的

通过术前访视,对手术患者进行第一次身份核对和手术核对,同时对手术患者进行术前宣教和整体评估,了解手术患者心理需要,缓解其紧张和恐惧心理。

2.访视方法及内容

手术前一天,由次日负责相关手术的巡回护士进行术前访视。手术室护士进入病房查看病史,核对术前知情同意书和手术医嘱,核对相关诊断报告和影像学资料,仔细查阅手术患者的一般生命体征、疾病史、手术史、过敏史、特殊化验指标(如乙肝、丙肝、梅毒、艾滋病等)、与输血相关的表单是否齐全等。与病房护士进行交流,了解手术患者的一般情况后与手术患者进行身份核对和术前宣教。与手术患者进行核对,包括:①开放式地询问手术患者姓名、年龄等基本信息;询问手术患者手术部位和手术方式,与病历核对。②核对身份识别腕带。③核对手术标识。为手术患者进行手术前宣教,内容包括:手术室及手术流程简介;禁食、禁水情况;术日晨注意事项,包括病服反穿,不能穿内衣裤、去除饰物、义齿、隐形眼镜等,小便排空,如有体温异常、经期情况及时向手术医师说明;入手术室后需知,包括防止坠床的事宜、麻醉配合、可能遇到的护理问题及配合方法指导等;询问手术患者有无特殊需求。最后按术前访视单内容对手术患者进行评估,并正确填写。

(五)手术资料汇总

每天实施的所有手术,应以手术科室为单位按手术类别(急诊、择期、日间手术),进行分类详细登记,每月汇总完成月报表交予医务处,同时保存原始资料。

(江烂林)

第四节 转运和交换

一、转运者及转运车要求

根据手术通知单,手术室工勤人员通过手术推车或平车的方式,前往病房接手术患者,外出接送手术患者时,必须严格按要求穿外出衣、换外出鞋,检查患者推车的完好性,并保持棉被清洁、整齐无破损。

二、交接内容

到达病房后先核对手术患者的姓名、床号、住院号准确无误后,协助手术患者移动至患者推车上。病区护士应携带病历和手术所需物品护送手术患者至手术室,并与巡回护士在手术室门口半限制区进行交接,具体内容为:①根据病历内手术知情同意书和身份识别带核对手术患者姓名、病床号、住院号、拟手术名称、药物过敏史和血型。②检查手术标识是否准确无误。③确认禁食情况、肠道准备等术前准备均已完成,检查手术患者手术衣是否穿戴正确,是否已取下义齿、饰物等。④评估手术患者神志、皮肤情况、导管情况。⑤核对带入手术室的药物、影像学资料、腹带等特殊物品。交接核对无误后,病区护士与巡回护士一同填写《手术患者转运交接记录单》并签名。

此外,在转运途中,手术室护士应注意保证手术患者安全,推车者需站于手术患者头部,病历由参与护送的手术室护士或手术医师保管,他人不得随意翻阅,手术团队成员应保护手术患者的隐私。

三、转运注意事项

（1）由病房进入手术室的手术患者须戴好手术帽进入限制区，步行进入手术室的当日手术患者，需在指定区域内更换衣、裤、鞋。

（2）工勤人员和巡回护士共同护送手术患者至指定手术间，分别站于手术床两侧，协助手术患者从患者推车缓慢转移至手术床上，呈仰卧位，垫枕。

（3）予手术患者膝盖处适当的约束保护，防止意外坠床。

（4）注意给予手术患者保暖措施，冬天可以使用保温毯。

（5）为减轻手术患者的紧张情绪，可根据手术患者的不同需求选择适当的音乐放松心情。

（江烂林）

第五节　核对手术患者

一、接患者前

接患者出发前第一次查对手术通知单与手术安排表一致，查对内容包括手术间号、患者姓名、性别、科室、床号、手术时间、手术台次。

二、病房接患者时

在病房第二次查对手术通知单、患者、病历一致，查对内容包括患者姓名、性别、科室、床号、手术时间、患者携带物品如 X 线片、药品等。

三、在手术患者等待区

（1）患者接至手术等待区后，由前一日值班人员第三次查对手术通知单、病历、患者（腕式识别带）、手术安排表一致，查对内容包括手术间号、患者姓名、性别、科室、床号、手术时间和手术台次。

（2）二线值班护士和麻醉医师查对患者后在手术安排表上签名，挂上手术间号码挂牌，让患者暂时在等待室等待手术；由该台手术的巡回护士与麻醉医师至等待室再次查对患者无误后将患者接入手术间。

四、患者入手术间

（1）该台手术的巡回护士核对患者科室、床号、姓名、性别、年龄、手术名称、手术部位等。

（2）麻醉医师及手术第一助手再次核对无误后，在患者及患者财产交接本相应栏签名。

（3）接台手术在同一手术间内进行时，更要注意严格查对。

五、接台手术

（1）接台手术时，巡回护士提前电话通知病房做术前准备，并在患者及患者财产交接本上填写好患者基本情况，将手术通知单夹在患者及患者财产交接本内送至机动护士或办公室护士处。

（2）若巡回护士较忙时，可电话通知机动护士去手术间取患者财产交接本并确认所接患者。

（3）患者接至等待室后，由办公室护士查对患者、为患者戴手术帽并告知办公室人员将患者手术情况动态信息录入电脑显示屏，以告慰患者家属。（江烂林）

第六节　摆放手术体位

手术体位的正确放置,能在充分暴露手术野的同时,保证手术患者维持正常的呼吸、循环功能,有效缩短手术时间,防止和减轻各种相关并发症的发生,是手术成功的基本保障之一,也是手术室护士必须正确掌握的最基本的操作技能之一。

一、手术体位管理原则

(1)根据手术部位的不同,放置最佳的手术体位,使手术野充分暴露,便于医师的操作。

(2)应确保呼吸、循环功能不受干扰,有利于麻醉医师术中观察以及静脉给药。

(3)避免肢体的神经血管受压、肌肉拉伤、皮肤受损等,保证手术患者安全。

(4)在确认手术患者被充分固定和支撑的同时,应尽可能地保持符合手术患者生理功能的舒适体位。

(5)应注意保护患者隐私,避免身体过分暴露。体位放置时各种物品(包括各类防护垫、固定带、护臂套、护脸胶布等)应准备充分。图 3-1、图 3-2 是几种常见的体位摆放辅助用品。

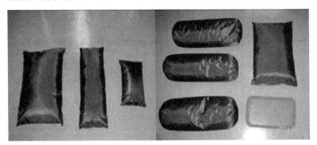

图 3-1　各类体位摆放辅助用品

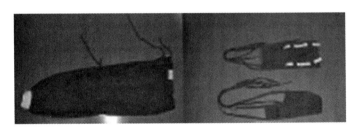

图 3-2　护臂套、绑脚带、拉肩带

二、常见手术体位的应用范围和摆放方法

根据手术部位以及手术入路的需要分为 5 种常见手术体位,分别为仰卧位、侧卧位、俯卧位、膀胱截石位和坐位。

(一)仰卧位

适用于头、面、胸、四肢、腹部及下腹部手术,是外科手术中最常用的手术体位(图 3-3)。

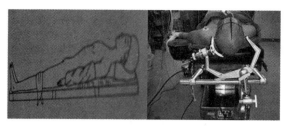

图 3-3　仰卧位

1．摆放方法

（1）放置搁手板，将双臂放于搁手板上，外展＜90°，防止臂丛神经受损，手心朝上，远端关节高于近端关节；亦可根据手术需要，使双臂自然放于身体两侧，用事先横放于手术患者背部的小单卷裹固定双手。遇神经外科额、颞、顶及颅前窝等手术，可用小单将身体包裹，并用约束带固定，松紧适宜。

（2）根据手术患者腰前凸深度，放置厚薄合适的软垫，维持腰部正常生理曲线。

（3）膝关节腘窝部垫一软垫，使双腿自然弯曲，以达到放松腹部肌肉，增加手术患者舒适度的目的。

（4）双下肢伸直，使头、颈、躯干、下肢呈一直线摆放，用约束带固定于膝关节上 2 cm 左右，松紧以平插入一掌为宜。

（5）双足跟部放置脚圈，减少局部受压。

2．注意事项

（1）注意麻醉头架和器械托盘摆放的位置，避免影响手术患者呼吸、循环功能和麻醉医师的观察。

（2）肝、脾手术，如脾切除术、肝右叶切除术等，可根据手术需要在术侧垫一软垫，抬高并暴露术野。

（3）胸部前切口手术，如乳腺癌根治术，将患侧上肢外展置于托手器械台上，外展＜90°，调整托手器械台高度与手术床高度一致，并于术侧垫一软垫，充分暴露术野。

（4）前列腺及膀胱手术，可根据手术需要，在手术患者骶尾部垫一软垫，既有利于暴露术野又分散了骶尾部的压力。

（5）颅脑手术时，头部必须略高于躯体 3～5 cm，有利于静脉回流，避免脑充血导致颅内压增高。

（二）侧卧位

侧卧位主要分为 90°侧卧位和半侧卧位，90°侧卧位适用于胸外科（如肺、食管）、泌尿外科（肾脏、输尿管等）和脑外科（颞部肿瘤、桥小脑角区肿瘤）手术（图 3-4）；半侧卧位适用于胸腹联合切口及前胸部手术。

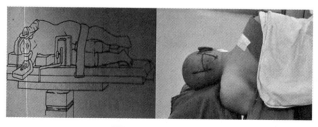

图 3-4　90°侧卧位

1.90°侧卧位摆放方法

(1)待手术患者麻醉后,将手术患者身体呈一直线从仰卧位转成90°侧位,患侧朝上。

(2)放置头圈于手术患者头下,使眼睛和耳朵处于头圈的空隙中。

(3)90°侧卧位搁手架分为上下两层,患侧上肢放置于上层,健侧上肢放置于下层,并分别予以固定,手指稍露,便于观察末梢血液循环。

(4)于健侧腋下(即胸部下方第4、5肋处)放置胸枕,其厚度以手术患者健侧臂丛神经及血管不受压为宜。

(5)下腹部和臀部分别用一个髂托固定。

(6)根据手术方式调整双腿伸直弯曲与否,并用约束带固定髋关节或膝关节。双腿间和踝部分别夹一软枕,避免骨隆突处受压。

2.半侧卧位摆放方法

半侧卧位是指使手术患者侧转成30°～40°体位。首先将手术患者健侧上肢放置于搁手板上,外展<90°。患侧上肢用护臂套保护后屈曲固定于麻醉头架上,高度适宜,避免外展及牵拉过度。患侧肩、胸、腰背部放置适当的软垫或半侧卧位专用斜坡式软垫。健侧腋下平乳头处和(或)髂前上棘处用1～2个髂托固定。双下肢用约束带固定,腘窝部垫一软垫。双足跟部放置脚圈,减少局部受压。

3.注意事项

(1)将手术患者从仰卧位翻转成侧卧位的过程中,必须保持手术患者头、颈、躯干成一直线,呈"滚筒式"翻转。

(2)上肢搁手架应可调节高度和角度,使双上肢外展均不超过90°,并呈抱球状。

(3)开颅手术放置侧卧位时,应使手术患者背侧尽量靠近床的边缘,并向前俯,必须注意身体的背部和四脚固定架之间要加衬垫,防止压伤。

(4)手术患者导尿管及深静脉穿刺管应从空隙中穿出,保证引流通畅;电极板应粘贴于患侧下肢的大腿、小腿或臀部。

(三)俯卧位

适用于后颅窝、颈椎后路、脊柱后入路、腰背部等手术(图3-5)。

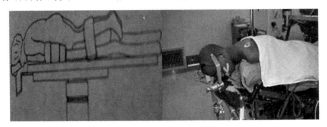

图3-5　俯卧位

1.摆放方法

(1)待手术患者麻醉后,将手术患者成一直线从仰卧位缓慢转换为俯卧位,转换体位时使双臂紧贴于身体两侧,避免肩肘关节意外扭曲受伤。

(2)将手术患者头部移出手术床,直接放置于头托上或固定于头架上,调整头托或头架位置及高度,保证手术部位突出显露的同时呼吸通畅。

（3）双上肢平放于身体两侧，中单固定，约束带加固，或将双上肢自然弯曲置于头旁两侧搁手架上。

（4）胸部垫一大软垫，尽量靠上，于髂嵴两侧各垫一小方垫；或将两个中圆枕呈外八字形斜垫于两锁骨至肋下，将一中圆枕横垫于耻骨联合和髂嵴下，呈三角形，使胸腹部呈悬空状，保持呼吸运动不受限和静脉回流通畅。

（5）双侧膝盖下各垫一小软圈，两小腿胫前横置一软枕，使手术患者小腿呈自然微曲，增加舒适度。双足背下垫一小方软枕，避免足背过伸引起足背神经损伤。双腿用约束带固定。

2.注意事项

（1）头部需妥善固定于头托或头架上，使用头托者必须注意前额、眼睛、耳朵、下颚、颧骨等处的保护，可选择凝胶头托或在放置体位前在前额、颧骨等易受压处给予防压疮透明敷贴，防止压疮发生。

（2）放置俯卧位时应使用适当体位垫，使胸腹部悬空，避免受压，保持呼吸通畅和静脉回流。

（3）男性手术患者注意避免阴茎和阴囊受压，女性手术患者注意避免乳房受压。

（4）肥胖的手术患者，应注意两侧手臂的固定和保护，避免术中手臂意外滑落或由于固定约束过紧造成压伤。

（四）膀胱截石位

适用于会阴部及经腹会阴直肠手术（图 3-6）。

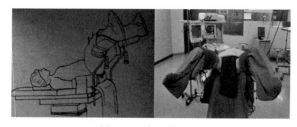

图 3-6　膀胱截石位

1.摆放方法

（1）将搁脚架分别置于手术床的两侧，根据手术患者大腿的长度及手术方式调节搁脚架的高度和方向。

（2）手术患者呈仰卧位，待麻醉后，脱去长裤，套上棉质裤套，下移手术患者身体，直至其尾骨略超过手术床背板下沿。

（3）将手术患者屈髋屈膝，大腿外展成 60°～90°，分别缓慢置于搁脚架上，根据不同手术方式调节大腿间的角度及前屈角度，并用约束带固定双脚。

（4）卸下或摇下手术床尾部 1/3 部分，根据手术需要，可于臀部下方置一软垫，减轻局部压迫，便于操作。

（5）将一侧上肢置于身体旁，用小单包裹固定，另一侧上肢置于搁手板上，外展＜90°。

2.注意事项

（1）大腿前屈的角度应根据手术需要调整，经腹会阴手术，搁脚架与手术台成 70°左右，单纯会阴部手术成 105°左右，腹腔镜下左半结肠癌、乙状结肠癌和直肠癌根治术，双腿不要过度分开，股髋关节、膝关节屈曲成 150°～170°。

（2）两侧搁脚架必须处于同一水平高度。

（3）放置截石位必须注意保护双侧腘窝，在腘窝下应置平整的薄软垫，并且避免其外侧面受硬物挤压，防止腓总神经损伤。

（4）手术结束恢复体位时，应缓慢地将一条腿先从搁脚架上放下，避免血流动力学短时间内发生变化，引起直立性低血压。

（5）对于有骨盆、股骨颈骨折史的手术患者，可通过抬高骶尾部使盆腔尽可能得到伸展。在放置和恢复体位时，均应小心操作，尽量使髋关节和膝关节同时运动，避免髋关节旋转，尤其是外旋外展。

（6）放置截石位过程中，应注意手术患者的保暖，并且注意保护手术患者的隐私。

（7）需进行肠道灌洗的直肠手术，应在手术患者臀下铺置防水巾，防止冲洗液浸湿床单，引起压疮发生。

（五）坐位

适用于后颅手术（图3-7）。

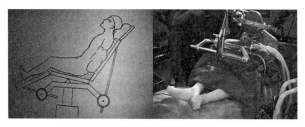

图3-7 坐位

1.摆放方法

（1）双腿选择合适的防栓袜或缠弹力绷带，避免栓塞的形成，防止深静脉血栓，甚至肺栓塞的发生。

（2）双膝下垫一长圆枕，使两腿稍有弯曲，防止下肢过伸。

（3）静脉通路通常建立于手术患者的左上肢，妥善固定，同时需保持静脉通路的通畅，外接延长管，方便于术中加药。

（4）两臂套上护臂套，以防电刀灼伤。让双手指稍露，有利于在术中观察末梢循环。双手下分别放置长圆枕上并予以固定。

（5）卸下手术床头板，双手抱住手术患者头部，床背慢慢抬起，直至床背成90°。

（6）儿童或坐高较低者，臀下垫软方枕若干，使手术切口及消毒范围高于床背。

（7）安置头架，并固定于手术床，调整手术床位置。

（8）手术患者前胸与头架之间垫大方枕予以保护，并用约束带固定于床背。

2.注意事项

（1）穿防栓袜前，评估手术患者腿的长度和小腿最粗段的周长，选择合适的防栓袜。穿防栓袜前应先抬高双下肢，然后再穿。

（2）为防止直立性低血压，床背抬高速度尽量放慢，在整个过程中，需密切监测各项指标，如有血压下降或心率减慢等，应立即停止体位变动。

（3）体位安放完毕后，再次仔细检查头架的各个关节是否拧紧，检查手术患者身体的各部位是否已妥善固定;检查导尿管和深静脉穿刺管是否通畅,集尿袋可挂于手术患者左侧床边,以便观察术中的尿量。

(4)手术结束后手术患者仍须保持坐位姿势送回病房,为保证安全,须将手术患者头部固定在床头。

(江烂林)

第七节　手术前患者的护理

从患者确定进行手术治疗,到进入手术室时的一段时间,称手术前期。这一时期对患者的护理称手术前患者的护理。

一、护理评估

(一)健康史

1.一般情况

注意了解患者的年龄、性别、职业、文化程度和家庭情况等;对手术有无思想准备、有无顾虑和思想负担等。

2.现病史

评估患者本次疾病发病原因和诱因;入院前后临床表现、诊断及处理过程;重点评估疾病对机体各系统功能的影响。

3.既往史

了解患者的个人史、宗教史和生活习惯等情况。详细询问患者有无心脏病、高血压、糖尿病、哮喘、慢性支气管炎、结核、肝炎、肝硬化、肾炎和贫血等病史,以及既往对疾病的治疗和用药等。注意既往是否有手术史,有无药物过敏史。

(二)身体状况

1.重要器官功能状况

如心血管功能、肺功能、肾功能、肝功能、血液造血功能、内分泌功能和胃肠道功能状况。

2.体液平衡状况

手术前,了解脱水性质、程度、类型、电解质代谢和酸碱失衡程度,并加以纠正,可以提高手术的安全性。

3.营养状况

手术前,若有严重营养不良,术后容易发生切口延迟愈合、术后感染等并发症。应注意患者有无贫血、水肿,可对患者进行身高、体重、血浆蛋白测定、肱三头肌皮褶厚度、氮平衡试验等检测,并综合分析,以判断营养状况。

(三)辅助检查

1.实验室检查

常规检查:血常规检查应注意有无红细胞、血红蛋白、白细胞和血小板计数异常等现象;尿常规检查应注意尿液颜色、比重,尿中有无红、白细胞;大便常规检查应注意粪便颜色、性状、有无出血及隐血等。凝血功能检查:包括测定出凝血时间、血小板计数和凝血酶原时间等。③血液生化检查:包括电解质检查、肝功能检查、肾功能检查和血糖检测等。

2.影像学检查

查看 X 线、CT、MR、B 超等检查结果,评估病变部位、大小、范围及性质,有助于评估器官状态和手术耐受力。

3.心电图检查

查看心电图检查结果,了解心功能。

(四)心理-社会状况

术前,应对患者的个人心理和家庭社会心理充分了解,患者大多于手术前会产生不同程度的心理压力,出现焦虑、恐惧、忧郁等反应,表现为烦躁、失眠、多梦、食欲下降和角色依赖等。

二、护理诊断及合作性问题

(一)焦虑和恐惧

与罹患疾病、接受麻醉和手术、担心预后及住院费用等有关。

(二)知识缺乏

如缺乏有关手术治疗、麻醉方法和术前配合等知识。

(三)营养失调:低于机体需要量

与原发疾病造成营养物质摄入不足或消耗过多有关。

(四)睡眠形态紊乱

与疾病导致不适、住院环境陌生、担心手术安全性及预后等有关。

(五)潜在并发症

如感染等。

三、护理措施

(一)非急症手术患者的术前护理

1.心理护理

(1)向患者及其亲属介绍医院环境;主管医师、责任护士情况;病房环境、同室病友和规章制度,帮助患者尽快适应环境。

(2)工作态度:态度和蔼,关心、同情、热心接待患者及其家属,赢得患者的信任,使患者有安全感。

(3)术前宣教:可根据患者的不同情况,给患者讲解有关疾病及手术的知识。对于手术后会有身体形象改变者,应选择合适的方式,将这一情况告知患者,并做好解释工作。

(4)加强沟通:鼓励患者说出心理感受,也可邀请同病房或做过同类手术的患者,介绍他们的经历及体会,以增强心理支持的力度。

(5)必要时,遵医嘱给予适当的镇静药和安眠药,以保证患者充足的睡眠。

2.饮食护理

(1)饮食:根据治疗需要,按医嘱决定患者的饮食,帮助能进食的患者制订饮食计划,包括饮食种类、性状、烹调方法、量和进食次数、时间等。

(2)营养:向患者讲解营养不良对术后组织修复、抗感染方面的影响;营养过剩、脂肪过多,给手术带来的影响。根据手术需要及患者的营养状况,鼓励和指导患者合理进食。

3.呼吸道准备

(1)吸烟者:术前需戒烟2周以上,减少呼吸道的分泌物。

(2)有肺部感染者:术前遵医嘱使用抗菌药物治疗肺部感染,痰液黏稠者,给予超声雾化吸入,每天2次,使痰液稀释,易于排出。

(3)指导患者做深呼吸和有效的咳嗽排痰练习。

4.胃肠道准备

(1)饮食准备:胃肠道手术患者,入院后即给予低渣饮食。术前1～2天,进流质饮食。其他手术,按医嘱进食。为防止麻醉和手术过程中的呕吐,引起窒息或吸入性肺炎,常规于手术前禁食12小时,禁饮4小时。

(2)留置胃管:消化道手术患者,术前应常规放置胃管,减少手术后胃潴留引起的腹胀。幽门梗阻患者,术前3天每晚以温高渗盐水洗胃,以减轻胃黏膜充血水肿。

(3)灌肠:择期手术患者,术前一天,可用0.1%～0.2%肥皂水灌肠,以防麻醉后肛门括约肌松弛,术中排出粪便,增加感染机会。急症手术不给予灌肠。

(4)其他:结肠或直肠手术患者,手术前3天,遵医嘱给予口服抗菌药物(如甲硝唑、新霉素等),减少术后感染的机会。

5.手术区皮肤准备

简称备皮(图3-8),包括手术区皮肤的清洁、皮肤上毛发的剃除,其目的是防止术后切口感染。①颅脑手术:整个头部及颈部。②颈部手术:由下唇至乳头连线,两侧至斜方肌前缘。③乳房及前胸手术:上至锁骨上部,下至脐水平,两侧至腋中线,并包括同侧上臂上1/3和腋窝。④胸部后外侧切口:上至锁骨上及肩上,下至肋缘下,前后胸都超过中线5 cm以上。⑤上腹部手术:上起乳头水平,下至耻骨联合,两侧至腋中线,包括脐部清洁。⑥下腹部手术:上自剑突水平,下至大腿上1/3前、内侧及外阴部,两侧至腋中线,包括脐部清洁。⑦肾区手术:上起乳头水平,下至耻骨联合,前后均过正中线。⑧腹股沟手术:上起脐部水平,下至大腿上1/3内侧,两侧到腋中线,包括会阴部。⑨会阴部和肛门手术:自髂前上棘连线至大腿上1/3前、内和后侧,包括会阴部、臀部、腹股沟部。⑩四肢手术:以切口为中心,上下方20 cm以上,一般多为整个肢体备皮,修剪指(趾)甲。

(1)特殊部位的皮肤准备要求。①颅脑手术:术前3天剪短毛发,每天洗头,术前3小时再剃头1次,清洗后戴上清洁帽子。②骨科无菌手术:术前3天开始准备,用肥皂水洗净,并用70%乙醇消毒,用无菌巾包扎;手术前一天剃去毛发,70%乙醇消毒后,无菌巾包扎;手术日早晨重新消毒后,用无菌巾包扎。③面部手术:清洁面部皮肤,尽可能保留眉毛,作为手术标志。④阴囊和阴茎部手术:入院后,每天用温水浸泡,并用肥皂水洗净,术前一天备皮,范围同会阴部手术,剃去阴毛。⑤小儿皮肤准备:一般不剃毛,只做清洁处理。

(2)操作方法:①先向患者讲解皮肤准备的目的和意义,以取得理解和配合。②将患者接到换药室或者处置室,若在病室内备皮,应用屏风遮挡,注意保暖及照明。③铺橡胶单及治疗巾,暴露备皮部位。④用持物钳夹取肥皂液棉球,涂擦备皮区域,一手绷紧皮肤,一手持剃毛刀,分区剃净毛发,注意避免皮肤损伤。⑤清洗该区域皮肤,若脐部则用棉签清除污垢。

6.其他准备

(1)做好药物过敏试验,根据手术大小,必要时备血。

(2)填写手术协议书,让患者及其家属全面了解手术过程、存在的危险性,可能出现的并发症等。

7.手术日晨护理

(1)测量生命体征,若发现发热或其他生命体征波动明显,如女性患者月经来潮,应报告医师是否延期手术或进行其他处理。

(2)逐一检查手术前各项准备工作是否完善,如皮肤准备、禁食、禁饮;特殊准备是否完善。

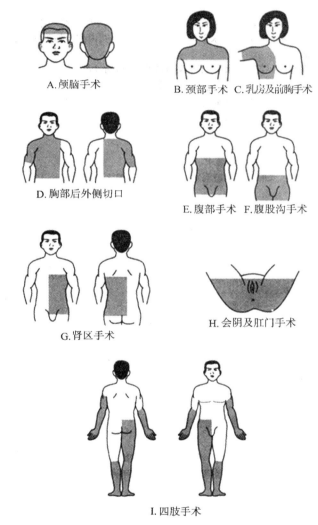

图 3-8　皮肤准备的范围

(3)遵医嘱灌肠,置胃肠减压管,排空膀胱或留置导尿管,术前半小时给予术前药等。

(4)帮助患者取下义齿、发夹、首饰、手表和眼镜等,将其贵重物品及钱物妥善保管。

(5)准备手术室中需要的物品,如病历、X 线片、CT 和 MRI 片、引流瓶、药品等,在用平车护送患者时,一并带至手术室。

(6)与手术室进行交接,必须按照床号、姓名、性别、住院号、手术名称等交接清楚。

(7)做好术后病房的准备,必要时,安排好监护室。

8.健康指导

应注意向患者及其家属介绍疾病及手术的有关知识,如术前用药、准备、麻醉及术后恢复的相关知识;指导患者进行体位训练、深呼吸练习、排痰方法、床上排便练习,以及床上活动等,有利于减少术后并发症的发生,促进机体尽快恢复。

(二)急症手术患者的术前护理

急症手术是指病情危急,需在最短时间内迅速进行的手术。术前准备须争分夺秒,争取在短时间内,做好手术前必要的辅助检查。嘱患者禁食、禁饮;迅速做好备皮、备血、药物过敏试验;完成输液、应用抗菌药物、术前用药等必要准备。在可能的情况下,向患者家属简要介绍病情及治疗方案。

（李潇珊）

第八节　手术中患者的护理

一、基本监测技术

(一)心电监护

心电监测是临床上应用最为广泛的病情监测参数,是指用心电监护仪对被监护者进行持续不间断的心电功能监测,通过心电监护仪反映心肌电活动的变化。早期,为了连续监测患者的心电,出现了由心电示波、心率计和心电记录器构成的最基本的心电监护仪。随着医学的发展,急危重症患者的监护水平不断提高,加之电子及计算机技术等在医疗仪器设备中的应用,又产生了多导心电、呼吸、温度、血压以及血氧饱和度等多参数的监护仪。目前,心电监测普遍采用了床旁监护仪发送的心电波形和数字形式获取相关信息。床旁监护系统是通过导联线与机体相关部位的电极片连接获取心电信号,再经电模块将其进行放大及有关处理。除心电信号外,床旁监护系统可配备其他模块,获取多种监测信息。

1.心电导联的连接

心电电极多采用一次性液柱型电极(银-氯化银电极嵌入含浸渍导电糊泡沫塑料的杯型合成树脂),于丙苯酮或乙醚混合液清洁皮肤后,贴于相应位置。目前,基本上采用5个电极,具体放置如下。①右上为红色(RA):胸骨右缘锁骨中线第1肋间;②右下为黑色(RL):右锁骨中线剑突水平处;③中间为褐色(C):胸骨左缘第4肋间;④左上为黄色(LA):胸骨左缘锁骨中线第1肋间;⑤左下为白色(LL):左锁骨中线剑突水平处。通过电极放置的位置可模拟心电图导联检查效果,以便对监测结果进行合理分析。如两侧锁骨下与两侧锁骨中线第7肋间可模拟标准导联;两侧锁骨下和胸骨中侧第4肋间可模拟 V_1 导联;两侧锁骨下和左锁骨中线第5肋间可模拟 V_5 导联。此外,临床上可根据不同情况只放置3个电极也可达到监测目的,如只放置 RA、RL、LA 电极。

2.心电监护指标及目的

心电监测的主要指标包括心率和心律、QRS 波形、有无 P 波与 P 波形态、振幅及间期、P-R 间期、Q-T间期、R-R间期、T波形态以及有无异常波形出现等。通过对上述指标的监测,要达到及时发现致命性与潜在致命性心律失常、可能影响血流动力学的过缓或心动过速以及心肌缺血的ST段和T波的改变的目的。致命性快速心律失常包括心室颤动、心室扑动、持续性室性心动过速,以及心房颤动且心室率超过220次/分钟者等,其常见病因包括呼吸疾病并发急性心肌梗死、冠心病心肌缺血急性发作及其他严重心脏病。致命性心律失常包括长时间心脏停顿或心室停顿及高血钾所致的严重缓慢心律失常等,其常见呼吸系统疾病的病因有呼吸衰竭、气道梗阻、肺动脉栓塞,以及其他心脏病患者如急性心肌梗死、心肌炎及心包压塞等。心肌缺血的监测常需要将心电电极模拟 V_5 导联位置,而无关电极分别放置于胸骨柄和右腋前线第5肋间。心肌缺血监测的目的为发现无症状性心肌缺血与确诊有症状的心肌缺血发作;监测持续心肌缺血状态发展动向;心肌缺血治疗效果监测等。

3.监测的原理

心电监护的基本过程是在导联线电极上获取的心电信息经心电模块将其放大及有关处理。心电模块主要包括导联选择、生物放大器、心率计、信号处理等部分组成。心电信号通过导联线上的电极获取。导联选择不同电极间的电位进行测量。而人体体表的心电信号幅度只有 1 mV左右,必须将其放大 1 000 倍以上才能通过监视器显示和记录器记录出来,因此,心电放大器是一个高增益、高输入阻抗的放大器。

4.护理

(1)操作程序:使用心电监护仪必须掌握正确的操作流程,以确保监护仪的正常运转和使用寿命。目前临床上使用的综合心电监护仪的操作程序基本相似。具体要求如下。①准备物品:主要有心电监护仪机器及其配件,如导联线、血氧监测线与探头、电极贴、生理盐水棉球、配套血压测量袖带等。②患者准备:将患者取舒适体位,如平卧或半卧位,解释监护的需要与目的。擦拭清洁导联粘贴部位。③接通心电监护仪:连接电源,打开主机,等待机器自检结束后,调试仪器至功能监测状态并根据需要调试报警范围。④连接电极:贴电极片,连接心电导联线,如电极与导线连接为按扣式,应先将电极与导线连接后贴于相应部位。⑤连接袖带:将袖带绑至肘窝上3～6 cm处,松紧以插入两手指为宜。连接测量血压的导线。⑥监测指标并记录。

(2)注意事项:①心电监测的效果受多种因素的影响,其中最重要的是电极粘贴是否稳妥。为保证监测质量,对胸部皮肤须进行剃毛处理或用细砂纸轻轻摩擦皮肤,再放置电极。一般60～72小时更换电极片。②监测时要注意患者体位改变或活动会对监测结果的影响,心电示波可出现不规则曲线,呈现出伪心率或心律。因此,对监测结果要进行综合分析,必要时,听诊心音进行对比,以确定监测结果的真伪。③使用胸前心电监护导联时,若存在规则的心房活动,则应选择P波显示较好的导联。QRS振幅应＞0.5 mV,以便能触发心率计数。如除颤时放置电极板,必须暴露出患者的心前区。心电监护只是为了监测心率、心律变化,若需分析ST段异常或更详细地观察心电图变化,应做常规12导联心电图。

(二)动脉血压监护

1.基本概念

(1)血压:血管内血液对血管壁的侧压力为血压。测压时是以大气压为准,用血压高于大气压的数值表示血压的高度,通常用 mmHg、kPa 为单位来表示。产生血压的重要因素是心血管系统内有血液充盈和心脏的射血力量。

(2)动脉压:动脉压是器官组织灌注的一个极好的生理和临床指标,适度有效的器官组织灌注对生存必不可少。动脉压取决于心排量和血管阻力。其相互间的关系可用公式表达:平均动脉压－中心静脉压＝心排量×外周血管阻力。动脉压在一个心动周期中可能随着心室的收缩与舒张而发生规律性的波动。心室收缩时,动脉压升高,当达到最高值时称为收缩压;心室舒张时,动脉压下降,当降至最低时,为舒张压;收缩压与舒张压的差值称为脉压;一个心动周期中每一瞬间动脉血压的平均值,被称为平均动脉压。但须注意平均动脉压不是收缩压与舒张压之和的一半,而是更接近于舒张压。

(3)正常值:正常人血压会受多方面因素的影响。WHO将血压分为"理想血压""正常血压""正常高压"等(表3-1)。血压的数值可随年龄、性别及其他生理情况而变化。年龄增高,动脉血压逐年增高,收缩压的升高比舒张压的升高明显。男性比女性高,女性在更年期以后有明显的升高。体力劳动或情绪激动时血压可暂时升高。

表 3-1　血压水平的定义和分类(WHO/ISH)

类别	收缩压/mmHg	舒张压/mmHg
理想血压	<120	<80
正常血压	<130	<85
正常高压	130～139	85～99
1级高血压("轻度")	140～159	90～99
亚组:临界高血压	140～149	90～94
2级高血压("中度")	160～179	100～109
3级高血压("重度")	≥180	≥110
单纯收缩性高血压	≥140	<90
亚组:临界收缩期高血压	140～149	<90

(4)动脉压波形:正常血压波形可分为二相,即收缩相和舒张相。收缩相是指主动脉瓣开放和快速射血到主动脉时所形成的波形,此动脉波形为急剧上升至顶峰,随后血流经主动脉到周围动脉,压力下降,主动脉瓣关闭,在动脉波下降支斜坡上出现切迹,称为重搏切迹。舒张相是从主动脉瓣关闭直至下一次收缩开始。动脉压波形逐渐下降至基线。舒张相最低点是舒张压。

2.监测方法与原理

目前,临床常用的监测血压方法有两大类。一类是无创测量法,即指袖带式自动间接动脉血压监测。其原理来自传统的人工听诊气袖法,所不同的是在判别收缩压和舒张压时是通过检测气带内气压的搏动实现的。另一类是有创测量法,即指在动脉内置管进行动脉血压连续监测的直接动脉血压监测法,其原理是使用一般的弹簧压表,但仅能测出平均动脉压,而使用电子压力换能器监测仪,则可测出动脉收缩压、舒张压,还可测得压力波形,且记录一次心动周期的压力波形的变化。两类监测血压法各有其优点和不足。直接动脉压监测的主要优点是如下。

(1)可连续监测收缩压、舒张压和平均动脉压,并将其数值及波形实时显示在监护仪荧光屏上,及时准确地反映患者血压动态变化。

(2)有助于根据动脉血压的变化判断体内血容量、心肌收缩力、外周阻力以及有无心包压塞等病情变化。

(3)可以弥补由于袖带监测血压而导致血压测不出或测量不准确的弊端,直接反映动脉血压的实际水平。

(4)可通过动脉置管采集各种动脉血标本,以免除因反复动脉穿刺给患者带来的痛苦。无创血压监测法操作较有创监测法安全、简单、易于操作,可直接避免有创监测时置管所出现的血栓形成或感染等危险。一般来说,在危重症患者的急救过程中多采用有创监测法,但随病情缓解应尽早改为无创监测法,以减少各种并发症的发生。

3.影响因素

影响动脉血压的因素很多,如每搏输出量、心率、外周阻力、动脉管壁的弹性及循环血量等。这些因素相互关联、相互影响,如心率影响心室充盈和每搏输出量的某些变化,心排血量的改变必伴有血流速度和外周阻力的变化。另外,神经体液因素调节下的心排血量的变化往往会引起外周阻力的变化。临床实际中,遇到具体情况,必须结合患者的血流动力学指标的改变,综合各种因素全面分析和判断。

4.临床意义

动脉血压是衡量机体生理功能的一项重要指标,无论动脉血压过低或过高都可对机体各脏器功能的相对稳定产生十分不利的影响。通过对动脉血压的监测可推算其他心血管参数,如每搏输出量、心肌收缩力、全身循环阻力等。观察血压波形还可对患者的循环状况进行粗略估计。波形高尖见于高血压、动脉硬化及应用升压药和增强心肌收缩力的药物。波形低钝见于低心排综合征、低血压休克和心律失常以及药物影响等情况。

5.护理

无创血压监测法的护理较为简单,按常规血压测量法护理要求进行。下面重点对有创血压监测方法的护理加以论述。

(1)保持测压管通畅,防止血栓形成:①定时监测血压通畅情况,随时注意通路、连接管等各个环节是否折曲、受压,定时冲洗管路。②保持三通管正确的方向,测量时开通三通管,并以肝素盐水持续冲洗测压管。③抽取动脉血后或闭管前必须立即用肝素盐水进行快速正压封管,以防凝血阻管。④管路中如有阻塞,应及时抽出血凝块,切勿将血块推入,以防发生动脉血栓形成。⑤在病情平稳后应及时考虑拔出置管,改为无创血压监测,以防并发症出现。⑥保持各接头连接紧密,防止渗漏。

(2)防止感染:①严格无菌操作,每天消毒穿刺部位,并至少每24小时更换一次透明贴膜。②每次经测压管抽取动脉血标本时,均应以碘酒、乙醇消毒接头处。③各接头及整个管路应保持严格封闭及无菌状态。

(3)防止空气栓塞:在操作过程中,严格控制空气进入管路,防止空气栓塞。

(4)预防并发症:常见并发症可有远端肢体缺血、出血、感染和测压管脱出,具体护理如下。

1)远端肢体缺血:引起远端肢体缺血的主要原因是血栓形成、血管痉挛及局部长时间包扎过紧等。预防办法有:①置管前要判断肢端动脉是否有缺血症状。②穿刺血管时,动作要轻柔稳准,穿刺针选择要粗细得当,避免反复穿刺损伤血管。③固定肢体勿过紧,防止影响血液循环。

2)局部出血血肿:穿刺后要密切观察局部出血情况,对应用抗凝药或有出血倾向者要增加压迫止血的时间,至少5分钟。穿刺局部应用宽胶布加压覆盖,必要时加沙袋压迫止血。如有血液渗出要及时清除,以免影响对再次出血情况的观察。

3)感染:动脉置管可发生局部或全身感染。一旦发生全身感染多由血源性感染所致,后果严重。因此,置管期间严密观察体温变化,如出现高热、寒战,应及时查找原因;如发现穿刺部位出现红、肿或有分泌物形成,应加强换药,并取分泌物进行细菌培养,以协助诊断,合理选择抗生素。置管期间一旦发生感染应立即拔管,并将测压管末端无菌封闭送做细菌培养。

4)测压管脱出:置管期间,穿刺针及管路要固定稳妥,防止翻身等操作时将管拉出。对躁动患者要采取好保护措施,必要时将患者手包紧,防止患者不慎将管拔出,一旦发生管路脱出,切忌将管送回,以防感染。

(三)血氧饱和度监护

血氧饱和度(SaO_2)是指血氧含量与血红蛋白完全氧合的氧容量之比。即 $SaO_2 =$ 动脉血实际结合氧/动脉血氧结合饱和时含氧量$\times 100\%$。临床上常用的 SaO_2 监测仪,是通过无创的红外线探头监测患者指(趾)端小动脉搏动时的氧合血红蛋白的百分数而获得经皮 SaO_2。SaO_2 正常范围为 $94\% \sim 100\%$。

1.测定方法

经皮血氧饱和度的探头有两种。一种是指夹式,探头由夹子式构成,一面发射红光,一面接收,适用于成人及儿童。另一种是粘贴式,由两个薄片构成,可分别粘在患者指或趾两侧,适用于新生儿和早产儿,因儿童的指或趾较小且细嫩,用指夹式探头夹不住,即便夹住也容易压伤指或趾。

2.测定原理

(1)分光光度测定法:将红外线探头放置于患者指(趾)端等适当的位置,根据血红蛋白和氧合血红蛋白对光吸收特性不同的特点,利用发光二极管发射出红外光和红外线穿过身体适当部位的性质,用可以穿透血液的红光(波长 660 μm)和红外线(940 μm)分别照射组织(指或趾),并以光敏二极管接受照射后的光信号,为了排除动脉血以外其他组织的影响,只取搏动的信号,经计算机采样分析处理氧合血红蛋白占总血红蛋白的百分数,最终显示在监视器上。但如果无脉搏,则不能进行测量。

(2)容积测定法:正常生理情况下,毛细血管和静脉均无搏动,仅有小动脉有搏动。入射光线通过手指时,在心脏收缩期,手指血容量增多,光吸收量最大;反之,在心脏舒张期,光吸收量最小。因此,光吸收量的变化反映了组织血容量的变化。此种方法只测定搏动性血容量,而不受毛细血管和静脉影响,也与肤色和皮肤张力无关。

3.临床意义

(1)提供低氧血症的监测指标,指导氧疗:监测指尖 SpO_2 方法简单、便捷、安全,通过监测所得的 SpO_2 指标,可以及时发现危重症患者的低氧血症及其程度,指导选择和调节合理氧疗方式,改善低氧血症,避免或减少氧中毒的发生。

(2)提供应用机械通气治疗的依据,指导通气参数的调整:监测能帮助确定危重症患者实施机械通气治疗的时机,并在机械通气过程中,与其他指标相结合,对机械通气选择的通气模式、给氧浓度等参数进行调整,还可为撤机和拔除气管插管提供参考依据。

(3)提供心率监测:有些监护仪在测量血氧饱和度的同时还可以通过其血氧饱和度模块获取心率参数,其原理是通过末梢血管的脉动波计算出心率。此优点保证了心电图受干扰时心率测量的准确性,临床上应用较为方便。

4.影响因素

血氧饱和度的监测结果会受很多因素影响,如患者脉搏的强弱、血红蛋白的质和量、皮肤和指甲状态、患者血流动力学变化等。患者烦躁不安会导致测量结果不准,在使用时应固定好探头,尽量使患者安静,以免报警及不显示结果。因探头为红线及红外线,所以照蓝光的新生儿应将探头覆盖,避免直接照射,损伤探头。严重低血压、休克、体温过低或使用血管活性药物,以及血红蛋白水平较高时均可影响测量结果,应结合患者病情综合判断指标的准确性,防止影响病情的治疗和诊断。在极高的环境光照情况下也会影响测量结果,使用时应尽量避免。有研究表明,对于那些存在外周血管痉挛或因外界寒冷刺激诱导的外周低灌流时,采取额贴监测血氧饱和度比指尖的监测更有优势。

5.护理

(1)血氧饱和度的监测应排除各种干扰因素,尤其应注意人为因素的干扰,如探头放置位置、吸痰后的影响、肢端的温度等。

(2)要对监测探头进行维护和保养和防止导线断折。

(3)监测时,探头红外线射出面应直对手指(趾)甲床侧,指尖放置深度合适,以防检测结果不准确。

(4)发现监测结果持续下降低于94%时,应及时查找分析原因,排除非病情变化因素后,仍不缓解,应立即采取措施。不宜在测血压侧指尖监测血氧饱和度,以免影响监测结果。

(5)通过血氧饱和度监测结果可以粗略评估动脉血氧分压水平,以便及时判断病情变化,即当 $SaO_2 > 90\%$ 时,相当于 $PaO_2 > 7.98$ kPa(60 mmHg);当 SaO_2 为 $80\% \sim 90\%$ 时,相当于 PaO_2 $5.32 \sim 7.98$ kPa(40~60 mmHg);当 $SaO_2 < 80\%$ 时,相当于 $PaO_2 < 5.32$ kPa(40 mmHg)。

二、特殊监测技术

(一)中心静脉压监护

中心静脉压(CVP)是指右心房、上下腔静脉近右心房处的压力,主要反映右心的前负荷,正常值为 $4 \sim 12$ cmH$_2$O。通过对中心静脉压的变化进行监测,有助于判断体内血容量、静脉回心血量、右心室充盈压或心功能状态,对指导临床静脉补液及利尿药的应用有着极其重要的意义,是重危患者的重要监测指标。

1.测量方法

CVP测量通常采用开放式测量方法。此法通过颈外静脉、颈内静脉或锁骨下动脉至上腔静脉,或者通过股静脉至下腔静脉,其中上腔静脉较下腔静脉测量准确。测量时,将测压管的一端保持与大气相通的状态。另外,还有一种方法为闭合式测量,即整个测量过程保持闭合状态,不与大气相通,而通过压力传感器与压力监测仪相连接测得。右心漂浮导管也可直接测得中心静脉压。开放式测压的具体要求如下。

(1)物品准备:监护仪、监测 CVP 的测压管件一套、三通管、刻度尺、肝素盐水、延长管以及无菌消毒用物。

(2)患者准备:向患者做好解释,以取得配合;取平卧位,上腔静脉测压时要将上肢外展30°~45°,定位零点为基准点,即平卧时,右心房在腋下的水平投影平面,一般定为平腋中线第4肋间处。

(3)监测压力:CVP 监测分连续监测和间断监测。连续测量时需备综合监护仪与中心静脉压测压管一套。间断测量为每次连接测量后取下测压管。CVP 监测有两种方法,一种是间断手动人工测量法,另一种是连续仪器测量方法。具体操作方法如下。

1)间断手动人工测量方法:①将生理盐水冲入一次性延长管,三通管与接中心静脉置管的输液器相连,排尽管道内气体后备用。②将三通管开向一次性延长管侧,开放一次性延长管远端,保持垂直位,观察延长管内生理盐水下降幅度,当水柱保持不动时,从基点起测量水柱高度,即为中心静脉压测量值。③测量后关闭三通管与延长管的连接,开放输液器端。

2)连续仪器测量方法:①经锁骨下静脉或颈内静脉将中心静脉导管置入上腔静脉靠近右心房处。②导管末端通过延长管接三通接头,与测压鼓、压力换能器和监护仪相连,三通接头的另一端开口连接输液器。③测压时,使压力换能器与患者的右心房同一水平(平卧位时,平腋中线水平),压力换能器校零。④关闭输液器,使中心静脉导管与压力换能器相通;监护仪上可自动显示压力波形和数值。⑤测压结束时;将压力的换能器端关闭,输液器端与中心静脉导管连通,开始输液。

2.影响因素与临床意义

中心静脉压力来源于 4 种压力成分。

(1)静脉毛细血管压。

(2)右心房充盈压。

(3)作用静脉外壁的压力,即静脉收缩压和张力。

(4)静脉内壁压,即静脉内血容量。

因此,中心静脉压的高低与血容量、静脉张力和右心功能有关。中心静脉压升高,见于右心及全心功能衰竭、房颤、肺栓塞、气管痉挛、输血补液过量、纵隔压迫、张力性气胸、各种慢性肺疾病、心包压塞、血胸、应用血管收缩药物和患者躁动等情况时。中心静脉压下降常见于失血或脱水引起的血容量不足;也可见于周围血管扩张,如应用扩张血管药物及麻醉过深等。机械通气的患者也可影响中心静脉压,但不同的通气模式对 CVP 的影响程度不同。平均气道压越高,对循环的影响越大,两者成正相关。近年来,相关研究已显示 PEEP、PEEP＋PSV、SIMV、IPPV 等通气模式对 CVP 影响较大,尤其是在低血容量时影响更为显著。

3.护理

(1)防止测压管阻塞:测压通路需持续静脉滴注生理盐水,或测压后用肝素盐水正压封管。如停止生理连续点滴应定时进行常规封管,每天 3 次。发现测压通路内冲入较多血液,应随时进行再次封管,以防有血凝块阻塞。

(2)保持测压准确性:每次测压前均要重新校对测量零点,因患者可能随时发生体位的变动。测压时,应先排尽测压管中的气泡,防止气体进入静脉造成气栓或影响测量的准确性。测压应在患者平静状态下进行,患者咳嗽、腹胀、烦躁或机械通气应用 PEEP 均可影响测量结果的准确性。因此,如有上述症状,可先给予处理,待平静 10～15 分钟后再行测压。如应用呼吸机治疗时,当测压管中水柱下降至基本静止状态时,可暂时断开气管插管与呼吸机的连接,观察水柱再次静止时,即为静脉压。但对于无自主呼吸的患者要慎重行事。

(3)排除干扰因素:测压过程中,测压管中的液面波动最初可快速下降,当接近静脉压时,水柱液面可随呼吸上下波动,且越来越微弱,下降速度也会越来越缓慢,直到静止不动即为静脉压高度。但须注意此时应首先排除测压管阻塞或不够通畅因素,原因可能为静脉导管堵塞、受压或尖端顶于血管壁或管道漏液等,应给予及时处理,以排除干扰。测压时,应禁止同时输入药物,特别是血管活性药物,防止药液输入快,发生意外。

(4)严格无菌操作:每天消毒穿刺点、更换透明敷贴,每天更换输液管和测压管。测压或换管时必须严格消毒各个连接部位。一旦发现感染征象或排除其他原因的高热不退,应及时拔出导管,并剪下导管近心端2~3 cm,行细菌培养。如穿刺部位出现发红等感染情况,应禁止用透明胶布,改用棉质纱布,以透气、干燥创面,并增加换药次数。

(5)按需测量:测量中心静脉压的频次应随病情而定,切忌过于频繁。测量后准确记录,异常改变要随时报告医师给予处理。

(6)确保机械通气状态下测量数值的准确性:在机械通气过程中,为避免气道压力、循环血容量、通气模式及测量过程脱机等因素对CVP的影响,可对机械通气时需测量CVP的患者应用回归方程进行计算,所测得的值与患者实际CVP无显著差异,且方法安全、简便。但对肺顺应性差的患者,在用此回归方程时所得脱机后的CVP值比实际脱机所测的CVP稍低。其回归方程为:$y=0.98x-1.27$和$y=0.86x-1.33$(y和x分别为脱机前后的CVP值),只要将测得的患者上机时的CVP代入上述回归方程,即可计算出脱机后的CVP值。

(7)妥善固定管道:除静脉穿刺点及管道须用透明胶布固定外,还应在距穿刺点5 cm处,加固胶布。固定部位应避免关节及凹陷处。对清醒患者做好解释,取得配合;对躁动患者应给予适当束缚,防止牵拉或误拔导管。在保证测压管道系统密闭及通畅的同时,还应防止管道受压、扭曲,接头松动或脱落。

(二)肺循环血流动力学监护

肺循环指血液由右心室开始,经肺动脉、肺毛细血管、肺静脉,最终到达左心房的循环过程。肺循环血流动力学是研究肺循环的压力、流量、阻力及其他相关问题,是了解肺循环功能的重要方法。许多呼吸系统疾病均直接导致肺循环的异常,因此,监测肺循环功能的变化对呼吸系统疾病的诊治具有十分重要的意义。目前,肺循环血流动力学的监测方法已广泛应用于临床,尤其是应用于危重患者的救治中。

1.肺循环压力测定

肺循环压力的测定技术分为创伤性和无创性两类。前者主要为右心漂浮导管检查技术,后者包括超声法、胸部X线检查技术、肺阻抗血流图技术、磁共振成像技术、血气分析、心电图技术等。创伤性技术测定结果虽然准确,但对患者具有一定的损伤,检查所需的费用较为昂贵,检查所用的仪器设备较为复杂,在临床应用也较为局限,且不宜于重复随诊检查,患者多难以接受。无创检查方便、无创伤、价格便宜,适用于多次反复检查,但检查的准确性与有创检查相比不够确切。

目前,肺循环压力测定最直接的检查方法为右心漂浮导管检查测压法。此法被认为是评价各种无创检查性测压法准确性的“金标准”。右心漂浮导管检查除了可获取肺动脉压(PAP)、肺毛细血管楔压(PAWP)、右心房压力(CVP)的参数外,还可进行心排血量的测定,并可采取混合静脉血标本以测定混合静脉血血气指标。检查所用的主要设备与仪器包括右心漂浮导管(Swan-Ganz导管)或血流引导管(flow-dirted catheter)、压力传感器、生理记录仪、穿刺针、扩张套管等其他无菌手术器材与敷料等。检查时需在严格无菌条件下,经肘前静脉、锁骨下静脉、颈静脉或股静脉穿刺插入漂浮导管进行测定。其原理是通过导管腔内的盐水柱将血管或心腔内压力信号传递到压力换能器上,同步连续示波显示压力曲线及测定的数据,并记录下曲线图形。操作者可以通过压力曲线形态判断导管前端所处的具体位置。

测定肺动脉压力时,应注意以下各点以确保测量的准确性。

(1)先调定零点,然后使换能器上与大气相通的三通口与患者心房呈同一水平,再校正监护仪零点。

(2)挤压注水器冲洗肺动脉管腔,确认其通畅。

(3)将换能器与通向肺动脉管腔相通测得肺动脉压力。

(4)记录呼气末肺动脉压值,但需注意肺动脉压力可能受其他因素的影响,如呼吸和应用机械通气的患者。

有自主呼吸时,吸气相胸腔呈负压,肺动脉压会明显高于呼气相的压力。相反,间歇正压机械通气时,吸气相呈正压,此时的肺动脉压会明显低于呼气相时的压力。因此,无论何种状态,肺动脉压均应以呼气末数值为准。肺动脉嵌顿压的测定与测定肺动脉压的方法基本相似,不同的是要在测定肺动脉压基础上,使导管气囊充气,导管漂入肺毛细血管测得的结果同样应以呼气末时的压力为准。

测量各种压力时,应确保导管气囊嵌顿的满意效果。具体方法:先用0.01%肝素生理盐水冲洗肺动脉管腔,以排除因血块阻塞造成的假性肺动脉楔压,缓慢充气1～1.5 mL至肺动脉波形变化为相当于或低于肺动脉舒张压的细小波形,放气后出现典型的肺动脉波形,即为导管气囊嵌顿满意,也是导管的满意位置。如有测不到肺动脉楔压的情况,应考虑可能为导管退出肺动脉或气囊破裂。如需拔出右心漂浮导管时,应先核实气囊确实已放气,再缓慢地将漂浮导管拔出,扩张导管外管后应压迫止血至穿刺部位不再渗血为止。右心漂浮导管持续应用时间过长可出现多种并发症,需要密切观察相关的症状和体征。常见并发症有心律失常、感染、肺栓塞及肺动脉破裂、导管气囊破裂、血栓形成与栓塞、导管在心房或心室内扭曲或打结等,更严重时,可以出现导管折于静脉内,甚至于心搏骤停。

2.心排血量测定

心排血量又称心排血量。它反映整个循环状态,受静脉回流量、外周血管阻力、外周组织需氧量、血容量、体位、呼吸、心率和心肌收缩力的影响。目前,临床上常用Fick法(包括直接与间接Fick法)和热稀释法(亦为间接Fick法),其中后者方法较为简单,应用较为普遍。另外,还有一种方法为心阻抗图,是20世纪60年代起出现的应用生物电阻抗原理以测定心排血量的技术。此种技术具有无创伤、价廉、检查迅速等优点,已为学术界所重视。

(1)Fick法测定:心排血量(L/min)=耗氧率(mL/min)/[动脉-混合血静脉血氧含量差(mL/dL)×10]。其中氧耗量可直接测得。动静脉血管含量差测定可分别抽取动脉血和混合静脉血(经右心管抽取),经血气分析仪直接测得。但是由于此法中混合动脉血采集较为困难,因此其在临床上的应用受到限制。

(2)热稀释法:将0 ℃的冷生理盐水作为指示剂,经Swan-Ganz导管注入右心房,随血液进入肺动脉,由温度传感器连续测定流过指示剂在右心房和肺动脉内的温度变化,并记录温度/时间稀释曲线。经心排血量时计算仪描记曲线的面积,按公式算出心排血量,并显示、记录其值。此法的优点是指示剂无害,可多次测量,无须抽血检验,机器可自动计算出结果,且测量时无需穿刺动脉。

(3)心阻抗图:应用生物电阻抗原理,通过测定心动周期中胸腔生物电阻抗的变化,间接推算心搏量(SV),再乘以心率即得心排血量CO。其公式为:$SV = \rho \times (L/Z_0)^2 \times B\text{-}X$ 间期 $\times C$。式中,SV为心搏量(mL);ρ为血液电阻率,为常数135;L为两电极之间的距离(cm);Z_0为胸腔基础阻抗(Ω);B-X间期为心阻抗血流图的微力图上由B点至X点的时间间期(s);C为心阻抗血流图的微分图上收缩波的最大波幅(Ω/s)。

影响测定准确性的因素很多。心排血量过低时,心肌等组织与血液间的热交换可使测得值高于实际值。心排血量过高(>10 L/min)时测定结果亦不准确。其他如血液温度在呼吸和循环周期中的波动、呼吸不规则、低温液体在进入心室前温度升高等因素均可影响测量结果。在临床实际中,心排血量测定是通过心排血量测定仪计算,能迅速显示数据。

3.护理

导管的正确使用及有效的护理对血流动力学监测数值的准确性具有重要意义。

(1)测量准备。①患者准备:操作前要向患者介绍有关检查的重要性和必要性,消除患者紧张情绪,取得患者配合。体位即要适合监测的需要,又保持患者舒适。尤其是枕头的位置非常重要,其摆放一定要使患者满意。②呼吸道准备:术前尽量清除呼吸道痰液,给予及时的翻身、叩背,刺激咳嗽,必要时给予吸痰。手术当日,给予支气管扩张剂扩张支气管,减轻气道反应性,避免术中咳嗽影响检查结果。

(2)掌握操作要点:护士应熟悉导管的放置和测量操作程序,熟悉导管所在部位的压力及正常值,了解并发症及预防措施。置管时要密切观察屏幕上压力波形及心率和心律的变化。放置导管的位置不一,如肘正中静脉、右锁骨下静脉、股静脉、左锁骨下静脉和右颈内静脉。所有这些穿刺点都有优缺点。穿刺部位一般选择右侧颈内静脉,这是漂浮导管操作的最佳途径,导管可以直达右心房,从皮肤到右心房的距离最短,并发症少,容易成功。而经锁骨下静脉穿刺固定稳妥、便于护理。经股静脉插入导管达右心房的距离较远,经导管感染的机会多。置管前,导管的肺A腔及右房腔以肝素盐水溶液冲洗,并检查气囊有无漏气。患者取10°～20°体位,头转向左侧远离穿刺点,要严格执行无菌操作。密切观察心电监测,注意患者的生命体征变化,认真记录,发现异常及时报告处理。通过监视器上典型压力波形的变化就可知导管在心腔中的位置。

导管放置成功后准确记录导管位于穿刺点的刻度,测量时换能器应置于心脏水平,每次测量前应调整到零点,特别是体位变动后更要注意,否则所测压力值不准。重新校对零点,确定侧压部位后再进行测量并记录。

中心静脉导管做输液通路时,不要输入血液制品、清蛋白、脂肪乳液、高渗液体,因其容易堵塞和污染液体。气囊要用气体充气,而不能用液体,因为液体不能压缩,容易对心脏或肺动脉内膜造成损伤。用空气充气时如气囊破裂容易造成空气栓塞。利用漂浮导管进行血流动力学监测是危重症监测室的一个重要监护技术。

(3)避免和及时纠正影响压力测定的因素:检测压力最好选在患者平静呼吸的呼气末,且避免测压时患者产生剧烈咳嗽。如患者接受机械通气治疗,测量肺毛细血管楔压时,必须暂停呼吸机通气,否则测量结果为肺泡内压。测压系统中大气泡未排净,可使测压衰减,压力值偏低。导管检查过程中如有微小的气泡不会引起严重的后果,但进入较多气泡时,则情况较严重,文献报道病死率为50%。防止气泡进入监测系统,发现气泡要用注射器及时抽出。测压系统中有小气泡,压力值偏高。测量时换能器应置于心脏水平,每次测量前应调整零点,特别是体位变动后,要重新校对零点,因此,测压时,应排除上述原因,才能准确评估血流动力学,估计左心功能。总之,当出现问题时,要观察屏幕正上方的提示。

(4)并发症的预防与护理。

1)测压管道堵塞:管道堵塞时,压力波形消失或波形低钝,用生理盐水500 mL加入3 200 U肝素以3 mL/h的速率泵入测压管内或以2～3 mL/h(4～6 U/mL)间断推注以防止堵塞。留管时间稍长后会出现压力波形低钝、脉压变小,但冲洗回抽均通畅,考虑为导管顶端有活瓣样的血栓形成所致。护士要注意肺动脉压力值及波形的变化。一旦管腔堵塞,无回血,不宜勉强向里推注。

2)气囊破裂、空气栓塞:气囊充气最好用CO_2气充,充气速度不宜过快,充气量不超过1.5 mL,气囊充气时间不可过长,一般为10～30个心动周期(10～20秒),获得肺动脉楔压波形后,立即放气。PCWP不能连续监测,最多不超过20秒,监测中要高度警惕导管气囊破裂,如发现导管气囊破裂,应立即抽出气体,做好标记并交班,以免引起气栓。气囊充气测肺楔压是将针筒与导管充气口保持锁定状态,放气时针芯自动回弹,容积与先前充气体积相等,否则说明气囊已破裂,勿再充气测肺楔压,并尽早拔管防止气囊碎片脱落。PCWP测定后要放松气囊并退出部分导管,防止肺栓塞和肺破裂。尽量排尽测压管和压力传感器内的气泡。

3)血栓形成和肺栓塞:导管留置时间过长使血中的纤维蛋白黏附于导管周围,导管尖端位置过深近于嵌入状态时血流减慢,管腔长时间不冲洗以及休克和低血压患者处于高凝状态等情况,均易形成血栓。血栓形成后出现静脉堵塞症状如上肢水肿、颈部疼痛、静脉扩张。

4)肺动脉破裂和肺出血:肺动脉破裂和肺出血是最严重的并发症,Paulson等统计19例肺动脉破裂患者,11例发生死亡。肺动脉破裂的发生率占0.2%。常见于气囊充气过快或导管长期压迫肺动脉分支。肺出血临床可表现为突发的咳嗽、咯血、呼吸困难,甚至休克,双肺可闻及水泡音。肺小动脉破裂的症状为胸痛、咯血、气急;发生肺动脉破裂时,病情迅速恶化,应使患肺保持低位(一般为右肺),必要时行纤维支气管镜检查或手术治疗。多见于老年患者,肺动脉高压和心脏瓣膜病。

5)导管扭曲、打结、折断:出现导管扭曲应退出和调换。退管困难时注入冷生理盐水10 mL。打结时可在X线透视下,放松气囊后退出。导管在心内打结多发生于右室,由于导管软、管腔较小,插入过快或用力过大,可使导管扭曲打结;测压时可见导管从右房或右室推进15 cm后仍只记录到右室或肺动脉压,X线片即可证实。此时应将导管退出,重新插入。

6)心律失常:严密监测变化,心律失常以房性和室性早搏最常见,也有束支传导阻滞,测压时导管经三尖瓣入右心室及导管顶端触及室壁时极易诱发室性早搏。如发现室性早搏、阵发性室速要及时报告医师。一般停止前送导管,期前收缩即可消失,或静脉注射利多卡因控制。测压时要熟练掌握操作技术,减少导管对室壁的刺激。严重的室速、室颤立即报告医师,并及时除颤。

7)缩短置管时间预防感染:留置导管一般在3～5天,不超过7天为宜,穿刺部位每天消毒后用透明膜覆盖,便于观察有无渗血,保持清洁、干燥,如患者出现高热、寒战等症为感染所致,应立即拔管。感染可发生在局部穿刺点和切口处,也能引起细菌性心内膜炎。怀疑感染的病例应做导管尖端细菌培养,同时应用有效的抗生素。在血流动力学稳定后拔除导管,拔管时须按压穿刺点防止局部出血。

(三)血气监护

血液、气体和酸碱平衡正常是体液内环境稳定、机体赖以健康生存的一个重要方面。

1.血气分析指标

(1)动脉血氧分压(PaO_2)：PaO_2 是血液中物理溶解的氧分子所产生的压力。PaO_2 正常范围 $10.67\sim13.3$ kPa($80\sim100$ mmHg)，正常值随年龄增加而下降，PaO_2 的年龄预计值=[13.75 kPa－年龄(岁)×0.057]±0.53 kPa 或[13.5 mmHg－年龄(岁)×0.42]±4 mmHg，PaO_2 低于同龄人正常范围下限者，称为低氧血症。PaO_2 降至 8.0 kPa(60 mmHg)以下时，是诊断呼吸衰竭的标准。

(2)动脉血氧饱和度(SaO_2)：SaO_2 指血红蛋白实际结合的氧含量与全部血红蛋白能够结合的氧含量比值的百分率。其计算公式：SaO_2＝氧合血红蛋白/全部血红蛋白×100%，正常范围为 95%～98%。动脉血氧分压与 SaO_2 的关系是氧离曲线。

(3)氧合指数：氧合指数＝PaO_2/FiO_2，正常值为 $53.13\sim66.67$ kPa($400\sim500$ mmHg)。ALI 时存在严重肺内分流，PaO_2 降低明显，提示高吸氧浓度并不能提高 PaO_2 或提高 PaO_2 不明显，故氧合指数常<40 kPa(300 mmHg)。

(4)肺泡-动脉血氧分压差[P(A-a)O_2]：在正常生理情况下，吸入空气时 P(A-a)O_2 为 1.33 kPa(10 mmHg)左右。吸纯氧时P(A-a)O_2正常不超过 8 kPa(60 mmHg)，ARDS 时 P(A-a)O_2 增大，吸空气时常可增至 6 kPa(50 mmHg)；而吸纯氧时 P(A-a)O_2 常可超过 13.3 kPa(100 mmHg)。但该指标为计算值，结果仅供临床参考。

(5)肺内分流量(Qs/Qt)：正常人可存在小量解剖分流，一般不大于 3%。ARDS 时，由于 V/Q严重降低，Qs/Qt 可明显增加，达 10%以上，严重者可高达 20%～30%。

以上 5 个指标常作为临床判断低氧血症的参数。

(6)动脉血二氧化碳分压($PaCO_2$)：$PaCO_2$ 是动脉血中物理溶解的 CO_2 分子所产生的压力。正常范围 $4.67\sim6.0$ kPa($35\sim45$ mmHg)。测定 $PaCO_2$ 是结合 PaO_2 判断呼吸衰竭的类型与程度，是反映酸碱平衡呼吸因素的唯一指标。当 $PaCO_2$>6.0 kPa(45 mmHg)时，应考虑为呼吸性酸中毒或代谢性碱中毒的呼吸代偿，当 $PaCO_2$<4.67kPa(35 mmHg)时，应考虑为呼吸性碱中毒或代谢性酸中毒的呼吸代偿。

PaO_2<8.0 kPa(60 mmHg)、$PaCO_2$<6.67 kPa(50 mmHg)或在正常范围，为Ⅰ型呼吸衰竭。

PaO_2<8.0 kPa(60 mmHg)、$PaCO_2$>6.67 kPa(50 mmHg)，为Ⅱ型呼吸衰竭。

肺性脑病时，$PaCO_2$ 一般应>9.33 kPa(70 mmHg)；当 PaO_2<5.33 kPa(40 mmHg)时，$PaCO_2$ 在急性病>8.0 kPa(60 mmHg)，慢性病例>10.67 kPa(80 mmHg)，且有明显的临床症状时提示病情严重。

吸氧条件下，计算氧合指数<40 kPa(300 mmHg)，提示呼吸衰竭。

(7)碳酸氢盐(HCO_3^-)：HCO_3^- 是反映机体酸碱代谢状况的指标。HCO_3^- 包括实际碳酸氢盐(AB)和标准碳酸氢盐(SB)。SB 和 AB 的正常范围均为 $22\sim27$ mmol/L，平均 24 mmol/L。AB 是指隔离空气的血液标本在实验条件下所测得的血浆 HCO_3^- 值，是反映酸碱平衡代谢因素的指标，当<22 mmol/L 时，可见于代谢性酸中毒或呼吸性碱中毒代偿；大于 27 mmol/L 时，可见于代谢性碱中毒或呼吸性酸中毒代偿。SB 是指在标准条件下[即 $PaCO_2$＝5.33 kPa(40 mmHg)、

Hb 完全饱和、温度 37 ℃]测得的 HCO_3^- 值。它是反映酸碱平衡代谢因素的指标。正常情况下，AB=SB；AB↑>SB↑见于代谢性碱中毒或呼吸性酸中毒代偿；AB↓<SB↓见于代谢性酸中毒或呼吸性碱中毒代偿。

（8）pH：pH 是表示体液氢离子浓度的指标或酸碱度，由于细胞内和与细胞直接接触的内环境的 pH 测定技术上的困难，故常由血液 pH 测定来间接了解 $pH=1/H^+$，它是反映体液总酸度的指标，受呼吸和代谢因素的影响。正常范围：动脉血为 7.35～7.45；混合静脉血比动脉血低 0.03～0.05。pH<7.35 为失代偿的酸中毒[呼吸性和（或）代谢性]，pH>7.45 为失代偿的碱中毒[呼吸性和（或）代谢性]。

（9）缓冲碱（BB）：BB 是血液（全血或血浆）中一切具有缓冲作用的碱（负离子）的总和，包括 HCO_3^-、血红蛋白、血浆蛋白和 HPO_4^{2-}，正常范围 45～55 mmol/L，平均 50 mmol/L。仅 BB 一项降低时，应考虑为贫血。

（10）剩余碱（BE）：BE 是在 38 ℃、$PaCO_2$ 5.33 kPa（40 mmHg）、SaO_2 100% 条件下，将血液标本滴定至 pH 7.40 时所消耗酸或碱的量，表示全血或血浆中碱储备增加或减少的情况。正常范围为 ±3 mmol/L，平均为 0。其正值时表示缓冲碱量增加；负值时表示缓冲碱减少或缺失。

（11）总 CO_2 量（TCO_2）：它反映化学结合的 CO_2 量（24 mmol/L）和物理溶解的 O_2 量（1.2 mmol/L）。正常值=24+1.2=25.2 mmol/L。

（12）CO_2-CP：CO_2-CP 是血浆中呈化合状态的 CO_2 量，理论上应与 HCO_3^- 大致相同，但因有 $NaHCO_3^-$ 等因素干扰，比 HCO_3^- 偏高。

2.酸碱平衡的调节

人的酸碱平衡是由 3 套完整调节系统进行调节的，即缓冲系统、肺和肾的调节。人体正是由于有了这些完善的酸碱平衡调节机制，才确保了机体处于一个稳定的内环境的平衡状态。机体每天产生固定酸 120～160 mmol 和挥发酸 15 000 mmol，但体液能允许的 H^+ 浓度变动范围很小，正常时 pH 值在 7.35～7.45 内波动，以保证人体组织细胞赖以生存的内环境稳定。这正是由于体内有一系列复杂的酸碱平衡调节。

（1）缓冲系统：人体缓冲系统主要有 4 组缓冲对，即碳酸-碳酸氢盐、磷酸二氢钠-磷酸氢二钠系统、血浆蛋白系统和血红蛋白系统。这 4 组缓冲对构成了人体对酸碱失衡的第一道防线，它能使强酸变成弱酸，强碱变成弱碱，或变成中性盐。但是，由于缓冲系统容量有限，缓冲系统调节酸碱失衡的作用也是有限的。碳酸-碳酸氢盐是人体中缓冲容量最大的缓冲对，在细胞内外液中起重要作用，占全血缓冲能力的 53%，其中血浆占 35%，红细胞占 18%。磷酸二氢钠-磷酸氢二钠在细胞外液中含量不多，缓冲作用小，只占全血缓冲能力的 3%，主要在肾脏排 H^+ 过程中起较大的作用。血浆蛋白系统主要在血液中起缓冲作用，占全血缓冲能力的 7%，血红蛋白系统可分为氧合血红蛋白缓冲对（$HHbO_2$-HbO_2）和还原血红蛋白缓冲对（HHb-Hb^-），占全血缓冲能力的 35%。

（2）肺的调节：肺在酸碱平衡中的作用是通过增加或减少肺泡通气量、控制排出 CO_2 量使血浆中 HCO_3^-/H_2CO_3 比值维持在 20：1 水平。正常情况下，当体内产生酸增加，H^+ 升高，肺代偿性过度通气，CO_2 排出增多，使 pH 维持在正常范围；当体内碱过多时，H^+ 降低，则呼吸浅慢，CO_2 排出减少，使 pH 维持在正常范围。但是当增高>10.67 kPa（80 mmHg）时，呼吸中枢反而受到抑制，这是由呼吸中枢产生 CO_2 麻醉状态而造成的结果。肺脏调节的特点是作用发生快，但调节的范围小,当机体出现代谢性酸碱失衡时,肺在数分钟内即可代偿性增快或减慢呼吸频率或幅度,以增加或减少 CO_2 排出。

(3)肾脏调节:肾脏在酸碱平衡调节中是通过改变排酸或保碱量来发挥作用的。其主要调节方式是排出 H^+ 和重吸收肾小球滤出液中的 HCO_3^-,以维持血浆中 HCO_3^- 浓度在正常范围内,使血浆中的 pH 值保持不变。肾脏排 H^+ 保 HCO_3^- 的途径有 3 条,即 HCO_3^- 重吸收、尿液酸化和远端肾小管泌氨与 NH_4^+ 生成。与肺脏的调节方式相比,肾脏的调节酸碱平衡的特点是功能完善但作用缓慢,常需 72 小时才能完成;其次是肾调节酸的能力大于调节碱的能力。

3.血气监护

血气监护是利用血气监护仪,即一种将传感器放置在患者血管内或血管外不伴液体损失的仪器,间断或连续监测 pH、PCO_2、PO_2。目前市售的血气监护仪一般包括传感器显示器、定标器三大部分。血管内与血管外血气监护仪的差别在于血管内血气监护仪的传感器置于动脉导管内的光缆顶端,而血管外血气监护仪的传感器则置于便携式传感器盒内,这标志着血气监护技术的新进展。

总之,无论选择哪种方式进行血气分析或血气监护,护士均需从以下几个方面加强护理。

(1)熟练掌握动脉采血方法或血气监护仪:操作规程(参照生产厂家仪器使用说明)临床上,凡是需要连续观察血气及酸碱变化的患者均可进行血气监护。但要求每天须进行 4~6 次以上者,方可考虑应用血气监护仪进行连续监护。

(2)严格掌握动脉采血或血气监护时机:一般情况下,需在患者平静状态下采集动脉血标本。当患者吸氧或机械通气时,需标明吸入氧浓度、吸氧或机械通气时间、监护仪显示的指尖脉氧值和患者体温。尽量避免在患者剧烈咳嗽、躁动不安,或翻身、叩背、吸痰等强刺激后进行血气分析。

(3)耐心做好解释:动脉采血不同于静脉采血,较为少见,患者易产生恐惧和紧张的心理。操作前护士需向患者详细说明采血意义、方法和注意事项,使患者有充分的心理准备,密切配合,增加一次采血成功率。

(4)避免影响因素,可能影响血气分析结果的常见因素包括:①肝素浓度不当,一般肝素浓度应为 1 000 U/mL。②采血时肝素湿润注射器管壁未排尽,剩余过量可造成 pH 下降和 PO_2 升高。③标本放置过久,可导致 PO_2 和 pH 值下降。④未对体温进行校正,pH 与温度成负相关,PCO_2 和 PO_2 与温度成正相关。⑤标本中进入气泡,抽取标本时未排尽标本中的气泡,对低氧血症者影响较大。⑥误抽静脉血,一旦误抽静脉血,须及时发现,正确判断,以免影响医师对检查结果的判定。对上述影响因素,要尽量避免,如选择一次性血气分析专用注射器,标本现抽现送,立即检查。

(李潇珊)

第九节 手术后患者的护理

从患者手术结束返回病房到基本康复出院阶段的护理,称手术后护理。

一、护理评估

(一)手术及麻醉情况

了解手术和麻醉的种类和性质、手术时间及过程;查阅麻醉及手术记录,了解术中出血、输血、输液的情况,手术中病情变化和引流管放置情况。

(二)身体状况

1.生命体征

局部麻醉及小手术术后,可每4小时测量并记录1次。有影响机体生理功能的疾病、麻醉、手术等因素存在时,应密切观察。每15～30分钟测量并记录1次,病情平稳后,每1～2小时记录1次,或遵医嘱执行。

(1)体温:术后,由于机体对手术后组织损伤的分解产物和渗血、渗液的吸收,可引起低热或中度热,一般在38.0 ℃,临床上称外科手术热(吸收热),于术后2～3天逐渐恢复正常,不需要特殊处理。若体温升高幅度过大、时间超过3天或体温恢复后又再次升高,应注意监测体温,并寻找发热原因。

(2)血压:连续测量血压,若较长时间患者的收缩压<10.67 kPa(80 mmHg)或患者的血压持续下降0.67～1.33 kPa(5～10 mmHg)时,表示有异常情况,应通知医师,并分析原因,遵医嘱及时处理。

(3)脉搏:术后脉搏可稍快于正常,一般在90次/分钟以内。若脉搏过慢或过快,均不正常,应及时告知医师,协作处理。

(4)呼吸:术后,可能由于舌后坠、痰液黏稠等原因,引起呼吸不畅;也可因麻醉、休克、酸中毒等原因,出现呼吸节律异常。

2.意识

及时评估患者术后意识情况,并根据患者意识恢复的状况安排体位、陪护和其他护理工作。

3.记录液体出入量

术后,护士应观察并记录液体出入量,重点评估失血量、尿量和各种引流量,进而推算出入量是否平衡。

4.切口及引流情况

(1)切口情况:应注意切口有无出血、渗血、渗液、感染、敷料脱落及切口愈合等情况。

(2)引流情况:观察并记录引流液的性状、量和颜色;注意引流管是否通畅,有无扭曲、折叠或脱落等。

5.营养状况

术后,机体处于高代谢状态,且部分患者又需要禁食,应重点评估患者营养摄入,是否能够满足术后的需要,以便进行适当的营养支持,促进患者尽快痊愈和康复。

(三)心理-社会状况

手术结束、麻醉作用消失,度过危险期后,患者心理上有一定程度焦虑或解脱感。随后又可出现较多的心理反应,如术后不适或并发症的发生,可引起患者焦虑、不安等不良心理反应;若手术导致功能障碍或身体形象的改变,患者可能产生自我形象紊乱的问题;家属的态度及家庭经济情况,也可影响患者的心理。

二、护理诊断及合作性问题

(一)疼痛

与手术切口、创伤有关。

(二)体液不足

与术中出血、失液或术后禁食、呕吐、引流和发热等有关。

(三)营养失调:低于机体需要量

与分解代谢增高、禁食有关。

(四)生活自理能力低下

与手术创伤、术后强迫体位、切口疼痛有关。

(五)知识缺乏

常缺乏有关康复锻炼的知识。

(六)舒适的改变

与术后疼痛、腹胀、便秘和尿潴留等有关。

(七)潜在并发症

如出血、感染、切口裂开和深静脉血栓形成等。

三、护理措施

(一)一般护理

1.体位

应根据麻醉情况、术式和疾病性质等安置患者体位。

(1)全麻手术:麻醉未清醒者,采取去枕平卧位,头偏向一侧,防止口腔分泌物或呕吐物误吸;麻醉清醒后,可根据情况调整体位。

(2)蛛网膜下腔麻醉术:去枕平卧 6～8 小时,防止术后头痛。

(3)硬膜外麻醉术:应平卧 4～6 小时。

(4)按手术部位不同安置体位:颅脑手术后,若无休克或昏迷,可取 15°～30°头高足低斜坡卧位;颈、胸部手术后多取高半坐卧位,以利于血液循环,增加肺通气量;腹部手术后,多取低半坐卧位或斜坡卧位,以利于引流,防止发生膈下脓肿,并降低腹壁张力,减轻疼痛;脊柱或臀部手术后,可取俯卧或仰卧位。

2.饮食

术后饮食应按医嘱执行,开始进食的时间与麻醉方式、手术范围及是否涉及胃肠道有关。能正常饮食的患者进食后,应鼓励患者进食高蛋白、高热量和高维生素饮食;禁食患者暂采取胃肠外营养支持。

(1)非消化道手术:局麻或小手术后,饮食不必严格限制;椎管内麻醉术后,若无恶心、呕吐,4～6 小时给予饮水或少量流质,以后酌情给半流或普食;全身麻醉术后可于第二天给予流质饮食,以后逐渐给半流质或普通饮食。

(2)消化道手术:一般在术后 2～3 天内禁食,待肠道功能恢复、肛门排气后开始进流质饮食,应少食多餐,后逐渐给半流质及普通饮食。开始进食时,早期应避免食用牛奶、豆类等产气食物。

3.切口护理

术后常规换药,一般隔天 1 次,感染或污染严重的切口应每天 1 次;若敷料被渗湿、脱落或被大小便污染,应及时更换;若无菌切口出现明显疼痛,且有感染迹象,应及时通知医师,尽早处理。

4.引流护理

术后有效的引流,是防止术后发生感染的重要措施。应注意:①正确接管、妥善固定,防止松脱。②保持引流通畅,避免引流管扭曲、受压或阻塞。③观察并记录引流液的量、性状和颜色。④更换引流袋或引流瓶时,应注意无菌操作。⑤掌握各类引流管的拔管指征及拔除引流管时间。较浅表部位的乳胶引流片,一般于术后 1～2 天拔除;单腔或双腔引流管,多用于渗液、脓液较多的患者,多于术后2～3 天拔除;胃肠减压管一般在肠道功能恢复、肛门排气后拔除;导尿管可留置1～2 天。具体拔管时间应遵医嘱执行。

5.术后活动

指导患者尽可能地进行早期活动。

(1)术后早期活动的意义:增加肺活量,有利于肺的扩张和分泌物的排出,预防肺部并发症。促进血液循环,有利于切口愈合,预防压疮和下肢静脉血栓形成。促进胃肠道蠕动,防止腹胀、便秘和肠粘连。促进膀胱功能恢复,防止尿潴留。

(2)活动方法:一般手术无禁忌的患者,当天麻醉作用消失后即可鼓励患者在床上活动,包括深呼吸、活动四肢及翻身;术后 1～2 天可试行离床活动,先让患者坐于床沿,双腿下垂,然后让其下床站立,稍做走动,以后可根据患者的情况、能力,逐渐增加活动范围和时间;病情危重、体质衰弱的患者,如休克、内出血、剖胸手术后、颅脑手术后,仅协助患者做双上、下肢活动,促进肢体血液循环;限制活动的患者如脊柱手术、疝修补术、四肢关节手术后,活动范围受到限制,协助患者进行局部肢体被动活动。

(3)注意事项:在患者活动时,应注意随时观察患者,不可随便离开患者;活动时,注意保暖;每次活动不能过量;患者活动时,若出现心悸、脉速、出冷汗等,应立即辅助患者平卧休息。

(二)心理护理

患者术后往往有自我形象紊乱、担心预后等心理顾虑,应根据具体情况做好心理护理工作。为患者创造良好的环境,避免各种不良的刺激。

(三)术后常见不适的护理

1.发热

手术热一般不超过 38.5 ℃,可暂不作处理;若体温升高幅度过大、时间超过 3 天或体温恢复后又再次升高,应注意监测体温,并寻找原因。若体温超过 39 ℃者,可给予物理降温,如冰袋降温、乙醇擦浴等。必要时,可应用解热镇痛药物。发热期间应注意维护正常体液平衡,及时更换潮湿的床单或衣裤,以防感冒。

2.切口疼痛

麻醉作用消失后,可出现切口疼痛。一般术后 24 小时内疼痛较为剧烈,2～3 天后逐渐缓解。护士应明确疼痛原因,并对症护理。引流管移动所致的切口牵拉痛,应妥善固定引流管;切口张力增加或震动引起的疼痛,应在患者翻身、深呼吸、咳嗽时,用手保护切口部位;较大创面的换药前,适量应用止痛剂;大手术后 24 小时内的切口疼痛,遵医嘱肌内注射阿片类镇痛剂。必要时,可 4～6 小时重复使用或术后使用镇痛泵。

3.恶心、呕吐

多为麻醉后的胃肠道功能紊乱的反应,一般于麻醉作用消失后自然消失。腹部手术后频繁呕吐,应考虑急性胃扩张或肠梗阻。护士应观察并记录恶心、呕吐发生的时间及呕吐物的量、颜色和性质;协助其取合适体位,头偏向一侧,防止发生误吸。吐后,给予口腔清洁护理及整理床单;可遵医嘱使用镇吐药物。

4.腹胀

术后因胃肠道功能未恢复,肠腔内积气过多,可引起腹胀,多于术后 2～3 天,胃肠蠕动功能恢复、肛门排气后自行缓解,无须特殊处理。严重腹胀需要及时处理:①遵医嘱禁食、持续性胃肠减压或肛管排气。②鼓励患者早期下床活动。③针刺足三里、气海、天枢等穴位;非胃肠道手术的患者,可口服促进胃肠道蠕动的中药。肠梗阻、低血钾、腹膜炎等原因引起腹胀的患者,应及时遵医嘱给予相应处理。

5.呃逆

神经中枢或膈肌受刺激时,可出现呃逆,多为暂时性的。术后早期发生暂时性呃逆者,可经压迫眶上缘、短时间吸入二氧化碳、抽吸胃内积气和积液、给予镇静或解痉药物等处理后缓解。若上腹部手术后出现顽固性呃逆,应警惕膈下感染,及时告知医师处理。

6.尿潴留

多发生在腹部和肛门、会阴部手术后,主要由于麻醉后排尿反射受抑制、膀胱和后尿道括约肌反射性痉挛以及患者不适应床上排尿等引起。若患者术后 6～8 小时尚未排尿或虽有排尿但尿量少,应作耻骨上区叩诊。若叩诊有浊音区,应考虑尿潴留。对尿潴留者应及时采取有效措施,缓解症状。护士应稳定患者的情绪,在无禁忌证的情况下,可协助其坐于床沿或站立排尿。诱导患者建立排尿反射,如听流水声、下腹部热敷、按摩,应用镇静或止痛药,解除疼痛或用氯贝胆碱等药物刺激膀胱逼尿肌收缩。若上述措施均无效,可在严格无菌技术下导尿。若导尿量超过 500 mL 或有骶前神经损伤、前列腺增生,应留置导尿。留置导尿期间,应注意导尿管护理及膀胱功能训练。

(四)并发症的观察及处理

1.出血

(1)病情观察:一般在术后 24 小时内发生。出血量小,仅有切口敷料浸血,或引流管内有少量出血;若出血量大,则术后早期即出现失血性休克。特别是在输给足够液体和血液后,休克征象或试验室指标未得到改善、甚至加重或一度好转后又恶化,都提示有术后活动性出血。

(2)预防及处理:术后出血,应以预防为主,包括手术时,严密止血,切口关闭前严格检查有无出血点;有凝血机制障碍者,应在术前纠正凝血障碍。出血量小(切口内少量出血)的患者,更换切口敷料,加压包扎;遵医嘱应用止血药物止血;出血量大或有活动性出血的患者,应迅速加快输液、输血,以补充血容量,并迅速查明出血原因,及时通如医师,完善术前准备,准备进行手术止血。

2.切口感染

(1)病情观察:指清洁切口和沾染切口并发感染,常发生于术后 3～4 天。表现为切口疼痛加重或减轻后又加重,局部常有红、肿、热、痛或触及波动感,甚至出现脓性分泌物。全身表现有体温升高、脉搏加速、血白细胞计数和中性粒细胞比例增高等。

(2)预防及处理:严格遵守无菌技术原则;注意手术操作技巧,防止残留无效腔、血肿、切口内余留的线多、过长等;加强手术前后处理,术前做好皮肤准备,术后保持切口敷料的清洁、干燥和无污染;改善患者营养状况,增强抗感染能力。一旦发现切口感染,早期应勤换敷料、局部理疗、遵医嘱使用抗菌药物。若已形成脓肿,应拆除部分缝线,敞开切口,通畅引流,创面清洁后,考虑做二期缝合,以缩短愈合时间。

3.切口裂开

(1)病情观察:多见于腹部手术后,时间上多在术后1周左右。主要原因常有营养不良、缝合技术存在缺点、腹腔内压力突然增高和切口感染等。一种是完全裂开,一种是不完全裂开。完全裂开往往发生在腹内压突然增加时,患者自觉切口剧疼和突然松开,有大量淡红色液体自切口溢出,可有肠管和网膜脱出;不完全性切口裂开,是指除皮肤缝线完整,深层组织裂开,线结处有血性液体渗出。

(2)预防:手术前纠正营养不良状况;手术时,避免强行缝合,采用减张缝合,术后适当延缓拆线时间;手术后切口处用腹带包扎;咳嗽时,注意保护切口,并积极处理其他原因引起的腹内压增高;预防切口感染。

(3)处理:一旦发现切口裂开,应及时处理。完全性切口裂开时,应立即安慰患者,消除恐惧情绪,让患者平卧,立即用无菌等渗盐水纱布覆盖切口,并用腹带包扎,通知医师,护送患者进手术室重新缝合;若有内脏脱出,切忌在床旁还纳内脏,以免造成腹腔内感染。切口部分裂开或裂开较小时,可暂不手术,待病情好转后择期进行切口疝修补术。

4.肺不张及肺部感染

(1)病情观察:常发生在胸、腹部大手术后,多见于慢性肺气肿或肺纤维化的患者,长期吸烟更易发生。这些患者因肺弹性减弱,术后呼吸活动受限,分泌物不易咳出,易堵塞支气管,造成肺部感染及肺不张。开始表现为发热、呼吸和心率加快,持续时间长,可出现呼吸困难和呼吸抑制。体检时,肺不张部位叩诊呈浊音或实音,听诊呼吸音减弱、消失或为管样呼吸音。血气分析示PaO_2下降和$PaCO_2$升高,继发感染时,血白细胞计数和中性粒细胞比例增加。

(2)预防:术前做好呼吸锻炼,胸部手术者加强腹式深呼吸训练,腹部手术者加强胸式深呼吸训练。手术前2周停止吸烟,有呼吸道感染、口腔炎症等情况者,待炎症控制后再手术。全麻手术拔管前,吸净气管内分泌物,术后鼓励患者深呼吸、有效咳嗽,同时可应用体位引流或给予雾化吸入。

(3)处理:若发生肺不张,做如下处理。①遵医嘱给予有效抗菌药物预防和控制炎症。②应鼓励患者深吸气,有效咳嗽、咳痰,帮助患者翻身拍背,协助痰液排出。③无力咳嗽排痰的患者,用导管插入气管或支气管吸痰,痰液黏稠应用雾化吸入稀释。④有呼吸道梗阻症状、神志不清、呼吸困难者,做气管切开。

5.尿路感染

(1)病情观察:手术后尿路感染与导尿管的插入和留置密切相关,尿潴留是基本原因。分为下尿路和上尿路感染。下尿路感染主要是急性膀胱炎,常伴尿道炎和前列腺炎,主要表现为尿频、尿急、尿痛和排尿困难,一般无全身症状。尿常规检查有较多红细胞和脓细胞。上尿路感染主要是肾盂肾炎,多见于女性,主要表现为畏寒、发热和肾区疼痛,血常规检查白细胞计数增高。中段尿镜检有大量白细胞和脓细胞,做尿液培养可明确菌种,为选择抗菌药物提供依据。

(2)预防与处理:及时处理尿潴留,是预防尿路感染的主要措施。鼓励患者多饮水,保持每天尿量在1 500 mL以上,并保持排尿通畅。根据细菌培养和药敏实验验选择有效抗菌药物治疗,残余尿在50 mL以上者,应留置导尿,放置导尿管时,应严格遵守无菌操作原则。遵医嘱给患者服用碳酸氢钠,以碱化尿液,减轻膀胱刺激症状。

6.深静脉血栓形成和血栓性静脉炎

(1)病情观察:多发生于术后长期卧床、活动少或肥胖患者,以下肢多见。患者感觉小腿疼痛。检查肢体肿胀、充血,有时可触及索状物,继之可出现凹陷性水肿,腓肠肌挤压试验或足背屈曲试验阳性。常伴体温升高。

(2)预防与处理:强调早期起床活动。若不能起床活动的患者,指导患者学会做踝关节伸屈活动的方法,或采用电刺激、充气袖带挤压腓肠肌以及被动按摩腿部肌肉等方法,加速静脉血回流。术前,可使用小剂量肝素皮下注射,连续使用5～7天,有效防止血液高凝状态。一旦发生深静脉血栓或血栓性静脉炎,应抬高、制动患肢,严禁局部按摩及经患肢输液,同时遵医嘱使用抗凝剂、溶栓剂或复方丹参液滴注。必要时,手术取出血栓。

(五)健康指导

(1)心理保健:某些患者因手术致残,形象改变,从而使心态也发生改变。要指导患者学会自我调节、自我控制,提高心理适应能力和社会活动能力。

(2)康复知识:指导患者进行术后功能锻炼,教会患者自我保护、保健知识。教会患者缓解不适及预防术后并发症的简单方法。

(3)营养与饮食:指导患者建立良好的饮食卫生习惯,合理的营养摄入,促进康复。

(4)合理用药:指导患者按医师开具的出院带药,按时按量服用、讲解服药后的毒副反应及特殊用药的注意事项。

(5)按时随访。

(李潇珊)

第四章 血液透析室护理

第一节　血液透析的护理操作

血液透析护理技术的专业性、技术性很强,随着透析技术的不断扩大和发展,血液透析专业护理的技术培训日益受到重视。合理规范的护理操作将不断提高护士工作能力,降低职业风险,加强护患、医护之间的沟通,提高专业护理人员的临床能力。

一、血液透析机使用前准备

现代血液透析机主要包括透析液自动配比系统、血液和透析液监视系统。在血液透析过程中,各种监控装置(包括操作人员对血液、透析液和患者的监控)及传感软件联合对血液透析各个环节进行监控和连续记录,保证整个透析系统及透析过程安全、持续地进行。在血液透析治疗前必须对透析机进行消毒、冲洗和检测,以保证血液透析治疗的安全性和有效性。

(一)上机前冲洗

在接受患者血液透析前对血液透析机进行前冲洗,目的在于防止消毒液的残留,防止透析液输送管道和排出道的污染。方法:①打开总电源和总水源,连接水处理设备;②打开血液透析机电源;③打开血液透析机冲洗键,根据机器说明书提供前冲洗时间。

(二)透析机自检

血液透析前,必须对透析机进行自检,为可靠、安全的临床治疗提供良好的基础。自检过程包含透析液供给系统、血循环控制系统和超滤控制系统。透析液自检包括透析液的配比浓度和温度、透析液的流量、透析液的漏血探测、透析液的电导度等。血循环控制系统自检包括动脉和静脉压力监测器、空气探测器、静脉夹、肝素泵等。超滤控制系统自检包括跨膜压监测、超滤平衡腔监测、压力传感器监测等。

二、血液透析机使用后的清洁、消毒

血液透析结束后,为防止患者透析过程中排出的废液对机器管道系统的污染或透析液本身对机器的物理反应,每次血液透析后,需对机器进行内部和外部的清洁、消毒,选择合适的消毒液和冲洗方法。

(1)机器的外部清洁、消毒:患者血液或体液污染透析机时,应立即用有效消毒剂对机器表面进行擦洗、消毒。

(2)机器的内部清洁、消毒:血液透析结束后,按照厂家提供的方法,先反渗水冲洗,然后用柠

檬酸或冰醋酸进行脱钙,再用化学或物理方法进行消毒,最后用反渗水冲洗干净。消毒、脱钙、冲洗过程按各类型机器的标准在机器内设置。常用的消毒方法可参考厂家提供的消毒方法,如化学消毒和热消毒。

(3)同日两次透析之间,机器必须消毒、冲洗。

(4)血液透析过程中如发生破膜、传感器渗漏,透析结束时应立即消毒机器。

(5)透析机应定期保养,保养内容包括机器内的除尘、机器管道的清洗(除锈、除垢)、电导度测试、平衡腔检测、血液泵保养等,并建立档案。

(6)如血液透析机闲置48小时以上,应消毒后再用。

三、透析液的准备及配制

血液透析液是一种含有电解质的液体,其溶质成分及离子浓度取决于临床需要,根据临床需求可含或不含葡萄糖。

在血液透析治疗过程中,透析液流动于半透膜的外侧,即患者血液的对侧,通过对流及溶质弥散等物理过程,达到纠正电解质失衡、酸碱平衡紊乱、清除体内代谢产物或毒性物质的目的。血液透析浓缩液是将血液透析干粉用透析用水配制而成,使用时按照血液透析浓缩液特定比例用透析用水稀释后使用。血液透析浓缩液包括酸性浓缩液(A液)和碳酸氢盐浓缩液(B液)两种。

(一)透析液应具备的基本条件

(1)透析液内电解质成分和浓度应和正常血浆中的成分相似。

(2)透析液的渗透压应与血浆渗透压相近,即等渗,为280～300 mmol/L。

(3)透析液应略偏碱性,pH 7～8,以纠正酸中毒。

(4)能充分地清除体内代谢废物,如尿素、肌酐等。

(5)对人体无毒、无害。

(6)容易配制和保存,不易发生沉淀。

(二)透析浓缩液的准备

1.环境和设施准备

(1)浓缩液配制室应位于血液透析室清洁区内的相对独立区域,周围无污染源,保持环境清洁,每班用紫外线消毒一次。

(2)配制A液或B液应有两个搅拌桶,并有明确标识;浓缩液配制桶须标明容量刻度,保持容器清洁,定期消毒。

(3)浓缩液配制桶每日用透析用水清洗一次;每周至少用消毒剂消毒一次,并用测试纸确认无残留消毒液。配制桶消毒时,须在桶外悬挂"消毒中"警示牌。

(4)浓缩液配制桶滤芯每周至少更换一次。

(5)浓缩液分装容器应符合《中华人民共和国药典》和国家/行业标准中对药用塑料容器的规定。用透析用水将容器内外冲洗干净,晾干,并在容器上标明更换日期,每周至少更换一次或消毒一次。

2.人员要求

用干粉配制浓缩液(A液、B液),应由经过培训的血液透析室护士或技术人员实施,做好配制记录,并有双人核对、登记。

(三)透析浓缩液的配制方法

1.单人份

取量杯一只,用透析用水将容器内外及量杯冲洗干净,按所购买的干粉产品说明的要求,将所需量的干粉倒入量杯内,加入所需量的透析用水,混匀后倒入容器内,加盖后左右、上下摇动容器,至容器内干粉完全融化即可。

2.多人份

根据患病人数准备所需量的干粉。将浓缩液配制桶用透析用水冲洗干净后,将透析用水加入浓缩液配制桶,同时将所需量的干粉倒入配制桶内。按所购买的干粉产品说明书,按比例加入相应的干粉和透析用水,开启搅拌开关,至干粉完全融化即可。将已配制的浓缩液分装在清洁容器内。

(四)透析浓缩液配制的注意事项

(1)浓缩 B 液应在配制后 24 小时内使用,建议现配现用。

(2)浓缩 B 液在配制装桶后应旋紧盖子,防止 HCO_3^- 挥发。

(3)浓缩 B 液在配制过程中不得加温,搅拌时间不得大于 30 分钟。

四、透析器与体外循环血液管路准备

透析器是血液透析中最重要的组成部分,它基本具备两大功能:溶质清除和水的超滤。透析膜是透析器的主要部分,它将血液和透析液分开。常用的透析膜有铜氨纤维素、醋酸纤维素、聚丙烯腈、聚碳酸酯、聚砜、聚醚砜膜。其中以聚碳酸酯、聚砜、聚醚砜膜的合成膜透析器是目前国际上最流行的透析器,它的特点是通透性高,对中、小分子物质的清除率高,生物相容性好而不发生补体激活。体外血液循环管路由动脉管路和静脉管路组成,它的主要功能是将患者的血液通路、透析器进行连接,达到排气、预冲、引血、循环、监测的目的。

透析器常用消毒方法为环氧乙烷、γ 射线、高压蒸汽和电子束消毒。蒸汽、γ 射线和电子束消毒对患者危害性小,透析管路常规用环氧乙烷消毒。新的透析器和透析管路使用前应用 ≥800 mL 的生理盐水进行预冲处理,以避免透析器中的"碎片"(可以进入身体的固体物质或可溶解复合物)进入体内,同时清除透析器生产过程中其他潜在的污染物和消毒剂。如怀疑患者过敏,增加预冲量,并上机循环。

(一)一次性透析器与体外循环血液管路的准备与预冲

1.物品准备与核对

(1)准备透析器、体外循环血液管路(含收液袋)、预冲液或生理盐水 1 000 mL、肝素液、输液器。

(2)检查物品使用型号是否正确,包装有无破损、潮湿,以及消毒方式、有效期等。

(3)操作前应仔细阅读透析器说明书,了解不同透析膜对冲洗的要求,并严格按要求操作。

2.透析器准备

(1)确认透析器已消毒、冲洗并通过自检。

(2)连接 A、B 液,透析器进入配制准备状态。

3.患者的核对

(1)体外循环血液管路安装前再次核对患者姓名,确定透析器型号。

(2)患者在血液透析过程中更换透析器型号时,应按照说明书选择厂方提供的预冲方法。

4.评估

操作前进行评估,内容包括患者姓名及透析器和体外循环血液管路的型号、有效期、包装情况、操作方法和物品准备。

5.操作方法

(1)确认透析器及体外循环血液管路的型号、有效期、包装有无破损,按照无菌原则进行操作。

(2)将透析器置于支架上。透析器的动脉端连接循环管路的动脉端(透析器动脉端向下),透析器的静脉端连接体外循环血液管路的静脉端。

(3)连接预冲液于动脉管路补液管处或动脉管路端口锁扣处,排尽泵前动脉管处的空气。

(4)启动血泵,流速≤100 mL/min(也可参照厂家提供的透析器说明书所建议的流速)。先后排出动脉管路、透析器膜内及静脉管路内的空气。液体从静脉管路排出至废液袋(膜内预冲),建议膜内预冲量≥600 mL。

(5)连接透析液,排出膜外空气(膜外预冲)。

(6)进行闭路循环,循环时间≥5分钟(过敏的患者可延长时间)。闭路循环时流速为250~300 mL/min,并设定超滤量为200 mL左右(跨膜预冲)。

(7)总预冲量也可按照厂家提供的说明书操作。

(8)停血泵,关闭补液管和输液器开关,透析器进入治疗状态,准备透析。

(9)注意不得逆向冲洗,密闭循环前应达到预冲量。建议闭路循环时从动脉端注入循环肝素。

(10)建议使用湿膜透析器时,先弃去透析器内保留的液体。

(二)重复使用透析器的准备与预冲

透析器重复使用(简称复用技术)始于20世纪60年代,70年代后期有不少报道。透析器重复使用涉及医学、经济、伦理、工程技术等多方面理论。透析器的重复使用是指在同一患者身上使用,不可换人使用。

1.物品的准备与检查

(1)可复用透析器、生理盐水1 000~1 500 mL、输液器、消毒液浓度测试纸和残余浓度测试纸。

(2)检查复用的透析器是否在消毒有效期内,检查透析器复用次数、有无破损,检查透析器内消毒液是否泄漏,测试消毒液的有效浓度。

(3)两人核对患者姓名及透析器型号。

(4)确认复用透析器的实际总血室容积(TVC/FBV)和破膜试验。

2.透析器准备

(1)确认透析器已消毒、冲洗。

(2)连接A、B液,并通过自检,透析器进入配置准备状态。

3.患者的核对

(1)核对患者的姓名与透析器上标注的姓名是否一致。

(2)核对透析器重复次数与记录是否一致。

4.冲洗方法

(1)再次检查透析器上姓名是否与所治疗患者一致。

(2)排空透析器内消毒液。

(3)将生理盐水 1 000 mL 接上输液器,连接于动脉管路补液管处。

(4)安装管路,启动血泵,流速≤150 mL/min,先后排出动脉管路、透析器及静脉管路内的空气,液体从静脉管路排出至收液袋。

(5)冲洗量 1 000 mL(膜内冲洗)。

(6)冲洗量 1 000 mL 后,连接透析液,排出膜外空气(膜外冲洗),形成闭路循环,调节流速 250 mL/min,超滤量 200～300 mL,循环时间 10～15 分钟。

(7)密闭循环时从动脉端注入肝素 10 mg(肝素 1 250 U),循环时间结束后,从动、静脉端管路的各侧支管逐个排出生理盐水 30～50 mL。

(8)检测消毒剂残余量,如不合格,则应加强冲洗和延长循环时间,直到合格。

(9)停血泵,关闭补液管和输液器开关,进入治疗状态,准备透析。

5.护理评估

连接患者前做好下列评估。

(1)确认患者姓名与透析器标识、型号、消毒有效期相同。

(2)确认透析器残余消毒液试验呈阴性。

(3)确认透析器无破膜,实际的总血室容积(TVC/FBV)和破膜试验在正常范围。

(4)确认循环血液管道内没有空气。

五、血液透析上、下机操作技术

以血液透析通路为动静脉内瘘为例,说明血液透析上机、下机操作技术。

(一)血液透析上机护理

患者在洗手、更衣后进入治疗室,由指定护士接诊,核对医嘱,评估后进行治疗。

1.物品准备

(1)透析器、体外循环血液管路、动静脉内瘘穿刺针、生理盐水、输液器、透析液、止血带等。

(2)治疗盘、皮肤消毒液。

(3)根据医嘱准备抗凝剂。

2.患者评估

(1)测量体温、脉搏、呼吸、血压,称体重并记录。

(2)了解患者的病史、病情,核对治疗处方。

(3)确认透析器的型号、治疗时间、血液流量、透析液流量、抗凝剂、治疗药物、化验结果等。

(4)血管通路评估:听诊及触诊患者动静脉内瘘有无震颤、血肿、感染或阻塞征象。

3.设备评估

(1)透析机运行正常,透析液连接准确。

(2)正确设定透析器报警范围。

(3)复用透析器使用前,消毒剂残留检测试验应为阴性。

4.操作方法

(1)血液透析机按常规准备并处于治疗前状态,透析器、体外循环血液管路预冲完毕,确认循环血液路内空气已被排去,动、静脉管路与透析器衔接正确,等待上机。

(2)根据医嘱设置治疗参数:超滤量、治疗时间、追加肝素用量、追加肝素泵停止时间、机器温度、电导度等。

(3)检查循环血液管路连接是否正确紧密,有无脱落、漏水,管路内有无气泡,不使用的血路管分支是否都已夹闭,动、静脉壶的液面是否调整好。

(4)检查透析液是否连接在透析器的动、静脉端,连接是否正确、紧密,有无脱落、漏水。

(5)建立血管通路。

(6)根据医嘱从血液透析通路的静脉端推注抗凝剂,应用常规肝素者,设定追加肝素。

(7)连接体外循环血液管路和血液透析通路的动脉端,打开夹子,妥善固定。

(8)调整血液流量<100 mL/min,开泵,放预冲液,引血(如患者有低血压等症时,根据病情保留预冲液)。

(9)引血至静脉壶,停泵,夹闭体外循环血液管路静脉端(注:停泵和夹闭体外循环管路同时进行,可减少小气泡残留),将其连接于血液透析通路的静脉端,打开夹子,妥善固定。

(10)再次检查循环血液管路连接是否紧密,有无脱落、漏水、漏血,管路内有无气泡。

(11)启动血泵,开始计时并进入治疗状态,打开肝素泵。

(12)准备500 mL生理盐水,并连接体外循环血液管路,以备急用。

(13)再次核对治疗参数,逐渐加大至治疗血液流量。

5.护理要点

(1)操作过程中,护士应集中注意力,严格无菌操作,特别注意保护动、静脉端连接口,避免污染。

(2)上机前和上机后应仔细检查体外循环血液管路安装是否正确、紧密,有无脱落、漏水,管路内有无气泡,管路各分支是否都夹闭。

(3)根据医嘱正确设置各治疗参数(超滤量、治疗时间、追加肝素用量、机器温度、电导度等)。

(4)引血时,血液流量≤100 mL/min。

(5)密切观察患者有无胸闷、心悸、气急等不适主诉。若患者出现不适主诉,应立即减慢引血流量,通知医师,必要时停止引血。注意观察血液透析通路引血时的流量状况,若流量不佳,应暂停引血,调整穿刺针或置管的方向,确定血液透析通路通畅的情况下,再继续引血。

(6)机器进入治疗状态后检查循环血液管路是否妥善固定,避免管路受压、折叠和扭曲。

(7)操作结束时,提醒患者如有任何不适,应及时告诉医护人员。

(8)护士结束操作后,脱手套,洗手,记录。

(二)血液透析下机护理

血液透析结束时,血液透析机发出听觉或视觉的提示信号,提醒操作者治疗程序已经结束,需将患者的血液收纳入体内。

1.物品准备

(1)生理盐水500 mL。

（2）弹力绷带、消毒棉球或无菌敷贴。

（3）医疗废弃物盛物筒。

2.患者评估

（1）测量患者血压,如血压较低时应增加回输的生理盐水量。

（2）提示患者治疗将结束,指导患者共同对动静脉内瘘进行止血和观察。

（3）核对患者目标治疗时间和目标超滤量,并记录。

（4）询问患者有无头晕、出冷汗等不适。

3.操作方法

（1）调整血液流量≤100 mL/min,关闭血泵,分离体外循环血液管路动脉端的连接。

（2）动脉端管路连接生理盐水。

（3）用消毒棉球(纱布、敷贴)压迫穿刺点止血。

（4）开启血泵。在回血过程中,可翻转透析器,使透析器静脉端朝上,有利于空气和残血排出;也可用双手轻搓透析器,以促进残血排出。

（5）静脉管路内的液体为淡粉红色或接近无色时关闭血泵,夹闭静脉穿刺针。

（6）分离体外循环血液管路静脉的连接(若回血前患者出现低血压症状,回血后先保留静脉穿刺针备用,待血压恢复正常、症状明显改善后再拔除静脉穿刺针),消毒棉球或无菌敷贴压迫穿刺点止血。

（7）在回血过程中注意观察按压点有无移位、出血等情况。

（8）按要求处理医疗废弃物。

（9）总结、记录治疗单。协助患者称体重,向患者或家属交代注意事项。

4.护理要点

（1）回血时,护士注意力要集中,严格无菌操作。

（2）禁忌用空气回血。及时处理穿刺针,防止针刺伤。

（3）患者在透析过程中如有出血倾向,如不慎咬破舌头、牙龈出血等,在透析结束后,根据医嘱用鱼精蛋白对抗肝素。

（4）注意观察透析器和体外循环血液管路的残、凝血状况,并记录。

（5）穿刺点应用无菌敷料覆盖后,指导患者对穿刺点进行按压,防止出血;也可用弹力绷带加压包扎,松紧以能止住血、可扪及瘘管震颤和搏动为宜。

（6）告知患者起床速度不要太快,以防止发生直立性低血压,对伴有低血压、头晕、眼花者,再次测量血压。

（7）告知患者透析当日穿刺处敷料要保持干燥,穿刺侧的手臂不要用力,防止感染、出血。

（8）对老人、儿童和不能自理的患者,护士应协助称体重,并加强护理。

5.2010 年 SOP 推荐的密闭式回血方法

（1）调整血液流量至 50～100 mL/min。

（2）打开动脉端预冲侧管,用生理盐水将残留在动脉侧管内的血液回输到动脉壶。

（3）关闭血泵,靠重力将动脉侧管近心侧的血液回输入患者体内。

（4）夹闭动脉管路夹子和动脉穿刺针处的夹子。

（5）打开血泵,用生理盐水全程回血。回血过程中,可双手揉搓滤器,但不得用手挤压静脉端管路。当生理盐水回输至静脉壶、安全夹自动关闭后,停止继续回血。不宜将管路从安全夹中强制取出,不宜将管路液体完全回输至患者体内,否则易发生凝血块入血或空气栓塞。

（张荣霞）

第二节　血液透析的监控与护理

患者在接受血液透析治疗时,由于各种因素会导致发生与透析相关的一系列并发症。血液透析护士在患者接受治疗前、治疗中、治疗结束后加强护理并严密监控是降低血液透析急性并发症发生率、保证治疗安全性和治疗效果的重要手段。

一、患者入室教育

患者在接受血液透析前,建议血液透析护士对患者进行一次入室教育,包括以下内容。

(1)让患者了解为什么要进行血液透析,了解血液透析对延长患者生命和提高生活质量的意义。重要的是,让患者理解并接受血液透析将是一种终身的替代治疗。

(2)介绍血液透析在国内外的进展情况,建议带患者和家属参观血液透析室,提高患者对治疗的信心。

(3)了解患者的心理问题,进行辅导和心理安抚。

(4)指导患者掌握自我保护和自我护理的技能。

(5)签署医疗风险知情同意书和治疗同意书。

(6)介绍血液透析的环境和规章制度:挂号、付费、入室流程及透析作息制度、透析室消毒隔离制度,并介绍护士长、主治医师等工作人员。

(7)进行全套生化(肾功能、电解质)检查,并了解患者的肝功能及乙型肝炎病毒(HBV)、丙型肝炎病毒(HCV)、人类免疫缺陷病毒(HIV)、梅毒(RPR)等感染情况。

(8)填写患者信息:姓名、性别、年龄、婚姻状况、原发病、家庭角色、家庭地址、联系方法(必须有2个家庭主要成员)、医疗费用支付情况等。做好实名制登记,患者需提供身份证。

二、患者透析前准备及评估

透析前对患者进行评估是预防和降低血液透析并发症的重要环节,包括以下内容。

(1)了解患者病史(原发病、治疗方法、治疗时间),透析间期自觉症状及饮食情况,查看患者之前的透析记录。

(2)测量血压、脉搏,有感染、发热及中心静脉留置导管者必须测量体温。

(3)称体重,了解患者干体重和体重增长情况,同时结合临床症状与尿量,评估患者水负荷状况,为患者超滤量的设定提供依据。

(4)抗凝:抗凝应个体化并经常进行回顾性分析,可根据患者凝血机制、有无出血倾向、结束回血后透析器残血量等诸多因素,遵医嘱采用抗凝方法和抗凝剂量。

(5)血液通道评估:检查动静脉内瘘有无感染、肿胀和皮疹,吻合口是否扪及搏动和震颤,以确定血液通道是否畅通,做好内瘘穿刺前的准备;检查中心静脉导管的固定、穿刺出口处有否血肿及感染等情况。

(6)对于维持性透析患者,要进行心理、营养状况、居家自我照顾能力以及治疗依从性的评估,以便对患者实施个体化护理方案,提高治疗的顺应性;对糖尿病或老年患者应采取针对性的护理措施;对危重患者,应详细了解病情,在及时正确执行医嘱之外,应进行重病患者的风险评估,并积极做好相应的风险防范准备,如备齐各种抢救用品及药物等。

(7)透析前治疗参数的设定。①透析时间:诱导期透析患者,每次透析时间为 2~3 小时;维持性血液透析患者每周透析 3 次,每次透析时间为 4~4.5 小时。②目标脱水量的设定:根据患者水潴留情况和干体重,结合临床症状,按医嘱设定,并可采用超滤曲线进行脱水,有助于改善患者对水分超滤的耐受性。若透析机有血容量监测(BVM)装置,可借助其确定超滤量。同时,也可应用钠曲线帮助达到超滤目标,降低高血压或低血压的发生率,但应注意钠超负荷的风险。③肝素追加剂量:常规透析患者全身肝素化后,按医嘱设定每小时追加剂量,若应用低分子肝素或无抗凝剂透析则关闭抗凝泵。④血液流量的设定(开始透析后):血液流量值(以 mL/min 为单位)一般取患者体重(以 kg 为单位)的 4 倍,在此基础上可根据患者的年龄和心血管状况予以增减。以上各项参数在治疗过程中均可根据患者治疗状况予以调整。

三、首次血液透析护理

首次血液透析的患者需要经过诱导透析。诱导透析是指终末期肾衰竭患者从非透析治疗向维持性透析过渡的一段适应性的透析过程。诱导血液透析的目的是最大限度地减少透析中渗透压梯度对血流动力学的影响和毒素的异常分布,防止发生失衡综合征,如恶心、呕吐、头痛、血压增高、肌肉痉挛等症状。因此,首次血液透析通常采用低效透析,使血液尿素氮下降不超过 30%,增加透析频率,使机体内环境有一个平衡适应过程。

(一)诱导血液透析前评估

(1)确认已签署了透析医疗风险知情同意书,已做了肝炎病毒标志物、HIV 和 RPR 检查,并根据检验结果确定患者透析区域。

(2)评估患者病情,如原发病、生化检查等;评估患者对自己疾病的认知度;询问患者的饮食情况,观察有无水肿、意识和精神状况异常等其他并发症,根据患者病情制订诱导透析的护理方案。

(二)诱导透析监护

除常规内容之外,诱导期内的透析监护还应包括以下内容。

(1)使用小面积、低效率透析器,尿素氮清除率(KOA)不超过 400。

(2)原则上超滤量不超过 2.0 L,如患者有严重的水钠潴留或心力衰竭可选用单纯超滤法。

(3)血液流量 150~200 mL/min,必要时降低透析液流量。体表面积较大者或体重较重者,可适当增加血液流量。

(4)首次透析时间一般为 2 小时,通常第 2 次为 3 小时,第 3 次为 4 小时。如第 2 日或第 3 日患者透析前尿素浓度仍旧很高,同样需要缩短时间。通过几次短而频的诱导,逐渐延长透析时间,过渡至规律性透析。

(5)最初几次透析中,患者容易出现失衡症状,因此应密切注意患者透析中有无恶心、呕吐、头痛、血压增高等症状,出现上述症状时应及时处理,必要时根据医嘱终止透析。

(6)首次血液透析选用抗凝方法和剂量应谨慎,防止出血,观察抗凝效果。血液透析过程中注意静脉压、跨膜压(TMP)、血液颜色变化,注意动静脉空气捕集器有无凝血块以及凝血指标的变化。透析结束时观察透析器以及血液循环管路的残血量,判断抗凝效果。

(7)健康教育:终末期肾衰竭患者通过诱导期的透析后,最终将进入维持性血液透析。由于终末期肾脏病带给他们压力,透析治疗又打破了他们原有的生活规律,给他们的工作也带来了很大的影响,由此导致患者普遍存在复杂的生理、心理和社会问题。因此,在患者最初几次的透析中,血液透析护士要通过与患者沟通,了解他们的需要,向患者解释血液透析治疗相关的问题,并进行血管通路自我护理和饮食营养的指导等,帮助患者调整饮食结构,制订食谱,告知限制水分、钠、钾、磷摄入的重要性,防止急慢性心血管并发症的发生。指导患者认识肾脏替代治疗不是单一的治疗,需要多方面的治疗相结合才能达到最佳效果。通过交流,进一步促进护患双方的信任,建立良好的护患关系,使患者得到有效的"康复"护理。

四、血液透析治疗过程中的监控与护理

血液透析治疗过程中的监控与护理包括对患者治疗过程的监护和对机器设备的监控与处理。

(一)患者治疗过程的监控和护理

1.建立体外循环

患者体外循环建立后,护士在离开该患者前应确定:动静脉穿刺针以及体外循环血液管路已妥善固定;机器已处于透析状态;患者舒适度佳;抗凝泵已启动;各项参数正确设定;悬挂 500 mL 生理盐水,连接于体外循环血液管路以备急用。

2.严密观察病情变化

严密监测生命体征和意识变化,每小时测量并记录一次血压和脉搏。对容量负荷过多、心血管功能不稳定、老年体弱、首次透析、重症患者应加强生命体征的监测和巡视,危重患者可应用心电监护仪连续监护。

3.预防急性并发症

加强对生命体征的监测,重视患者主诉及透析机运转时各参数的变化,对预防和早期治疗急性并发症有着重要意义。

4.抗凝

既要保证抗凝效果,又要防止出现出血并发症。根据患者的病情采用低分子肝素、小剂量低分子肝素、常规肝素、小剂量肝素、无肝素等方法。

5.观察出血倾向

出血现象包括:患者抗凝后的消化道便血、呕血;黏膜、牙龈出血;血尿;高血压患者脑出血;女性月经增多;穿刺伤口渗血、血肿;循环管路破裂、透析器漏血、穿刺针脱落等。

若发现患者有出血倾向,应及时向医师汇报,视情况减少肝素用量,或在结束时应用鱼精蛋白中和肝素,必要时终止透析。对于出血或手术后患者,可根据医嘱酌情采用低分子肝素或无抗凝剂透析。依从性差的患者治疗时应严加看护,使用约束带制动,以防躁动引起穿刺针脱离血管导致出血。

(二)透析机的监控和处理

观察透析机的运转情况。任何偏离正常治疗参数的状况均会导致机器发出报警,如血流量、

动脉压、静脉压、跨膜压、电导度、漏血等。若发生报警,先消音,然后查明报警原因,排除问题后再按回车键确认,继续透析。查明报警原因至关重要,例如,当静脉穿刺针脱离血管时,静脉压出现超下限警报,若操作者在没有查明报警原因的情况下,将机器的回车键按了两下(按第一下为警报消音,按第二下为确认消除警报),此时透析机静脉压监测软件将会按照静脉压力的在线信息重新设置上下限报警范围,以使机器继续运转,若未及时发现穿刺针滑脱、出血状况,将会导致大出血而危及生命的严重后果。

常见血液透析机报警的原因及处理措施见表 4-1。

表 4-1　常见血液透析机报警原因及处理措施

报警	原因	处理
静脉高压报警	穿刺针位置不妥或针头刺破静脉血管,导致皮下血肿	移动或调整穿刺针位置,重新选择血管进行穿刺
	静脉狭窄	避开狭窄区域,重新穿刺
	透析器或体外循环血液管路血栓形成	更换透析器和体外循环血液管路,重新评估抗凝
	体外循环血液管路关闭或扭曲	打开夹子,放妥管路
静脉低压报警	静脉传感器保护器空气通透性下降,原因有传感器膜破裂或液体、血液堵塞	更换传感器保护罩
	针头脱出静脉穿刺处	观察出血量并按照出血量多少行相应紧急处理;重新穿刺,建立通道;对症处理
	血液流量不佳	分析流量不佳的原因,予以纠正
动脉低压报警	穿刺针针头位置不妥	移动或调整针头
	血管狭窄	避开狭窄区域
	动脉管路被夹闭	打开夹子
	血液流量差	寻找原因,调整流量
	低血容量	确保患者体重不低于干体重
空气报警	查找空气或小气泡进入体外循环血液管路中原因:泵前输液支未夹闭、循环管路连接处有破损、机器透析液排气装置故障	增加静脉壶液面高度
		如果发现循环管路中出现气泡,应脱机,寻找原因,直至气泡清除,在恢复循环
		怀疑患者可能有空气栓塞,使患者保持头低脚高左侧体位,给予氧气吸入,并通知急救
	血液流量过快产生湍流	降低血液流速直至湍流停止
漏血报警	透析器破膜致血液漏出或透析液中的空气致假报警	检测透析液流出口是否有血液,确认漏血,更换透析器后继续透析
电导度报警	透析液浓度错误	纠正错误
	浓缩液吸管扭曲	
	浓缩液罐空	
	机器电导度范围错误	监测电导度,及时复查透析液生化
TMP 高报警	超滤过高、过快	降低超滤率
	抗凝剂应用不足	评估抗凝效果
	血液黏稠度过高	

五、血液透析结束后患者的评估与护理

（1）评估患者透析后的体重是否达到干体重，可根据患者在透析中的反应及血压状况进行评估，并可针对患者对脱水量的耐受情况，于下次透析中酌情调整处方。若透析后体重与实际超滤量不符，原因有体重计算错误、透析过程中额外丢失液体、透析过程中静脉补液、患者饮食摄入过多、机器超滤误差等。

（2）对伴有感染和中心静脉留置导管的患者，必须测量体温。

（3）透析当日4小时内禁忌肌内注射或创伤性的检查和手术。透析中有出血倾向者，可遵医嘱应用鱼精蛋白中和肝素。

（4）透析中发生低血压、高血压、抽搐等不适反应的患者，透析结束后应待血压稳定、不适症状改善才可由家属陪护回家，住院患者须由相关人员护送回病房。危重患者的透析情况、用药情况、病情变化情况应与相关病房工作人员详细交班。

（5）患者起床测体重时要注意安全，防止跌倒。血压偏低或身材高大的患者，要防止直立性低血压的发生。

（6）应用弹力绷带压迫动静脉内瘘穿刺点进行止血的患者，包扎后应触摸内瘘有震颤和搏动，避免过紧而使内瘘闭塞。10～30分钟后，检查动、静脉穿刺部位无出血或渗血后，方可松开绷带。血压偏低者慎用弹力绷带压迫动静脉内瘘。

六、夜间长时血液透析

夜间长时透析（nocturnal hemo dialysis，NHD）是指利用患者夜间睡眠时间行透析治疗。

（一）夜间长时血液透析的优势

1.提高透析患者的生活质量

同传统的间歇性血液透析相比，该治疗方式能够改善患者高血压、左心室肥大、贫血、营养等问题，进而降低了急、慢性并发症，提高了患者生存率及生活质量。根据6年多的经验及临床结果，夜间长时透析6个月后，患者在生理功能、生理职能、活力和社会功能等方面均有较大改善。

2.有效降低患者心血管并发症

夜间长时透析可有效改善血压状况。进入夜间长时透析3～6个月的患者，透析前后血压维持在较理想状态，透析中高血压及低血压发生率显著减少。

3.改善贫血

导致患者贫血难以纠正的一个主要原因是透析不充分，夜间长时透析患者每周透析3次，每次7～8小时，透析充分性较好，患者血液中促使红细胞增生的表达基因增多，贫血改善明显。

4.对钙、磷和尿素的清除增加

越来越多的文献显示，高血磷可增加终末期肾脏病患者的心血管疾病发生率和病死率，常规血液透析清除磷不理想，而降低血磷取决于透析时间，每次7～8小时的夜间透析可明显降低血磷，降低病死率。进入夜间长时透析6个月后，患者血磷、甲状旁腺素、血钙、低密度脂蛋白、尿素下降率等都有较大改善。

5.提高经济效益，降低医疗费用

据统计，夜间长时透析患者年平均住院次数明显减少，住院费用显著降低，用药费用与传统间歇性透析患者相比差距明显。

6.保持患者健康的心态

患者在晚上 10 点以后透析,一边透析一边进入梦乡,白天不耽误上班,做到了职业"康复",改善了患者的心境,提升了患者对治疗的依从性。

(二)夜间长时血液透析的护理

1.患者准入评估

进入夜间透析的患者,需由主治医师或护士长进行全面评估。评估内容包括:自愿参加夜间透析;一般情况良好,体表面积较大;有自主活动能力;长期透析但伴有贫血、钙磷代谢控制不佳;透析不充分。

2.透析方案

每周 3 次,每次 7~8 小时。运用高通量透析器,血流量为 180~220 mL/min,透析液流量为 300 mL/min,个体化抗凝。

3.环境方面

舒适、安静、整洁、光线柔和,给患者创造在家中睡眠的感觉。

4.制订安全管理制度及工作流程

(1)完善制度:①治疗开始的时间、陪客制度和患者转运制度等。②规范夜间工作流程,注重环节管理。③定期召开安全分析会,对容易发生护理缺陷和差错的工作环节进行分析,修订夜间工作制度和工作流程,保证治疗的安全性和可靠性。

(2)加强透析中对患者的巡视工作:透析时血液都在体外循环,稍有不慎便会带来不良后果。①在透析过程中护士应严密巡视,监测生命体征,监测循环管路、机器等,及时帮助患者解决夜间可能出现的问题。②观察患者有无急性并发症,积极处理机器报警。③完成患者其他治疗,保证透析安全。

(3)做好透析后患者的管理工作:①防止发生跌倒等意外,做好患者的安全转运。②透析后及时测量患者的血压,做好安全评估,嘱咐患者卧床休息 10 分钟后再起床。

(4)加强沟通和交流:个别患者对夜间长时透析会产生不适应、不信任,有疑虑。只要患者选择了夜间透析,我们就应该积极鼓励、支持他们的决定,让其对自己的选择充满信心。对于有些因为习惯改变而出现入睡困难或失眠的患者,需要传授一些对抗失眠的方法,如教会患者放松、听音乐;告知患者不必太紧张;寻找失眠的原因,改善睡眠质量。如果患者确实不适合夜间透析,应该及时与医师、患者及其家属进行沟通,寻找更适合患者的透析方式。

(张荣霞)

第三节　血液透析常见急性并发症的护理

在血液透析过程中或血液透析结束时发生的与透析相关的并发症称为急性并发症。

一、低血压

血液透析中的低血压是指平均动脉压比透析前下降 4.00 kPa(30 mmHg)以上或收缩压降至 12.00 kPa(90 mmHg)以下。它是血液透析患者常见的并发症之一,发生率为 25%~50%。

(一)护理评估

(1)评估早期低血压症状:打哈欠、腹痛、便意、腰背酸痛、出汗、心率加快等。

(2)评估透析液温度、电解质、渗透压、超滤量或超滤率、干体重等。

(3)了解透析中患者是否进食、透析前是否应用短效降压药、患者是否存在严重贫血等。

(4)加强高危患者的基础疾病和生命体征的评估和观察,如老年患者及糖尿病、心功能不全患者等。

(二)预防

(1)注意水分和钠离子的摄入,透析间期体重增加控制在3％～5％。对体重增长过多的患者可适当延长透析时间,防止透析过程中超滤过多、过快,以减少低血压的发生。

(2)对易发生低血压的患者,建议采用调钠透析、钠曲线透析、序贯透析或血容量监测,并适当调低透析液温度,这样可有效防止低血压的发生。

(3)识别打哈欠、便意、腹痛、腰背酸痛等低血压的先兆症状,观察脉压的变化。如发现患者有低血压先兆症状,应先测血压,如血压下降可先快速补充生理盐水。

(4)对年老体弱、糖尿病、低蛋白血症、贫血、心包炎、心律失常等血液透析患者,可应用心电监护,随时观察血压变化。透析时改变常规治疗方法,应用容量监测。对血浆蛋白浓度低的患者,应鼓励患者多进食优质动物性蛋白质。透析过程应控制饮食。

(5)及时评估和调整患者的干体重。

(6)血液透析过程应加强观察和护理,防止失血、破膜、溶血和凝血等并发症的发生。

(7)经常、及时给患者进行健康教育,如饮食控制的重要性、低血压的先兆表现、低血压的自我救治以及低血压的自我护理和防范。

(8)有些患者低血压时无明显症状,直到血压降到很低水平时才出现症状,所以透析过程必须严密监测血压。监测血压的时间,应根据患者的个体情况(如老年或儿童、糖尿病患者、体重增长过多的患者、心血管功能及生命体征不稳定患者等)而定。

(三)护理措施

低血压是血液透析过程中最常见的并发症之一,应密切观察,特别是对老年、反应迟钝及病情危重的患者要加强观察,发现低血压应立即治疗和抢救。

(1)给予患者平卧位或适当抬高患者下肢,减慢血液流速,降低超滤率,严重时快速输入生理盐水,待血压恢复正常后,再继续透析。

(2)如患者出现神志不清、呕吐,应立即给予平卧位,头侧向一边,防止窒息。

(3)密切观察血压,根据血压情况增减超滤量。如输入500 mL或更多生理盐水仍不能缓解者,应遵医嘱终止透析,并根据病因给予处理。

(4)如低血压症状明显,患者出现意识不清、烦躁不安时,应先补充生理盐水,再测量血压。如低血压未得到控制,可继续补充生理盐水,给高流量吸氧。如未出现血压下降,仅有肌肉痉挛,可减慢血流量,提高透析液 Na^+ 浓度,减少超滤量或使用高渗药物如50％葡萄糖、10％氯化钠或20％甘露醇。

(5)大多数低血压是由于超滤过多、过快引起的,补充水分后可很快得到纠正。如补充液体后血压仍旧不能恢复,应考虑心脏疾病或其他原因。

(6)患者血压稳定后,在密切观察血压的同时,应重新评估超滤总量。

（7）对透析中出现低血压的患者,要寻找产生低血压的原因并做好宣教。

（8）透析过程出现低血压的患者,应待病情稳定后方能离开医院。注意防止直立性低血压发生。

（9）向患者及家属做好宣教:控制水分、自我护理和安全防范。

（10）注意观察内瘘是否通畅。

二、失衡综合征

失衡综合征是指血液透析中或透析结束后数小时所发生的暂时性以中枢神经系统症状为主的全身综合征,伴有脑电图特征性的改变。它的发生率为 3.4%～20%。

（一）护理评估

（1）对刚开始接受血液透析的患者,特别是血肌酐、尿素水平比较高的患者,应严密监测患者血压变化,注意有无头疼、恶心、呕吐等症状。

（2）对出现神志改变、癫痫发作、反应迟钝者,应加强护理和监测,并及时抢救。

（3）维持性血液透析患者因故中断或减少血液透析,应警惕失衡综合征的发生。

（二）护理措施

失衡综合征是可以预防的,充分合理的诱导透析是减少失衡综合征的主要措施。

（1）建立培训制度,早期进行宣教干预,如对于氮质血症期的患者,要告知早期血液透析的重要性。

（2）首次透析时应使用低效透析器,透析器的面积不宜过大,采用低血流量、短时透析的方法,透析时间<3 小时,同时可根据患者水肿程度、血肌酐和尿素氮生化指标,于次日或隔日透析,逐步过渡到规律性透析。

（3）超滤量不超过 2.0 L。

（4）血液流量低至 150～180 mL/min,也可适当降低透析液流量。

（5）密切观察患者血压、神志等症状,防止出现失平衡。出现严重失平衡时,除了做好相应治疗外,必要时终止透析。

（6）症状严重者可提高透析液钠浓度至 140～148 mmol/L。透析过程中静脉点滴高渗糖、高渗钠或 20%甘露醇,是防止发生失衡综合征的有效方法。

（7）对已经发生失衡综合征患者,轻者可缩短透析时间,给予高渗性液体;重者给予吸氧;严重者终止透析治疗,根据患者情况采用必要的抢救措施。

（8）对首次透析、高血压、剧烈头痛的患者,应加强心理上的疏导,避免紧张情绪。如出现呕吐,应立即将头偏向一侧,以防呕吐物进入气管导致窒息。

（9）对于肌肉痉挛、躁动及出现精神异常者,应加强安全防护措施,使用床护栏或约束带,以防止意外。

（10）严密观察患者的生命体征、精神及意识状态。

（11）加强患者宣教和饮食营养管理,指导患者早期、规律、定期、充分血液透析是降低透析并发症的关键。

三、肌肉痉挛

血液透析过程中,大约有90%的患者出现过肌肉痉挛,大多发生于透析后期。发生肌肉痉挛是提前终止透析的一个重要原因。

（一）护理评估

（1）评估发生肌肉痉挛的诱因。

（2）评估肌肉痉挛部位及肌肉的强硬度。

（3）评估透析液浓度、透析液温度和患者体重增长情况。

（二）预防

（1）对患者进行宣教，控制透析间期的水分增长，体重增加控制在3％～5％。

（2）对反复发生肌肉痉挛的患者应考虑重新评估干体重，并可通过适当提高透析液钠浓度、改变治疗模式（如序贯透析或血液滤过）等，有效预防或降低肌肉痉挛的发生。

（三）护理措施

（1）发生肌肉痉挛时，首先降低超滤速度，减慢血液流速，必要时暂停超滤。

（2）对痉挛处进行按摩，对需要站立才能舒缓疼痛的患者，必须注意患者安全。

（3）因温度过低引起的痉挛，可适当提高透析液温度，但必须确认患者不存在肌肉低灌注。

（4）根据医嘱输入生理盐水或10％氯化钠或10％葡萄糖酸钙等。

（5）使用高钠透析或钠曲线透析可减少低血压的发生，缓解肌肉痉挛症状。

（6）根据发生肌肉痉挛的原因，对患者进行宣教。

四、空气栓塞

血液透析中，空气进入体内引起血管栓塞称为空气栓塞。在当前血液净化设备和技术比较完善的状况下，空气栓塞较少发生。一旦发生空气栓塞常可危及患者生命，应紧急抢救。

（一）护理评估

（1）体外循环血液管路气泡捕获器是否置入空气监测装置。

（2）血液透析结束时全程应用生理盐水回血。

（3）确认体外循环血液管路没有气泡时，才能连接患者。

（4）确认透析器和体外循环血液管路无破损等。

（5）血液透析中心（室）对患者出现空气栓塞的紧急处理预案和抢救物品的准备是否妥当。

（二）预防

空气栓塞是威胁患者生命的严重并发症之一，应以预防为重。护士在各项操作时都应做到仔细认真，必须按照操作规范进行严格核对和检查，以杜绝血液透析时发生空气栓塞。

（1）严禁使用空气监测故障及透析液脱气装置故障的机器。

（2）上机前严格检查透析器和体外循环血液管路有否破损；预冲过程中再次检查破损和漏气。有血路密闭自检的机器，应按流程进行血路密闭自检。

（3）连接患者时，再次检查穿刺针、透析器和体外循环血液管路之间的连接，注意端口间和连接处是否锁住；上机前必须夹闭血路管各分支。

（4）动、静脉壶液面分别调节于壶的3/4处，避免液面过低。

（5）血泵前快速补液时，护士必须守候在旁，补液完毕后及时夹闭血路管输液分支和输液器。

（6）血液透析过程中若发现体外循环血液管路内有气泡，应立即寻找原因，避免空气进入体内。空气若已进入气泡捕获器，机器将会发出警报，并终止血泵运转，同时捕获器下的静脉管路被自动夹闭,操作者切忌将静脉管路从管夹中拽出,否则空气会因压力顺管路进入体内。

(7)若空气已经通过气泡捕获器,可将动、静脉夹闭,将体外循环血液脱机循环,使管路内的气泡循环至动脉壶排气,确认整个体外循环血液管路中没有空气后,再连接患者继续血液透析。

(8)回血操作时必须思想集中,忌用空气回血,应用生理盐水回血,不可违规先打开空气监测阀。血液灌流治疗必须使用空气回血时,必须由两名护士操作,泵速不得超过 100 mL/min;血液进入静脉壶后必须关泵,依靠重力将血液缓慢地回入患者体内,并及时夹闭管夹。

(9)护士在取下中心静脉留置导管的肝素帽或注射器前,确认导管管夹为夹闭状态。

(10)一旦发生空气栓塞,应立即通知医师并按照急救流程进行应急处理。

(三)护理措施

(1)发现空气栓塞后,立即停血泵,夹闭静脉穿刺针,通知医师。

(2)抬高下肢,使患者处于头低足高、左侧卧位,使空气进入右心房顶端并积存在此,而不进入肺动脉和肺。轻拍患者背部,鼓励患者咳嗽,将空气从肺动脉的入口处排出。

(3)高流量吸氧(有条件者给予纯氧)或面罩吸氧。

(4)当进入右心房空气量较多时,影响到心脏排血,应考虑行右心房穿刺抽气。

(5)必要时应用激素、呼吸兴奋剂等。

(6)发生空气栓塞时禁忌心脏按压,避免空气进入肺血管床和左心房。

(7)病情严重者送高压氧舱。

五、电解质紊乱

血液透析过程出现严重的电解质紊乱,往往会危及患者的生命。

(一)护理评估

(1)评估透析液型号、浓度、批号、标识等。

(2)评估透析机电导度的默认值和允许范围。

(3)评估水处理系统的质量。

(4)对"开始透析后不久患者即出现不良反应"应予足够重视,评估患者的主诉和不适症状,及时寻找原因,及时留取血液标本和透析液标本送检。

(二)预防

(1)不同型号的透析液必须有明确、醒目的标识;A、B 液应有明确标识;透析液吸管置入 A、B 液浓缩液桶前必须核对。

(2)透析液配制必须两人核对,并记录;剩余透析液合并时必须两人核对。

(3)新的血液透析机安装和调试后,必须进行生化检测。在血液透析开始后不久(30~60 分钟)即出现不明原因的恶心、头痛、头晕、烦躁等症状时,应尽快进行透析液生化检测。

(4)定期对血液透析机进行维护保养,对监控系统进行检测、校对与定标,以保证血液透析机电导度显示值与实际值的偏差在可接受的范围内。调整浓缩液混合比例泵后,必须进行透析液生化检测后方可进行血液透析。长时间不用的备用机,使用前需消毒和重新检测透析液电解质。

(5)保证透析用水的质量,水处理装置必须按要求定人、定时进行处理和维护,按质控要求定时对水质进行余氯、水质硬度、重金属、细菌等各项指标的检测。

(6)水处理装置日常运行状况由专人负责监管和督查,记录要有监管和督查者双人签名。

(三)护理措施

(1)疑有电解质紊乱时,应立即停止该机的血液透析。寻找原因,安慰患者,降低患者恐惧心理。

(2)留取患者血液标本,立即送检电解质(血清钾、钠、氯、钙和镁),并检测血红蛋白、网织红细胞计数、乳酸脱氢酶等溶血指标。留取透析液标本并送检(血清钾、钠、钙、镁及 pH)。

(3)疑有透析机故障时,必须立即更换透析机;疑有透析液浓度错误时,必须立即更换正常透析液;如发现水处理存在质量问题时,必须停止所有血液透析,严重时应用腹膜透析或 CRRT 过渡,以纠正电解质紊乱。

(4)肉眼观察到患者血液已有溶血时,透析器内和体外循环血液管路中的血液不得回输患者体内。

(5)症状严重时给予吸氧、平卧,低钠时输入高渗盐水,输入新鲜血等。必要时应用皮质激素。

(6)严重溶血时出现高钾血症,应积极组织力量进行抢救和处理。进行有效准确的血液透析治疗,必要时行 CRRT 治疗。在恢复透析 2~3 小时后必须复查患者血液生化,直到患者电解质正常、无心力衰竭、无肺水肿,方可终止透析。

(7)评估、分析事发原因,寻找薄弱环节,完善预防制度。

六、体外循环装置渗血、漏血

体外循环装置渗血、漏血常见于:穿刺点渗血;动、静脉穿刺针脱离血管;体外循环装置连接端口出血;透析器破膜;血路管及透析器外壳破裂等。除了透析器破膜和动、静脉穿刺针脱离血管导致机器报警之外,其他状况的渗、漏血难以被透析机及时监测到,可能滞后报警或不报警,这是血液透析监护装置不尽完善之处。为了弥补这一盲点,需要护士具有高度的责任心,在护理过程中严密观察,才能有效防止体外循环渗血、漏血的发生。因此,预防渗血、漏血的发生,重要的是操作者必须严格执行操作规程和核对制度,加强巡视和病情观察。

(一)穿刺针脱离血管导致出血

1.护理评估

(1)连接患者前再次检查和确认,确保体外循环装置安全可靠。

(2)血液透析过程中加强观察和护理,及时发现和解决问题。

(3)对可能引起体外循环装置漏血的患者,如老年、意识不清、不能配合伴有烦躁者,加强巡视观察和护理,加强沟通或约束,以防穿刺针脱落导致出血等并发症。

2.预防

(1)血液透析过程中,严格巡视和观察穿刺部位是否有出血、渗血等情况。

(2)穿刺时刺入血管的穿刺针应不少于钢针的 4/5。妥善固定穿刺针及血路管,加强观察和宣教,取得患者配合。

(3)告诫患者透析中内瘘穿刺侧手臂不能随意活动,变换体位时请护士协助。

(4)对于意识不清或躁动者,应用约束带将穿刺部位固定并严密观察。

(5)透析过程中穿刺部位不应被棉被包裹。

3.护理措施

(1)发现穿刺点渗血,寻找原因并即刻处理,如压迫、调整针刺位置、调整固定方法等,做好记录。

(2)穿刺针、血路管、透析器端口衔接不严密而引起漏血时,尽快将血路管、透析器端口重新连接并锁紧。各端口连接锁扣时注意不能用力过大,防止锁扣破裂出血。

(3)静脉穿刺针脱离血管会引起机器静脉低限报警,应先消音,仔细检查报警原因,排除问题后再按回车键继续透析;若不查明状况即予以消除警报,机器的静脉压监测软件将会按照静脉压力的在线信号重新设置上下限报警范围,使机器继续运转,将导致患者继续失血。①若静脉穿刺针脱离血管,患者出血量较多或已发生出血性休克,应尽快将体外循环的血液回输给患者,以补充血容量,立即通知医师。②必要时根据医嘱、患者失血情况予以输血、输液、吸氧等对症处理。③血容量补足后可继续血液透析。④做好患者安抚工作,分析原因,进一步完善预防措施。

(4)动脉穿刺针脱离血管将导致患者血液从动脉穿刺点快速渗出,同时空气会被吸入动脉管内,此时机器动、静脉压监测器亦会发出低限警报。①如动脉穿刺针脱离血管,快速压迫动脉穿刺点,消毒后重新做动脉穿刺。若空气已进入透析器,则将空气排出。若发现与处理及时,无需特殊用药处理。②根据患者血压、失血量及时予以输血、输液、吸氧等对症处理。③血容量补足后可继续血液透析。④做好患者安抚工作,分析原因,进一步完善预防措施。

(二)体外循环装置出血

1.护理评估

(1)使用的血路管、透析器应是证照齐全的合格产品。

(2)在引血前应确认装置连接准确。

(3)及时判断出血位置、出血量,评估患者病情。

(4)及时处理和汇报。

2.预防

(1)体外循环装置各端口连接严密。

(2)有血路密闭自检功能的机器,必须进行血路密闭自检。

(3)患者上机后应再次检查血路管、透析器连接端口是否严密,侧支是否夹闭。

(4)复用透析器必须进行破膜测试。

(5)危重患者做好安全防范。

3.护理措施

(1)血路管或透析器外壳破裂时,应及时更换血路管或透析器。

(2)若透析器外壳破裂,造成患者失血较多时,立即将体外循环血液全部回输患者体内或补充血容量。观察患者血压、神志,做好配血、输血、吸氧等。

(3)透析器破裂更换:①预冲新透析器。②关闭血泵,关闭透析液。将透析器破裂端向上,夹闭透析器破裂端穿刺针或导管,取下透析器破裂端连接的血路管,利用重力或压力将透析器内血液缓慢回输患者体内。严格注意无菌操作,防范空气栓塞。③取下破裂透析器,连接新透析器,打开夹子,缓慢开启血液泵和透析液,继续血液透析(注:若按常规回血或输液,血液将会从透析器破口处漏出,增加患者出血量)。

(4)穿刺针保留在原位,根据医嘱进行对症处理。分析原因,完善防范措施。

七、破膜漏血

血液透析机一般采用光电传感器或红外线测量透析液中有无血液有形成分存在。在规定的最大透析液流量下，当每分钟漏血＞0.5 mL时，漏血报警器发出声光报警，同时自动关闭血泵，并阻止透析液进入透析器。

（一）护理评估

（1）从透析器静脉端出口监测透析液，鉴别真假漏血。

（2）寻找漏血原因，如静脉回路受阻、透析器跨膜压过高、抗凝不当等。

（3）排除假漏血。

（二）预防

（1）使用前加强检查，注意透析器的运输和储存，运输过程应表明"小心轻放"，湿膜透析器储存温度不得低于4 ℃。临床使用时，如透析器不慎跌地或撞击，应先做破膜测试后再使用。

（2）透析器复用时严格按照规定的复用程序操作；建议复用机清洗消毒；冲洗透析器时，要注意透析管路不要扭曲，接头不能堵塞，水压控制在0.096～0.145 MPa（1.0～1.5 kg/cm²）。

（3）透析器与次氯酸钠等消毒剂在高浓度和长时间接触后对透析膜有损害，易导致破膜。因此，在消毒透析器时消毒剂浓度应按标准配制，不能随意提高浓度。

（4）在血液透析过程中或复用透析器时，避免造成血液侧或透析液侧压力过高的各种可能原因。

（5）复用透析器应做破膜测试；复用透析器储存柜温度为4～10 ℃，不可低于4 ℃。

（6）透析机必须定时维护，若漏血监护装置发生故障，应及时修复，排除故障后方可使用。

（三）护理措施

（1）使用前加强检查。

（2）当发生漏血时，做如下处理：①血泵停止运转，透析液呈旁路。②恢复血泵运转，将血流量减至150 mL/min（血泵运转可保持正压）。③当确认为漏血时，将透析液接头从透析器上返回机器冲洗桥，排尽膜外透析液，防止透析液从破膜处反渗至膜内污染血液。④立即进行回血（同时进行新透析器的预冲准备），回血后更换透析器，继续透析。⑤有报道称，当透析器破膜面积较大时，应弃去透析器内血液。

（3）恢复患者原治疗参数，但中途回血所用生理盐水量应计算于超滤量内。

（4）可根据医嘱，决定是否应用抗生素。

（5）安慰患者，缓解患者紧张情绪。

（6）当机器出现假漏血报警或真漏血不报警时，请工程师检查机器状况。

八、凝血

透析器凝血后可以使透析膜的通透性下降而影响透析效果，严重时可堵塞透析管路造成无法继续透析，导致透析患者的血液大量丢失。

（一）凝血分级指标

0级：抗凝好，没有或少有几条纤维凝血。

1级：少有部分凝血或少有几条纤维凝血。

2级：透析器明显凝血或半数以上纤维凝血。

3级:严重凝血,必须及时更换透析器及管路。

(二)护理评估

(1)操作者肉眼观察或用生理盐水冲洗后观察,可见血液颜色变深、透析器发现条纹、透析器动静脉端出现血凝块、传感器被血液充满。

(2)体外循环的压力改变:透析器阻塞,引起泵前压力上升,静脉压力下降;静脉壶或静脉穿刺针阻塞,泵前压和静脉压上升;凝血广泛,所有压力均升高。

(三)预防

(1)规范预冲透析器是防止透析器凝血的关键措施之一。

(2)在患者没有出血的状态下,合理规范应用抗凝剂(除非患者病情需要应用无肝素和小剂量肝素治疗)。

(3)维持生命体征的平稳,血液流量能够维持在 $200\sim300$ mL/min;注意血管通路的准确选择,防止再循环;防止超滤过多、过快,导致血液浓缩。

(4)严密观察血流量、静脉压、跨膜压变化,观察有无血液分层;观察血液、滤器颜色,静脉壶是否变硬,及时发现凝血征兆。

(5)无抗凝、小剂量抗凝或患者有高凝史者,血液透析过程中要保证足够的血液流量;透析过程应间歇(15~30分钟)用生理盐水冲洗透析器及血路管,注意观察血路管及透析器颜色、静脉压力变化等。

(6)建议高凝患者血液透析过程不在体外循环中输血液制品或脂肪制剂,减少促凝因素。

(7)透析器的复用应严格按照质控要求进行,充分氧化残存纤维蛋白,如果透析器残血不能完全清除干净,则应丢弃。

(四)更换透析器护理流程

(1)减慢或停止血泵,向患者做简单说明和心理安慰。

(2)预冲新的透析器。

(3)停止血泵,透析液呈旁路。卸下透析液连接端,夹闭动脉管路,利用压力将透析器内残余血回输患者体内。夹闭静脉端管路,连接循环管路和透析器,打开各端夹子,重新启动血液循环。

(4)根据医嘱确定是否加强抗凝;恢复或重新设置治疗参数。

(5)观察患者对更换透析器的反应,及时做好相应护理记录。

九、溶血

血液透析过程中发生溶血的事件比较少见,但一旦发生溶血,后果严重,危及患者生命。

(一)护理评估

(1)患者的主诉和不适症状,有相关体征和症状时立即通知医师。

(2)透析液型号、浓度;透析机电导度、温度。

(3)水处理系统的质量状况。

(4)血液透析过程有否输血等。

(5)循环血液管路的血液颜色。

(二)预防

(1)严格查对透析液型号。

（2）定期对血液透析机进行维护和检测。透析机出现浓度故障时,维修后必须检测电解质;新的透析机在使用前必须测定电解质 2 次以上;闲置透析机再使用前,应进行消毒后测定透析液电解质;患者在血液透析过程中出现发热等症状时应及时测试透析液温度;定期对血泵进行矫正和检测。

（3）加强对水处理系统的管理,定期对水质进行检测,定期更换活性炭。

（4）严格重复使用制度,复用透析器时上机前充分预冲并检测消毒剂残余量。

（5）严格执行查对制度,杜绝异型输血的发生。

（三）护理措施

（1）一旦发现溶血,必须立即关闭血泵、夹住体外循环血液管路,并终止透析;通知医师,寻找原因。

（2）留取患者血液标本,立即送检电解质（血清钾、钠、氯、钙和镁）,并检测血红蛋白、网织红细胞计数、乳酸脱氢酶等溶血指标;留取透析液标本送检（钾、钠、钙、镁及 pH）。

（3）如确诊溶血,丢弃透析器及体外循环血液管路中的血液。

（4）给予患者吸氧、平卧、心理安慰,严密观察患者生命体征。

（5）当出现严重高钾血症或伴有低钠血症时,必须重新建立体外循环,进行有效血液透析,纠正电解质紊乱;当水处理系统发生故障且不能很快修复时,患者出现严重电解质紊乱,需以CRRT 过渡,及时挽救患者生命。

（6）及时处理相关并发症如低血压、脑水肿、高血钾等,及时纠正贫血,必要时输注新鲜血液。

（7）评估、分析事发原因,寻找薄弱环节,完善预防制度。

十、发热

血液透析中的发热是指在透析过程中或结束后出现发热,原因有热源反应、各种感染、输血反应、高温透析及原因不明的发热等。

（一）护理评估

（1）血液透析治疗之前应了解患者透析间期是否有发热现象,是否存在感染、感冒、咳嗽等,并测量体温。

（2）评估留置导管患者局部伤口是否清洁、干燥,导管出口处是否存在渗血、渗液、红肿等现象,透析间期和透析前后是否有发冷、寒战等。

（3）检查体外循环血液管路、透析器、采血器、生理盐水等消毒有效期,注意外包装无破损等。

（4）合理评估血液透析过程中无菌操作技术是否存在缺陷等。

（5）评估水处理系统的维护质量和检测方法。

（二）预防

（1）严格遵守无菌技术操作规程,杜绝因违反操作规程而发生的感染,并随时观察、及时处理。

（2）对疑似感染或深静脉留置导管患者上机前必须先测量体温。如发现患者已有发热,应由医师确认原因给予治疗后再行血液透析。

（3）一旦发热,应立即查找原因,如为器械污染或疑似污染,应立即更换。

（4）加强水处理系统的管理和监测。

(三)护理措施

(1)做好心理护理,缓解患者紧张焦虑情绪。

(2)密切观察患者体温、脉搏、呼吸、血压等生命体征的变化,根据医嘱采用物理或药物等降温方法。

(3)遵医嘱对体温＞39 ℃者给予物理降温、降低透析液温度或药物治疗,服用退热剂后应密切注意血压变化,防止血压下降。降温后30分钟需复测体温并详细记录。

(4)对畏寒、寒战的患者应注意保暖,并注意穿刺部位的安全、固定,防止针头滑脱。

(5)患者出现恶心、呕吐时,应让其头偏向一侧,避免呕吐物进入气道引起窒息。

(6)高热患者由于发热和出汗,超滤量设定不宜过多,必要时加以调整。

(7)为了维持一定的血药浓度,发热患者的抗生素应根据药代动力学原理给予合理应用,大多数药物应在血液透析结束后使用,确保疗效。

(8)血液透析结束后再次测量体温。

(9)做好高热护理的宣教和指导,嘱患者发生特殊情况及时就医。

十一、高血压和高血压危象

血液透析过程中出现的高血压往往发生于血液透析过程中或透析结束后,表现为:①平均动脉压较透析前增高≥2.00 kPa(15 mmHg)。②超滤后2~3小时,血压升高。③血液透析结束前30~60分钟,出现血压增高。

(一)护理评估

(1)监测血压,透析过程中,当患者动脉压较透析前增高≥2.00 kPa(15 mmHg)时,应加强观察和护理。

(2)再次检测和确认透析液温度、电导度、超滤量、钠曲线、干体重等。

(3)患者出现头晕、与平时不同的头痛、恶心、呕吐、活动不灵、肢体无力、肢体麻木或突然感到一侧面部或手脚麻木等时,要注意因为高血压引起的脑卒中。

(二)预防

血液透析过程中避免出现高血压,预防工作很重要。

(1)全面评估患者病情和生活环境,根据患者实际情况进行积极的宣传教育。戒烟、戒酒,控制钠盐,每日摄入4~5 g;透析间期体重增加控制在3%~5%;维持合理的运动和良好的生活习惯。

(2)嘱患者按时血液透析。

(3)按照医嘱及时合理应用药物,有条件者每日早、中、晚各测量血压1次。

(4)利用血液透析治疗的先进模式,如调钠透析、钠曲线透析、序贯透析或血容量监测等程序,防止和减少高血压的发生率。

(5)加强对高血压患者的监测和护理,防止高血压危象及脑卒中。

(三)护理措施

高血压是血液透析过程中最常见的并发症之一,应密切观察并积极处理。

(1)血液透析过程中患者血压有上升趋势时,应加强观察和护理。

(2)进行心理疏导,缓解患者紧张情绪。

（3）根据患者血压，应用透析程序如调钠、序贯、容量监测等，合理超滤和达到干体重。

（4）根据医嘱及时应用降压药物，并注意药物的应用规则，如浓度、滴速、避光等。

（5）血液透析过程中出现高血压，进行治疗后应再测血压，待患者血压平稳后才可离开。

（6）出现高血压并发脑卒中时，注意下列护理：①患者绝对卧床，保持安静，控制情绪；对神志不清的患者注意安全护理；病情严重时及时通知家属并进行沟通。②危重患者减少搬动，给予吸氧、心电监护，必要时脑部用冰帽冷敷。③根据医嘱及时给予治疗，应用降压药物时应严格注意血压变化和药物滴速，防止血压波动；注意血管通路的保护，防止通路滑脱或出血；患者出现剧烈头痛、呕吐等神经系统改变时，应立即头侧向一边，及时清除呕吐物，保持气道通畅，必要时停止血液透析；停止血液透析前根据医嘱应用肝素拮抗剂，防止抗凝剂造成出血。

据报道，加强健康教育，限制水钠、调整透析处方、控制干体重增长、合理应用降压药是减少血液透析过程中发生高血压的主要方法。

十二、心力衰竭

血液透析过程出现心力衰竭较为少见，但是不少患者因为疾病因素加上情绪激动、烦躁、紧张、高血压等，在透析过程中或尚未透析时出现心力衰竭。

（一）护理评估

（1）透析前严格查体，评估患者的体重增长、血压情况及心功能状况。

（2）评估患者的情绪和心理状况，消除其抑郁、紧张情绪。

（3）评估患者血管通路的流量，对高位或严重扩张的动静脉内瘘进行监测和护理观察。

（4）对贫血及严重营养不良者进行干预。

（二）预防及护理

（1）患者取坐位或半卧位，两腿下垂，以减少回心血量。对诱发原因进行及时了解，稳定患者情绪，防止坠床和导管脱落。

（2）高流量吸氧，必要时给予20％～30％乙醇湿化吸氧。

（3）立即给予单纯超滤，排出体内多余的水分。

（4）血流量控制在150～200 mL/min，以免增加心脏负担。

（5）根据医嘱给予强心和血管扩张药。

（6）向患者做好解释工作，减轻患者的恐惧和焦虑情绪，减轻心脏负担，降低心肌的耗氧量。

（7）充分血液透析，严格控制水分，对有营养不良和低蛋白血症的患者应鼓励其摄入高蛋白质饮食。

十三、恶心、呕吐

恶心为上腹部不适、紧迫欲吐的感觉，呕吐是胃或部分小肠内容物通过食管逆流经口腔排出体外的现象。恶心常为呕吐的前期表现，常伴有面色苍白、出汗、流涎、血压下降等，但也可只有恶心没有呕吐，或只有呕吐没有恶心。在血液透析急性并发症中，恶心、呕吐较为常见，发生率为10％～15％。

（一）护理评估

（1）透析前严格查体，了解个体透析前已有的症状与体征，并初步评估导致此症状与体征的原因。

(2)透析前严格执行透析机的自检程序,确保各项透析安全界限在正常范围,各程序均在正常透析状态。

(3)每日检查水处理系统的总氯、余氯、水质硬度;每月检测内毒素 1 次;每年检测重金属 1 次;保持水质良好。

(4)详细了解患者的饮食与精神状态,加强沟通与宣教。

(5)加强患者透析中的监测、观察,及时发现呕吐先兆,对症处理,减轻患者痛苦。

(二)预防

恶心、呕吐不是一个独立的并发症,由很多因素所致,应密切观察。特别是刚进入透析治疗阶段的患者、老年患者、反应迟钝及病情危重的患者更应加强观察,及时干预、治疗以预防相关并发症。

(1)严格处理透析用水及透析液,严密监测,保证透析用水的纯度。水质各项指标均在正常范围,杜绝透析液连接错误。

(2)严格控制超滤量和超滤率,根据恶心、呕吐的原因,采取干预措施:控制患者透析间期的体重增长,防止因超滤过多、过快导致低血压而出现恶心、呕吐症状;透析前减少降压药、胰岛素用量,防止透析中出现低血压、低血糖;定期评估干体重。

(3)加强健康教育,特别是个体化、针对性的健康教育,帮助患者适应透析生活。

(4)严格按照操作规程进行规范化操作,可有效减少各类并发症的发生。

(三)护理措施

(1)患者出现恶心、呕吐时,立即停止超滤,减慢血液流速,头偏向一侧,及时清理呕吐物,避免呕吐物进入气管引起窒息。

(2)如果患者血压低、大汗,应监测血压、血糖等情况,根据患者的病情补充生理盐水或高渗糖、高渗钠等。

(3)按压合谷穴可缓解恶心、呕吐症状。

(4)严格观察患者,注意呕吐的量、性状、气味、呕吐方式及特征,及时报告医师,采取相应措施。注意根据呕吐量减少超滤量,必要时及时下机。

十四、心律失常

维持性血液透析(MHD)患者由于存在心脏结构和功能的改变以及内环境的异常,心律失常是常见的并发症。Rubin 等报告透析患者心律失常发生率为 50%,是维持性血液透析患者发生猝死的重要原因之一。

(一)护理评估

(1)透析过程中定时观察患者的症状,一旦发现有心律失常,立即行心电监护和心电图检查,确定心律失常类型,并记录发生的时间。

(2)早期认识心律失常的伴随症状,如胸闷、心悸、胸痛、头昏、头痛、恶心、呕吐、出汗等。

(3)了解透析患者有无心脏疾病、有无严重贫血、是否服用洋地黄类药物等。

(4)了解患者相关检查结果,如电解质、酸碱平衡情况等。

(5)加强对高危患者的基础疾病和生命体征的密切观察,如老年患者、儿童、初次透析及心功能不全患者等。

(二)预防

(1)老年人、超滤脱水量大、严重贫血、既往有心肌缺血病史者,易在透析中发生心律失常,且多发生在透析后 2~5 小时,以室性早搏最多见。

(2)宣教患者控制透析间期体重增长,避免超滤脱水过多、过快,以免血管再充盈速率低于超滤率,血容量快速下降,使原有的心肌缺血进一步加重。必要时增加透析次数或采用序贯透析法。

(3)透析过程中应严密监测患者的临床表现,如出现心悸、胸闷、心前区疼痛、头晕、出汗、躁动等症状时应考虑低血压可能,及时停止超滤,减慢血流速度,迅速补充血容量,使用抗心律失常药物或回血终止透析。

(4)及时纠正患者的营养不良和贫血,提高其免疫力及生命质量,增强患者对透析的耐受性。

(5)对透析中出现心律失常的患者,透前需了解患者电解质、酸碱平衡、心电图等检查结果;应用碳酸氢盐透析液及生物相容性好的透析膜,透析开始时预防性吸氧,超滤速度适当,可减少心律失常的发生;根据患者心脏功能合理调整透析中血流量,反复发生心律失常者改用腹膜透析。

对透析中出现的心律失常要积极寻找原因,消除诱因,必要时采用药物治疗。只有这样,才能有效降低心律失常的发生,提高透析患者的生活质量。

(三)护理措施

(1)加强心理护理,缓解患者的紧张情绪。

(2)加强生命体征的观察,倾听患者的主诉,一旦发现脉律不齐、脉搏无力、脉率增快、血压下降,应减慢血流量,降低超滤率或暂停超滤,给予吸氧,通知医师及时处理。

(3)密切观察胸闷、气促等症状有无好转或恶化,观察神志、生命体征、心率和心律变化,尤其是中后期心率、心律、血压的观察尤为重要,症状加重时应终止治疗。

(4)对老年、儿童、初次透析患者及心功能不佳者、动脉硬化性冠心病患者,应注意控制血流量和超滤量,给予吸氧,减轻心脏负担。

(5)做好患者宣教,指导患者做好自我护理。

(张荣霞)

第四节　维持性血液透析的用药指导与护理

透析疗法是慢性肾衰竭的一种替代疗法,它不能完全代替肾脏的功能。维持性血液透析患者在漫长的透析之路中,需要一个综合、全面的治疗,包括一定的药物治疗,只有这样才能提高患者的生存率,提升患者的生活质量,降低和减少透析并发症。本节介绍维持性血液透析患者药物应用的指导和护理。

一、降血压药

(一)用药指导

1.钙通道阻滞剂(CCB)

根据分子结构的不同,分为二氢吡啶类和非二氢吡啶类;根据药物作用时间,可分为长效和短效制剂。目前临床上以长效二氢吡啶类最为常用,以氨氯地平为代表。优点是降压起效快,效果强,个体差异小,除心力衰竭外较少有治疗禁忌证;缺点是可能会引起心率增快、面色潮红、头痛和下肢水肿等。

2.血管紧张素转换酶抑制药(ACEI)

短效的有卡托普利,长效的有福辛普利、贝那普利、依那普利等。起效较快,逐渐增强,3～4周达最大作用,对糖尿病患者及心血管等靶器官损害者尤为合适;不良反应是刺激性干咳和血管性水肿,用于肾衰竭患者时应注意发生高血钾的可能。

3.血管紧张素Ⅱ受体阻滞剂(ARB)

降压作用起效缓慢、持久、平稳,6～8周才达最大作用,持续时间达24小时以上,不良反应很少,常作为ACEI发生不良反应后的替换药,具有自身独特的优点。

4.β受体阻滞剂

起效较迅速,较适用于心率较快或合并心绞痛的患者,主要不良反应为心动过缓和传导阻滞,突然停药可能导致撤药综合征,还有可能掩盖糖尿病患者的低血糖症状。急性心力衰竭和支气管哮喘等禁用。

尿毒症患者90%以上均有不同程度的高血压,且绝大多数都需联合用药、长期口服药,较常用的联合方案是CCB＋ACEI/ARB＋β受体阻滞剂,并酌情增减剂量,不要随意停止治疗或改变治疗方案。控制血压对降低尿毒症患者心脑血管疾病死亡率具有重要作用。常用降压药物见表4-2。

表 4-2 尿毒症患者常用降压药物

药物分类	名称	剂量	用法
CCB	硝苯地平(心痛定)	5～10 mg	3次/日
	非洛地平(波依定)	5～10 mg	1次/日
	氨氯地平(络活喜)	5～10 mg	1次/日
ACEI	卡托普利(开搏通)	12.5～50 mg	2～3次/日
	贝那普利(洛丁新)	10～20 mg	1次/日
	赖诺普利(捷赐瑞)	10～20 mg	1次/日
	福辛普利(蒙诺)	10～20 mg	1次/日
	培哚普利(雅施达)	4～8 mg	1次/日
ARB	氯沙坦(科素亚)	50～100 mg	1次/日
β受体阻滞剂	美托洛尔(倍他乐克)	25～50 mg	2次/日

(二)用药护理

(1)高血压发病率较高,是脑卒中、冠心病的主要危险因素。因此,防治高血压是预防心血管疾病的关键。常规降压药物治疗能有效降压,但如果不坚持用药或用药不规范,血压控制效果欠佳。

(2)降压治疗宜缓慢、平稳、持续,以防止诱发心绞痛、心肌梗死、脑血管意外等;根据医嘱选择和调整合适的降压药物,可先用一种药物,开始时小剂量,逐渐加大剂量;尽量选用保护靶器官的长效降压药物。

(3)用药前,讲解药物治疗的重要性以及需使用的药物名称、用法、使用时间、可能出现的不良反应,解除患者的顾虑和恐惧。

(4)用药时,老年患者因记忆力较差,应指导其按时、正规用药,及时测量血压,判断药物效果及不良反应。当患者出现头晕、头痛、面色潮红、心悸、出汗、恶心、呕吐、血压较大波动等不良反应时,应及时就医。

(5)尽量选择在血压高峰前服用降压药物,注意监测血压,掌握服药规律。

(6)向患者宣教,提醒用药后应预防直立性低血压,避免跌倒和受伤。

(7)教会患者自测血压,注意在同一时间、使用同一血压计测量血压。

(8)透析时易发生低血压的患者,透析前降压药需减量或停用1次。

(9)透析时服用降压药者,透析结束后,嘱患者缓慢起床活动,以防止发生直立性低血压。有眩晕、恶心、四肢无力感时,应立即平卧,增加脑部血供。

二、抗贫血药

(一)用药指导

1.促红细胞生成素

起始每周用量80～100 U/kg,分2～3次皮下注射,不良反应是高血压。

(1)重组人红细胞生成素注射液(益比奥):1万U/支。皮下注射,1万U/次,1次/周。少数患者可能有血压升高。

(2)重组人红细胞生成素-β注射液(罗可曼):2 000 U/支。皮下注射,4 000 U/次,2次/周。

(3)重组人促红素注射液(利血宝):3 000 U/支。皮下注射,3 000 U/次,2次/周。

同等剂量的促红细胞生成素,静脉注射后的半衰期仅4～5小时,皮下注射后的半衰期长达22小时。皮下注射后4日,药物浓度仍保持在高浓度,因此皮下注射效果优于静脉注射。

2.铁剂

(1)维铁缓释片(福乃得):口服,饭后30分钟口服,1片/次,1次/日,整片吞服,不得咬碎。服药期间不要喝浓茶,勿食用鞣酸过多的食物;与维生素C同服可增加该药吸收。

(2)琥珀酸亚铁片(速力菲):每片0.1 g。口服,每次1～2片,3次/日,饭后立即服用,可减轻胃肠道局部刺激。

(3)右旋糖酐铁注射液(科莫非):每支100 mg。静脉注射或静脉点滴,每次100 mg,2次/周。可发生变态反应。给予首次剂量时,先缓慢静脉注射或静脉点滴25 mg,至少15分钟,如无不良反应发生,可将剩余剂量在30分钟内注射完。

3.其他

(1)脱氧核苷酸钠片:20 mg/片。口服,2片/次,3次/日。有促进细胞生长、增强细胞活力、改变机体代谢的作用。用药期间应经常检查白细胞计数。

(2)鲨肝醇片:每片20 mg。口服,2片/次,3次/日。用于各种原因引起的粒细胞减少。

(3)利可君片(利血生):每片20 mg。口服,2片/次,3次/日。用于各种原因引起的白细胞、血小板减少症。

(4)叶酸片:每片5 mg。口服,2片/次,3次/日。肾性贫血辅助用药。大量服用后,尿呈黄色。

(二)用药护理

(1)促红细胞生成素,皮下注射效果优于静脉注射。

(2)剂量分散效果更好,如"5 000 U,2 次/周"优于"10 000 U,1 次/周"。

(3)透析后注射促红细胞生成素,注意按压注射部位,防止出血。

(4)剂量准确,使用 1 mL 注射器抽取药液。

(5)仔细倾听患者主诉,特别是有无头痛等不适。

(6)用药期间监测血压,定期查血红蛋白和肝功能。

(7)促红细胞生成素于 2~8 ℃冰箱内冷藏、避光。

三、钙磷代谢相关药物

(一)用药指导

1.骨化三醇胶丸(罗盖全)

0.25 μg/粒。口服,1 粒/日。应根据患者血钙水平制订每日最佳剂量。

2.阿法骨化醇胶丸(阿法 D₃)

0.25 μg/粒。口服,2 粒/日。长期大剂量服用可能出现恶心、头昏、皮疹、便秘等,停药后恢复正常。

3.葡萄糖酸钙片

0.5 g/片。口服,2 片/次,3 次/日。大量饮用含乙醇和咖啡因的饮料、大量吸烟,均会抑制口服钙剂的吸收;大量进食含纤维素的食物,能抑制钙的吸收;活性维生素 D 能增加钙经肠道的吸收。

4.碳酸钙片

0.5 g/片。口服,2 片/次,3 次/日。

(二)用药护理

(1)磷结合剂宜在吃饭时服用,与饭菜一起咬碎吞下,在肠道内充分形成磷酸盐,减少钙的吸收,降磷效果好。

(2)骨化三醇胶丸应在睡前空腹服,以减少肠道磷的吸收。

(3)补充血钙时,给药时间应在两餐之间。

(4)用药期间定期检测血磷、血钙、甲状旁腺素(PTH)。

四、维生素

(一)维生素 C

0.1 g/片。口服,2 片/次,3 次/日。不宜长期服用。

(二)维生素 E

10 mg/片。口服,2 片/次,3 次/日。不宜长期服用。大量维生素 E 可致血清胆固醇及血清三酰甘油浓度升高。

五、其他

(一)左卡尼汀注射液

每支 1 g。用于防治慢性肾衰竭患者因血液透析所致的左卡尼汀缺乏;改善心肌的氧化代谢和能量代谢,加强心肌收缩力,改善心脏功能,减少心律失常的发生;改善低血压;提高骨骼肌内肉碱的含量,使肌肉脂肪酸氧化得到改善,从而使透析中肌肉痉挛的发生率明显减少。

左卡尼汀 1 g+20 mL 生理盐水,缓慢静脉注射 2～3 分钟。不良反应主要为一过性的恶心和呕吐,停药可缓解。

(二)鲑鱼降钙素注射液

50 U/支。每日或隔日 1 次,皮下、肌内或静脉注射。用于治疗老年骨质疏松症、绝经后骨质疏松症、骨转移癌致高钙血症。用药期间监测血钙,观察有无食欲缺乏、恶心、双手与颜面潮红等不良反应。

(张荣霞)

第五章

门 诊 护 理

第一节　妇产科门诊护理

一、门诊护理工作常规

（一）妇科门诊工作要求

（1）详细询问病史，了解发病经过及症状。进行妇科检查前，均应排空膀胱（需化验小便者可先安排小便化验后检查）。未婚妇女一般行肛门检查，禁行阴道检查，必要时应征得患者本人及其家属的同意。

（2）男性医师为女患者进行阴道检查时，必须有一位女性工作人员在场。

（3）月经期不做阴道检查，有原因不明的阴道流血需行阴道检查时，检查前应消毒外阴。每次检查后需更换臀部垫单，防止交叉感染。

（4）白带量多或异常者，应取白带作滴虫及真菌检查。

（5）初诊妇女（未婚者除外）都应作宫颈涂片或刮片防癌普查，如有可疑症状作宫颈活体组织检查。

（6）在门诊进行有关妇科手术时，应严格按无菌操作进行，术前应检查有无发热或感染等手术禁忌证。

（7）危重患者或年老体弱者来门诊时需提前就诊，诊断不明时应立即请上级医师复查，必要时紧急会诊，需住院时，由专人护送入院。

（8）凡需住院治疗的患者，由医师填写住院证，在住院前应完成有关必要的化验及检查。

（9）开展计划生育的宣传及指导。

（二）产科门诊工作要求

1.产前检查

（1）产前检查时间：确定早孕后，一般应在孕12周内进行妇科检查，如测量血压、血糖、血常规、肝功能、尿常规并检查心肺等。正常情况下，孕28周以前，每月检查1次，28周以后每2周检查1次，36周以后每周检查1次。如有异常应增加检查次数。

（2）孕妇保健卡：实行统一的孕妇围生期保健卡。

（3）病史：除询问一般内、外科疾病及手术史、家族史及有无遗传性疾病外，应着重询问产科情况，如月经史、末次月经、预产期、分娩史，有无难产史，并注意本次妊娠情况，如有特殊情况应详细记录。

（4）体格检查：包括全身体检与产科检查。初孕产妇或经产妇有难产史者，应测量骨盆外径。每次产前检查应测量血压、体重、子宫底高度、腹围、胎位、胎心次数、先露部与骨盆的关系等，以及测定尿蛋白、尿糖等。

（5）初诊完毕：产科怀孕28～37周及38周至住院前分别评分一次。如发现危险因素，应及时评分，并按高危孕妇要求处理或转各专科门诊处理。

（6）孕期指导：定期向孕妇宣传妊娠生理、孕期卫生及临产的征兆等知识，如饮食、休息、衣着，妊娠晚期不能坐浴、忌性交等。结合具体情况作计划生育宣传和指导。

（7）检查预约名单：每次门诊结束时，应检查预约来诊名单，发现未按时来院检查者，根据情况电话通知或进行家访。

（8）产前卡整理：按预产期月份做好产前卡的整理工作。

（9）专人护送临产孕妇。

2.产后检查

产后42天左右，嘱产妇携带婴儿来院检查。

（1）产妇检查：询问产程经过；检查一般情况，如体重、血压、尿蛋白（限于妊娠期高血压疾病）、乳房、乳头、手术瘢痕检查；妇科检查，包括外阴伤口愈合情况、阴道分泌物性状、宫颈有无糜烂、子宫大小及位置，如有异常者及时给予治疗或矫正；做好计划生育宣教工作，落实避孕措施；宣传婴儿喂养、卫生以及预防接种等知识。

（2）婴儿方面：了解喂养方法及大小便情况；一般情况检查包括体重、营养发育、皮肤、反射、五官（注意舌系带有无过短）；检查心肺、脐带、臀部。

二、妇科检查

（一）概述

妇科疾患与全身营养和健康、内分泌疾患关系密切，因此也需要了解内分泌腺，如甲状腺、肾上腺的功能，注意乳房发育情况及有无体态异常（如肥胖、消瘦、侏儒等）。

（二）全身体格检查

常规测量体温、脉搏、呼吸、血压、身高、体重，其他检查项目包括患者神志、精神状态、面容、体态、全身发育及毛发分布情况、皮肤、淋巴结、头部器官、颈、乳房、心、肺、肝、脾、脊柱、四肢等。

妇科检查包括腹部检查及盆腔检查。

1.腹部检查

有系统地进行视、触、叩、听诊，注意腹部形状，有无妊娠、肿块或腹水。腹部检查是妇科体格检查的重要部分，应在盆腔检查前进行。

（1）视诊：腹壁有无瘢痕、静脉曲张、妊娠纹、腹壁疝，腹部是否隆起或不对称。

（2）触诊：腹壁厚度，肝、肾有无增大和压痛，其他部位有无压痛、反跳痛或肌紧张；如触到肿块，能否确定其部位、大小、形状、硬度、活动度及表面性状，肿块是否有压痛。

（3）叩诊：鼓音和浊音的分布，有无移动性浊音等。

（4）听诊：如为妊娠，除检查胎位、胎动情况，还应听胎心音（心律和心率）。听诊还要了解肠鸣音。

2.盆腔检查

盆腔检查为妇科所特有,因此也称为妇科检查。

(1)外阴部检查。①目的:观察外阴发育及阴毛多少和分布情况,有无畸形、水肿、皮炎、溃疡或肿块;皮肤黏膜色泽及质地变化,有无增厚、变薄和萎缩等。②方法:用一手的拇指和示指(戴一次性手套或指套)分开小阴唇,暴露并观察前庭及尿道、阴道开口及处女膜;未婚者处女膜多完整未破,中间有孔,勉强可容示指;已婚者阴道口可容两指通过;经产妇处女膜仅余残痕或会阴有侧切瘢痕。然后再让患者用力向下屏气,观察有无阴道前壁或后壁膨出、子宫脱垂或尿失禁等。

(2)阴道窥器检查。

1)目的:①观察宫颈的大小、颜色、外口形状,有无糜烂、撕裂、外翻、腺囊肿、息肉、肿块,宫颈管内有无出血或分泌物,宫颈和宫颈管分泌物涂片和培养的标本均应于此时采集。②观察阴道前、后侧壁黏膜颜色、皱襞多少,有无阴道隔、双阴道等先天畸形或出血、溃疡、肿块等;有无分泌物及分泌物的量、性状、颜色、气味等。白带异常者应作涂片或培养寻找滴虫、念珠菌、淋菌及线索细胞等。

2)方法:根据需要选择大小合适的窥器。具体操作方法如下:①放置窥器前选用左手示指和拇指分开双侧小阴唇,暴露阴道口,右手持预先备好的阴道窥器,避开敏感的尿道周围区,直接沿阴道侧后壁缓慢插入阴道内,然后向上向后推进,边推进边将两叶转平,并逐渐张开两叶,直至完全暴露宫颈为止,旋紧窥器侧部螺丝,使窥器固定在阴道内。②如患者阴道壁松弛,宫颈多难以暴露,有可能将窥器两叶前方松弛而鼓出的阴道前、后壁误认为宫颈前后唇。此时应调整窥器中部螺丝,以使其两叶能张开达最大限度,或改换大窥器进行检查。同时还应注意防止窥器两叶顶端直接碰伤宫颈以致宫颈出血。

(3)双合诊:是妇科特有的检查方法,也是盆腔检查中最重要的项目。①目的:扪触阴道、宫颈、子宫、附件,在双手配合下查清子宫的位置、形状、大小、硬度、活动度、性状,有无压痛及其异常。②方法:检查者戴手套蘸以肥皂水,用示、中两指伸入阴道,另一手放在腹部配合检查。

(4)三合诊:腹部、阴道、直肠联合检查。①目的:弥补双合诊的不足,进一步了解骨盆后部及子宫直肠陷凹,通过三合诊可扪清后倾或后屈子宫的大小,发现子宫后壁、直肠子宫陷凹、宫骶韧带或双侧盆腔后部及直肠周围的病变情况。②方法:检查者一手示指放入阴道,中指放入直肠,另一手在腹部进行检查。

(5)直肠-腹部诊。①目的:临床应用于未婚、阴道闭锁或经期不宜做阴道检查者。②方法:检查者一手示指伸入直肠,另一手在腹部配合检查。

(三)护理配合

1.患者的配合

(1)指导患者检查前排便或排尿,必要时导尿或灌肠后检查。

(2)指导并协助患者上妇科检查台,患者臀部置于台缘,头略抬高,两手平放于身旁,以使腹肌松弛;危重患者不宜搬动时,可在病床上检查。

(3)指导并协助患者脱衣裤(冬天注意调节室温)。

(4)一般患者取膀胱截石位,尿瘘者取膝胸位。

(5)指导患者于检查(三合诊)时,用力向下屏气,使肛门括约肌自动放松,以减轻疼痛和不适。

2.用物准备的配合

用物准备齐全,定位放置,使用中才能得心应手。

(1)设备:诊床、妇科检查台。

(2)器材:应备高压消毒的阴道窥器、手套、宫颈钳、鼠齿钳、子宫探针、宫颈活检钳、子宫内膜吸取器、小刮匙、宫颈刮板、止血钳、剪刀、镊子、导尿管、器械盒及冲洗壶(杯、瓶)、干燥的玻片、标本瓶、血压计、听诊器等。

(3)敷料:棉拭子、棉球、棉签、纱布、甘油纱布、消毒纸垫或布垫、治疗巾、丁字带、绷带等。

(4)药品(外用药):聚维酮碘、0.05%氯己定、2%汞溴红、75%乙醇、2%硝酸银、10%甲醛、95%乙醇、0.5%普鲁卡因、生理盐水、无菌液状石蜡等。

(5)其他用物:吊桶架、立灯、橡胶单、污物桶、屏风或拉帘、洗手设备等。

3.心理护理的配合

妇科患者的主要特点是所患疾病在生殖系统,害羞心理强;因生殖系统疾病直接关系到婚姻、家庭、生育等,患者思想顾虑多;对妇科疾病知识缺乏了解,表现为迷惘,不知所措。因此,护理人员应热情接待、关心体贴患者、理解患者的心情,做到语言亲切、解释耐心,主动向患者讲述有关妇科检查的目的、方法、注意事项、检查中的配合等,使患者解除思想顾虑,配合检查;同时如患者紧张、害怕,护理人员还可以抚摸患者,握住她的手并指导患者使用放松技术,如缓慢地深呼吸、全身肌肉放松等。男性医师对未婚者进行检查时,需要有女性医护人员在场,以减轻患者紧张心理和避免发生不必要的误会。

4.一般护理配合

(1)保持检查室清洁整齐,空气流通,光线充足,寒冷季节注意保暖,室温在16～25 ℃。

(2)及时为医师递送检查用的器具、药品、敷料,标本采集后立即送检。

(3)遵医嘱进行注射及更换敷料等。

(4)使用窥器检查,遇冬天气温低时,先将窥器前端置入40～45 ℃肥皂液中预先加温;如作宫颈刮片或阴道上1/3段涂片细胞学检查,则不宜用润滑剂(可用生理盐水润滑),以免影响检查结果。

(5)检查或处理完毕,擦净外阴部,协助患者下检查台并穿好衣裤。

5.注意事项

(1)避免于经期作妇科检查,如因异常出血而必须检查时,检查前应先消毒外阴,严格操作规程,以防发生感染。

(2)对未婚患者禁作双合诊及窥器检查,应限于用示指放于直肠内行直肠-腹部诊;若确有检查必要时,应先征得其本人及家属同意后,方可以示指缓慢放入阴道扪诊。

6.消毒隔离

(1)每次检查用过的窥器采用消-洗-消程序处理(先浸泡在1:200的84消毒液中,30分钟后取出再清洗,然后高压灭菌备用)。

(2)检查传染病或癌症患者的器具,用后应另行处理(按感染器械浸泡)。

(3)每检查一人,应及时更换置于臀部下面的垫单或纸单,以防交叉感染。

三、妇科特殊检查

(一)基础体温测定

1.概述

基础体温是指每天睡眠 6~8 小时,醒后尚未进行任何活动之前所测得的体温,能反映静息状态下的能量代谢水平。一般月经前半期体温稍低,因雌激素可使血中乙酰胆碱量增加,副交感神经兴奋,血管扩张、散热,故排卵前及排卵时体温更低。排卵后由于孕激素的致热作用,通过中枢神经系统可使基础体温轻度上升,月经来潮前 1~2 天或月经第一天孕激素下降,体温亦即下降。故正常月经周期,如体温呈双相曲线,表示排卵,单相曲线表示无排卵。临床常用此法了解有无排卵及黄体功能状况。

2.护理配合

(1)向患者说明其检查目的、方法、要求,以取得合作。

(2)指导患者每天临睡前将体温计水银柱甩至 36 ℃以下,放于床旁桌或枕下便于取用。

(3)嘱患者清晨睡醒后(未起床、未说话、未做任何活动时),用体温计置口腔舌下测温 5 分钟。每天清晨固定时间测量较为准确。

(4)起床后,将所测体温记录于基础体温表上,逐天进行,最后画成曲线。

(5)指导患者将有关性生活、月经期、失眠、感冒等可能影响体温的因素及所用的治疗随时记录在基础体温单上,以便做参考。

(6)嘱患者连续测量 3 个月经周期以上,不要中途停顿,应持之以恒。否则不能准确反映卵巢功能。

(二)宫颈黏液检查

1.概述

子宫颈内膜腺体的分泌功能受卵巢激素影响。因此,宫颈黏液在量、性状(主要是黏稠度)及结晶类型方面,随着月经周期而变化,观察这些变化,可以了解卵巢功能;在雌激素影响下,宫颈黏液含水量增加,排卵期宫颈黏液清澈透明,延展性增高,黏液拉丝可长达 10 cm;在孕激素影响下,宫颈黏液黏稠混浊,延展性降低,拉丝长度仅为 1~2 cm。临床上据此鉴别闭经原因及判断有无排卵,了解卵巢功能。

2.方法

放入窥器,用灭菌、干燥的长吸管或注射器,从子宫颈内吸取黏液,置于玻片上,用另一玻片蘸取黏液,拉成丝状,观察其最大长度。然后涂抹于玻片上,干燥后镜检有无羊齿叶状结晶及结晶程度。

3.黏液结晶判断标准

(1)典型羊齿叶状结晶,主枝粗硬,分枝密而长,表示雌激素"++++"。

(2)弯曲而较粗的羊齿叶状结晶,似树枝着雪后,分枝少而短,表示雌激素"+++"。

(3)干枝细小结晶,分枝少,金鱼草样者,表示雌激素"++"。

(4)结晶呈枝杆细小而稀疏,比较模糊,背景黑,主杆及分枝皆清晰,表示雌激素"+"。

(5)主要为椭圆体或梭状体,长轴顺一个方向排列,比中性粒细胞大 2~3 倍,表示雌激素存在。

4.护理配合

(1)用物准备:窥器、手套、注射器、长吸管、玻片、镊子、棉球。

(2)患者准备:指导患者根据月经周期决定检查日期,并于检查日早晨做好检查前准备,如排便或导尿,外阴擦洗。

(3)护理指导:①向患者解释其检查目的,解除其紧张、害羞心理,使其主动配合。②注意屏风遮挡或拉门帘。③告诉患者检查后应注意局部卫生,尤其是患有宫颈糜烂时,可能有出血。④检查完毕,严格用物的隔离消毒。

(三)激素测定

1.概述

妇科常以雌激素试验、孕激素试验、促性腺激素刺激试验和垂体兴奋试验的联合应用,来检查下丘脑-垂体-卵巢轴的病变部位。临床上常用于闭经的诊断。

2.方法

(1)孕激素刺激试验:用孕激素如黄体酮每天1次,10 mg肌内注射,连续注射5天;或用甲羟孕酮每天1次,口服10 mg,连续口服5天,用药后2～7天内观察有无撤退出血。有阴道流血者为阳性,表示生殖道发育正常,雌激素分泌正常,子宫内膜功能正常,为第1度闭经(下丘脑性闭经);无阴道流血为阴性,不能排除子宫及生殖道异常。

(2)雌、孕激素刺激试验:对孕激素刺激试验阴性者施行。先用雌激素,如己烯雌酚,口服1 mg,每天1次,连续服用20天;或用炔雌醇口服0.05 mg,每天1次,连续服用20天,自服药第16天开始加用孕激素(用法用量与前述相同),用药2～7天观察有无撤退出血。阳性者表示患者子宫内膜功能正常,但体内雌激素不足,为第2度闭经;阴性者表示病变在子宫(子宫性闭经)。

(3)促性腺激素试验:对雌、孕激素刺激试验阳性者施行。用尿促性素及绒促性素数天后,检查宫颈黏液量及尿中雌激素总量。如果数值上升并有排卵则表明卵巢有排卵反应,功能正常;如结果相反,则可判断为卵巢性闭经,应进行卵巢活组织检查。

(4)垂体兴奋试验:即促性腺激素释放激素刺激试验(LH-RH试验)对促性腺激素刺激试验中有卵巢反应者施行。快速静注戈那瑞林100～200 μg,于15分钟、30分钟、45分钟、60分钟、120分钟分别检查血中尿促卵泡素及促黄体生成素含量。迅速上升者,表明垂体功能正常,对外源性LH-RH有反应,病变在下丘脑或其以上部位;不上升者,表明病变在垂体。

3.护理配合

向患者说明其检查方法的目的,使之能很好地按要求配合服药或注射并观察用药后的反应。必要时及时来医院复查。

(四)宫颈活组织检查

1.概述

在宫颈刮片或其他检查可疑为子宫颈癌时,需取宫颈活组织作病理学检查以确诊恶性肿瘤。宫颈活组织检查是确诊宫颈癌或其他宫颈病变的常用方法。

(1)钳取法:阴道窥器暴露宫颈,用棉签拭去表面的分泌物,用聚维酮碘棉球消毒宫颈后确定活检部位,以乙醇消毒,再用宫颈活组织钳先抵住拟钳取部位,然后钳取,所取组织不宜太少太浅,应含足够间质。局部改变明显者,可用碘试验协助,在不着色区域采取4～6点组织,将钳取组织放入盛有10%甲醛溶液的瓶内固定,送病理检查。钳取组织后,阴道内可填塞纱布卷或带线的纱布以压迫止血,卷端或线端应露出阴道口,或用胶布固定于一侧大腿内侧,嘱患者 24 小时后自行取出。

(2)锥形切除法:暴露宫颈及消毒方法与钳取法同。用宫颈钳夹持宫颈前唇,用刀在宫颈范围内并深入颈管约 2 cm 作锥形切除,残端止血;区分并标记好切除标本之前、后部位,固定后送检;用纱布卷压迫创面止血,如定于次天切除子宫,可将宫颈前、后唇缝合以封闭创面,并用抗生素预防感染。

2.护理配合

(1)用物准备:阴道窥器、宫颈钳、活检钳、小钝刮匙、10％甲醛溶液、聚维酮碘、纱布条、棉球、镊子。

(2)患者准备:通常于月经干净后 1 周进行,此时出血量少。

(3)护理指导:向患者或家属说明活检目的、方法和时间,以取得患者合作。解除患者的紧张、害怕心理。操作中注意与患者交谈,分散患者的注意力,减少患者的疼痛感。指导患者术后 24 小时自行取出填塞的纱布卷,并注意观察术后有无出血,必要时立即来医院复查,给予止血等处理。嘱患者术后静养 24 小时,避免劳动和剧烈活动。嘱患者入浴、性生活等按医师指导进行。

3.注意事项

(1)所取组织标本应立即固定,做好标志,填写送检单,避免放置过久发生组织自溶、丢失或混淆。

(2)标本须用 10％甲醛或 95％乙醇溶液固定,溶液应盖过整个标本,立即送检。

(五)诊断性刮宫

1.概述

诊断性刮宫简称诊刮,是诊断宫腔疾病采用的诊断方法之一。其目的是刮取子宫内膜作病理检查,了解子宫内膜的变化是否同月经周期相一致,了解子宫内膜组织是否有其他病变。不论对老龄期、绝经期、绝经后,甚至青春期患者均是极为重要的诊断方法。常用于诊断月经失调、子宫内膜结核、不孕症、子宫内膜癌等疾病。

2.方法

一般不需麻醉,对敏感者或宫颈内口较紧者,酌情使用镇痛剂、局麻或静脉麻醉。

(1)常规消毒,铺巾,做双合诊,了解子宫大小及方向。用阴道窥器暴露宫颈,清除分泌物,再次消毒宫颈与宫颈管,用宫颈钳固定子宫颈前唇,用子宫探针顺子宫腔深度测宫腔长度。子宫口松者不需扩张,如宫口较紧,用宫颈扩张器扩张至能进入小号刮匙即可。

(2)取盐水纱布一块垫于阴道后穹隆处,用小刮匙按顺序刮取宫腔四周、宫底、两宫角内膜组织,置于纱布上,取纱布上内膜送检。

(3)凡疑有宫颈内病变或子宫腔病变累及颈管时,应作分段诊刮。先刮宫颈管后刮宫腔,分瓶置刮出物送检。

(4)取出宫颈钳,如有出血,可用纱布压迫止血,详细记录,并告诉患者及时取出纱布。

3.护理配合

(1)用物准备:窥阴器、子宫探针、颈管扩张器、小号刮匙或子宫内膜吸引器、10％甲醛溶液等。

(2)患者准备:排尿后取膀胱截石位。

（3）护理指导：向患者说明检查目的和方法，消除其紧张和顾虑；告诉患者检查后可伴有的症状，如腹痛、阴道分泌物等。术前采集血标本，定血型，交叉配血；做好静脉输液的准备工作。指导患者于检查后使用卫生垫，如出血多，应及时报告医师，给予处理。嘱患者静养，避免劳动，术后休息1～3天。怀疑有子宫穿孔时，一定留诊观察约48小时，防止贻误病情；如稍感下腹痛，可遵医嘱使用镇痛药。

预防感染的发生：①术前控制感染。②术中严格无菌操作。③术后遵医嘱使用抗生素。

4.注意事项

（1）如疑为子宫内膜结核，应特别注意在双侧宫角刮取组织，该处阳性率高。

（2）因不孕症进行诊刮，应选择月经前或月经来潮12小时内，以便判断有无排卵。术前不可用任何性激素药物。

（3）如患急性生殖道炎症，应在控制感染后再行诊刮。

（4）疑癌变者，若内膜肉眼观察高度疑为癌组织，不必全刮，取内膜活检已足够，防止出血、子宫穿孔、癌组织扩散。

（5）若为双子宫或双角子宫，应将两处的子宫内膜全部刮除，以免漏诊与术后淋漓出血。

（6）2周内禁盆浴及性生活。

（六）阴道分泌物悬滴检查

1.概述

用于检查阴道内有无滴虫或假丝酵母菌。

2.方法

患者取膀胱截石位，用窥阴器扩张暴露宫颈（未婚者不用），用无菌长棉签取后穹隆少许白带，放入盛有1 mL生理盐水的试管内混匀，显微镜下检查，找活动的滴虫。如检查假丝酵母菌，取玻片滴上10％氢氧化钠作悬液，染色后镜检，找假丝酵母菌的孢子和菌丝。

3.护理配合

（1）用物准备：小玻璃试管、清洁干燥玻片、生理盐水、10％氢氧化钠及其他妇科检查用具。

（2）患者准备：排尿后取膀胱截石位。

（3）护理指导：向患者说明检查目的、方法，解除紧张及思想顾虑，预约复诊日期。教导患者注意局部清洁卫生，如行检查后出现异常情况应及时来院复查。玻片上应写好患者姓名。滴虫离体后易死亡，故需及时送检立即检查。冬天应注意保温，以提高检出率。

（七）脱落细胞检查

1.概述

检查阴道、宫腔脱落细胞可反映体内性激素水平，间接了解卵巢功能及胎盘功能，更可协助诊断生殖系统不同部位的恶性肿瘤及判断治疗效果，而且又是最简便、经济实用的检查方法。

2.方法

（1）阴道涂片：主要目的是了解卵巢功能。常用的标本采取方法包括阴道侧壁采取法和后穹隆吸取法两种。①阴道侧壁采取法：用阴道窥器扩张后，在直视下用刮板或被生理盐水浸湿的棉棒在阴道侧壁上1/3处轻轻刮取或蘸取分泌物少许（切勿用力，以免将深层细胞混入），薄而均匀地涂于玻片上，置于95％乙醇内固定，以免细胞质变质而染色不良。②后穹隆吸取法：用阴道窥器暴露后穹隆部，捏紧长玻璃吸管的橡皮球（排出气体），送至后穹隆部吸取分泌物，薄而均匀地涂于玻片上。

(2)宫颈刮片:为早期发现宫颈癌的重要方法,简便易行,结果可靠。一般在宫颈癌好发部位即宫颈外口鳞状和柱状上皮交界处,以宫颈外口为圆心,用木制刮片轻轻刮取一周,不要过分用力,以免损伤组织,引起出血。若白带过多,应先用无菌干棉球轻轻拭去,再刮取标本。

(3)宫颈管涂片:绝经后,妇女宫颈的鳞状和柱状上皮交界处上升到宫颈管内。用生理盐水浸泡的棉签插入颈管,轻轻旋转2～3周后取出作涂片,亦可用附有橡皮球的玻璃吸管插入颈管吸取分泌物作涂片。

(4)宫腔吸取标本:疑有宫腔内恶性病变者,可从宫腔内吸取标本进行检查。先做阴道检查,确定子宫大小及方位,然后严格消毒阴道及宫颈。将塑料管轻轻放入宫底部,上下左右移动吸取标本,但不要超出宫颈内口。取出吸管时,须注意停止抽吸,以免将颈管内容物吸入,造成混淆。

(5)内膜冲洗法:将前端有小孔的套管插入宫腔后,注入生理盐水,然后回收作成涂片。

通过以上各种方法采取标本制成的涂片,常用的是巴氏染色法,该法既可用于检查雌激素水平,又可查找癌细胞。

3.护理配合

(1)用物准备:木制刮板、棉棒、橡皮球玻璃吸管、金属吸管、前端有小孔的套管、玻片、窥器、固定溶液、生理盐水及其他妇科检查用具。

(2)患者准备:排尿后取膀胱截石位。

(3)护理指导:①向患者说明检查目的、方法,解除紧张及思想顾虑,预约复诊日期。②教导患者注意局部清洁卫生,如行检查后出现异常情况应及时来院复查。③作涂片检查时,玻片上应写好患者姓名;采自不同部位标本的涂片,要写上编号以便区分。④涂片作成后,立即投入固定液中固定,及时送检。

4.注意事项

嘱患者在检查前24小时禁止性生活,禁止阴道灌洗及上药。

(八)输卵管通液检查

1.概述

输卵管通液检查是测定输卵管是否通畅的方法,主要用于了解女性不孕症、患者输卵管是否阻塞,或用于验证为不孕症患者做的输卵管再通术是否通畅。由于进行检查时需要加压通液,有可能使原有的轻微粘连的输卵管腔被疏通开,故输卵管通液检查不仅是一种辅助诊断输卵管是否阻塞的方法,在一定程度上又有治疗作用,故临床上较常应用。

2.方法

(1)常规消毒外阴后,铺无菌巾。

(2)双合诊复查子宫位置后,用阴道窥器扩张阴道显露子宫颈,以宫颈钳夹住子宫颈前唇后稍向外牵拉并固定,聚维酮碘消毒子宫颈及阴道穹隆后,将专用于输卵管通液检查的导管顺宫腔方向插入子宫颈管内,必须使导管上的橡皮塞压紧子宫颈外口,防止液体外溢。

(3)接上20 mL的注射器(无菌生理盐水内加庆大霉素8万U),向宫腔内缓慢注入药液。边注边询问患者的感觉。因正常子宫腔容量仅为5 mL左右,若注入药液5 mL时患者自述下腹部有明显胀痛感,且操作者感到继续注入药液出现阻力,则应停止再灌注药液。当注射器停止加压后,可见已注入至子宫腔内的液体又逆流至注射器中,则表示双侧输卵管均阻塞;若加压注入药液时感到有一定阻力,但经加压后药液能缓慢注入宫腔,表示输卵管有轻微粘连可能已被分离开;若注入药液时所用的压力并不大,且无任何阻力感觉,患者亦无明显不适感,则表示双侧输卵管均通畅。

(4)检查结果确定后,取出导管,再次用聚维酮碘棉球消毒子宫颈及阴道,取下宫颈钳及阴道窥器。

3.护理配合

(1)用物准备:阴道窥器、输卵管通液装置、20～30 mL 注射器、生理盐水、庆大霉素 8 万 U、棉球、纱布、聚维酮碘。

(2)患者准备:嘱患者排尿,取平卧截石位。

(3)护理指导:①指导患者于月经干净后 3～7 天为最佳检查时间,如选择时间过早,可使子宫腔内残存的月经血逆流至腹腔的危险;选择时间过晚,则会因子宫内膜过厚,有可能遮挡输卵管入口,影响液体进入输卵管,造成结果判断上的错误,易发生子宫内膜出血。②检查中严格无菌操作,术后指导患者遵医嘱使用抗生素预防感染。③对精神紧张者,可于术前 20 分钟注射阿托品 0.5 mg,以防术中输卵管痉挛。④通液完毕后,应观察半小时。嘱患者 1 周内禁止性生活。

(九)子宫输卵管碘油造影

1.概述

为诊断某些妇科疾病并了解输卵管是否通畅,由子宫口注入碘造影剂,检查子宫腔、输卵管及骨盆腔的状态。

2.方法

(1)常规消毒外阴、阴道,铺无菌巾。

(2)双合诊明确子宫位置后,用阴道窥器暴露宫颈,用聚维酮碘消毒子宫颈及阴道穹隆部。

(3)用宫颈钳固定宫颈前唇,将子宫颈导管顺子宫腔方向伸入宫颈管,使导管前端圆锥形橡皮头与宫颈紧密相贴,缓慢注入碘化油,压力不宜过大,注入 5 mL 摄片一张,24 小时再在该部位摄片一张。使用水溶性造影剂时,30 分钟后摄影。

(4)X 线摄影后,取出用物,消毒后填塞纱布条。

(5)记录宫腔充满时的注入量及左、右输卵管显影时的注入量。

3.护理配合

(1)用物准备:造影剂、气囊、导管、阴道窥器、宫颈钳、子宫探针、注射器、造影剂。

(2)患者准备。①碘过敏试验:油性制剂吸收缓慢,无不良反应。水溶性制剂可引起碘疹、无尿、血尿、休克等急性中毒症状。②检查前禁食,并测量血压、脉搏、体温等,检查前排尿。

(3)护理指导:①指导患者于月经干净后第 3～7 天为检查日期。②操作中严格无菌操作,指导患者服用抗生素,预防上行感染及潜在性炎症的恶化。③指导患者取出填塞纱布条的时间(一般于 2～3 小时后)和方法。④嘱患者当天静养,禁止入浴,禁止性生活 1 周。⑤说明可能有混入造影剂的少量出血或因造影剂而产生的不良反应。

4.注意事项

(1)油性制剂吸收缓慢,因油滴的刺激可发生肉芽肿而形成粘连。注入的量大、压力强时,可发生肺栓塞或脑栓塞。

(2)注碘油时勿用力过大、过速,以防输卵管破裂。术中如发现患者刺激性咳嗽、胸痛等,应立即停止注射,并严密观察。

(3)附件炎、月经期、妊娠、碘过敏者禁用此法。

(十)超声检查

1.概述

超声检查是一种利用向人体内部发射超声波,并观察分析其回声信号所显示的波形(回声图)、图像(声像图)及信号音(多普勒)来检查、诊断盆腔疾病和了解妊娠情况的方法。由于超声波诊断对人体无损,尤其对孕妇与胎儿安全,可以重复检查,诊断也较准确、迅速。

2.方法

妇产科临床上常用的方法及诊断仪有 A 型超声波诊断仪、B 型超声波诊断仪、多普勒超声波诊断仪。

(1)检查前要了解妇科检查,腹部触诊了解病灶的部位、大小及活动度。

(2)腹部表面涂以液状石蜡乳剂,使探头与皮肤很好接触。将探头置于所测部位作垂直探查或水平探查,根据需要适当移动探头观察并拍片。

3.护理配合

(1)预约:检查日期,做好登记。

(2)患者准备:使用 A 型超声波诊断仪检查前应嘱患者排尿后取平卧位;B 型超声显像仪检查时应嘱患者保持膀胱充盈;早孕、前置胎盘等需膀胱充盈作为透声窗,因此嘱患者检查前 1～2 小时不解小便,必要时再饮水 500～600 mL。

(3)护理指导:①向患者说明其检查目的。如观察盆腔脏器同膀胱位置的关系,膀胱必须充盈。②有尿意后,进入 B 超室检查。③检查后协助擦净腹壁凝胶,嘱患者排尿。

(十一)盆腔动脉造影

1.概述

检查诊断子宫、卵巢的肿瘤及前置胎盘、异位妊娠等。

2.方法

从股动脉插入导管,到主动脉分支部(检查恶性卵巢肿瘤可插到肾动脉分支部),注入造影剂后连续摄影,以观察盆腔内动脉的血流状态。

3.护理配合

(1)用物准备:纱布、敷料、血管造影用接头、有齿镊、持针器、注射器、棉球、不锈钢碗、塞氏针、导管、平皿。

(2)患者准备:检查前当天禁食、排便、排尿。

(3)护理指导:①将检查目的、方法、注意事项简明易懂地向患者说明,以取得合作。②以腹股沟为中心,将下腹部、大腿上部剃毛后入浴或擦洗。③填写血管造影检查单,做碘过敏试验。④检查前给予高压盐水灌肠,排便后护送到放射科检查(同时持病历等有关资料)。⑤根据需要协助患者取平卧位。⑥平车护送患者回病室,检查侧腹股沟用沙袋压迫固定,髋关节伸直,嘱患者 24 小时安静卧床,协助患者床上大小便。⑦连续观察生命体征 3～4 小时。注意下肢有无麻木感、冷感,皮肤颜色,足背动脉搏动左、右有无不同及有无压痛;穿刺部位有无内、外出血,发现异常应立即通知医师及时处理。⑧如患者无恶心,可于 30 分钟后饮水,2 小时后可进食。⑨遵医嘱使用抗生素预防感染。

四、妇产科内镜检查患者的护理

(一)阴道镜检查

1. 概述

阴道镜检查是利用阴道镜将宫颈表面上皮细胞和宫颈阴道部放大 10～40 倍,观察肉眼看不到的宫颈表面层较微小的病变,因此可用于发现子宫颈部与癌变有关的异型上皮、异型血管及早期癌变的所在,以便准确地选择可疑部位做活组织检查。对子宫颈癌及癌前病变的早期发现、早期诊断具有一定价值。阴道镜对外阴、阴道部位病变的诊断亦有重要价值。尤其是脱落细胞检查,对肉眼观察难以确定的可疑病变区域及活检部位,可大大提高阳性检出率。

2. 适应证

(1)阴道脱落细胞学涂片检查结果在巴氏三级以上。

(2)细胞学检查虽是阴性,但肉眼观察到可疑癌变。

(3)长期按宫颈炎治疗,但效果不佳者。

(4)肉眼观察难以确定病变的细微外形结构,需在阴道镜下放大数倍观察病变。

(5)宫颈癌手术前,需在阴道镜下确定病变波及的部位,指导手术应切除的范围。

3. 禁忌证

(1)下生殖道有急性、亚急性感染,应查明原因控制炎症后再检查。

(2)下生殖道有伤口或挫伤,待上皮组织修复后再检查。

(3)有活动性出血时,止血后再查。

4. 方法

在检查前 24 小时内,不应有涉及阴道的操作(包括冲洗、检查、性交等)。

(1)用阴道窥器充分暴露子宫颈阴道部(不蘸润滑剂,避免影响观察),生理盐水棉球轻轻拭净宫颈分泌物,不可用力涂搽,以免引起出血,妨碍观察。

(2)调整好阴道镜焦距,先用 10 倍放大镜观察全貌,然后用 3％醋酸棉棒涂子宫口及宫颈阴道部,使柱状上皮与鳞状上皮易于鉴别(如重点观察血管,最好不用醋酸涂抹)。然后用放大 20～40 倍镜检查上皮及血管。在检查中发现可疑部位即取活组织送病理检查。必要时,安装照相机摄影,然后填塞纱布条,取出窥器。

5. 护理配合

(1)用物准备:窥阴器、宫颈钳、活检钳、小钝刮匙、10％甲醛溶液、聚维酮碘、纱布条、棉球、镊子。

(2)患者准备:排尿后取膀胱截石位。

(3)护理指导:①向患者或家属说明活检目的、方法和时间,以取得患者合作。②解除患者的紧张、害怕心理。操作中注意与患者交谈,分散患者的注意力,减少患者的疼痛感。③指导患者术后 24 小时自行取出填塞的纱布卷,并注意观察术后有无出血,必要时立即来医院复查,给予止血等处理。④嘱患者术后静养 24 小时,避免劳动和剧烈活动。⑤嘱患者入浴、性生活等按医师指导进行。

6. 并发症的护理

(1)预防出血的护理:如术野渗血,少于月经量,常规给予纱球或碘仿纱布填塞宫颈止血。术后结痂脱落出血,创面血管活动性出血,多于月经量,予收入院后行碘仿纱布填塞压迫创面后止血。

(2)预防感染的护理:操作时应严格无菌操作,器械物品除了绝缘阴道扩张器外,其他均为一次性使用。绝缘阴道扩张器应用环氧乙烷灭菌以防止交叉感染。患急性阴道炎、急性宫颈炎时禁止手术。检查前一晚有过性生活也应暂停手术。术后在手术创面喷洒呋喃西林粉以防感染。告知患者严格执行健康宣教中的内容,以防感染。

7.注意事项

(1)所取组织标本应立即固定,做好标志,填写送检单,避免放置过久发生组织自溶、丢失或混淆。

(2)标本须用10%甲醛或95%乙醇溶液固定,溶液应盖过整个标本,立即送检。

(二)宫腔镜检查

1.概述

对用肉眼观察子宫腔,探查原因不明的异常子宫出血,定位和夹取宫腔内异物,检查鉴别宫颈内赘生物的性质,诊断黏膜下肌瘤、子宫内膜息肉,处理残留的胚胎组织、行输卵管粘堵绝育术和直视下输卵管通液及镜检下治疗等,可发挥很好的作用。

2.方法

(1)外阴及阴道常规消毒。

(2)阴道窥器暴露子宫颈,常规消毒后用宫颈钳牵持,探针探查宫腔屈度及深度。

(3)用 Hegari 扩张器扩张子宫口到 7 号,再以生理盐水冲洗宫腔至冲洗液清亮。继而缓慢滴注葡萄糖液,待宫腔充分扩展(一般用 50～100 mL),子宫内壁清晰可见时移动镜管,按顺序检视宫腔内各部,最后检视宫颈管,再徐徐退出镜管。

3.护理配合

(1)用物准备:宫腔镜用 2%戊二醛消毒液浸泡 30 分钟,操作前用生理盐水或蒸馏水冲洗备用。

(2)患者准备:术前排空膀胱,取膀胱截石位。

(3)检查前的准备:应询问病史,重点行腹部检查与妇科检查,常规行宫颈刮片与阴道分泌物检查,决定是否适于子宫镜检查。

(4)护理指导:①向患者说明检查目的,解除紧张及思想顾虑,并指导患者于月经干净后5～10 天内操作为宜,因此期间为子宫内膜增生早期,较薄且不易出血,黏液分泌少,宫腔内病变易显露。②嘱患者于检查后卧床休息1～2 小时,注意局部清洁卫生,2 周内禁房事。③交代患者于检查后 2～7 天内可能有少量阴道流血。如出现异常情况及时来院复查。

4.并发症的护理

(1)预防子宫穿孔:严重的宫腔粘连、瘢痕子宫、子宫过度前倾或后屈、宫颈手术后、萎缩子宫、哺乳期子宫均易发生子宫穿孔,必要时超声监护下行宫腔镜检查。一旦发生穿孔,应停止操作,退出器械,估计穿孔的情况,仔细观察腹痛及阴道流血。

(2)预防出血:宫腔镜检术后一般有少量的阴道流血,多在 1 周内干净。宫腔镜手术可因切割过深、宫缩不良或术中止血不彻底导致出血多,可用电凝器止血,也可用 Foley 导管压迫 6～8 小时止血。

(3)预防感染:术前和术后适当应用抗生素,严格消毒器械,可避免感染的发生。患急性阴道炎、急性宫颈炎时禁止手术。检查前一晚有过性生活也应暂停手术。

(4)预防膨宫液过度吸收:膨宫液过度吸收是膨宫时常见的并发症,多发生于宫腔镜手术,与膨宫压力过高、子宫内膜损伤面积较大有关,膨宫时维持合适的压力及缩短手术时间可避免。如手术超过 30 分钟,予以呋塞米静推并检测电解质。

5.注意事项

(1)加强消毒隔离措施,严格执行消毒清洗程序(先消毒水浸泡→清水冲洗→戊二醛浸泡或高压灭菌),防止用物消毒不严造成盆腔感染。

(2)操作中动作轻、稳、准,防止操作不当造成损伤,如宫颈内口出血、子宫内膜出血、宫颈裂伤或子宫穿孔。

(3)备好急救药,防止扩张宫颈时,迷走神经反应。

(三)腹腔镜检查

1.概述

腹腔镜检查是将腹腔镜自腹壁脐下插入腹腔内(妇科主要为盆腔),肉眼观察盆腔内脏器,直视病变部位以协助诊断,必要时取活检组织。

2.方法

(1)套管针穿刺:①腹部皮肤常规消毒。脐窝处应反复擦洗,因该部位皮肤薄,以防感染。②麻醉:以往多采用插管吸入麻醉,近年来则采用局麻加静脉麻醉。③在脐轮下(脐下或脐上 1 cm)作一小切口约 1.5 cm,刺入套管后,拔出套管芯,将腹腔镜自套管插入盆腔。

(2)人工气腹:为避免损伤腹腔脏器及便于自腹壁送入腹腔镜与观察,须先行人工气腹。可在局麻下进行,缓慢充气,以 CO_2 最好。注入压力不超过 2.94 kPa(30 cmH_2O),充气总量可达 2 000~3 000 mL。穿刺针暂保留,以便检查中调节气量。

(3)由腔镜观察,随需要移动镜头,寻找发生于子宫、输卵管、卵巢、直肠子宫陷凹或盆腹腔内其他部位的病灶,观察其性状、部位,必要时可嘱台下助手自阴道上推宫颈或移动宫体(或术前自宫颈插入操纵管与宫颈钳固定在一起,术者可自己手持钳柄移动宫体),观察与病灶的关系,借以判断。必要时取活检送病理检查。

(4)检查无出血及脏器损伤,取出腹腔镜。排气后再拔除套管,缝合切口,盖上无菌纱布,胶布固定。

3.护理配合

(1)用物准备:纤维腹腔镜、套管针、活检钳等置于 2% 戊二醛溶液中浸泡 30 分钟,使用前取出,生理盐水或蒸馏水冲洗后备用。

(2)患者准备:①嘱患者术前吃少量半流质饮食,当天早晨(午前检查者)或中午(午后检查者)禁饮食;术前晚及早晨行清洁灌肠,冲洗并消毒外阴及阴道,必要时导尿留置尿管。②嘱其检查时取膀胱截石位,行剖腹探查术时取平卧位。

(3)护理指导:①向患者说明其目的,以解除紧张、恐惧心理。②术后 4 小时内应密切观察脉搏、呼吸、血压,如有异常情况及时报告医师。③告诉患者于检查后有可能出现的问题。如检查后虽排气,仍可能因腹腔残留气体而感肩痛及上腹部不适,不需作处理。如上述症状得不到缓解或症状加重即来医院复查。

4.并发症的护理

(1)气腹:腹膜外注气是由于 Verem 针没有进入腹腔内进行充气而造成的。常发生于腹壁的前方,如皮下、腹膜前、大网膜,也可能由于针进入过深发生于腹膜后。因此充气前,洗手护士要再次检查气腹针是否有堵塞的情况,应用抽取试验、悬滴法、腹内压读数等方法,确保气腹针顺利到达腹腔。

(2)周围脏器损伤:熟悉解剖结构,动作轻柔,当粘连致密或组织层次不清楚时最好用锐性而不用钝性剥离。腹腔镜检查前应常规导尿和留置导尿管,术后注意观察患者的尿色、量,避免膀胱损伤。术前灌肠,术后观察患者排气排便情况及腹痛情况,避免胃肠道损伤。

5.注意事项

(1)腹腔镜检查前须行人工气腹,检查时又须取头低臀高体位,如有心肺功能疾患或膈疝,禁行此项检查。

(2)结核性腹膜炎、腹壁广泛粘连及其他原因所致的腹腔粘连,忌行腹腔镜检查,以免造成脏器损伤。

(焦　静)

第二节　儿科门诊护理

一、门诊护理工作常规

(一)新生儿访视

定期对新生儿进行健康检查,宣传科学育儿知识,指导家长做好新生儿喂养、护理和疾病预防,并早期发现异常和疾病,及时处理和转诊。降低新生儿患病率和死亡率,促进新生儿健康成长。

1.访视次数

(1)访视次数不少于 4 次(生后 3 天、7 天、14 天、28 天)。

(2)发现异常适当增加访视次数,必要时转诊。

2.访视用物准备

秤、75%乙醇、2%碘酒、体温表、消毒敷料、1%甲紫、访视卡、血压计、软尺、小铃、红色绒球棉签。

3.访视内容

(1)初次访视(生后 3 天内):①询问分娩时情况(有无窒息)、出生体重、生后睡眠、哭声、大小便等情况;有无接种疫苗,是否已做新生儿听力筛查。②检查新生儿面色、皮肤有无黄疸。③全面体格检查。④喂养情况:评估喂养方式、吃奶次数、奶量。⑤指导母乳喂养、保暖、皮肤护理、疾病及意外伤害的预防。

(2)第二次访视(生后第 7 天):①观察新生儿一般情况,黄疸情况、脐带有无脱落,脐窝是否正常,新生儿行为检查(觅食、拥抱、握持、肌张力)。②出现生理特点(假月经、乳腺肿大、生理性体重下降)的健康指导。

(3)第三次访视(生后 14 天):①评估生理性黄疸是否消退、生理性体重下降是否恢复,发现异常帮助寻找原因或指导就医。②测量头围、前后囟、简易测量视力、听力。

(4)第四次访视(生后 28 天):①全面体格检查。②评估体重、身长增长情况。③促进母婴交流的健康指导。

4.注意事项

(1)安排好访视秩序,先访视早产儿和正常新生儿,后访视有感染性疾病的新生儿。

(2)访视人员必须注意清洁卫生,患有感冒、肝炎等急慢性传染病、皮肤感染者等不参与访视。

(3)访视检查时注意保暖、清洁洗手、戴口罩,细心认真、动作轻柔。

(二)一般患儿随访

1.随访时间

原则上出院后第一周进行第一次随访,也可根据病情选择出院后 1 个月内进行第一次随访,之后可按照疾病需要进行定期的随访。

2.随访方式

以电话随访为主,也可使用 QQ 群等网络信息平台。

3.随访内容

(1)评估出院后的治疗效果和恢复情况,确定来院复诊时间。

(2)指导患儿家属出院用药的相关注意事项以及出现病情变化时的急救处理。

(3)根据患儿情况开展与疾病相关的健康宣传教育。

(4)询问对住院期间的科室环境、医护人员服务、医疗效果等方面的意见和建议。

(5)在随访系统中对随访情况进行详细的记录。

4.随访注意事项

(1)随访前通过随访系统查询随访对象的姓名、性别、年龄、联系方式,并了解患儿的疾病诊断、检验结果和治疗情况。

(2)随访时仔细倾听患儿家属的意见,诚恳地接受批评,采纳合理化建议。

(3)对患儿家属的询问和意见,如不能当面回复应查询清楚后予以反馈。

(三)预诊

(1)在门诊设立一站式服务台,为患儿提供预检分诊服务。门诊预检分诊工作由一站式服务台人员、挂号收费窗口人员以及导诊员负责。

(2)急诊科设立预检分诊处,急诊预检分诊工作由具有在急诊室工作两年以上经验的护士承担,实施 24 小时预检分诊。

(3)所有预检分诊工作人员应熟悉《本院疾病预检分诊标准》,并每年接受培训 1 次,确保每个就诊患儿符合医院服务内容。

(4)门诊预检分诊人员应按照病情轻重缓急,将患儿分诊到普通门诊或急诊就诊。应为急重症患儿佩戴标识,并及时与急诊科人员联系,必要时护送至急诊科。对于传染病患儿或者疑似传染病者,及时引导到传染病区就诊。常见儿科传染病如下。

(5)患儿一到医院即应对其进行预检分诊,严格按预检分诊程序熟练、准确地进行分诊,坚持先预检、后挂号。

(6)预检分诊人员做到一问、一看、两指导,即问清楚症状、部位;查看患儿,特别是新生儿;指导就诊科室、指导挂号流程。做到仪表端庄,态度和蔼,有问必答。

(7)遇到不符合本院医疗服务范围的患儿,应给患儿家长提供相应医院的信息。

(8)遇有紧急突发公共卫生事件,有大批患儿来院就诊时,预检分诊护士应立即报告上级领导,启动应急预案。

(四)导诊

(1)工作人员必须佩戴胸牌,做到仪表端庄,衣着整洁。

(2)要热情主动接待患儿,执行首问负责制,使用规范服务用语,礼貌待人、有问必答、百问不厌。

(3)熟悉医院概况和布局,掌握预检分诊标准,指引患儿快捷就诊。

(4)导诊过程中,应注意观察区域内患儿的情况,遇到危急重症患儿,应护送至急诊室就诊。

(5)积极主动地巡视各区域,做好各区域的就医秩序的维持,主动热情为患儿提供就诊、检查等指导服务。

(6)积极主动为患儿提供便民服务,或为行动不便者应主动提供帮助。

(7)遇患儿家属需要投诉或情绪激动者,应主动接待,缓解家属不良情绪,必要时带领其到相关部门解决问题。

二、儿科急诊护理常规

(一)急诊一般护理常规

(1)病室环境清洁、舒适、安静,保持室内空气新鲜。保持室温在 18～24 ℃,相对湿度为 55%～65%。

(2)根据病种、病情安排就诊的顺序,危重患儿直接送入抢救室,一般患儿按序等候就诊。

(3)准确、及时地处理医嘱,观察治疗效果及药物的不良反应,及时报告医师。

(4)定时巡视病房,观察并记录患儿生命体征、神志、瞳孔、血氧饱和度等变化。

(5)根据病情,对患儿或家属进行相关健康指导,积极配合治疗。

(6)严格执行消毒隔离制度,预防院内交叉感染;做好病床单位的终末消毒处理。

(7)安全护理:保持各种管道通畅、固定,分别标识注明。对婴幼儿、意识不清、躁动不安的患儿,应避免坠床、擦伤或自伤的发生。

(二)出诊转运

(1)值班护士在接听呼叫电话时,按照转诊情况登记表询问并填写清楚需接诊患儿情况,并通知出诊的医师、护士、司机。

(2)出诊护士按照对方所提供的病情准备好出诊用物,注意检查用物的完好性。

(3)到达本院后及时了解患儿诊治情况,对其进行全面评估,协助稳定患儿病情,并与当地医院护士认真交接患儿情况并记录。保证静脉通路的畅通,做好转运准备。

(4)转运途中患儿应顺车体而卧,根据病情采取相应的体位,注意将患儿身体妥善固定于安全位置。

(5)做好转运患儿的监护与急救:观察意识状态、瞳孔、末梢循环,监测生命体征。保持患儿呼吸道通畅,保证有效给氧。保持各种管道的通畅。心跳呼吸骤停者按心肺复苏程序进行复苏抢救。

（6）做好与家长的沟通，减轻家长的焦虑、恐惧心理。

（7）详细记录患儿转运过程中的病情变化。

（8）转运回医院后协助办理住院手续并将患儿护送入相应的病房，与病房护理人员认真交接。

（9）出诊后要及时补充急救药品、物品，以保证所有用物处于完好的备用状态。

（三）急诊分诊

（1）主动热情接待急诊就诊患儿，按病情轻、重、缓、急分别处理。

（2）病情危重者，立即护送到抢救室或监护室抢救，呼叫值班医师和护士参与抢救，并给予必要的抢救措施。

（3）一般急诊患儿，测量并记录其生命体征，指导家长填写好急诊病历本封面，安排患儿到相应诊室就诊。

（4）详细询问患儿流行病学史，仔细排查是否为传染患儿，如疑为传染病，及时安排到感染科（或隔离诊室）就诊，并做好消毒隔离工作。

（5）维持好就诊秩序，向家长做好解释和宣传，做好分诊后患儿的健康教育。

（6）做好分诊登记。

（四）急诊抢救

（1）对危急重症患儿，立即护送到抢救室或监护室抢救，通知有关医师进行紧急处理。在医师到来之前，护士应酌情予以必要的急救处理，如建立静脉通道、吸痰、给氧、人工呼吸、胸外按压等。

（2）抢救过程中执行口头医嘱时，应严格遵守口头医嘱执行制度，抢救完毕，及时将抢救经过详细记录在急诊留观病历本上。

（3）严密观察患儿生命体征和病情变化，15～30分钟巡视1次，按时做好各项记录。

（4）患儿病情稳定后，通知病房做好接诊准备，指导家长办理住院手续，护送患儿至病房，不能立即住院者按急诊留观护理常规护理。

（5）为患儿及家长提供有针对性的健康教育和心理护理。

（6）抢救药品、器材及时补充检查，保证随时处于备用状态。

（五）急诊输液

（1）病室环境清洁、舒适、安静，安全，保持室内空气新鲜。保持室温在18～24 ℃，相对湿度为55%～65%。

（2）热情接待输液患儿，根据病情和医嘱合理安排床位和注射顺序。

（3）严格执行查对制度和无菌技术操作规程，核查药物配伍禁忌，根据治疗原则合理安排输液顺序和调节输液速度。

（4）经常巡视病房，及时处理输液故障，观察患儿的病情变化，如有异常，及时报告并处理。

（5）患儿输注重点药物时，做好标识、告知、观察和交接班等各项工作。

（6）门诊病历和输液执行卡按规定做好记录。

（7）做好输液患儿及家长的健康教育和输液指导。

（8）长期输液的患儿，注意保护血管，急诊、危重患儿选用静脉留置针输液，以保证输液的通畅。

(六)急诊留观

(1)按原发病护理常规护理。

(2)热情接待留观患儿,介绍留观须知和病室环境;根据患儿病情、病种合理安排床位。

(3)保持环境安静、整洁,空气新鲜,室内温度 18~24 ℃,相对湿度为 55%~65%。

(4)遵医嘱准确及时地完成各项检查、治疗、护理。

(5)密切观察患儿病情变化,按要求书写留观病历。

(6)做好心理护理,主动与患儿家长沟通,减轻紧张、焦虑情绪,以取得配合。

(7)需住院治疗的患儿,指导其办理好住院手续,根据病情护送患儿入病房。

(8)保持床单位整洁,患儿离开留观室后,及时做好终末处置。

(9)做好留观患儿的随访工作。

(10)根据患儿病情做好健康教育。

三、儿科急诊常见病护理

(一)发热

发热为儿科疾病中的常见症状,也是儿科急诊最常见的表现。

1.病因

(1)感染性疾病。①全身性感染:败血症、传染性单核细胞增多症、播散性念珠菌病。②局限性感染:咽后壁脓肿、中耳炎、面部蜂窝织炎、眶周蜂窝织炎、骨髓炎、肝脓肿、膈下脓肿、肾周脓肿。③各系统常见感染:上感、肺炎、肺结核、亚急性心内膜炎、感染性腹泻、阑尾炎、尿路感染、化脓性脑膜炎、病毒性脑炎。④急性传染病:麻疹、风疹、水痘、猩红热、手足口病、沙门菌属感染、布氏杆菌病、钩端螺旋体病。

(2)非感染性疾病。①结缔组织病:川崎病、系统性红斑狼疮、风湿热、类风湿病。②肿瘤与血液病:白血病、霍奇金病、组织细胞增生病、恶性肿瘤。③组织破坏或坏死:各种严重损伤如大手术后、大面积烧伤、急性溶血性贫血。④过敏性疾病:药物热、注射疫苗、血清病、输血及输液后热原反应。④体温中枢调节失常:暑热症、颅脑损伤、脑瘤、蛛网膜下腔出血。⑤产热散热失衡:癫痫持续状态、甲状腺功能亢进、鱼鳞病、广泛性瘢痕、先天性汗腺缺乏病。

2.临床表现

(1)发热的类型:稽留热、弛张热、间歇热、不规则发热。

(2)注意发病年龄、地区、起病急缓、传染病预防接种史、接触史等。

(3)发热伴随症状与体征:精神萎靡、寒战、咳嗽、腹痛、腹泻、皮疹、淋巴结肿大等。

(4)五官检查及各系统表现。

3.急诊检查

(1)实验室检查:血常规;尿常规;大便常规;血沉;免疫学指标;结核菌素试验。

(2)影像学检查:胸、腹部及其他部位 X 线或 CT 检查;超声波检查;放射性核素的扫描;心电图检查。

(3)细菌培养:血液、粪便、尿液、脑脊液、胸腔积液、腹水、骨髓、脓液、胆汁、心包液等。

(4)穿刺检查:腰穿、骨穿、胸穿、腹穿;活体组织检查。

4.急诊护理措施

(1)物理降温:室温保持在20～22 ℃,减少衣物,避免捂盖,促进散热;温水擦浴、冷盐水灌肠(28～32 ℃,≤6个月50 mL,6个月～1岁100 mL,1～2岁200 mL,2～3岁300 mL,年长儿300～500 mL),高热患儿应积极头部物理降温,以降低脑耗氧量,减轻高热对中枢神经系统的损害。

(2)药物降温:无热惊厥史的患儿体温大于38.5 ℃可用药物降温,首选对乙酰氨基酚,副作用较少,其次可用布洛芬、安乃近制剂。持续超高热病情危重的患儿,可用冬眠疗法。

(3)积极补充水分、热量及电解质,予清淡易消化、富含营养的流质或半流质饮食,不能进食者可经静脉补充。

(4)对局灶性感染进行评估和治疗,积极清创、引流、局部用药。

(5)化验检查:血、尿、大便常规化验及血培养,及早确诊败血症;根据病情行尿培养、脑脊液、骨髓、胸腔穿刺液、关节腔穿刺液、腹水等化验,X线、超声、CT等检查。

(6)抗生素治疗:根据病情及化验检查结果选用抗生素。

(7)必要时排查免疫缺陷疾病、结缔组织病、恶性肿瘤。

(二)小儿腹泻

小儿腹泻也称腹泻病,可根据病因的不同分为感染性和非感染性两类,是由多种病原、因素引起的以大便次数增多及大便性状改变为特点的消化道综合征。发病年龄多在2岁以下,1岁以内者约占50%。在我国,小儿腹泻是仅次于呼吸道感染的第二位常见病和多发病。

1.病因

婴幼儿的消化系统发育不成熟,胃酸及消化酶的分泌较少、且消化酶的活性较低,所以对食物质和量的较大变化耐受力差,而且小儿生长发育快,所需营养物质又相对较多,则造成消化道负担较重。在受到不良因素影响时,易发生消化功能紊乱。由于小儿机体防御能力较差,婴儿血清免疫球蛋白和胃肠道sIgA及胃内酸度均较低,故易患肠道感染。另外,人工喂养儿不能从母乳中获得免疫物质,并且食物、食具易被污染,所以肠道感染发生率明显高于母乳喂养儿。

小儿腹泻可由非感染和感染性原因引起。

(1)非感染性原因:饮食不当引起的腹泻是主要因素,多由于喂养不定时、量过多或过少以及食物成分不适宜(如过早喂食大量淀粉或脂肪类食物)、突然改变食物品种等因素而引起。个别小儿对牛奶或某些食物成分过敏或不耐受也可引起腹泻;双糖酶缺乏,使肠道对糖的消化吸收产生障碍也会发生腹泻。另外,气候突然变化,如腹部受凉使肠蠕动增加、天气过热使消化液分泌减少均易诱发腹泻。

(2)感染性原因:肠道内感染可由病毒、细菌、真菌及寄生虫等引起,以前两者较多见,尤其是病毒。肠道外感染如患中耳炎、上呼吸道感染、肺炎、泌尿系感染、皮肤感染等或急性传染病时,由于发热及病原体的毒素作用使消化道功能紊乱而伴有腹泻。

有时,肠道外感染的病原体也可同时感染肠道(主要是病毒)。

2.急诊检查

(1)基本检查:观察大便性状。大便常规检查:不带黏液和血的水样腹泻多是由病毒性肠炎或细菌外毒素所致;黏液便和血便则提示肠黏膜受损或由细菌内毒素(沙门菌、致病性大肠杆菌)所致;显微镜下可见黏液斑或每高倍视野超过5个白细胞提示细菌感染,如志贺菌、耶尔森菌、沙门菌、分枝杆菌、致病性大肠杆菌感染等。

（2）实验室检查：脱水时需检查血清电解质，重症患儿应同时测尿素氮。白细胞总数及中性粒细胞增多提示细菌感染，降低提示病毒感染。

（3）特殊检查：必要时做大便细菌培养检出致病菌。

3.急诊护理措施

（1）调整饮食：限制饮食过严或禁食过久常造成营养不良，并发酸中毒，造成病情迁延不愈而影响生长发育，故腹泻脱水患儿除严重呕吐者需暂禁食 4～6 小时（不禁水）外，均应继续进食，以缓解病情，缩短病程，促进恢复。腹泻停止后，继续给予营养丰富的饮食，且每天加餐 1 次，共 2 周。对少数严重病例口服营养物质不能耐受者，应加强支持疗法，必要时予肠外营养。

（2）纠正水、电解质紊乱及酸碱失衡：①口服补液。腹泻时，用口服补液盐（ORS）可以预防脱水并纠正轻、中度脱水。有明显腹胀、休克、心功能不全或其他严重并发症的患者及新生儿不宜口服补液。②静脉补液。用于中、重度脱水或吐泻严重、腹胀的患儿。根据不同的脱水程度和性质，结合年龄、营养、自身调节功能状况，决定溶液的成分、容量和滴注持续时间。

（3）控制感染：约 70% 的患儿表现出病毒及非侵袭性细菌所致的水样腹泻，一般可不用抗生素，但应合理使用液体疗法，选用微生态制剂和黏膜保护剂；其余约占 30% 的患儿为侵袭性细菌感染所致的黏液、脓血便患者，遵医嘱根据临床特点，结合大便细菌培养和药敏试验结果，选用针对病原菌的抗生素并随时进行调整。避免应用止泻药，同时还应严格执行消毒隔离措施，包括患儿的排泄物、用物及标本的处置；护理患儿前、后须认真洗手，以避免交叉感染。

（4）维持皮肤完整性：婴幼儿应选用柔软布类尿布，勤更换；每次便后用温水清洗臀部并吸干；局部皮肤发红处可涂以 3%～5% 鞣酸软膏或 40% 氧化锌油并按摩片刻，以促进局部血液循环；皮肤溃疡局部可增加暴露或用红外线灯照射，以促进愈合；避免使用不透气塑料布或橡皮布，以防止尿布皮炎发生。因为女婴尿道口接近肛门，所以还需注意会阴部的清洁，以预防上行性尿路感染。注意约束多动的患儿。

（5）严密观察病情：观察排便情况，记录大便的次数、颜色、气味、性状及量，并及时送检；采集标本时，应注意采集黏液脓血部分。做好动态比较，为制订输液方案和治疗提供可靠的依据。监测生命体征，对高热者应给予头部冰敷等物理降温措施，汗多时及时擦干汗液，更换湿衣，做好口腔护理及皮肤护理。密切观察代谢性酸中毒、低钾血症等表现，观察循环情况和严格记录 24 小时液体出入量。

（三）小儿腹痛

腹痛是小儿时期常见病症之一，原因多种多样。因小儿不能准确地表达，给诊断与鉴别诊断带来一定的难度。有一小部分属于外科急腹症，一旦误诊，后果严重。

1.病因

（1）腹腔内器质性疾病：①炎症，如阑尾炎、坏死性小肠炎、胆囊炎、胰腺炎、腹膜炎、肠炎、痢疾、肝炎、肠系膜淋巴结炎、腹腔结核、肝/肾脓肿等。②梗阻，如先天性消化道畸形、肠套叠、嵌顿疝、肠梗阻、尿路结石等。③溃疡穿孔，如应激性溃疡、胃溃疡、十二指肠溃疡、肠穿孔、脾破裂等。

（2）胃肠功能紊乱：胃肠痉挛可导致婴幼儿阵发性腹痛，饮食不当、气候因素、便秘等均可能引起肠蠕动异常。

（3）腹外疾病伴腹痛：如大叶性肺炎、胸膜炎、过敏性紫癜、腹型癫痫、重症心肌炎、脊柱结核、骨折等。

2.临床表现

（1）发病年龄：新生儿期常见先天性消化道畸形、饮食不当；婴儿期多见肠炎、肠套叠；幼儿及儿童以肠炎、消化不良、阑尾炎、肠道寄生虫病、溃疡病多见。

（2）发作情况：起病急、病程短要考虑外科急腹症；起病缓、病程长或呈阵发性腹痛者，多为内科疾病。

（3）腹痛性质：局限而且固定的持续性腹痛，拒按者提示腹腔内炎性疾病；阵发性隐痛且喜按者多为痉挛性疼痛。

（4）腹痛部位：中上腹见于急性胃炎、消化性溃疡；右上腹见于病毒性肝炎、肝脓肿、胆囊炎；左上腹见于急性胰腺炎、脾肿大；右下腹见于急性阑尾炎；左下腹见于菌痢便秘；脐部周围疼痛以肠痉挛、肠炎、肠蛔虫症多见；全腹持续痛应考虑腹膜炎。

（5）伴随症状：发热提示有炎性疾病；呕吐提示胃炎、梗阻、溃疡病；腹泻依据大便性状判断肠炎、肠套叠等；腹痛伴出血性皮疹考虑过敏性紫癜；腹痛伴尿路刺激征考虑尿路感染或结石。

3.急诊检查

（1）一般检查：血常规、尿常规、大便常规，大便培养。

（2）特殊检查：腹部正侧位、卧位X线片。腹腔及腹内储器超声检查，胃肠钡餐检查，电子胃肠镜，腹部CT，腹膜穿刺术。

4.急诊护理措施

（1）祛除病因：治疗原发病，根据病原菌选择抗生素或抗结核药物，寄生虫感染应用驱虫药物。

（2）对症治疗：内科功能性腹痛可给予解痉止痛剂。消化性溃疡给予制酸药、胃肠黏膜保护剂。

（3）外科急腹症的处理：纠正水、电解质紊乱和休克。止痛剂：诊断明确者可适当应用，诊断不明者慎用，以免掩盖病情。抗感染：选用强有力的抗生素。手术治疗。其他疗法：如肠套叠空气灌肠。

（四）急性呼吸衰竭

急性呼吸衰竭是由于各种原因所致的中枢和（或）外周性的呼吸功能障碍使呼吸系统不能完成机体代谢所需的气体交换，引起动脉血氧分压下降，和（或）二氧化碳分压上升，表现为一系列代谢及生理功能紊乱的临床综合征。

1.病因

（1）中枢性呼吸衰竭：如颅内感染、出血、肿瘤、损伤、药物中毒及颅内压增高症所致的呼吸中枢受损，即呼吸的驱动障碍，而呼吸器官本身可正常。

（2）周围性呼吸衰竭：呼吸道疾病，如急性喉炎、气管和支气管炎、急性会厌炎、急性毛细支气管炎、气管异物、哮喘持续状态、重症肺炎、呼吸窘迫综合征（ARDS）等。胸廓及胸腔疾病，如气胸、脓胸、血胸等。

（3）心血管疾病：心肌炎、先天性心脏病、充血性心力衰竭等。

（4）神经-肌肉疾病：多发性神经根炎、脊髓灰质炎等所致的呼吸肌麻痹及重症肌无力等。

小儿以呼吸道疾病多见，其次为神经-肌肉疾病。病因在不同年龄存在较大差异，其中新生儿以肺透明膜病、窒息、缺氧缺血性脑病、吸入性肺炎等多见;2岁以下以支气管肺炎、喉炎、哮喘持续状态、异物吸入等常见;2岁以上以哮喘持续状态、脑炎、多发性神经根炎、溺水等多见。

2.症状与体征

(1)呼吸系统:发生呼吸衰竭的早期,小儿常有呼吸窘迫表现,如呼吸增快、鼻翼煽动等。儿童三凹征明显,新生儿出现呼气性呻吟。中枢性呼衰主要表现为呼吸节律和频率的改变,如快慢、深浅不匀,可呈潮式呼吸、抽泣样呼吸、双吸气等。周围性呼吸衰竭以呼吸困难、呼吸辅助肌呼吸活动为主要表现。

(2)心血管系统:缺氧早期心率加快,心音亢进,心排出量增加,血压上升。晚期出现心率减慢,血压下降,心律失常,脉搏细弱,并可发生心力衰竭、休克。

(3)神经系统:早期兴奋、烦躁,随后转入精神萎靡,反应差,意识障碍,甚至昏迷、惊厥等。

(4)消化系统:严重时可出现消化道出血,肝功能受损可出现转氨酶增高等。

(5)其他:缺氧可出现发绀,尿量减少,肾功能不全及代谢紊乱如酸中毒、低钠、高钾血症。

3.急诊检查

急性呼吸衰竭常用的急诊检查有血气分析。

(1)Ⅰ型呼吸衰竭:即低氧血症,$PaO_2 \leqslant 6.67$ kPa(50 mmHg),$PaCO_2$正常,见于呼吸衰竭的早期和轻症。

(2)Ⅱ型呼吸衰竭:即低氧血症、高碳酸血症,儿童 $PaO_2 < 8.00$ kPa(60 mmHg),$PaCO_2 \geqslant 6.67$ kPa(50 mmHg);婴幼儿 $PaO_2 < 6.67$ kPa(50 mmHg),$PaCO_2 \geqslant 6.67$ kPa(50 mmHg)。

4.急诊护理措施

(1)保持呼吸道通畅:清除呼吸道分泌物,翻身、叩背、雾化、吸痰,吸痰一次的时间不超过10秒。遵医嘱应用支气管扩张剂和地塞米松,以解除支气管和黏膜水肿。

(2)给氧:有自主呼吸者采用鼻导管或面罩或头罩给氧,头罩给氧氧流量>4 L/min。呼吸浅弱、暂停或紧急复苏时可用皮囊加压给氧。呼吸窘迫综合征(ARDS)可用呼吸道持续正压(CPAP)给氧。缺氧的严重程度无改善,应考虑改用呼吸机给氧。给氧原则以能缓解缺氧,而不抑制颈动脉和主动脉体化学感受器对低氧血症的敏感性为宜,即维持 PaO_2 在 8.67~11.33 kPa(65~85 mmHg)之间。

(3)气管插管的指征:①呼吸困难加重,呼吸频率减慢,婴儿<15 次/分钟,儿童<10 次/分钟。②吸入纯氧,$PaO_2 < 6.67$ kPa(50 mmHg)。③中枢性呼衰,凡呼吸节律不齐、深浅快慢不等、反复呼吸暂停等即可插管。

(4)建立静脉通路:适当补液,维持水、电解质平衡,补液量控制在 60~80 mL/(kg·d),婴幼儿 40~60 mL/kg。并发脑水肿者 30~60 mL/(kg·d),且边补水边脱水,常用甘露醇 0.25~0.59/kg静滴,每天 3~4 次。

(5)纠正酸中毒及电解质紊乱:单纯呼吸性酸中毒改善通气即可纠正,合并代谢性酸中毒且pH<7.2,BE(碱剩余)为-8 mmol/L 以上时,可用碳酸氢钠纠正,并应在有效的通气下使用。

(6)维持心、脑、肺、肾功能:呼吸衰竭伴严重心力衰竭时应给强心剂,如毒毛花苷 K,宜小剂量分次缓慢给予;血管活性药物的应用可改善全身多脏器功能,主要选择酚妥拉明或东莨菪碱;并发脑水肿时,常用 20%甘露醇;利尿剂的应用可防治肺水肿的发生,常用呋塞米;肾上腺皮质激素的应用可增加应激功能,减少炎症渗出,解除支气管痉挛,改善通气;降低颅内压,减轻脑水肿;

稳定细胞膜和溶酶体膜。每次 $0.5\sim1\ g/kg$,$3\sim4$ 次/天,短疗程应用。

(五)感染性休克

感染性休克是由各种致病菌及其毒素侵入人体后引起的以微循环障碍,组织细胞血液灌注不足,导致重要生命器官急性功能不全的临床综合征。常发生在中毒性菌痢、暴发性流脑、出血性坏死性肠炎、败血症、重症肺炎及胆道感染等急性感染性疾病的基础上,临床上以面色苍白、四肢厥冷、皮肤发花、尿量减少、血压下降为主要表现。感染性休克是儿科常见的危重病症之一。

1.病因

多种病原微生物均可引起,但临床上以革兰氏阴性杆菌多见,如大肠杆菌、痢疾杆菌、绿脓杆菌、脑膜炎双球菌等。其次为金黄色葡萄球菌、溶血性链球菌、肺炎链球菌等革兰氏阳性球菌。近年来不少条件致病菌,如克雷伯菌、沙门菌、变形杆菌及一些厌氧菌等所致的感染,也有上升趋势。

2.症状及体征

面色苍白或口唇、指(趾)发绀,皮肤发花;手足发凉,毛细血管再充盈时间延长;脉搏细速,血压下降甚至测不到,脉压缩小;尿量减少;神志模糊,表情淡漠或昏迷;呼吸增快,重型呼吸深长、浅慢,节律不整。

3.实验室检查

(1)血、尿、大便常规及细菌培养:绝大多数感染性休克的外周血白细胞总数显著增高,中性粒细胞占绝对优势,伴核左移,常有中毒颗粒。结合病情送血液、体液细菌培养,以求得病原学诊断。早期尿浓缩,晚期肾衰竭时比重下降,出现尿蛋白,镜检可见管型及红细胞。

(2)血气分析:早期有代谢性酸中毒,pH 及碱储备降低,晚期动脉血氧下降,血乳酸值升高。

(3)出现弥散性血管内凝血(DIC)时,血小板计数减少,常降至 $100\times10^9/L$ 以下,呈进行性下降;出血时间和凝血时间延长,在高凝状态时,出血时间可缩短;凝血酶原时间(PT)延长 3 秒(出生 4 天内>20 秒),纤维蛋白原减少,低于 1.69/L 有意义。

4.急诊护理措施

小儿感染性休克病情十分危重,变化迅速,一经诊断,必须就地全力抢救,严禁长途转送。感染性休克的治疗应是综合性的。综合性疗法包括:扩充血容量及纠正酸中毒;使用血管活性药物;强心;控制感染;抗介质治疗;维护重要脏器功能;氧疗;支持营养。

按病情的轻重缓急将以上措施合理安排,有机结合起来。①扩充血容量,纠正酸中毒和使用血管活性药物。②控制感染和使用肾上腺皮质激素。可在扩容和应用血管活性药物之后开始应用。在强有力抗生素的保证下,酌情使用肾上腺皮质激素。⑤病原菌未明,使用广谱抗生素,一般首选头孢三代;病原菌明确,按药敏试验选用。⑥预防和治疗合并症,防治 DIC。

(六)急性颅内压增高

正常情况下颅内压保持相对恒定($60\sim160\ mmH_2O$),当脑脊液压力超过 $180\ mmH_2O$ 为颅内高压。颅内高压分为急性和慢性两类,机体对颅压增高的代偿有限,急性颅内高压常伴脑水肿、颅内血循环及脑脊液循环障碍,三者相互影响造成恶性循环。当压力极高时可形成脑疝,压迫脑干而危及生命。

1.病因

(1)颅内、颅外感染:使脑组织体积增大,如各种脑膜炎、脑炎、颅内寄生虫、中毒性痢疾、败血症等。

（2）颅内占位性病变：使颅内容物体积增大，如外伤、颅内出血所致硬膜下或硬膜外血肿、神经胶质瘤等。

（3）脑脊液循环障碍：使脑脊液量增加、脑积水，如脑外伤、先天性颅脑畸形等导致脑脊液过多或循环受阻。

（4）脑缺血缺氧：窒息、溺水、一氧化碳中毒、休克和癫痫持续状态等。

2.临床表现

（1）颅内高压症表现。①头痛：为弥漫性，初为阵发性，后为持续性，早起时重，当咳嗽、大便用力或改变头位时可使头痛加重。婴幼儿有尖声啼哭或拍打头部、激惹、烦躁等表现，新生儿表现为睁眼不睡和尖叫。②呕吐：常呈喷射性，无恶心，与饮食无关。开始早起时重，以后可不定时，呕吐可减轻头痛。③意识障碍：表情淡漠、嗜睡或躁动，进一步发生昏迷。④头部体征：婴儿可见前囟紧张隆起，骨缝分离。⑤眼部体征：可有复视、落日眼、视物模糊，甚至失明等。眼底多有双侧视盘水肿，但婴儿期前囟未闭不一定发生。急性颅压增高时，眼底检查仅见视神经边缘模糊、小动脉痉挛及小静脉淤滞。脑疝形成前有瞳孔大小变化及边缘不整现象。肌张力增高及抽搐。⑥生命体征改变：急性颅压增高时，一般血压（收缩压）先升高，继而心率变慢，呼吸节律改变（周期性、潮式呼吸或过度呼吸现象）。生命体征改变乃因脑干受压所致。若不及时治疗，颅内压将继续上升发生脑疝。

（2）脑疝表现。①小脑幕切迹疝（颞叶沟回疝）：表现为意识突然丧失。双侧瞳孔大小不等，患侧瞳孔先缩小后扩大，对光反射消失，眼睑下垂，小脑幕切迹受压迫时可出现颈项强直，晚期可见呼吸节律变慢、不整。②枕骨大孔疝（小脑扁桃体疝）：表现为颈项强直、后枕疼痛，反复出现角弓反张、呕吐、意识不清，瞳孔先对称性缩小后扩大，中枢性呼吸衰竭发展迅速，呼吸慢而不规则，心率先增快后变慢，血压先升高后下降，也可表现为呼吸、心搏骤停。

3.辅助检查

（1）腰椎穿刺脑脊液压力测定及检查有助于出血、感染的诊断，颅内高压者做腰穿时应警惕枕骨大孔疝的发生，操作者必须十分谨慎，用最小号腰穿针进行，腰穿时需有他人观察患者情况。腰穿前先建立静脉通路，必要时可用甘露醇 0.25～0.59 g/kg，静脉推注，半小时后再行腰椎穿刺。

（2）有条件时神经外科医师应作颅骨钻孔，放置螺旋插头做颅内压力监测。

（3）眼底检查。

（4）其他辅助检查：包括头颅 X 线片、CT、B 超、脑电图、磁共振、脑动脉造影等。

4.鉴别诊断

（1）偏头痛：头痛呈周期性，常为跳痛性质，先有闪光暗点、幻视或眼花等，剧烈时可出现呕吐，吐后头痛可缓解，偶然尚可有脑神经麻痹体征。但本病的病期较长，头痛每次持续数小时至数天，不发时无头痛，检查无眼底水肿，腰穿压力正常。

（2）视神经炎：可有头痛、视盘充血、水肿，但早期即有显著视力下降，腰穿压力正常。

（3）神经官能症：常诉头痛，有时有恶心、呕吐，但一般病史较长，而且尚有头昏、失眠、记忆力下降、注意力不集中等神经官能症状，且无视乳头水肿。

5.急诊护理措施

（1）液体疗法：遵循量出为入，边补边脱，入量应略少于出量的原则，维持正常血压及中心静脉压,维持尿量在 0.5～1 mL/(kg•h),维持正常血清电解质及渗透压。

(2)降低颅内压:①首选甘露醇 0.25～1 g/kg,静脉滴注,30 分钟内输入,每 4～6 小时 1 次。②呋塞米 0.5～1 mg/kg,静脉滴注,每 6 小时 1 次,减少总体液量、静脉内容量及脑脊液的产生。③地塞米松 1 mg/kg,静脉滴注,每 6 小时 1 次。主要用于外科性损伤或肿瘤组织周围的脑水肿。

(3)减少脑血流量:在应用肌肉松弛剂潘克罗宁或苯巴比妥时行机械通气,通过提高呼吸频率,将 $PaCO_2$ 保持在 3.33～4.00 kPa(25～30 mmHg),通过减少脑血流量降低颅内压,避免 $PaCO_2 <$ 2.67 kPa(20 mmHg)。因为此时颅内灌注可减少 60%,造成脑组织缺氧。对于严重脑水肿、伴有发热、躁动、抽搐者,可采用冬眠低温或冬眠与头颈部局部低温(冰帽或冰袋)合用,以降低颅内压、减轻脑水肿,并提高脑组织对缺氧的耐受性。

(4)维持脑的代谢功能:①吸氧,PaO_2 维持在 12.00 kPa(90 mmHg)以上。②体温>38 ℃,予物理或药物降温。③抽搐者及时止痉。④维持正常血压。

(七)小儿惊厥

惊厥是指神经细胞异常放电,引起全身或局部骨骼肌群发生不自主的强直性或痉挛性收缩,常伴意识障碍。惊厥是儿科常见的急症之一,多见于婴幼儿。

1.病因

(1)感染性疾病。①颅内感染:细菌、病毒、原虫、寄生虫引起的脑膜炎、脑炎、脑脓肿等。②颅外感染:热性惊厥(儿科最常见的急性惊厥);中毒性脑病(中毒性菌痢、伤寒、重症肺炎、败血症等引起);其他,如破伤风。

(2)非感染性疾病。①颅内疾病:原发癫痫;颅内占位性疾病,肿瘤、囊肿、血肿等;颅脑损伤,产伤、缺血缺氧性脑病、颅内出血等;颅脑畸形,脑血管畸形、脑积水、脑发育不良等。②颅外疾病:维生素缺乏,维生素 D 缺乏性手足抽搐症等;水、电解质紊乱,低血钙、低血钠、低血糖等;脑缺氧缺血,心、肺、肾功能紊乱引起缺氧、缺血、高血压脑病;各种中毒,药物、植物、农药、杀鼠药等;先天性代谢性疾病,苯丙酮尿症、脂质累积症、半乳糖血症等。

2.临床表现

意识突然丧失,同时急骤发生全身性或局部性、强直性或阵挛性面部、四肢肌肉抽搐,多伴有双眼上翻、凝视或斜视。由于喉痉挛、气道不畅,可有屏气甚至青紫。部分小儿大、小便失禁。发作时间可由数秒至数分钟,严重者反复多次发作,甚至呈持续状态。发作停止后多入睡。新生儿可表现为轻微的局限性抽搐,如凝视、眼球偏斜、眼睑颤动、面肌抽搐、呼吸暂停等,由于幅度轻微,易被忽视。

3.辅助检查

根据不同疾病及病情,需做血常规、尿常规、便常规,生化检查以及脑脊液检查。必要时可做眼底检查、脑电图、心电图、B超、CT、MRI 等检查。

4.急诊护理措施

(1)预防窒息:惊厥发作时,应就地立即抢救,让患儿平卧,解开衣领,头偏向一侧,头下枕柔软的物品。保持呼吸道通畅,清除患儿口鼻腔分泌物和呕吐物。另外,将舌轻轻向外牵拉,防止舌后坠阻塞呼吸道造成呼吸不畅。按医嘱给予抗惊厥药物,观察并记录患儿用药效果。也可针刺人中、合谷等穴位止惊。惊厥较重或时间较长者给予吸氧。

(2)预防外伤:惊厥发作时,将纱布等柔软物品放在患儿手中和腋下,以免皮肤摩擦受损。另外,已出牙患儿上、下臼齿之间应放置牙垫或纱布包裹的压舌板,防止舌咬伤;牙关紧闭时,不可强行用力撬开,防止损伤牙齿。床边放置床挡,防止坠床,同时在栏杆处放置棉垫,并将床上硬物移开,以免造成损伤。勿强力按压或牵拉患儿肢体,避免骨折或脱臼。专人守护,以防惊厥发作时受伤。

(3)密切观察病情、预防脑水肿:保持安静,避免患儿受到声、光等刺激。密切监测生命体征、意识以及瞳孔变化。出现脑水肿早期症状,应及时通知医师处理。

(焦　静)

第三节　呼吸内科门诊护理

一、呼吸内科的常用检查方法

(一)肺功能检查

可以协助判断引起呼吸困难的原因,评估病变损害程度和了解肺的功能储备。患者需于术前4小时内戒烟,不要过饱及过量饮水,检查中遵医嘱进行呼吸动作,必要时测动脉血气;有眩晕、胸痛、心悸、恶心、气喘等不适及时通知医师。

(二)胸腔穿刺

可协助诊断,缓解由胸腔积液引起的压迫症状,由医师在病房局麻下进行。患者取坐位或半卧位均可,穿刺时不要动,不要深呼吸或咳嗽,防止损伤肺脏,并尽量放松,保持正常呼吸。出现憋气、气喘、头晕及时通知医师。

(三)支气管造影

支气管造影是用碘油注入支气管拍胸片的方法,目的是观察各支气管分支的部位,确定咯血原因。检查前12小时患者禁食禁饮;遵医嘱服药;要咳尽呼吸道内的痰液;取下义齿,做好口腔卫生;排空大小便。喷雾式麻醉可能会使患者感到憋气,如有心慌、憋气、烦躁、瘙痒、欣快等症状及时通知医师。术后患者取侧卧位或半卧位,直至咽反射恢复正常,在此之前禁食禁饮。术后有咽喉痛,属于正常反应。

(四)纤维支气管镜

纤维支气管镜是装有照明设备的一种内镜,常用于协助诊断肺癌、肺结核和肺不张,还可观察脓痰来源及有否支气管扩张,明确咯血部位,也可用于吸出掉入呼吸道的异物。患者术前6小时内禁食禁饮,检查时取平卧位,支气管镜经鼻或口插入。术后患者取侧卧位或半卧位,勿过早进食和饮水。

(五)CT

对肺、纵隔等组织病变的定位检查。

(六)胸部X线片

可诊断肺及纵隔病变。患者术前需除去项链等金属饰物及衣扣,要求憋气时,身体勿动。

(七)磁共振(MRI)

可提供高清晰度的肺组织横断面影像,为无痛无创伤的检查。检查时患者应除去所有金属异物,如手表、义齿、饰物、钥匙等,如体内有起搏器、金属瓣膜等应通知医师。术中患者可自由呼吸但不要说话。

二、呼吸内科常用药物

(一)茶碱类

如氨茶碱、复方茶碱等。

(1)作用:控制喘息和防止呼吸道痉挛,松弛支气管平滑肌。

(2)不良反应:食欲下降、腹泻、头晕、面色潮红、失眠、易怒、恶心、呕吐、心悸、心律失常、烦躁、呼吸急促等。

(3)注意事项:患者要按时服药,不可私自停药。勿私自使用有中枢兴奋性的药物,如麻黄碱、肾上腺素等。服药期间应戒烟,以免引起药物毒性反应。应空腹服用,以便更好发挥药效。如果患有感冒,一定要去看医师,因为感冒可能会影响药效。

(二)祛痰镇咳药

(1)可待因。①作用:控制干咳;②不良反应:头晕、呼吸困难、意识模糊、困倦、便秘、恶心,长期应用可致耐药或成瘾;③注意事项:勿饮酒。应用此药期间,从事驾车、操作机器的职业要格外注意。

(2)美沙醇。①作用:控制咳嗽;②不良反应:异常兴奋、失眠、易怒、神经质;③注意事项:此药通常与抗组胺药、拟交感神经药联用。在使用其他抗感冒药之前,要经医师允许。服药期间勿饮酒。

(三)泼尼松龙

(1)作用:减轻哮喘症状及其他呼吸道感染症状。

(2)不良反应:腹痛、肋间痛、发热、疲乏、高血压、下肢水肿、呕吐、伤口不愈、头痛、失眠等。

(3)注意事项:服此药时必须遵医嘱,不可私自减量或停药。应食用低盐、高蛋白、高钾食品。此药与饭同服可减少胃肠道刺激症状。勿与阿司匹林同服,以免加重胃溃疡。长期应用可能产生库欣综合征。

三、慢性支气管炎、肺气肿的预防及自我护理

(一)病因

慢性支气管炎是指气管、支气管黏膜及其周围组织的慢性非特异性炎症。临床上以咳嗽或伴有喘息及反复发作的慢性过程为特征。

1.外因

(1)吸烟:吸烟时间愈长、烟量愈大,患病率也愈高。戒烟后可使症状减轻或消失,病情缓解甚至痊愈。

(2)感染:主要为病毒和细菌感染。首次发病前有受凉、感冒病史者达56%~80%。

(3)理化因素:如刺激性烟雾、粉尘、大气污染等的慢性刺激。

(4)气候:寒冷常为慢性支气管炎发作的重要原因和诱因。

(5)过敏因素:患者有过敏史者较多。许多抗原性物质,如尘埃、细菌、寄生虫、花粉以及化学气体都可成为过敏因素而致病。

2.内因

(1)呼吸道局部防御及免疫功能降低:正常人的呼吸系统具有完善的防御功能,正常情况下,下呼吸道始终保持无菌状态。全身或呼吸道局部的防御及免疫功能减弱,可为慢性支气管炎提供发病的内在条件。

(2)自主神经功能失调:当呼吸道的副交感神经反应增高时,对正常人不起作用的微弱刺激便可引起支气管痉挛,分泌物增多,产生咳、痰、喘等症状。

总之,慢性支气管炎的病因是多方面的,一般认为在抵抗力减弱的基础上,有一种或多种外因存在时,经过长期、反复的相互作用,容易发展成慢性支气管炎。阻塞性肺气肿是由慢性支气管炎或其他原因逐渐引起的细支气管狭窄、终末细支气管远端气腔过度充气,并伴有气腔壁膨胀、破裂的一种病理状态,多为慢性支气管炎最常见的并发症。

(二)临床表现

主要症状为慢性咳嗽、咳痰和呼吸困难。开始时症状轻微,如果吸烟或接触有害气体或受寒感冒后,则可引起急性发作或病情加重,在夏季气候转暖时则可自行缓解。

(1)咳嗽、咳痰:痰量以清晨较多,痰液一般为白色黏稠或泡沫痰,急性发作伴有细菌感染时则变为黏液脓痰。

(2)呼吸困难:通常在慢性支气管炎阶段就可发生,随着病情发展,在平地活动时也可感觉胸闷、气短,严重时可出现呼吸衰竭的症状,如发绀、头痛、嗜睡、神志恍惚等。

(三)治疗

(1)抗生素药物的使用:单用药物或联合用药,静脉注射后口服。严重感染者用青霉素或头孢菌素类,病情改善后可用口服抗生素药物巩固治疗,感染控制后,要及时停用广谱抗生素,以免长期使用引起菌群失调、二重感染或细菌产生耐药性。

(2)应用祛痰、镇咳药物:对年老体弱、无力咳嗽或痰量较多者,以祛痰为主,协助排痰,不选用强烈镇咳药,以免抑制中枢加重呼吸道阻塞症状。

(3)喘息性患者先用氨茶碱、沙丁胺醇等解痉平喘药物。

(4)定时做雾化吸入,可稀释气管内分泌物,有利于排痰。一般每天2～4次,可选用抗菌、祛痰平喘药进行吸入治疗。

(四)自我护理

(1)患者若能做到有效咳嗽,则对清理呼吸道分泌物、控制感染非常重要。有效咳嗽法:尽可能取坐位,上身向前倾,行深且慢的呼吸,屏住呼吸3～5秒,用胸部短且用力的咳2次。

(2)教会患者减轻呼吸道分泌物黏稠度的方法:①增加饮水量,每天液体摄入2 500～3 000 mL;②保持室内空气湿润;③咳嗽、咳痰后做口腔护理。

(3)教会患者进行有效呼吸的方法,以改善呼吸功能、减轻呼吸困难的症状。①缩唇呼吸法:首先鼓励患者放松,闭口,用鼻子吸气。在一舒适的时间长度里经由缩起的口唇完全的呼出气来,会产生一种吹的效果,如同吹动蜡烛的火焰状。此法可预防呼吸道的塌陷,协助肺脏排气。②腹式呼吸法:当深吸气时腹部鼓起,在呼气时腹部收缩。当坐起或躺卧时,一只手在腹部而另一只手放在胸部可感觉自己的呼吸是否正常。它的作用是有效使用横膈膜,呼吸也比较容易。

(4)活动要适宜:应向患者解释增加耗氧的活动和因素,如吸烟、体温升高、肥胖、压力等,以免增加耗氧量,氧气要放在随时可以取到的地方,给予低流量吸氧1～3 L/min。

（5）注意营养均衡：多吃含高蛋白、低糖类的食物，少吃高脂肪、高热量的食物。避免喝牛奶、食用巧克力等易导致唾液黏稠的食物。

（6）提供良好的休息环境：过冷或干燥的空气均会引起呼吸道痉挛。室内温度需在18～20℃，湿度在50%～70%，室内需通风良好，保证充足的睡眠。

（7）教会患者自我照顾：如按时服药、勿急躁、保持心情舒畅；避开烟雾环境，尽量避免去交通拥挤的地方，以减少有害气体的吸入；预防感冒，加强体育锻炼，提高机体免疫力；戒烟等。

（8）防止并发症：有肺气肿的患者，应特别注意观察特发性气胸的症状（即一种急性的并发症），其常发生于肺大疱破裂之后。如果感到突然的尖锐性的疼痛，并随胸部的移动、呼吸或咳嗽而加重，一定要向医师说明。还要注意有无肺心病的发生，如注意观察有无皮肤发紫或出现斑点，有无水肿，有无呼吸困难加重。

（五）预防

首先让患者掌握此病的本质，树立战胜疾病的信心，同时根据病情指导患者进行适当的体育锻炼，如腹式呼吸、缩唇呼吸等，增强呼吸肌肌力。注意生活规律和丰富的饮食营养，以全面增强体质、减少复发及提高生活质量。加强自身耐寒锻炼，感冒流行期不去公共场所，天气变化时及时增减衣服，避免感冒，减轻发病症状，减少入院次数。有条件的家庭可长期应用氧疗，每天吸氧时间应超过15小时，低流量吸氧1～3 L/min，可延长患者生存期。

四、支气管哮喘的预防及自我护理

支气管哮喘简称哮喘病，是因为变应原或其他过敏因素引起的一种支气管反应性过度增高的疾病，通过神经体液而导致气道可逆性痉挛、狭窄。遗传、过敏体质跟本病关系很大，本病的特点是反复发作的暂时性、带哮鸣音的呼气性呼吸困难，能自动或经治疗后缓解。

（一）病因

哮喘的发病及反复发作有诸多复杂的综合因素，大多是在遗传的基础上受到体内外某些因素的激发，主要的激发因素如下。

1. 变应原

（1）特异性抗原，包括以下几方面。①花粉：因吸入花粉而引起的哮喘，称为花粉性哮喘。在一定地区及季节内因吸入某些致敏花粉，而引起季节性发作或季节性加重的支气管哮喘，药物治疗效果很差，无并发症者多可随空中花粉的消失而自行缓解。此类患者可选择不同的变应原进行皮肤试验和脱敏治疗。②灰尘：包括有机尘（街道上的灰尘）、家尘（腐烂物质、被褥等产生的细菌、真菌、脱屑等），建议湿式打扫。③尘螨：尘螨孳生于人类居住的环境中，如卧室、床褥、衣服等。尘螨性过敏发病率儿童高于成人，男性高于女性。④表皮变应原：狗、猫、马的皮屑。⑤真菌：潮湿的空气或住室中易产生真菌。⑥昆虫排泄物：甲虫、蛀虫、蟑螂等的排泄物可引起Ⅰ型变态反应而致哮喘发作。

（2）非特异性因素，有工业气体、氨、煤气、氧气、冷空气等。

2. 呼吸道感染

在哮喘患者中，可存在有细菌、病毒、支原体等特异性IgE，如果吸入相应的抗原则可激发哮喘。

3. 气候因素

当气温、湿度、气压、空气离子等改变时可诱发哮喘，故在寒冷季节或秋冬气候转变时发病较多。

4.药物因素

有药物过敏史,如青霉素、阿司匹林、磺胺类等药物可以引发哮喘的剧烈发作。

5.精神因素

临床上常见到因精神紧张、恐惧、焦虑等诱发哮喘发作的例子。

6.运动因素

运动诱发的哮喘又称运动性哮喘,指经过一定量的运动后,出现的急性、暂时性大小气道阻塞。

(二)临床表现

哮喘症状可分为以下3个类型。

1.阵发性哮喘

多数患者有明显的变应原接触史或发作与季节有关。发作前多有鼻痒、眼睑痒、打喷嚏、流涕或干咳等黏膜过敏现象,继而出现带哮鸣音的呼气性呼吸困难、胸闷、强迫体位,严重时出现发绀,轻度可自行缓解。

2.慢性哮喘

慢性哮喘是阵发性哮喘控制不良的后果,一年四季经常发作,即使不在急性期内,亦常感到胸闷、气急。

3.哮喘持续状态

指严重的哮喘发作持续在4小时以上者,患者出现极度呼吸困难、焦虑不安或意识障碍,大量出汗伴有脱水,明显发绀,心动过速,心率在140次/分钟以上,严重者可出现呼吸循环衰竭。

哮喘持续状态的原因通常为以下几种:①持续接触大量变应原。②失水严重,痰液黏稠形成痰栓阻塞小支气管。③继发急性感染。④治疗不当,耐药或突然停用激素。⑤心肺功能不全,严重肺气肿等。⑥精神紧张或并发自发性气胸等。

(三)哮喘持续状态的治疗

1.目的

缓解支气管痉挛、水肿所致的气道阻塞,保持黏液的正常分泌。

2.常规治疗

通常先吸入或口服支气管舒张药和激素,减轻支气管痉挛和气道水肿,如使用雾化治疗。在哮喘刚开始发作即予以雾化治疗,可有效缓解病情。雾化治疗步骤如下:①张口,将喷头置于口外2~4 cm处,对准口腔。②微抬头把气呼光,然后深吸气,同时按压让喷出的药液随气流一同进入气道深处。由于药液进入气道越深,缓解支气管痉挛的作用越强,所以应尽量使喷出的药液吸入气道深部,而不是喷入口腔。③吸气结束后屏气5~10秒。④然后慢慢呼气。⑤雾化治疗完成后应及时进行口腔护理,预防口腔真菌感染。用面罩行雾化治疗后应及时清洁面部,以清除残留在面部的药物。

若对以上常规治疗反应不佳者,则需住院治疗。住院后经用激素、静脉注射氨茶碱和吸入 β_2 受体兴奋药等,大多数可缓解症状。

(四)预防措施

1.避免诱因

找出变应原,避免患者接触。如某些食物(花生油、巧克力、咖啡等),动物(猫、狗、蟑螂等)、家居品(羽毛枕、油漆等),不良情绪(恐惧、愤怒、悲伤等),疾病(流感等),药物(普萘洛尔、碘油等),其他还有季节变化,冷热不适等。房间内避免摆设花草、铺设地毯,做卫生清洁时应注意湿法打扫,避免尘土飞扬,使用某些消毒剂时要转移患者。

2.预防感冒

注意随气候变化增减衣物,防止着凉、感冒。

3.控制哮喘发作

当哮喘发作的前兆如胸闷、咳嗽、气促、憋闷等出现时,立即采取措施常常会减轻症状。通常采取的措施有以下几种:①使用常用的气雾喷剂;②放松心情;③使用缩唇呼吸法调整呼吸;④如果先兆为咳嗽,则首先必须清理痰液。如果上述措施均无效,马上通知医师。

4.适度活动

加强锻炼:在缓解期,患者应避开变应原,加强自身体质锻炼,提高御寒能力。适当的活动量有助于促进健康,患者可通过实践去发现哪些活动适合自己,如散步、慢跑等。目前认为哮喘患者最适宜的运动是游泳。

5.合理饮食

平衡饮食能够预防感染。多吃高蛋白、低脂肪、清淡饮食,多吃新鲜蔬菜水果,多饮水以稀释痰液,减少支气管痉挛,补充由于憋喘出汗过多而失去的水分,严禁食用与发病有关的食物,如牛奶、虾、海产品等。

6.药物维持

遵医嘱按时服药,即使自我感觉良好,也不能私自停药,因为停药或改变药量都可能成为哮喘发作的诱因。

7.严格戒烟

组织患者讨论吸烟与哮喘的关系,解释吸烟的不良影响,帮助其制订戒烟计划。

(五)自我护理

(1)有效排痰:当有上呼吸道感染存在时,应每天在家里做胸部物理疗法,采用体位引流、胸壁叩击的方法,有利于痰液的排出。①体位引流:患者准备软枕及手纸或痰杯放在自己可以取到的地方。选择高矮合适的床,俯卧于床边,使上身成倒立状。将软枕放在胸部垫好,保持这一体位10～20分钟。②胸壁叩击:保持第一步体位,家属手心屈曲成凹状轻拍患者背部,自背下部向上,自背两侧向中间进行,这样轻拍3～5分钟。③咳嗽:患者保持第一步体位,用鼻部用力吸气后屏住气,心中默数1、2、3……8然后张开嘴,做短暂有力的咳嗽2～3次,将胸腔深部的痰咳出,咳嗽后做平静缓慢的呼吸并放松。

(2)有效使用氧气:一般氧浓度为30％～40％。

(3)居住环境宜空气清新、流通。

(4)采取舒适的体位,如半卧位。

(5)保持情绪稳定,可减少哮喘发作次数。

五、上呼吸道感染的预防及自我护理

(一)病因

本病大部分是由病毒引起(主要是鼻病毒、副流感病毒),其次是腺病毒,小部分由细菌引起(主要是溶血性链球菌、肺炎双球菌、葡萄球菌、流感杆菌感染所致)。上述病毒和细菌常寄生在人体鼻咽部,病毒的传染性较强,常通过飞沫传播。当受凉、过劳、或年老体弱、身体或呼吸道局部防御功能减弱时,外来的或原已在呼吸道生存的病毒或细菌迅速繁殖引发本病。

(二)临床表现

(1)症状:起病较急,往往以流清鼻涕、鼻塞、喷嚏、咽干痒开始,可伴全身不适、头痛、疲乏、肌肉酸痛,一般无发热或有微热,经 2~3 天后鼻涕变稠,呈黏液性,可有咽痛、声嘶、轻度干咳,一般经 5~7 天即可痊愈。由细菌感染引起者,全身症状较重,咽痛较明显,常无喷嚏和流涕。

(2)体征:鼻咽黏膜充血肿胀,鼻腔有分泌物,咽红、咽后壁淋巴结肿大,有压痛。

(3)血常规:病毒感染者,白细胞计数偏低或正常,继发细菌感染者则白细胞数常增高。

(四)治疗

中医根据分型不同,分为风寒型、风热型感冒,采取不同的方法辨证施治。西医治疗可用氯化铵合剂或复方甘草合剂镇咳,西地碘片或润喉片润喉,有细菌感染者加用抗生素,病毒感染者使用抗病毒制剂。

(五)护理

1.休息

应相对地减少活动,使生理和心理得到松弛并恢复精力,发热时应卧床休息,避免体力消耗过多,减轻头晕、心慌、全身无力等症状,促进康复。

2.补充营养及水分

呼吸道感染时,一般伴有迷走神经兴奋性降低,胃肠活动减弱,消化吸收能力差。同时,分解代谢增加,水分和营养物质大量消耗,致使入量不足,营养缺乏。因此应供给高热能、易消化的流质饮食或半流质饮食。患病时一般食欲较差,因此饮食还应注意清淡、少油腻,多饮水,每天需补充 2 000~4 000 mL 的水分。

3.保持空气清新,定时开窗通风

空气流通可降低空气中微生物的数量,即减少再次感染新型病毒的机会,同时还应注意保暖,避免受凉。

4.保持口腔清洁,用淡盐水漱口

口腔是病原微生物侵入人体的途径之一。口腔内存有大量细菌,其中不少为致病菌,口腔的温度、湿度和食物残渣很适合微生物生长繁殖。在患病时,机体由于抵抗力低,饮水进食减少,细菌在口腔内迅速繁殖,不仅可致口臭、影响食欲及消化功能,而且可引起口腔局部炎症加重或反复促发呼吸道感染。因此,每天多次用淡盐水漱口不仅可降低口腔内细菌的数量,还可保持口腔清洁,促进食欲,增强舒适感。

5.保证按时服药

中、西药均可直接杀灭细菌、病毒,增强机体吞噬细胞的防病抗病能力,抑制细菌、病毒的繁殖,起到最主要、最直接的作用,因此按时服药对于疾病的康复有着重要的意义。

（五）预防

1.积极锻炼

健康人的鼻咽部经常有一些病毒和细菌存在,在机体受凉、疲劳等因素作用下,因机体抗病能力减弱而致病。所以,平时应加强身体锻炼,注意避免发病诱因,增强自身抗病能力。

2.呼吸道隔离

病毒具有高度的传染性,可以通过飞沫在空气中传播,也可借污染的食具和物品传播。在呼吸道感染流行时,应戴口罩,尽量不去公共场所,并将自用的水杯、毛巾、脸盆、碗筷等与他人分开,切断传染途径,尽量勿与患者及其他人接触。

3.家庭消毒

家居室内可用食醋熏或用艾卷燃熏,每次 1 小时,隔天1次;有条件的可用消毒液擦拭桌面、窗台、地面,以达到空气消毒的目的。

4.中药预防

在呼吸道感染流行时,可服用清热、解毒、抗病毒的中药制剂以达到平衡体内阴阳,增强机体抵抗力的作用,如野菊花、薄荷、荆芥、板蓝根(大青叶)等。

（焦　静）

第四节　消化内科门诊护理

一、消化性溃疡的检查

（一）胃液分析

胃溃疡患者胃酸分泌正常或稍低,十二指肠溃疡患者则多增高。高峰排量明显减低者,尤其是胃液 pH>7.0 应考虑癌变,十二指肠溃疡高峰排量多>40 mmol/L。

（二）粪便隐血实验

素食 3 天后,粪便隐血实验阳性者可提示有活动性消化溃疡。治疗后一般 1～2 周转阴。

（三）X 线钡剂检查

患者吞服钡剂后,钡剂充盈在溃疡的隐窝处,X 线检查可显示阴影。这是诊断消化性溃疡的直接手段。

（四）纤维内镜检查

具有最直接的优点,通过内镜,不仅能明确溃疡是否存在,而且还可以估计溃疡面的大小,周围炎症轻重,溃疡面有无血管显露以及准确评价药物治疗效果。

二、常用药物

（一）西咪替丁

(1)作用:抑制胃酸分泌,但不影响胃排空作用。本药对化学刺激引起的腐蚀性胃炎有预防及保护作用,同时对应激性溃疡和上消化道出血都有较好疗效。

(2)不良反应:消化系统反应,如腹胀、腹泻、口干等;心血管系统反应可表现为面色潮红、心率减慢等。对骨髓有一定抑制作用,还有一定的神经毒性,可有头痛、头晕、疲乏及嗜睡等。

(3)注意事项:不可突然停药,疗程结束后仍需要服用维持量3个月或严格遵医嘱服药,因为突然停药会引起酸度回跳性升高;用药期间注意查肝肾功能和血象;不可与抗酸剂(氢氧化铝、乐得胃等)同时服用,应在餐中或餐后立即服用;不宜与地高辛、奎尼丁及含咖啡因的饮料合用。

(二)雷尼替丁

(1)作用:组织胺 H_2 受体拮抗药,比西咪替丁作用强5~8倍,作用迅速、长效、不良反应小。

(2)不良反应:静脉输入后可有头晕、恶心、面部烧灼感及胃肠刺激;可有焦虑、健忘等。对肝有一定毒性,孕妇、婴儿及严重肾功能不全者慎用。

(3)注意事项:静脉用药后可出现头晕等不适,约持续10分钟消失。不能与利多卡因合用。

(三)奥美拉唑

(1)作用:可特异性的作用于胃黏膜细胞,抑制胃酸分泌,对 H_2 受体拮抗药效果不好的患者可产生强而持久的抑酸作用,对十二指肠溃疡有很好的治愈作用,并且复发率低,可减弱胃酸对食管黏膜的损伤,可治疗顽固性溃疡。

(2)不良反应:不良反应同雷尼替丁,偶见转氨酶升高、皮疹、嗜睡、失眠等,停药后消失。

(3)注意事项:胶囊应于每日晨起吞服,尽量不要嚼,不可擅自停药。一般十二指肠溃疡服用2~4周为1个疗程,胃溃疡服用4~8周为1个疗程。

三、消化性溃疡的预防及自我护理

消化性溃疡是发生在胃和十二指肠的慢性溃疡,亦可发生于食管下段,胃空肠吻合术后。溃疡的形成与胃酸和胃蛋白酶的消化作用有关,故称消化性溃疡。

(一)病因和发病机制

尚不十分明确,学说甚多,一般认为与多种因素有关。

(1)胃酸和胃蛋白酶:具有强大的消化作用,在本病的发病机制中占有重要位置,尤以胃酸的作用更大

(2)胃黏膜屏障学说:在正常情况下,胃黏膜不受胃内容物的损伤,或在损伤后可迅速地修复。当胃黏膜屏障遭受破坏时,胃液中的氢离子可回流入黏膜层,引起组胺释放,使胃蛋白酶增加而造成胃黏膜腐烂,长期可形成溃疡。

(3)胃泌素在胃窦部潴留。

(4)神经系统和内分泌功能紊乱。

(5)其他因素:物理性及化学性刺激;各种药物可通过各种机制引起消化性溃疡;O型血人群的十二指肠溃疡发病率高于其他血型者;消化性溃疡常与肝硬化、肺气肿、类风湿关节炎、慢性胰腺炎、高钙血症等并存。

(二)临床表现

(1)疼痛:溃疡病患者的临床表现主要是上腹部疼痛,这种疼痛与饮食有较明显的关系。胃溃疡的疼痛多于饭后0.5~2小时,至下餐前消失。十二指肠溃疡的疼痛多出现于午夜或饥饿之时,进食后疼痛可减轻或缓解。疼痛可因饮食不当、情绪波动、气候突变等因素而加重。常服抑酸剂、休息、热敷疼痛部位可使疼痛减轻,穿透性溃疡可放射至胸部和背后。少数溃疡病患者可无疼痛或仅有轻微不适。

(2)其他胃肠症状:反酸、嗳气、恶心、呕吐等,可单独出现或伴有疼痛同时出现。

(3)全身性症状:患者可有失眠等神经官能症的表现,并伴有自主神经功能不平衡的症状,如脉缓、多汗等。

(三)并发症

(1)上消化道出血:是本病常见并发症之一。一部分患者以大量出血为本病的初发症状,临床表现为呕血和黑便,原来的溃疡病症状在出血前可加重,出血后可减轻。

(2)穿孔:急性穿孔是消化性溃疡最严重的并发症。当溃疡深达浆膜层时,可发生急性穿孔。胃及十二指肠内容物溢入腹腔,导致急性弥漫性腹膜炎。临床表现为突然发生上腹剧疼,继而出现腹膜炎的症状和体征,部分患者呈现休克状态。

(3)幽门梗阻:是十二指肠球部溃疡常见的并发症,其原因是溃疡活动期周围组织炎性水肿引起痉挛,妨碍幽门通畅,造成暂时性的幽门梗阻。随着炎症的好转,症状即消失。在溃疡愈合时,有少数患者可因瘢痕形成与周围组织粘连而引起持久性的器质性幽门狭窄,临床体征常见上腹部胃蠕动波、振水音,往往有大量呕吐、含酸性发酵宿食,呕吐后上述症状可缓解。

(4)癌变:少数溃疡可发生癌变。

(四)治疗与护理

(1)生活起居的规律性和饮食的合理性:①精神因素对本病的发生发展有重要影响,过分的紧张、情绪的改变或疲劳过度,均会扰乱生活规律,诱发溃疡的发生或加重。②养成定时进食的良好习惯,忌暴饮暴食,限制酸、辣、生、冷、油炸、浓茶、咖啡等刺激性食物。急性期可服流食,逐步过渡到少渣半流饮食及少渣软饭。适当限制粗纤维,需注意少食多餐。急性期不宜用的食物有粗粮、杂豆、坚果、粗纤维、蔬菜水果及刺激性食物。稳定期选用营养充足的平衡饮食,注意饮食的多样化,按时进餐,细嚼慢咽,不要过饥过饱。

(2)应用制酸、解痉和保护黏膜、促进溃疡愈合的药物:①降低胃内酸度即抑酸治疗。目前常用的抑酸剂有 H_2 受体阻断药和质子泵抑制药。前者常用的是西咪替丁,后者为奥美拉唑,其他常用的药物还有雷尼替丁、法莫替丁等。②增加胃黏膜抵抗力。常用的药物有硫糖铝、铋剂。③抗生素类药物。应用抗生素的目的是为了杀灭幽门螺杆菌。单独应用一种药物疗效较差,常用的有阿莫西林、甲硝唑、铋剂等三联治疗。与抗酸药同时应用疗效较好,复发率低,有效率可达80%~90%。

(3)注意观察患者的病情变化:如腹痛、出血征兆及程度。

(五)预防

(1)保持心情愉快:持续或过度精神紧张、情绪波动,可使大脑皮质功能紊乱,自主神经兴奋性增加,最后导致胃酸分泌增多。减少和防止精神紧张、忧虑、情绪波动、过度劳累等,保持乐观情绪,心情愉快地工作与生活,以使大脑皮质功能稳定。

(2)注意休息:不要过度疲劳,生活规律化。有规律地生活,注意劳逸结合,病情轻者可边工作边治疗,较重的活动性溃疡患者应卧床休息,一般应休息4~6周(溃疡愈合一般需4~6周)。

(3)每天保证充足的睡眠及休息,防止复发。可适当给予镇静药或采用气功疗法。

(4)饮食合理,注意饮食方式,要定时定量,细嚼慢咽,避免急食,忌生、冷、热、粗糙、油炸及其他刺激性食物和饮料,以清淡饮食为主。溃疡病活动期宜少量多餐(每天5~6次),症状控制后改为每天3次。

(5)戒除烟酒。吸烟可引起血管收缩,抑制胰液、胆汁分泌,使十二指肠中和胃酸的能力减弱;乙醇能使胃黏膜屏障受损加重,延迟愈合。

(6)遵医嘱服药。

(7)注意观察溃疡病复发症状:疼痛、吐酸水、恶心、呕吐、便血或体重减轻等。

(焦 静)

第六章

心内科常见病护理

第一节　感染性心内膜炎

感染性心内膜炎为心脏内膜表面的微生物感染，伴赘生物形成。赘生物为大小不等、形状不一的血小板和纤维素团块，内含大量微生物和少量炎性细胞。瓣膜为最常受累部位，但感染也可发生在间隔缺损部位、腱索或心壁内膜。根据病程分为急性和亚急性：①急性感染性心内膜炎的特征为中毒症状明显；病程进展迅速，数天至数周引起瓣膜破坏；感染迁移多见；病原体主要为金黄色葡萄球菌。②亚急性感染性心内膜炎的特征为中毒症状轻；病程数周至数月；感染迁移少见；病原体以草绿色链球菌多见，其次为肠球菌。

感染性心内膜炎又可分为自体瓣膜、人工瓣膜和静脉药瘾者的心内膜炎。

一、自体瓣膜心内膜炎

（一）病因及发病机制

1.病因

链球菌和葡萄球菌分别占自体心内膜炎病原微生物的 65％和 25％。急性自体瓣膜心内膜炎主要由金黄色葡萄球菌引起，少数由肺炎球菌、淋球菌、A 族链球菌和流感杆菌等所致。亚急性自体瓣膜心内膜炎最常见的致病菌是草绿色链球菌，其次为 D 族链球菌，表皮葡萄球菌，其他细菌较少见。

2.发病机制

（1）亚急性病例至少占 2/3 以上，发病与下列因素有关。

1）血流动力学因素：亚急性者主要发生于器质性心脏病，首先为心脏瓣膜病，尤其是二尖瓣和主动脉瓣；其次为先天性心血管病，如室间隔缺损、动脉导管未闭、法洛四联症和主动脉瓣缩窄。赘生物常位于血流从高压腔经病变瓣口或先天缺损至低压腔产生高速射流和湍流的下游，可能与这些部位的压力下降和内膜灌注减少，有利于微生物沉积和生长有关。高速射流冲击心脏或大血管内膜处致局部损伤易于感染。

2）非细菌性血栓性心内膜炎病变：当心内膜的内皮受损暴露其下结缔组织的胶原纤维时，血小板在该处聚集，形成血小板微血栓和纤维蛋白沉着，成为结节样无菌性赘生物，称非细菌性血栓性心内膜病变，是细菌定居瓣膜表面的重要因素。

3）短暂性菌血症：各种感染或细菌寄居的皮肤黏膜的创伤常导致暂时性菌血症，循环中的细菌若定居在无菌性赘生物上，即可发生感染性心内膜炎。

4)细菌感染无菌赘生物:取决于发生菌血症之频度和循环中细菌的数量、细菌黏附于无菌性赘生物的能力。草绿色链球菌从口腔进入血流的机会频繁,黏附力强,因而成为亚急性感染性心内膜炎的最常见致病菌。

细菌定居后,迅速繁殖,促使血小板进一步聚集和纤维蛋白沉积,感染赘生物增大。当赘生物破裂时,细菌又被释放进入血流。

(2)急性自体瓣膜心内膜炎发病机制尚不清楚,主要累及正常心瓣膜,主动脉瓣常受累。病原菌来自皮肤、肌肉、骨骼或肺等部位的活动感染灶。循环中细菌量大,细菌毒力强,具有高度侵袭性和黏附于内膜的能力。

(二)临床表现

1.症状

从暂时的菌血症至出现症状的时间长短不一,多在 2 周以内。

(1)亚急性感染性心内膜炎起病隐匿,可有全身不适、乏力、食欲不振、面色苍白、体重减轻等非特异性症状,头痛、背痛和肌肉关节痛常见。发热是最常见的症状,多呈弛张热型,午后和夜间较高,伴寒战和盗汗。

(2)急性感染性心内膜炎以败血症为主要临床表现。起病急骤,进展迅速,患者出现高热、寒战、呼吸急促,伴有头痛、背痛、胸痛和四肢肌肉关节疼痛,突发心力衰竭者较为常见。

2.体征

(1)心脏杂音:80%~85%的患者可闻及心脏杂音,杂音性质的改变为本病特征性表现,急性者要比亚急性者更易出现杂音强度和性质的变化,可由基础心脏病和(或)心内膜炎导致瓣膜损害所致,如赘生物的生长和破裂、脱落有关。腱索断裂或瓣叶穿孔是迅速出现新杂音的重要因素。

(2)周围体征:多为非特异性,近年已不多见。①瘀点,可出现于任何部位,以锁骨以上皮肤、口腔黏膜和睑结膜常见。②指和趾甲下线状出血。③Osler 结节,为指和趾垫出现的豌豆大的红或紫色痛性结节,略高出皮肤,亚急性者较常见。④Roth 斑,为视网膜的卵圆性出血斑块,其中心呈白色,亚急性者多见。⑤Janeway 损害,是位于手掌或足底直径 1~4 mm 无压痛出血红斑,急性者常见。

(3)动脉栓塞:多见于病程后期,但约 1/3 的患者是首发症状。赘生物引起动脉栓塞占20%~40%,栓塞可发生在机体的任何部位。脑、心脏、脾、肾、肠系膜、四肢和肺为临床常见的动脉栓塞部位。脑栓塞可出现神志和精神改变、视野缺损、失语、吞咽困难、瞳孔大小不对称、偏瘫、抽搐或昏迷等表现。肾栓塞常出现腰痛、血尿等,严重者可有肾功能不全。脾栓塞时,患者出现左上腹剧痛,呼吸或体位改变时加重。肺栓塞常发生突然胸痛、气急、发绀、咯血。

(4)其他:贫血,较常见,主要由于感染导致骨髓抑制而引起,多为轻、中度,晚期患者可重度贫血。15%~50%病程超过 6 周的患者可有脾大;部分患者可见杵状指(趾)。

(三)并发症

(1)心脏并发症:心力衰竭为最常见并发症,其次为心肌炎。

(2)动脉栓塞和血管损害多见于病程后期,急性较亚急性者多见,部分患者中也可为首发症状。①脑:约 1/3 患者有神经系统受累,表现为脑栓塞、脑细菌性动脉瘤、脑出血(细菌性动脉瘤破裂引起)和弥漫性脑膜炎。患者出现神志和精神改变、失语、视野缺损、轻偏瘫、抽搐或昏迷等表现。②肾:大多数患者有肾脏损害,包括肾动脉栓塞和肾梗死、肾小球肾炎和肾脓肿。迁移性脓肿多见于急性患者。肾栓塞常出现血尿、腰痛等,严重者可有肾功能不全。③脾:发生脾栓塞,患者出现左上腹剧痛,呼吸或体位改变时加重。④肺:肺栓塞常出现突然胸闷、气急、胸痛、发绀、咯血等。⑤动脉:肠系膜动脉损害可出现急腹症症状;肢体动脉损害出现受累肢体变白或发绀、发冷、疼痛、跛行,甚至动脉搏动消失。⑥其他:可有细菌性动脉瘤、引起细菌性动脉瘤占 3%～5%。迁移性脓肿多见于急性期患者。

二、人工瓣膜心内膜炎

发生于人工瓣膜置换术后 60 日以内者为早期人工瓣膜心内膜炎,60 日以后发生者为晚期人工瓣膜心内膜炎。早期者常为急性暴发性起病,约 1/2 的致病菌为葡萄球菌,表皮葡萄球菌多于金黄色葡萄球菌;其次为革兰氏阴性杆菌和真菌。晚期者以亚急性表现常见,致病菌以链球菌最常见,其次为葡萄球菌。除赘生物形成外,常致人工瓣膜部分破裂、瓣周漏、瓣环周围组织和心肌脓肿,最常累及主动脉瓣。术后发热、出现心杂音、脾大或周围栓塞征,血培养同一种细菌阳性结果至少 2 次,可诊断本病。预后不良,难以治愈。

三、静脉药瘾者心内膜炎

静脉药瘾者心内膜炎多见于年轻男性。致病菌最常来源于皮肤,药物污染所致者较少见,金黄色葡萄球菌为主要致病菌,其次为链球菌、革兰氏阴性杆菌和真菌。大多累及正常心瓣膜,三尖瓣受累占 50% 以上,其次为主动脉瓣和二尖瓣。急性发病者多见,常伴有迁移性感染灶。亚急性表现多见于有感染性心内膜炎史者。年轻伴右心金黄色葡萄球感染者病死率在 5% 以下,而左心革兰氏阴性杆菌和真菌感染者预后不良。

四、护理

(一)护理目标

患者体温恢复正常,心功能改善,活动耐力增加;营养改善,抵抗力增强;焦虑减轻,未发生并发症或发生后被及时控制。

(二)护理措施

1.一般护理

(1)休息与活动:急性感染性心内膜炎患者应卧床休息,限制活动,保持环境安静,空气新鲜,减少探视。亚急性者,可适当活动,但应避免剧烈运动及情绪激动。

(2)饮食:给予清淡、高热量、高蛋白、高维生素、低胆固醇、易消化的半流质或软食,补充营养和水分。有心力衰竭者,适当限制钠盐的摄入。注意变换饮食口味,鼓励患者多饮水,做好口腔护理,以增进食欲。

2.病情观察

(1)观察体温及皮肤黏膜变化:每 4～6 小时测量体温 1 次,准确绘制体温曲线,以反映体温动态变化,判断病情进展及治疗效果。评估患者有无皮肤瘀点、指(趾)甲下线状出血、Osler 结节等皮肤黏膜病损。

(2)栓塞的观察:注意观察脑、肾、肺、脾和肢体动脉等栓塞的表现,脑栓塞出现神志和精神改变、失语、偏瘫或抽搐等;肾栓塞出现腰痛、血尿等;肺栓塞发生突然胸痛、呼吸困难、发绀和咯血等;脾栓塞出现左上腹剧痛;肢体动脉栓塞表现为肢体变白或发绀、皮肤温度降低、动脉搏动减弱或消失等。有变化及时报告医师并协助处理。

3.发热护理

高热患者应卧床休息,注意病室的温度和湿度适宜。给予冰袋物理降温或温水擦浴等,准确记录体温变化。出汗较多时可在衣服和皮肤之间垫上柔软毛巾,便于潮湿后及时更换,增强舒适感,并防止因频繁更衣而导致患者受凉。保证被服干燥清洁,以增加舒适感。

4.用药护理

抗微生物药物治疗是最重要的治疗措施。遵医嘱给予抗生素治疗,观察用药效果。坚持大剂量全疗程长时间的抗生素治疗,严格按照时间点用药,以确保维持有效的血药浓度。注意保护静脉,可使用静脉留置针,避免多次穿刺而增加患者的痛苦。注意观察药物的不良反应。

5.正确采集血培养标本

告诉患者暂时停用抗生素和反复多次采血培养的必要性,以取得患者的理解与配合。本病的菌血症为持续性,无须在体温升高时采血。每次采血量10～20 mL作需氧和厌氧菌培养,至少应培养3周。

(1)未经治疗的亚急性患者,应在第一天每间隔1小时采血1次,共3次。如次日未见细菌生长,重复采血3次后,开始抗生素治疗。

(2)用过抗生素者,停药2～7日后采血。

(3)急性患者应在入院后立即安排采血,在3小时内每隔1小时采血1次,共取3次血标本后,按医嘱开始治疗。

6.心理护理

由于发热、感染不易控制,疗程长,甚至出现并发症,患者常出现情绪低落、恐惧心理,应加强与患者的沟通,耐心解释治疗目的与意义,安慰鼓励患者,给予心理支持,使其积极配合治疗。

7.健康指导

告诉患者及家属有关本病的知识,坚持足够疗程的抗生素治疗的重要意义。患者在施行口腔手术、泌尿、生殖和消化道的侵入性检查或外科手术治疗前应预防性使用抗生素。嘱患者注意防寒保暖,保持口腔和皮肤清洁,少去公共场所,减少病原体入侵的机会。教会患者自我监测体温变化、有无栓塞表现,定期门诊随访。教育家属应给患者以生活照顾,精神支持,鼓励患者积极治疗。

(三)护理评价

通过治疗和护理患者体温基本恢复正常,心功能得到改善,提高了活动耐力;营养状况改善,抵抗力增强;焦虑减轻,未发生并发症或发生后得到及时控制。

(张枭敏)

第二节 心律失常

正常心律起源于窦房结,并沿正常房室传导系统顺序激动心房和心室,频率为60～100次/分钟(成人),节律基本规则。心律失常是指心脏冲动的起源、频率、节律、传导速度和传导顺序等异常。

一、分类

心律失常按其发生机制分为冲动形成异常和冲动传导异常两大类。

(一)冲动形成异常

1.窦性心律失常

(1)窦性心动过速。

(2)窦性心动过缓。

(3)窦性心律不齐。

(4)窦性停搏等。

2.异位心律

(1)主动性异位心律:①期前收缩(房性、房室交界区性、室性)。②阵发性心动过速(房性、房室交界区性、室性)。③心房扑动、心房颤动。④心室扑动、心室颤动。

(2)被动性异位心律:①逸搏(房性、房室交界区性、室性)。②逸搏心律(房性、房室交界区性、室性)。

(二)冲动传导异常

1.生理性

干扰及房室分离。

2.病理性

(1)窦房传导阻滞。

(2)房内传导阻滞。

(3)房室传导阻滞。

(4)室内传导阻滞(左、右束支及左束支分支传导阻滞)。

3.房室间传导途径异常

预激综合征。

此外,临床上依据心律失常发作时心率的快慢分为快速性心律失常和缓慢性心律失常。

二、病因及发病机制

(一)生理因素

健康人均可发生心律失常,特别是窦性心律失常和期前收缩等。情绪激动、精神紧张、过度疲劳、大量吸烟、饮酒、喝浓茶或咖啡等常为诱发因素。

(二)器质性心脏病

各种器质性心脏病是引发心律失常的最常见原因,以冠心病、心肌病、心肌炎、风湿性心脏病多见,尤其发生心力衰竭或心肌梗死时。

(三)非心源性疾病

除了心脏病外,其他系统的严重疾病,均可引发心律失常,如急性脑血管病、甲状腺功能亢进、慢性阻塞性肺病等。

(四)其他

电解质紊乱(低钾血症、低钙血症、高钾血症等)、药物作用(洋地黄、肾上腺素等)、心脏手术或心导管检查、中暑、电击伤等均可引发心律失常。

心律失常发生的基本原理是由于多种原因引起心肌细胞的自律性、兴奋性、传导性改变,导致心脏冲动形成异常、冲动传导异常,或两者兼而有之。

三、诊断要点

通过病史、体征可以做出初步判定。确定心律失常的类型主要依靠心电图,某些心律失常尚需做心电生理检查。

(一)病史

心律失常的诊断应从详尽采集病史入手,让患者客观描述发生心悸等症状时的感受。症状的严重程度取决于心律失常对血流动力学的影响,轻者可无症状或出现心悸、头晕;严重者可诱发心绞痛、心力衰竭、晕厥甚至猝死,增加心血管病死亡的危险性。

(二)体格检查

包括心脏视诊、触诊、叩诊、听诊的全面检查,并注意检查患者的神志、血压、脉搏频率及节律。

(三)辅助检查

心电图是诊断心律失常最重要的一项无创性检查技术。应记录多导联心电图,并记录能清楚显示P波导联的心电图长条以备分析,通常选择Ⅱ或V$_1$导联。其他辅助诊断的检查还有动态心电图、运动试验和食管心电图等。临床心电生理检查,如食管心房调搏检查、心室内心电生理检查对明确心律失常的发病机制、治疗、预后均有很大帮助。

四、各种心律失常的概念、临床意义及心电图特点

(一)窦性心律失常

正常心脏起搏点位于窦房结,由窦房结发出冲动引起的心律称窦性心律,成人频率为60～100次/分钟。正常窦性心律的心电图特点(图6-1)为:①P波在Ⅰ、Ⅱ、aVF导联直立,aVR导联倒置。②PR间期0.12～0.20秒。③PP间期之差<0.12秒。窦性心律的频率可因年龄、性别、体力活动等不同有显著差异。

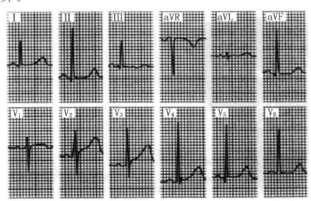

图6-1　正常心电图

1.窦性心动过速

(1)成人窦性心律的频率超过100次/分钟,称为窦性心动过速,其心率的增快和减慢是逐渐改变的。

（2）心电图特点（图 6-2）为窦性心律，PP 间期＜0.60 秒，成人频率大多在 100～180 次/分钟。

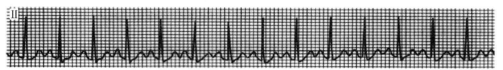

图 6-2　窦性心动过速

（3）窦性心动过速一般不需特殊治疗。治疗主要针对原发病和去除诱因，必要时可应用 β 受体阻滞剂（如普萘洛尔）或镇静剂（如地西泮）。

2.窦性心动过缓

（1）成人窦性心律的频率低于 60 次/分钟，称为窦性心动过缓。

（2）心电图特点（图 6-3）为窦性心律，PP 间期＞1.0 秒。常伴窦性心律不齐，即 PP 间期之差＞0.12 秒。

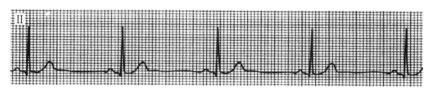

图 6-3　窦性心动过缓

（3）无症状的窦性心动过缓通常无需治疗。因心率过慢出现头晕、乏力等心排血量不足症状时，可用阿托品、异丙肾上腺素等药物，必要时需行心脏起搏治疗。

3.窦性停搏

（1）窦性停搏是指窦房结冲动形成暂停或中断，导致心房及心室活动相应暂停的现象，又称窦性静止。

（2）心电图特点（图 6-4）为一个或多个 PP 间期显著延长，而长 PP 间期与窦性心律的基本 PP 间期之间无倍数关系，其后可出现交界性或室性逸搏或逸搏心律。

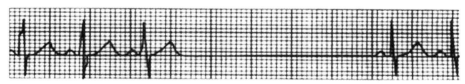

图 6-4　窦性停搏

（3）窦性停搏可由迷走神经张力增高或洋地黄、胺碘酮、钾盐、乙酰胆碱等药物，高钾血症、心肌炎、心肌病、冠心病等引起。临床症状轻重不一，轻者无症状或偶尔出现心搏暂停，重者可发生阿-斯综合征甚至死亡。

4.病态窦房结综合征

（1）病态窦房结综合征（SSS），简称病窦综合征。由窦房结及其邻近组织病变引起的窦房结起搏功能和（或）窦房结传导功能障碍，从而产生多种心律失常的综合表现。

（2）病窦综合征常见病因为冠心病、心肌病、心肌炎，亦可见于结缔组织病、代谢性疾病及家族性遗传性疾病等，少数病因不明。主要临床表现为心动过缓所致脑、心、肾等脏器供血不足症状，尤以脑供血不足症状为主。轻者表现为头晕、心悸、乏力、记忆力减退等，重者可发生短暂晕厥或阿-斯综合征。部分患者合并短阵室上性快速性心律失常发作(慢-快综合征),进而可出现心悸、心绞痛或心力衰竭。

(3)心电图特点(图 6-5)为:①持续而显著的窦性心动过缓(<50 次/分钟)。②窦性停搏或(和)窦房传导阻滞。③窦房传导阻滞与房室传导阻滞并存。④心动过缓-心动过速综合征,又称慢-快综合征,是指心动过缓与房性快速性心律失常(如房性心动过速、心房扑动、心房颤动)交替发作,房室交界区性逸搏心律。

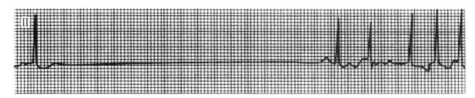

图 6-5　病态窦房结综合征(慢-快综合征)

(4)积极治疗原发疾病。无症状者,不必给予治疗,仅定期随访观察;反复出现严重症状及心电图大于 3 秒长间歇者宜首选安装人工心脏起搏器。慢-快综合征应用起搏器治疗后,患者仍有心动过速发作,则可同时用药物控制快速性心律失常发作。

(二)期前收缩

期前收缩又称过早搏动,简称早搏。是指窦房结以外的异位起搏点发出的过早冲动引起的心脏搏动。根据异位起搏点的部位不同可分为房性、房室交界性和室性。早搏可偶发或频发,如每个窦性搏动后出现一个早搏,称为二联律;每两个窦性搏动后出现一个早搏,称三联律。在同一导联上如室性早搏的形态不同,称为多源性室性早搏。

期前收缩可见于健康人,其发生与情绪激动、过度疲劳、过量饮酒或吸烟、饮浓茶、咖啡等有关。冠心病急性心肌梗死、风湿性心瓣膜病、心肌病、心肌炎等各种心脏病常可引起。此外,药物毒性作用,电解质紊乱,心脏手术或心导管检查均可引起期前收缩。

1.临床意义

偶发的期前收缩一般无症状,部分患者可有漏跳的感觉。频发的期前收缩由于影响心排血量,可引起头痛、乏力、晕厥等;原有心脏病者可诱发或加重心绞痛或心力衰竭。听诊心律不规则,期前收缩的第一心音增强,第二心音减弱或消失。脉搏触诊可发现脉搏脱落。

2.心电图特点

(1)房性期前收缩(图 6-6):提前出现的房性异位 P 波,其形态与同导联窦性 P 波不同;PR 间期>0.12 秒;P 波后的 QRS 波群有 3 种可能:①与窦性心律的 QRS 波群相同。②因室内差异性传导出现宽大畸形的 QRS 波群。③提前出现的 P'波后无 QRS 波群,称为未下传的房性期前收缩;多数为不完全性代偿间歇(即期前收缩前后窦性 P 波之间的时限常短于 2 个窦性 PP 间期)。

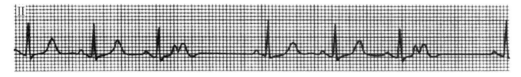

图 6-6　房性期前收缩

(2)房室交界区性期前收缩(图 6-7):提前出现的 QRS 波群,其形态与同导联窦性心律

QRS 波群相同,或因室内差异性传导而变形;逆行 P 波(Ⅰ、Ⅱ、aVF 导联倒置,aVR 导联直立)有三种可能:①P′波位于 QRS 波群之前,P′R 间期<0.12 秒。②P′波位于 QRS 波群之后,RP′间期<0.20 秒。③P′波埋于 QRS 波群中,QRS 波群之前后均看不见 P′波;多数为完全性代偿间期(即期前收缩前后窦性 P 波之间的时限等于 2 个窦性 PP 间期)。

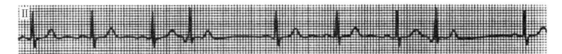

图 6-7　房室交界性期前收缩

(3)室性期前收缩(图 6-8):①提前出现的 QRS 波群宽大畸形,时限>0.12 秒。②QRS 波群前无相关的 P 波。③T 波方向与 QRS 波群主波方向相反。④多数为完全性代偿间歇。

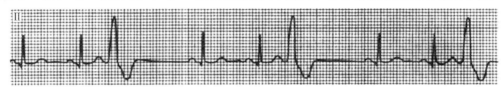

图 6-8　室性期前收缩

3.治疗要点

(1)病因治疗:积极治疗原发病,解除诱因。如改善心肌供血,控制心肌炎症,纠正电解质紊乱,避免情绪激动或过度疲劳等。

(2)药物治疗:无明显自觉症状或偶发的期前收缩者,一般无须抗心律失常药物治疗,可酌情使用镇静剂,如地西泮等。如频繁发作,症状明显或有器质性心脏病者,必须积极治疗。根据期前收缩的类型选用不同的药物。房性期前收缩、交界性期前收缩可选用维拉帕米、普罗帕酮、莫雷帕酮或 β 受体阻滞剂等药物。室性期前收缩选用 β 受体阻滞剂、美西律、普罗帕酮、莫雷帕酮等药物。

(3)其他:急性心肌梗死早期发生的室性期前收缩可选用利多卡因;洋地黄中毒引起的室性期前收缩者首选苯妥英钠。

(三)阵发性心动过速

阵发性心动过速是一种阵发性快速而规律的异位心律,是由 3 个或 3 个以上连续发生的期前收缩形成,根据异位起搏点的部位不同可分为房性、房室交界性和室性阵发性心动过速。由于房性、房室交界性阵发性心动过速在临床上难以区别,故统称为阵发性室上性心动过速(PSVT)。阵发性室上性心动过速常见于无器质性心脏病者,其发作与体位改变、情绪激动、过度疲劳、烟酒过量等有关。阵发性室性心动过速多见于心肌病变广泛而严重的患者,如冠心病发生急性心肌梗死时;其次是心肌病、心肌炎、二尖瓣脱垂、心瓣膜病等。

1.临床意义

(1)阵发性室上性心动过速突然发作、突然终止,持续时间长短不一。发作时患者常有心悸、焦虑、紧张、乏力,甚至诱发心绞痛、心功能不全、晕厥或休克。症状轻重取决于发作时的心率、持续时间和有无心脏病变等。听诊,心律规则,心率 150～250 次/分钟,心尖部第一心音强度不变。

(2)阵发性室性心动过速症状轻重取决于室速发作的频率、持续时间、有无器质性心脏病及心功能状况。非持续性室速(发作时间<30秒)患者通常无症状或仅有心悸;持续性室速患者常伴明显血流动力学障碍与心肌缺血,可出现低血压、晕厥、心绞痛、休克或急性肺水肿。听诊心律略不规则,心率常在100～250次/分钟。如发生完全性房室分离,则第一心音强度不一致。

2.心电图特点

(1)阵发性室上性心动过速(图6-9):①3个或3个以上连续而迅速地室上性早搏,频率范围达150～250次/秒,节律规则。②P波不易分辨。③绝大多数患者QRS波群形态与时限正常。

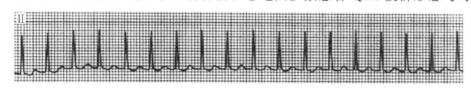

图6-9　阵发性室上性心动过速

(2)阵发性室性心动过速(图6-10):①3个或3个以上连续而迅速地室性早搏,频率范围达100～250次/分钟,节律较规则或稍有不齐。②QRS波群形态畸形,时限>0.12秒,有继发ST-T改变。③如有P波,则P波与QRS波无关,且其频率比QRS频率缓慢。④常可见心室夺获与室性融合波。

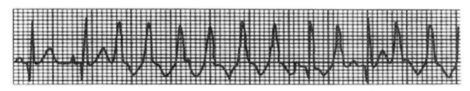

图6-10　阵发性室性心动过速

3.治疗要点

(1)阵发性室上性心动过速。

1)急性发作时治疗:①刺激迷走神经:可起到减慢心率、终止发作的作用。方法包括刺激悬雍垂诱发恶心、呕吐;深吸气后屏气,再用力做呼气动作(Valsalva动作);颈动脉窦按摩等。上述方法可重复多次使用。②药物终止发作:当刺激迷走神经无效时,可采用维拉帕米或三磷酸腺苷(ATP)静脉注射。

2)预防复发:除避免诱因外,发作频繁者可选用地高辛、长效钙通道阻滞剂、长效普萘洛尔等药物。

3)对于反复发作或药物治疗无效者,可考虑施行射频消融术。该方法具有安全、迅速、有效且能治愈心动过速的优点,可作为预防发作的首选方法。

(2)阵发性室性心动过速:由于室速多发生于器质性心脏病者,往往导致血流动力学障碍,甚至发展为室颤,应严密观察予以紧急处理,终止其发作。

一般遵循的原则是:无器质性心脏病者发生的非持续性室速,如无症状,无需进行治疗;持续性室速发作,无论有无器质性心脏病,均应给予治疗;有器质性心脏病的非持续性室速亦应考虑治疗。药物首选利多卡因,静脉注射100 mg,有效后可予静脉滴注维持。其他药物如普罗帕酮、胺碘酮也有疗效。如使用上述药物无法终止发作,且患者已出现低血压、休克、脑血流灌注不足等危险表现,应立即给予同步直流电复律。

(四)扑动与颤动

当自发性异位搏动的频率超过阵发性心动过速的范围时,形成扑动或颤动。根据异位起搏点的部位不同可分为心房扑动(简称房扑)与心房颤动(简称房颤);心室扑动(简称室扑)与心室颤动(简称室颤)。房颤是成人最常见的心律失常之一,远较房扑多见,二者发病率之比为(10~20):1,绝大多数见于各种器质性心脏病,其中以风湿性心瓣膜病最为常见。室扑与室颤是最严重的致命性心律失常,室扑多为室颤的前奏,而室颤则是导致心源性猝死的常见心律失常,也是心脏病或其他疾病临终前的表现。

1.临床意义

(1)心房扑动与心房颤动:房扑和房颤的症状取决于有无器质性心脏病、基础心功能以及心室率的快慢。如心室率不快且无器质性心脏病者可无症状;心室率快者可有心悸、胸闷、头晕、乏力等。房颤时心房有效收缩消失,心排血量减少25%~30%,加之心室率增快,对血流动力学影响较大,导致心排血量、冠状循环及脑部供血明显减少,引起心力衰竭、心绞痛或晕厥;还易引起心房内附壁血栓的形成,部分血栓脱落可引起体循环动脉栓塞,以脑栓塞最常见。体检时房扑的心室律可规则或不规则。房颤时,听诊第一心音强弱不等,心室律绝对不规则;心室率较快时,脉搏短绌(脉率慢于心率)明显。

(2)心室扑动与心室颤动:室扑和室颤对血流动力学的影响均等于心室停搏,其临床表现无差别,二者具有下列特点:意识突然丧失,常伴有全身抽搐,持续时间长短不一;心音消失,脉搏触不到,血压测不出;呼吸不规则或停止;瞳孔散大,对光反射消失。

2.心电图特点

(1)心房扑动心电图特征(图 6-11):①P 波消失,代之以 250~350 次/分钟,间隔均匀,形状相似的锯齿状心房扑动波(F 波)。②F 波与 QRS 波群成某种固定的比例,最常见的比例为2:1房室传导,有时比例关系不固定,则引起心室律不规则。③QRS 波群形态一般正常,伴有室内差异性传导者 QRS 波群可增宽、变形。

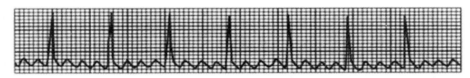

图 6-11　心房扑动(2:1房室传导)

(2)心房颤动心电图特征(图 6-12):①P 波消失,代之以大小不等、形态不一、间期不等的心房颤动波(f 波),频率为 350~600 次/分钟。②RR 间期绝对不等。③QRS 波群形态通常正常,当心室率过快,发生室内差异性传导时,QRS 波群增宽、变形。

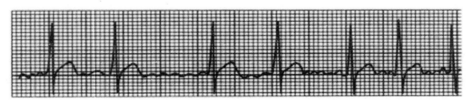

图 6-12　心房颤动

(3)心室扑动的心电图特点(图 6-13):P-QRS-T 波群消失,代之以 150~300 次/分钟波幅大而较规则的正弦波(室扑波)图形。

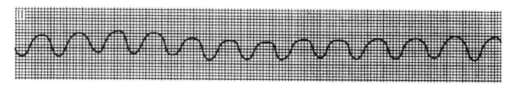

图 6-13　心室扑动

(4)心室颤动的心电图特点(图 6-14):P-QRS-T 波群消失,代之以形态、振幅与间隔绝对不规则的颤动波(室颤波),频率为 150~500 次/分钟。

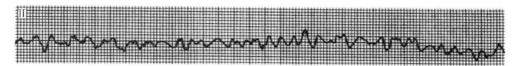

图 6-14　心室颤动

3.治疗要点

(1)心房扑动和颤动:房扑或房颤伴有较快心室率时,可使用洋地黄类药物减慢心室率,以保持血流动力学的稳定,此法可以使有些房扑或房颤转为窦性心律。其他药物如维拉帕米、地尔硫䓬等也能起到终止房扑、房颤的作用。对于持续性房颤的患者,符合条件者可采用药物如奎尼丁、胺碘酮等进行复律。无效时可使用电复律。

(2)心室扑动和颤动:室扑或室颤发生后,如果不迅速采取抢救措施,患者一般在 3~5 分钟内死亡,因此必须争分夺秒、尽快恢复有效心律。一旦心电监测确定为心室扑动或颤动时,立即采用除颤器进行非同步直流电除颤,同时配合胸部按压及人工呼吸等心肺复苏术,并经静脉注射利多卡因以及其他复苏药物如肾上腺素等。

(五)房室传导阻滞

房室传导阻滞(AVB)是指冲动从心房传到心室的过程中,冲动传导的延迟或中断。根据病因不同,其阻滞部位可发生在房室结、房室束以及束支系统内,按阻滞程度可分为三类。常见器质性心脏病,偶尔一度和二度 I 型房室传导阻滞可见于健康人,与迷走神经张力过高有关。

1.临床意义

(1)一度房室传导阻滞:指传导时间延长(PR 间期延长);患者多无自觉症状,听诊时第一心音可略为减弱。

(2)二度房室传导阻滞:指心房冲动部分不能传入心室(心搏脱漏);心搏脱漏仅偶尔出现时,患者多无症状或偶有心悸,如心搏脱漏频繁心室率缓慢时,可有乏力、头晕甚至短暂晕厥;听诊有心音脱漏,触诊脉搏脱落,若为 2∶1 传导阻滞,则可听到慢而规则的心室率。

(3)三度房室传导阻滞:指心房冲动全部不能传入心室;患者症状取决于心室率的快慢,如心室率过慢,心排血量减少,导致心脑供血不足,可出现头晕、疲乏、心绞痛、心力衰竭等,如心室搏动停顿超过 15 秒可引起晕厥、抽搐,即阿-斯综合征发生,严重者可猝死;听诊心律慢而规则,心室率多为 35~50 次/分钟,第一心音强弱不等,间或闻及心房音及响亮清晰的第一心音(大炮音)。

2.心电图特点

(1)一度房室传导阻滞心电图特征(图 6-15):① PR 间期延长,成人 > 0.20 秒(老年人>0.21秒);②每个P波后均有QRS波群。

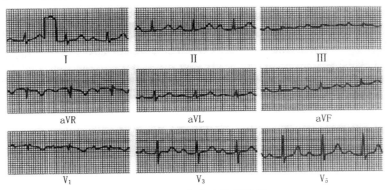

图 6-15 一度房室传导阻滞

(2)二度房室传导阻滞:按心电图表现可分为Ⅰ型和Ⅱ型。

二度Ⅰ型房室传导阻滞心电图特征(图 6-16):①PR间期在相继的心搏中逐渐延长,直至发生心室脱漏,脱漏后的第一个PR间期缩短,如此周而复始。②相邻的RR间期进行性缩短,直至P波后QRS波群脱漏。③心室脱漏造成的长RR间期小于两个PP间期之和。

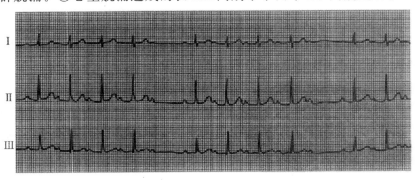

图 6-16 二度Ⅰ型房室传导阻滞

二度Ⅱ型房室传导阻滞心电图特征(图 6-17):①PR间期固定不变(可正常或延长);②数个P波之后有一个QRS波群脱漏,形成2:1、3:1、3:2等不同比例房室传导阻滞;③QRS波群形态一般正常,亦可有异常。

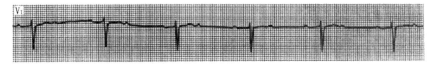

图 6-17 二度Ⅱ型房室传导阻滞

如果二度Ⅱ型房室传导阻滞下传比例≥3:1时,称为高度房室传导阻滞。

(3)三度房室传导阻滞心电图特征(图 6-18):①P波与QRS波群各有自己的规律,互不相关,呈完全性房室分离。②心房率>心室率。③QRS波群形态和时限取决于阻滞部位,如阻滞位于希氏束及其附近,心室率40~60次/分钟,QRS波群正常。④如阻滞部位在希氏束分叉以下,心室率可在40次/分钟以下,QRS波群宽大畸形。

3.治疗要点

(1)病因治疗:积极治疗引起房室传导阻滞的各种心脏病,纠正电解质紊乱,停用有关药物,解除迷走神经过高张力等。一度或二度Ⅰ型房室传导阻滞,心室率不太慢(＞50 次/分钟)且无症状者,仅需病因治疗,心律失常本身无需进行治疗。

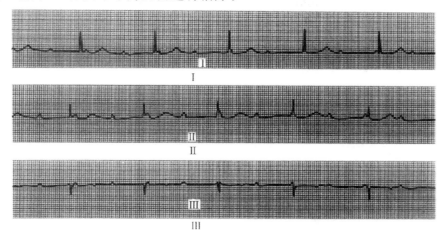

图 6-18　三度房室传导阻滞

（2）药物治疗:二度Ⅱ型或三度房室传导阻滞,心室率慢并影响血流动力学,应及时提高心室率以改善症状,防止发生阿-斯综合征。常用药物有:①异丙肾上腺素持续静脉滴注,使心室率维持在60～70 次/分钟,对急性心肌梗死患者要慎用。②阿托品静脉注射,适用于阻滞部位位于房室结的患者。

（3）人工心脏起搏治疗:对心室率低于 40 次/分钟,症状严重者,特别是曾发生过阿-斯综合征者,应首选安装人工心脏起搏器。

五、常见护理诊断

(一)活动无耐力

与心律失常导致心排血量减少有关。

(二)焦虑

与心律失常致心跳不规则、停跳及反复发作、治疗效果不佳有关。

(三)潜在并发症

心力衰竭、猝死。

六、护理措施

(一)一般护理

1.体位与休息

当心律失常发作患者出现胸闷、心悸、头晕等不适时,应采取高枕卧位、半卧位或其他舒适体位,尽量避免左侧卧位。有头晕、晕厥发作或曾有跌倒病史者应卧床休息,加强生活护理。

2.饮食护理

给予清淡易消化、低脂和富于营养的饮食,且少量多餐,避免刺激性饮料。有心力衰竭患者应限制钠盐摄入,对服用利尿剂者应鼓励多进食富含钾盐的食物,避免出现低钾血症而诱发心律失常。

(二)病情观察

（1）评估心律失常可能引起的临床症状,如心悸、乏力、胸闷、头晕、晕厥等,注意观察和询问这些症状的程度、持续时间以及给患者日常生活带来的影响。

(2)定期测量心率和心律,判断有无心动过速、心动过缓、期前收缩、房颤等心律失常发生。对于房颤患者,两名护士应同时测量患者心率和脉率一分钟,并记录,以观察脉短绌的变化发生情况。

(3)心电图检查是判断心律失常类型及检测心律失常病情变化的最重要的手段,护士应掌握心电图机的使用方法,在患者心律失常突然发作时及时描记心电图并表明日期和时间。行 24 小时动态心电图检查的患者,应嘱其保持平素的生活和活动,并记录症状出现的时间及当时所从事的活动,以利于发现病情及查找病因。

(4)对持续心电监测的患者,应注意观察是否出现心律失常及心律失常的类型、发作次数、持续时间、治疗效果等情况。当患者出现频发、多源性室性早搏、R on T 现象、阵发性室性心动过速、二度Ⅱ型及三度房室传导阻滞时,应及时通知医师。

(三)用药护理

严格遵医嘱按时按量应用抗心律失常药物,静脉注射抗心律失常药物时速度应缓慢,静脉滴注速度严格按医嘱执行。用药期间严密监测脉率、心律、心率、血压及患者的反应,及时发现因用药而引起的新的心律失常和药物中毒,做好相应的护理。

1.奎尼丁

毒性反映较重,可致心力衰竭、窦性停搏、房室传导阻滞、室性心动过速等心脏毒性反应,故在给药前要测量血压、心率、心律,如有血压低于 12.0/8.0 kPa(90/60 mmHg),心率慢于 60 次/分钟,或心律不规则时需告知医师。

2.普罗帕酮

可引起恶心、呕吐、眩晕、视物模糊、房室传导阻滞,诱发和加重心力衰竭等。餐时或餐后服用可减少胃肠道刺激。

3.利多卡因

有中枢抑制作用和心血管系统不良反应,剂量过大可引起震颤、抽搐,甚至呼吸抑制和心脏停搏等,应注意给药的剂量和速度。对心力衰竭、肝肾功能不全、酸中毒和老年人应减少剂量。

4.普萘洛尔

可引起低血压、心动过缓、心力衰竭等,并可加重哮喘与慢性阻塞性肺部疾病。在给药前应测量患者的心率,当心率低于 50 次/分钟时应及时停药。糖尿病患者可能引起低血糖、乏力。

5.胺碘酮

可致胃肠道反应、肝功能损害、心动过缓、房室传导阻滞,久服可影响甲状腺功能和引起角膜碘沉着,少数患者可出现肺纤维化,是其最严重的不良反应。

6.维拉帕米

可出现低血压、心动过缓、房室传导阻滞等。严重心力衰竭、高度房室传导阻滞及低血压者禁用。

7.腺苷

可出现面部潮红、胸闷、呼吸困难,通常持续时间小于 1 分钟。

(四)特殊护理

当患者发生较严重心律失常时应采取如下护理措施。

(1)嘱患者卧床休息,保持情绪稳定,以减少心肌耗氧量和对交感神经的刺激。

（2）给予鼻导管吸氧,改善因心律失常造成血流动力学改变而引起的机体缺氧。立即建立静脉通道,为用药、抢救做好准备。

（3）准备好纠正心律失常的药物、其他抢救药品及除颤器、临时起搏器等。对突然发生室扑或室颤的患者,应立即施行非同步直流电除颤。

（4）遵医嘱给予抗心律失常药物,注意药物的给药途径、剂量、给药速度,观察药物的作用效果和不良反应。用药期间严密监测心电图、血压,及时发现因用药而引起的新的心律失常。

（五）健康教育

1.疾病知识指导

向患者及家属讲解心律失常的常见病因、诱因及防治知识,使患者和家属能充分了解该疾病,而与医护人员配合共同控制疾病。

2.生活指导

快速心律失常患者应改变不良的生活习惯,如吸烟、饮酒、喝咖啡、浓茶等;避开造成精神紧张激动的环境,保持乐观稳定的情绪,分散注意力,不要过分注意心悸的感受。使患者和亲属明确无器质性心脏病的良性心律失常对人的影响主要是心理因素。帮助患者协调好活动与休息,根据心功能情况合理安排,注意劳逸结合。运动有诱发心律失常的危险,建议做较轻微的运动或最好在有家人陪同的条件下运动。心动过缓者应避免屏气用力的动作,以免兴奋迷走神经而加重心动过缓。

3.用药指导

让患者认识服药的重要性,按医嘱继续服用抗心律失常药物,不可自行减量或撤换药物。教会患者观察药物疗效和不良反应,必要时提供书面材料,嘱有异常时及时就医。对室上性阵发性心动过速的患者和家属,教会采用刺激迷走神经的方法,如刺激咽后壁诱发恶心;深吸气后屏气再用力呼气,上述方法可终止或缓解室上速。教会患者家属徒手心肺复苏的方法,以备紧急需要时应用。

4.自我监测指导

教会患者及家属测量脉搏的方法,每天至少1次,每次应在1分钟以上并做好记录。告诉患者和家属何时应来医院就诊:①脉搏过缓,少于60次/分钟,并有头晕、目眩或黑矇。②脉搏过快,超过100次/分钟,休息及放松后仍不减慢。③脉搏节律不齐,出现漏搏、期前收缩超过5次/分钟。④原本整齐的脉搏出现脉搏忽强忽弱、忽快忽慢的现象。⑤应用抗心律失常药物后出现不良反应。出现上述情形应及时就诊,并能按时随诊复查。

（张枭敏）

第三节　心源性猝死

一、疾病概述

（一）概念和特点

心源性猝死(sudden cardiac death,SCD)是指由心脏原因引起的急性症状发作后以意识突然丧失为特征的、自然死亡。世界卫生组织将发病后立即或 24 小时以内的死亡定为猝死,2007 年美国 ACC 会议上将发病 1 小时内死亡定为猝死。

据统计,全世界每年有数百万人因心源性猝死丧生,占死亡人数的 15%～20%。美国每年有约 30 万人发生心源性猝死,占全部心血管病死亡人数的 50% 以上,而且是 20～60 岁男性的首位死因。在我国,心源性猝死也居死亡原因的首位,虽然没有大规模的临床流生病学资料报道,但心源性猝死比例在逐年增高,且随年龄增加发病率也逐渐增高,老年人心源性猝死的概率高达80%～90%。

心源性猝死的发病率男性较女性高,美国 Framingham 20 年随访冠心病猝死发病率男性为女性的 3.8 倍;北京市的流行病学资料显示,心源性猝死的男性年平均发病率为 10.5/10 万,女性为 3.6/10 万。

(二)相关病理生理

冠状动脉粥样硬化是最常见的病理表现,病理研究显示心源性猝死患者急性冠状动脉内血栓形成的发生率为 15%～64%。陈旧性心梗也是心源性猝死的病理表现,这类患者也可见心肌肥厚、冠状动脉痉挛、心电不稳与传导障碍等病理改变。

心律失常是导致心源性猝死的重要原因,通常包括致命性快速心律失常、严重缓慢性心律失常和心室停顿。致命性快速心律失常导致冠状动脉血管事件、心肌损伤、心肌代谢异常和(或)自主神经张力改变等因素相互作用,从而引起的一系列病理生理变化,引发心源性猝死,但其最终作用机制仍无定论。严重缓慢性心律失常和心室停顿的电生理机制是当窦房结和(或)房室结功能异常时,次级自律细胞不能承担起心脏的起搏功能,常见于病变弥漫累及心内膜下浦肯野纤维的严重心脏疾病。

非心律失常导致的心源性猝死较少,常由心脏破裂、心脏流入和流出道的急性阻塞、急性心脏压塞等原因导致。心肌电机械分离是指心肌细胞有电兴奋的节律活动,而无心肌细胞的机械收缩,是心源性猝死较少见的原因之一。

(三)病因与危险因素

1.基本病因

绝大多数心源性猝死发生在有器质性心脏病的患者。Braunward 认为心源性猝死的病因有10 大类:①冠状动脉疾患;②心肌肥厚;③心肌病和心力衰竭;④心肌炎症、浸润、肿瘤及退行性变;⑤瓣膜疾病;⑥先天性心脏病;⑦心电生理异常;⑧中枢神经及神经体液影响的心电不稳;⑨婴儿猝死综合征及儿童猝死;⑩其他。

(1)冠状动脉疾患:主要包括冠心病及其引起的冠状动脉栓塞或痉挛等。而另一些较少见的,如先天性冠状动脉异常、冠状动脉栓塞、冠状动脉炎、冠状动脉机械性阻塞等都是引起心源性猝死的原因。

(2)心肌问题和心力衰竭:心肌的问题引起的心源性猝死常在剧烈运动时发生,其机制认为是心肌电生理异常的作用。慢性心力衰竭患者由于其射血分数较低常常引发猝死。

(3)瓣膜疾病:在瓣膜病中最易引发猝死的是主动脉瓣狭窄,瓣膜狭窄引起心肌突发性、大面积的缺血而导致猝死。梅毒性主动脉炎、主动脉扩张引起主动脉瓣关闭不全时引起的猝死也不少见。

(4)电生理异常及传导系统的障碍:心传导系统异常、Q-T 间期延长综合征、不明或未确定原因的室颤等都是引起心源性猝死的病因。

2.主要危险因素

(1)年龄:从年龄关系而言,心源性猝死有两个高峰期,即出生后至 6 个月内及 45～75 岁。成年人心源性猝死的发病率随着年龄增长而增长,而老年人是成年人心源性猝死的主要人群。随着年龄的增长,高血压、高血脂、心律失常、糖尿病、冠心病和肥胖的发生率增加,这些危险因素促进了心源性猝死的发生率。

(2)冠心病和高血压:在西方国家,心源性猝死约 80% 是由冠心病及其并发症引起。冠心病患者发生心肌梗死后,左室射血分数降低是心源性猝死的主要因素。高血压是冠心病的主要危险因素,且在临床上两种疾病常常并存。高血压患者左室肥厚、维持血压应激能力受损,交感神经控制能力下降易出现快速心律失常而导致猝死。

(3)急性心功能不全和心律失常:急性心功能不全患者心脏机械功能恶化时,可出现心肌电活动紊乱,引发心力衰竭患者发生猝死。临床上多种心脏病理类型几乎都是由心律失常恶化引发心源性猝死的。

(4)抑郁:其机制可能是抑郁患者交感或副交感神经调节失衡,导致心脏的电调节失调所致。

(5)时间:美国 Framingham 38 年随访资料显示,猝死发生以 7～10 时和 16～20 时为两个高峰期,这可能与此时生活、工作紧张,交感神经兴奋,诱发冠状动脉痉挛,导致心律失常有关。

(四)临床表现

心源性猝死可分为 4 个临床时期:前驱期、终末事件期、心搏骤停期与生物学死亡期。

1.前驱期

前驱症状表现形式多样,具有突发性和不可测性,如在猝死前数天或数月,有些患者可出现胸痛、气促、疲乏、心悸等非特异性症状,但也可无任何前驱症状,瞬间发生搏脏骤停。

2.终末事件期

终末事件期是指心血管状态出现急剧变化到心搏骤停发生前的一段时间,时间从瞬间到 1 小时不等。心源性猝死所定义时间多指该时期持续的时间。其典型表现包括:严重胸痛、急性呼吸困难、突发心悸或眩晕等。在猝死前常有心电活动改变,其中以致命性快速心律失常和室性异位搏动为主因室颤猝死者,常先有室性心动过速,少部分以循环衰竭为死亡原因。

3.心脏骤停期

心搏骤停后脑血流急剧减少,患者出现意识丧失,伴有局部或全身的抽搐。心搏骤停刚发生时可出现叹息样或短促痉挛性呼吸,随后呼吸停止伴发绀,皮肤苍白或发绀,瞳孔散大,脉搏消失二便失禁。

4.生物学死亡期

从心搏骤停至生物学死亡的时间长短取决于原发病的性质和复苏开始时间。心搏骤停后 4～6 分钟脑部出现不可逆性损害,随后经数分钟发展至生物学死亡。心搏骤停后立即实施心肺复苏和除颤是避免发生生物学死亡的关键。

(五)急救方法

1.识别心搏骤停

在最短时间内判断患者是否发生心搏骤停。

2.呼救

在不影响实施救治的同时,设法通知急救医疗系统。

3.初级心肺复苏

初级心肺复苏即基础生命活动支持,包括人工胸外按压、开放气道和人工呼吸,被简称CBA三部曲。如果具备AED自动电除颤仪,应联合应用心肺复苏和电除颤。

4.高级心肺复苏

高级心肺复苏即高级生命支持,是在基础生命支持的基础上,应用辅助设备、特殊技术等建立更为有效的通气和血运循环,主要措施包括气管插管、电除颤转复心律、建立静脉通道并给药维护循环等。在这一救治阶段应给予心电、血压、血氧饱和度及呼气末二氧化碳分压监测,必要时还需进行有创血流动力学监测,如动脉血气分析、动脉压、中心动脉压、肺动脉压、肺动脉楔压等。早期电除颤对于救治心搏骤停至关重要,如有条件越早进行越好。心肺复苏的首选药物是肾上腺素,每3~5分钟重复静脉推注1 mg,可逐渐增加剂量到5 mg。低血压时可使用去甲肾上腺素、多巴胺、多巴酚丁胺等,抗心律失常药物常用胺碘酮、利多卡因、β受体阻滞剂等。

5.复苏后处理

处理原则是维护有效循环和呼吸功能,特别是维持脑灌注,预防再次发生心搏骤停,维护水电解质和酸碱平衡,防治脑水肿、急性肾衰竭和继发感染等,其中重点是脑复苏提高营养补充。

(六)预防

1.识别高危人群、采用相应预防措施

对高危人群,针对其心脏基础疾病采用相应的预防措施能减少心源性猝死的发生率,如对冠心病患者采用减轻心肌缺血、预防心梗或缩小梗死范围等措施;对急性心梗、心梗后充血性心力衰竭的患者应用β受体阻滞剂;对充血性心力衰竭患者应用血管紧张素转换酶抑制剂。

2.抗心律失常

胺碘酮在心源性猝死的二级预防中优于传统的Ⅰ类抗心律失常药物。抗心律失常的外科手术治疗对部分药物治疗效果欠佳的患者有一定的预防心源性猝死的作用。近年研究证明,埋藏式心脏复律除颤器(ICD)能改善一些高危患者的预后。

3.健康知识和心肺复苏技能的普及

高危人群尽量避免独居,对其及家属进行相关健康知识和心肺复苏技能普及。

二、护理评估

(一)一般评估

(1)识别心搏骤停:当发现无反应或突然倒地的患者时,首先观察其对刺激的反应,并判断有无呼吸和大动脉搏动。判断心搏骤停的指标包括:意识突然丧失或伴有短阵抽搐;呼吸断续,喘息,随后呼吸停止;皮肤苍白或明显发绀,瞳孔散大,大小便失禁;颈、股动脉搏动消失;心音消失。

(2)患者主诉:胸痛、气促、疲乏、心悸等前驱症状。

(3)相关记录:记录心搏骤停和复苏成功的时间。

(4)复苏过程中须持续监测血压、血氧饱和度,必要时进行有创血流动力学监测。

(二)身体评估

1.头颈部

轻拍肩部呼叫,观察患者反应、瞳孔变化情况,气道内是否有异物。手指于胸锁乳突肌内侧沟中检测颈总动脉搏动(耗时不超过 10 秒)。

2.胸部

视诊患者胸廓起伏,感受呼吸情况,听诊呼吸音判断自主呼吸恢复情况。

3.其他

观察全身皮肤颜色及肢体活动情况,触诊全身皮肤温湿度等。

(三)心理-社会评估

复苏后应评估患者的心理反应与需求,家庭及社会支持情况,引导患者正确配合疾病的治疗与护理。

(四)辅助检查结果评估

(1)心电图:显示心室颤动或心电停止。

(2)各项生化检查情况和动脉血气分析结果。

(五)常用药物治疗效果的评估

1.血管升压药的评估要点

(1)用药剂量和速度、用药的方法(静脉滴注、注射泵/输液泵泵入)的评估与记录。

(2)血压的评估:患者意识是否恢复,血压是否上升到目标值,尿量、肤色和肢端温度的改变等。

2.抗心律失常药的评估要点

(1)持续监测心电,观察心律和心率的变化,评估药物疗效。

(2)不良反应的评估:应观察用药后不良反应是否发生,如使用胺碘酮可能引起窦性心动过缓、低血压等现象,使用利多卡因可能引起感觉异常、窦房结抑制、房室传导阻滞等。

三、主要护理诊断/问题

(一)循环障碍

与心脏收缩障碍有关。

(二)清理呼吸道无效

与微循环障碍、缺氧和呼吸型态改变有关。

(三)潜在并发症

脑水肿、感染、胸骨骨折等。

四、护理措施

(一)快速识别心搏骤停,正确及时进行心肺复苏和除颤

心源性猝死抢救成功的关键是快速识别心搏骤停和启动急救系统,尽早进行心肺复苏和复律治疗。快速识别是进行心肺复苏的基础,而及时行心肺复苏和尽早除颤是避免发生生物学死亡的关键。

(二)合理饮食

多摄入水果、蔬菜和黑鱼等易消化的清淡食物,可通过改善心律变异性预防心源性猝死。

（三）用药护理

应严格按医嘱用药，并注意观察常用药的疗效和毒不良反应，发现问题及时处理等。

（四）心理护理

复苏后部分患者会对曾发生的猝死产生明显的恐惧和焦虑心情，应帮助患者正确评估所面对情况，鼓励患者和积极参与治疗和护理计划的制订，使之了解心源性猝死的高危因素和救治方法。帮助患者建立良好有效的社会支持系统，帮助患者克服恐惧和焦虑的情绪。

（五）健康教育

1.高危人群

对高危人群，如冠心病患者应教会患者及家属了解心源性猝死早期出现的症状和体征，做到早发现、早诊断、早干预。教会家属基本救治方法和技能，患者外出时随身携带急救物品和救助电话，以方便得到及时救助。

2.用药原则

按时、正确服用相关药物，让患者了解常用药物不良反应及自我观察要点。

五、急救效果的评估

（1）患者意识清醒。

（2）患者恢复自主呼吸和心跳。

（3）患者瞳孔缩小。

（4）患者大动脉搏动恢复。

（张枭敏）

第七章 呼吸内科常见病护理

第一节 慢性阻塞性肺疾病

慢性阻塞性肺疾病(chronic obstructive pulmonary disease,COPD)是一种以不完全可逆性气流受限为特征,呈进行性发展的肺部疾病。COPD是呼吸系统疾病中的常见病和多发病,由于其患病人数多,死亡率高,社会经济负担重,已成为一个重要的公共卫生问题。在世界范围内,COPD的死亡率居所有死因的第四位。根据世界银行/世界卫生组织发表的研究,至2020年COPD将成为世界疾病经济负担的第五位。在我国,COPD同样是严重危害人民群体健康的重要慢性呼吸系统疾病,1992年对我国北部及中部地区农村102 230名成人调查显示,COPD约占15岁以上人群的3%,近年来对我国7个地区20 245名成年人进行调查,COPD的患病率占40岁以上人群的8.2%,患病率之高是十分惊人的。

COPD与慢性支气管炎及肺气肿密切相关。慢性支气管炎(简称慢支)是指气管、支气管黏膜及其周围组织的慢性、非特异性炎症。如患者每年咳嗽、咳痰达3个月以上,连续两年或以上,并排除其他已知原因的慢性咳嗽,即可诊断为慢性支气管炎。阻塞性肺气肿(简称肺气肿)是指肺部终末细支气管远端气腔出现异常持久的扩张,并伴有肺泡壁和细支气管的破坏而无明显肺纤维化。当慢性支气管炎和(或)肺气肿患者肺功能检查出现气流受限并且不能完全可逆时,可视为COPD。如患者只有慢性支气管炎和(或)肺气肿,而无气流受限,则不能视为COPD,而视为COPD的高危期。支气管哮喘也具有气流受限。但支气管哮喘是一种特殊的气道炎症性疾病,其气流受限具有可逆性,它不属于COPD。

一、护理评估

(一)病因及发病机制

确切的病因不清,可能与下列因素有关。

1.吸烟

吸烟是最危险的因素。国内外的研究均证明吸烟与慢支的发生有密切关系,吸烟者慢性支气管炎的患病率比不吸烟者高2~8倍,吸烟时间愈长,量愈大,COPD患病率愈高。烟草中的多种有害化学成分,可损伤气道上皮细胞使巨噬细胞吞噬功能降低和纤毛运动减退;黏液分泌增加,使气道净化能力减弱;支气管黏膜充血水肿、黏液积聚,而易引起感染。慢性炎症及吸烟刺激黏膜下感受器,引起支气管平滑肌收缩,气流受限。烟草、烟雾还可使氧自由基增多,诱导中性粒细胞释放蛋白酶,抑制抗蛋白酶系统,使肺弹力纤维受到破坏,诱发肺气肿形成。

199

2.职业性粉尘和化学物质

职业性粉尘及化学物质,如烟雾、过敏原、工业废气及室内污染空气等,浓度过大或接触时间过长,均可导致与吸烟无关的 COPD。

3.空气污染

大气污染中的有害气体(如二氧化硫、二氧化氮、氯气等)可损伤气道黏膜,并有细胞毒作用,使纤毛清除功能下降,黏液分泌增多,为细菌感染创造条件。

4.感染

感染是 COPD 发生发展的重要因素之一。长期、反复感染可破坏气道正常的防御功能,损伤细支气管和肺泡。主要病毒为流感病毒、鼻病毒和呼吸道合胞病毒等;细菌感染以肺炎链球菌、流感嗜血杆菌、卡他莫拉菌及葡萄球菌为多见,支原体感染也是重要因素之一。

5.蛋白酶-抗蛋白酶失衡

蛋白酶对组织有损伤和破坏作用;抗蛋白酶对弹性蛋白酶等多种蛋白酶有抑制功能。在正常情况下,弹性蛋白酶与其抑制因子处于平衡状态。其中 α_1-抗胰蛋白酶(α_1-AT)是活性最强的一种。蛋白酶增多和抗蛋白酶不足均可导致组织结构破坏产生肺气肿。

6.其他

机体内在因素如呼吸道防御功能及免疫功能降低、自主神经功能失调、营养、气温的突变等都可能参与 COPD 的发生、发展。

(二)病理生理

COPD 的病理改变主要为慢性支气管炎和肺气肿的病理改变。COPD 对呼吸功能的影响,早期病变仅局限于细小气道,表现为闭合容积增大。病变侵入大气道时,肺通气功能明显障碍;随肺气肿的日益加重,大量肺泡周围的毛细血管受膨胀的肺泡挤压而退化,使毛细血管大量减少,肺泡间的血流量减少,导致通气与血流比例失调,使换气功能障碍。由通气和换气功能障碍引起缺氧和二氧化碳潴留,进而发展为呼吸衰竭。

(三)健康史

询问患者是否存在引起慢支的各种因素如感染、吸烟、大气污染、职业性粉尘和有害气体的长期吸入、过敏等;是否有呼吸道防御功能及免疫功能降低、自主神经功能失调等。

(四)身体状况

1.主要症状

(1)慢性咳嗽:晨间起床时咳嗽明显,白天较轻,睡眠时有阵咳或排痰。随病程发展可终生不愈。

(2)咳痰:一般为白色黏液或浆液性泡沫痰,偶可带血丝,清晨排痰较多。急性发作伴有细菌感染时,痰量增多,可有脓性痰。

(3)气短或呼吸困难:早期仅在体力劳动或上楼等活动时出现,随着病情发展逐渐加重,日常活动甚至休息时也感到气短。气短或呼吸困难是 COPD 的标志性症状。

(4)喘息和胸闷:重度患者或急性加重时出现喘息,甚至静息状态下也感气促。

(5)其他:晚期患者有体重下降,食欲减退等全身症状。

2.护理体检

早期可无异常,随疾病进展慢性支气管炎病例可闻及干啰音或少量湿啰音。有喘息症状者可在小范围内出现轻度哮鸣音。肺气肿早期体征不明显,随疾病进展出现桶状胸,呼吸活动减弱,触觉语颤减弱或消失;叩诊呈过清音,心浊音界缩小或不易叩出,肺下界和肝浊音界下移,听诊心音遥远,两肺呼吸音普遍减弱,呼气延长,并发感染时,可闻及湿啰音。

3.COPD严重程度分级

根据第一秒用力呼气容积占用力肺活量的百分比($FEV_1/FVC\%$)、第一秒用力呼气容积占预计值百分比($FEV_1\%$预计值)和症状对COPD的严重程度做出分级。

Ⅰ级:轻度,$FEV_1/FVC<70\%$、$FEV_1\geqslant80\%$预计值,有或无慢性咳嗽、咳痰症状。

Ⅱ级:中度,$FEV_1/FVC<70\%$、50%预计值$\leqslant FEV_1<80\%$预计值,有或无慢性咳嗽、咳痰痒状。

Ⅲ级:重度,$FEV_1/FVC<70\%$、30%预计值$\leqslant FEV_1<50\%$预计值,有或无慢性咳嗽、咳痰症状。

Ⅳ级:极重度,$FEV_1/FVC<70\%$、$FEV_1<30\%$预计值或 $FEV_1<50\%$预计值,伴慢性呼吸衰竭。

4.COPD病程分期

COPD按病程可分为急性加重期和稳定期,前者指在短期内咳嗽、咳痰、气短和(或)喘息加重、脓痰量增多,可伴发热等症状;稳定期指咳嗽、咳痰、气短症状稳定或轻微。

5.并发症

COPD可并发慢性呼吸衰竭、自发性气胸、慢性肺源性心脏病。

(五)实验室及其他检查

1.肺功能检查

肺功能检查是判断气流受限的主要客观指标,对COPD诊断、严重程度评价、疾病进展、预后及治疗反应等有重要意义。第一秒用力呼气容积(FEV_1)占用力肺活量(FVC)的百分比($FEV_1/FVC\%$)是评价气流受限的敏感指标。第一秒用力呼气容积(FEV_1)占预计值百分比($FEV_1\%$预计值),是评估COPD严重程度的良好指标。当 $FEV_1/FVC<70\%$及 $FEV_1<80\%$预计值者,可确定为不能完全可逆的气流受限。FEV_1的逐渐减少,大致提示肺部疾病的严重程度和疾病进展的阶段。

肺气肿呼吸功能检查示残气量增加,残气量占肺总量的百分比增大,最大通气量低于预计值的80%;第一秒时间肺活量常低于60%;残气量占肺总量的百分比增大,往往超过40%;对阻塞性肺气肿的诊断有重要意义。

2.胸部X线检查

早期胸片可无变化,可逐渐出现肺纹理增粗、紊乱等非特异性改变,肺气肿的典型X线表现为胸廓前后径增大,肋间隙增宽,肋骨平行,膈低平。两肺透亮度增加,肺血管纹理减少或有肺大泡征象。X线检查对COPD诊断特异性不高。

3.动脉血气分析

早期无异常,随病情进展可出现低氧血症、高碳酸血症、酸碱平衡失调等,用于判断呼吸衰竭的类型。

4.其他

COPD合并细菌感染时,血白细胞增高,核左移。痰培养可能检出病原菌。

(六)心理-社会评估

COPD 由于病程长、反复发作,每况愈下,给患者带来较重的精神和经济负担,病现焦虑、悲观、沮丧等心理反应,甚至对治疗丧失信心。病情一旦发展到影响工作和会导致患者心理压力增加,生活方式发生改变,也会影响到工作,甚至因无法工作孤独。

二、主要护理诊断及医护合作性问题

(一)气体交换受损

气体交换受损与气道阻塞、通气不足、呼吸肌疲劳、分泌物过多和肺泡呼吸有关。

(二)清理呼吸道无效

清理呼吸道无效与分泌物增多而黏稠、气道湿度减低和无效咳嗽有关。

(三)低效性呼吸型态

低效性呼吸型态与气道阻塞、膈肌变平以及能量不足有关。

(四)活动无耐力

活动无耐力与疲劳、呼吸困难、氧供与氧耗失衡有关。

(五)营养失调,低于机体需要量

营养失调,低于机体需要量与食欲降低、摄入减少、腹胀、呼吸困难、痰液增多关。

(六)焦虑

焦虑与健康状况的改变、病情危重、经济状况有关。

三、护理目标

患者痰能咳出,喘息缓解;活动耐力增强;营养得到改善;焦虑减轻。

四、护理措施

(一)一般护理

1.休息和活动

患者采取舒适的体位,晚期患者宜采取身体前倾位,使辅助呼吸肌参与呼吸。发热、咳喘时应卧床休息,视病情安排适当的活动量,活动以不感到疲劳、不加重症状为宜。室内保持合适的温湿度,冬季注意保暖,避免直接吸入冷空气。

2.饮食护理

呼吸功的增加可使热量和蛋白质消耗增多,导致营养不良。应制订出高热量、高蛋白、高维生素的饮食计划。正餐进食量不足时,应安排少量多餐,避免餐前和进餐时过多饮水。餐后避免平卧,有利于消化。为减少呼吸困难,保存能量,患者饭前至少休息 30 分钟。每天正餐应安排在患者最饥饿、休息最好的时间。指导患者采用缩唇呼吸和腹式呼吸减轻呼吸困难。为促进食欲,提供给患者舒适的就餐环境和喜爱的食物,餐前及咳痰后漱口,保持口腔清洁;腹胀的患者应进软食,细嚼慢咽。避免进食产气的食物,如汽水、啤酒、豆类、马铃薯和胡萝卜等;避免易引起便秘的食物,如油煎食物、干果、坚果等。如果患者通过进食不能吸收足够的营养,可应用管喂饮食或全胃肠外营养。

(二)病情观察

观察咳嗽、咳痰的情况,痰液的颜色、量及性状,咳痰是否顺畅;呼吸困难的程度,能否平卧,与活动的关系,有无进行性加重;患者的营养状况、肺部体征及有无慢性呼吸衰竭、自发性气胸、慢性肺源性心脏病等并发症产生。监测动脉血气分析和水、电解质、酸碱平衡情况。

(三)氧疗的护理

呼吸困难伴低氧血症者,遵医嘱给予氧疗。一般采用鼻导管持续低流量吸氧,氧流量 1～2 L/min。对 COPD 慢性呼吸衰竭者提倡进行长期家庭氧疗(LTOT)。LTOT 为持续低流量吸氧它能改变疾病的自然病程,改善生活质量。LTOT 是指一昼夜吸入低浓度氧 15 小时以上,并持续较长时间,使 $PaO_2 \geqslant 7.99$ kPa(60 mmHg),或 SaO_2 升至 90% 的一种氧疗方法。LTOT 指征:①$PaO_2 \leqslant 7.33$ kPa(55 mmHg)或 $SaO_2 \leqslant 88\%$,有或没有高碳酸血症。②PaO_2 7.99～7.33 kPa(55～60 mmHg)或 $SaO_2 < 88\%$,并有肺动脉高压、心力衰竭所致的水肿或红细胞增多症(血细胞比容 >0.55)。LTOT 对血流动力学、运动耐力、肺生理和精神状态均会产生有益的影响,从而提高 COPD 患者的生活质量和生存率。

COPD 患者因长期二氧化碳潴留,主要靠缺氧刺激呼吸中枢,如果吸入高浓度的氧,反而会导致呼吸频率和幅度降低,引起二氧化碳潴留。而持续低流量吸氧维持 $PaO_2 \geqslant 7.99$ kPa(60 mmHg),既能改善组织缺氧,也可防止因缺氧状态解除而抑制呼吸中枢。护理人员应密切注意患者吸氧后的变化,如观察患者的意识状态、呼吸的频率及幅度、有无窒息或呼吸停止和动脉血气复查结果。氧疗有效指标:患者呼吸困难减轻、呼吸频率减慢、发绀减轻、心率减慢、活动耐力增加。

(四)用药护理

1.稳定期治疗用药

(1)支气管舒张药:短期应用以缓解症状,长期规律应用预防和减轻症状。常选用 β_2 肾上腺素受体激动剂、抗胆碱药、氨茶碱或其缓(控)释片。

(2)祛痰药:对痰不易咳出者可选用盐酸氨溴索或羧甲司坦。

2.急性加重期的治疗用药

使用支气管舒张药及对低氧血症者进行吸氧外,应根据病原菌类型及药物敏感情况合理选用抗生素治疗。如给予 β 内酰胺类/β 内酰胺酶抑制剂;第二代头孢菌素、大环内酯类或喹诺酮类。如出现持续气道阻塞,可使用糖皮质激素。

3.遵医嘱用药

遵医嘱应用抗生素,支气管舒张药,祛痰药物,注意观察疗效及不良反应。

(五)呼吸功能锻炼

COPD 患者需要增加呼吸频率来代偿呼吸困难,这种代偿多数是依赖于辅助呼吸肌参与呼吸,即胸式呼吸,而非腹式呼吸。然而胸式呼吸的有效性要低于腹式呼吸,患者容易疲劳。因此,护理人员应指导患者进行缩唇呼气、腹式呼吸、膈肌起搏(体外膈神经电刺激)、吸气阻力器等呼吸锻炼,以加强胸、膈呼吸肌肌力和耐力,改善呼吸功能。

1.缩唇呼吸

缩唇呼吸的技巧是通过缩唇形成的微弱阻力来延长呼气时间,增加气道压力,延缓气道塌陷。患者闭嘴经鼻吸气,然后通过缩唇(吹口哨样)缓慢呼气,同时收缩腹部。吸气与呼气时间比为 1:2 或 1:3。缩唇大小程度与呼气流量,以能使距口唇 15～20 cm 处,与口唇等高点水平的蜡烛火焰随气流倾斜又不至于熄灭为宜。

2.膈式或腹式呼吸

患者可取立位、平卧位或半卧位,两手分别放于前胸部和上腹部。用鼻缓慢吸气时,膈肌最大程度下降,腹肌松弛,腹部凸出,手感到腹部向上抬起。呼气时用口呼出,腹肌收缩,膈肌松弛,膈肌随腹腔内压增加而上抬,推动肺部气体排出,手感到腹部下降。

另外,可以在腹部放置小枕头、杂志或书锻炼腹式呼吸。如果吸气时,物体上升,证明是腹式呼吸。缩唇呼吸和腹式呼吸每天训练 3～4 次,每次重复 8～10 次。腹式呼吸需要增加能量消耗,因此指导患者只能在疾病恢复期如出院前进行训练。

(六)心理护理

COPD 患者因长期患病,社会活动减少、经济收入降低等方面发生的变化,容易形成焦虑和压抑的心理状态,失去自信,躲避生活。也可由于经济原因,患者可能无法按医嘱常规使用某些药物,只能在病情加重时应用。医护人员应详细了解患者及其家庭对疾病的态度,关心体贴患者,了解患者心理、性格、生活方式等方面发生的变化,与患者和家属共同制订和实施康复计划,定期进行呼吸肌功能锻炼、合理用药等,减轻症状,增强患者战胜疾病的信心;对表现焦虑的患者,教会患者缓解焦虑的方法,如听轻音乐、下棋、做游戏等娱乐活动,以分散注意力,减轻焦虑。

(七)健康指导

1.疾病知识指导

使患者了解 COPD 的相关知识,识别和消除使疾病恶化的因素,戒烟是预防 COPD 的重要且简单易行的措施,应劝导患者戒烟;避免粉尘和刺激性气体的吸入;避免和呼吸道感染患者接触,在呼吸道传染病流行期间,尽量避免去人群密集的公共场所。指导患者要根据气候变化,及时增减衣物,避免受凉感冒。学会识别感染或病情加重的早期症状,尽早就医。

2.康复锻炼

使患者理解康复锻炼的意义,充分发挥患者进行康复的主观能动性,制订个体化的锻炼计划,选择空气新鲜、安静的环境,进行步行、慢跑、气功等体育锻炼。在潮湿、大风、严寒气候时,避免室外活动。教会患者和家属依据呼吸困难与活动之间的关系,判断呼吸困难的严重程度,以便合理的安排工作和生活。

3.家庭氧疗

对实施家庭氧疗的患者,护理人员应指导患者和家属做到以下几点。

(1)了解氧疗的目的、必要性及注意事项;注意安全,供氧装置周围严禁烟火,防止氧气燃烧爆炸;吸氧鼻导管需每天更换,以防堵塞,防止感染;氧疗装置定期更换、清洁、消毒。

(2)告诉患者和家属宜采取低流量(氧流量 1～2 L/min 或氧浓度 25％～29％)吸氧,且每天吸氧的时间不宜少于 10～15 小时,因夜间睡眠时,部分患者低氧血症更为明显,故夜间吸氧不宜间断;监测氧流量,防止随意调高氧流量。

4.心理指导

引导患者适应慢性病并以积极的心态对待疾病,培养生活乐趣,如听音乐、培养养花种草等爱好,以分散注意力,减少孤独感,缓解焦虑、紧张的精神状态。

五、护理评价

氧分压和二氧化碳分压维持在正常范围内;能坚持药物治疗;能演示缩唇呼吸和腹式呼吸技

术;呼吸困难发作时能采取正确体位,使用节能法;清除过多痰液,保持呼吸道通畅;使用控制咳嗽方法;增加体液摄入;减少症状恶化;根据身高和年龄维持正常体重;减少急诊就诊和入院的次数。

（张枭敏）

第二节　急性呼吸窘迫综合征

急性呼吸窘迫综合征(acute respiratory distress syndrome,ARDS)是指严重感染、创伤、休克等非心源性疾病过程中,肺毛细血管内皮细胞和肺泡上皮细胞损伤造成弥漫性肺间质及肺泡水肿,导致的急性低氧性呼吸功能不全或衰竭,属于急性肺损伤(acute lung injury,ALI)的严重阶段。以肺容积减少、肺顺应性降低、严重的通气/血流比例失调为病理生理特征。临床上表现为进行性低氧血症和呼吸窘迫,肺部影像学表现为非均一性的渗出性病变。本病起病急、进展快、死亡率高。

ALI 和 ARDS 是同一疾病过程中的两个不同阶段,ALI 代表早期和病情相对较轻的阶段,而 ARDS 代表后期病情较为严重的阶段。发生 ARDS 时患者必然经历过 ALI,但并非所有的 ALI 都要发展为 ARDS。引起 ALI 和 ARDS 的原因和危险因素很多,根据肺部直接和间接损伤对危险因素进行分类,可分为肺内因素和肺外因素。肺内因素是指致病因素对肺的直接损伤,包括:①化学性因素,如吸入毒气、烟尘、胃内容物及氧中毒等。②物理性因素,如肺挫伤、放射性损伤等。③生物性因素,如重症肺炎。肺外因素是指致病因素通过神经体液因素间接引起肺损伤,包括严重休克、感染中毒症、严重非胸部创伤、大面积烧伤、大量输血、急性胰腺炎、药物或麻醉品中毒等。ALI 和 ARDS 的发生机制非常复杂,目前尚不完全清楚。多数学者认为,ALI 和 ARDS 是由多种炎性细胞、细胞因子和炎性介质共同参与引起的广泛肺毛细血管急性炎症性损伤过程。

一、临床特点

ARDS 的临床表现可以有很大差别,取决于潜在疾病和受累器官的数目和类型。

(一)症状体征

(1)发病迅速:ARDS 多发病迅速,通常在发病因素攻击(如严重创伤、休克、败血症、误吸)后 12～48 小时发病,偶尔有长达 5 天者。

(2)呼吸窘迫:是 ARDS 最常见的症状,主要表现为气急和呼吸频率增快,呼吸频率大多在 25～50 次/分钟。其严重程度与基础呼吸频率和肺损伤的严重程度有关。

(3)咳嗽、咳痰、烦躁和神志变化:ARDS 可有不同程度的咳嗽、咳痰,可咳出典型的血水样痰,可出现烦躁、神志恍惚。

(4)发绀:是未经治疗 ARDS 的常见体征。

(5)ARDS 患者也常出现呼吸类型的改变,主要为呼吸浅快或潮气量的变化。病变越严重,这一改变越明显,甚至伴有吸气时鼻翼煽动及三凹征。在早期自主呼吸能力强时,常表现为深快呼吸,当呼吸肌疲劳后,则表现为浅快呼吸。

(6)早期可无异常体征,或仅有少许湿啰音;后期多有水泡音,亦可出现管状呼吸音。

（二）影像学表现

1.X 线胸片

早期病变以间质性为主，胸部 X 线片常无明显异常或仅见血管纹理增多，边缘模糊，双肺散在分布的小斑片状阴影。随着病情进展，上述的斑片状阴影进一步扩展，融合成大片状，或两肺均匀一致增加的毛玻璃样改变，伴有支气管充气征，心脏边缘不清或消失，称为"白肺"。

2.胸部 CT

与 X 线胸片相比，胸部 CT 尤其是高分辨 CT（HRCT）可更为清晰地显示出肺部病变分布、范围和形态，为早期诊断提供帮助。由于肺毛细血管膜通透性一致性增高，引起血管内液体渗出，两肺斑片状阴影呈现重力依赖性现象，还可出现变换体位后的重力依赖性变化。在 CT 上表现为病变分布不均匀：①非重力依赖区（仰卧时主要在前胸部）正常或接近正常。②前部和中间区域呈毛玻璃样阴影。③重力依赖区呈现实变影。这些提示肺实质的实变出现在受重力影响最明显的区域。无肺泡毛细血管膜损伤时，两肺斑片状阴影均匀分布，既不出现重力依赖现象，也无变换体位后的重力依赖性变化。这一特点有助于与感染性疾病鉴别。

（三）实验室检查

1.动脉血气分析

$PaO_2 < 8.0$ kPa（60 mmHg），有进行性下降趋势，在早期 $PaCO_2$ 多不升高，甚至可因过度通气而低于正常；早期多为单纯呼吸性碱中毒；随病情进展可合并代谢性酸中毒，晚期可出现呼吸性酸中毒。氧合指数较动脉氧分压更能反映吸氧时呼吸功能的障碍，而且与肺内分流量有良好的相关性，计算简便。氧合指数参照范围为 $53.2 \sim 66.5$ kPa（$400 \sim 500$ mmHg），在 ALI 时 $\leqslant 40.00$ kPa（300 mmHg），ARDS 时 $\leqslant 26.66$ kPa（200 mmHg）。

2.血流动力学监测

通过漂浮导管，可同时测定并计算肺动脉压（PAP）、肺动脉楔压（PAWP）等，不仅对诊断、鉴别诊断有价值，而且对机械通气治疗亦为重要的监测指标。肺动脉楔压一般 < 1.6 kPa（12 mmHg），若 > 2.4 kPa（18 mmHg），则支持左侧心力衰竭的诊断。

3.肺功能检查

ARDS 发生后呼吸力学发生明显改变，包括肺顺应性降低和气道阻力增高，肺无效腔/潮气量是不断增加的，肺无效腔/潮气量增加是早期 ARDS 的一种特征。

二、诊断及鉴别诊断

1999 年，中华医学会呼吸病学分会制订的诊断标准如下。

（1）有 ALI 和（或）ARDS 的高危因素。

（2）急性起病、呼吸频数和（或）呼吸窘迫。

（3）低氧血症：ALI 时氧合指数 $\leqslant 40.00$ kPa（300 mmHg）；ARDS 时氧合指数 $\leqslant 26.66$ kPa（200 mmHg）。

（4）胸部 X 线检查显示两肺浸润阴影。

（5）肺动脉楔压 $\leqslant 2.4$ kPa（18 mmHg）或临床上能除外心源性肺水肿。

符合以上 5 项条件者，可以诊断 ALI 或 ARDS。必须指出，ARDS 的诊断标准并不具有特异性，诊断时必须排除大片肺不张、自发性气胸、重症肺炎、急性肺栓塞和心源性肺水肿（表 7-1）。

表 7-1　ARDS 与心源性肺水肿的鉴别

类别	ARDS	心源性肺水肿
特点	高渗透性	高静水压
病史	创伤、感染等	心脏疾病
双肺浸润阴影	+	+
重力依赖性分布现象	+	+
发热	+	可能
白细胞增多	+	可能
胸腔积液	−	+
吸纯氧后分流	较高	可较高
肺动脉楔压	正常	高
肺泡液体蛋白	高	低

三、急诊处理

ARDS 是呼吸系统的一个急症,必须在严密监护下进行合理治疗。治疗目标是:改善肺的氧合功能,纠正缺氧,维护脏器功能和防治并发症。治疗措施如下。

(一)氧疗

应采取一切有效措施尽快提高 PaO_2,纠正缺氧。可给高浓度吸氧,使 $PaO_2 \geqslant 8.0$ kPa(60 mmHg)或 $SaO_2 \geqslant 90\%$。轻症患者可使用面罩给氧,但多数患者需采用机械通气。

(二)去除病因

病因治疗在 ARDS 的防治中占有重要地位,主要是针对涉及的基础疾病。感染是 ALI 和 ARDS 常见原因也是首位高危因素,而 ALI 和 ARDS 又易并发感染。如果 ARDS 的基础疾病是脓毒症,除了清除感染灶外,还应选择敏感抗生素,同时收集痰液或血液标本分离培养病原菌和进行药敏试验,指导下一步抗生素的选择。一旦建立人工气道并进行机械通气,即应给予广谱抗生素,以预防呼吸道感染。

(三)机械通气

机械通气是最重要的支持手段。如果没有机械通气,许多 ARDS 患者会因呼吸衰竭在数小时至数天内死亡。机械通气的指征目前尚无统一标准,多数学者认为一旦诊断为 ARDS,就应进行机械通气。在 ALI 阶段可试用无创正压通气,使用无创机械通气治疗时应严密监测患者的生命体征及治疗反应。神志不清、休克、气道自洁能力障碍的 ALI 和 ARDS 患者不宜应用无创机械通气。如无创机械通气治疗无效或病情继续加重,应尽快建立人工气道,行有创机械通气。

为了防止肺泡萎陷,保持肺泡开放,改善氧合功能,避免机械通气所致的肺损伤,目前常采用肺保护性通气策略,主要措施包括以下两方面。

1.呼气末正压

适当加用呼气末正压可使呼气末肺泡内压增大,肺泡保持开放状态,从而达到防止肺泡萎陷,减轻肺泡水肿,改善氧合功能和提高肺顺应性的目的。应用呼气末正压应首先保证有效循环血容量足够,以免因胸内正压增加而降低心排血量,而减少实际的组织氧运输;呼气末正压先从低水平 0.29~0.49 kPa(3~5 cmH_2O)开始,逐渐增加,直到 $PaO_2 > 8.0$ kPa(60 mmHg)、SaO_2

＞90％时的呼气末正压水平,一般呼气末正压水平为 0.49～1.76 kPa(5～18 cmH_2O)。

2.小潮气量通气和允许性高碳酸血症

ARDS 患者采用小潮气量(6～8 mL/kg)通气,使吸气平台压控制在 2.94～34.3 kPa(30～35 cmH_2O)以下,可有效防止因肺泡过度充气而引起的肺损伤。为保证小潮气量通气的进行,可允许一定程度的 CO_2 潴留[$PaCO_2$ 一般不宜高于 10.7～13.3 kPa(80～100 mmHg)]和呼吸性酸中毒(pH7.25～7.30)。

(四)控制液体入量

在维持血压稳定的前提下,适当限制液体入量,配合利尿药,使出入量保持轻度负平衡(每天 500 mL 左右),使肺脏处于相对"干燥"状态,有利于肺水肿的消除。液体管理的目标是在最低 (0.7～1.1 kPa 或 5～8 mmHg)的肺动脉楔压下维持足够的心排血量及氧运输量。在早期可给予高渗晶体液,一般不推荐使用胶体液。存在低蛋白血症的 ARDS 患者,可通过补充清蛋白等胶体溶液和应用利尿药,有助于实现液体负平衡,并改善氧合。若限液后血压偏低,可使用多巴胺和多巴酚丁胺等血管活性药物。

(五)加强营养支持

营养支持的目的在于不但纠正现有的患者的营养不良,还应预防患者营养不良的恶化。营养支持可经胃肠道或胃肠外途径实施。如有可能应尽早经胃肠补充部分营养,不但可以减少补液量,而且可获得经胃肠营养的有益效果。

(六)加强护理、防治并发症

有条件时应在 ICU 中动态监测患者的呼吸、心律、血压、尿量及动脉血气分析等,及时纠正酸碱失衡和电解质紊乱。注意预防呼吸机相关性肺炎的发生,尽量缩短病程和机械通气时间,加强物理治疗,包括体位、翻身、拍背、排痰和气道湿化等。积极防治应激性溃疡和多器官功能障碍综合征。

(七)其他治疗

糖皮质激素、肺泡表面活性物质替代治疗、吸入一氧化氮在 ALI 和 ARDS 的治疗中可能有一定价值,但疗效尚不肯定。不推荐常规应用糖皮质激素预防和治疗 ARDS。糖皮质激素既不能预防 ARDS 的发生,对早期 ARDS 也没有治疗作用。ARDS 发病＞14 天应用糖皮质激素会明显增加病死率。感染性休克并发 ARDS 的患者,如合并肾上腺皮质功能不全,可考虑应用替代剂量的糖皮质激素。肺表面活性物质,有助于改善氧合,但是还不能将其作为 ARDS 的常规治疗手段。

四、急救护理

在救治 ARDS 过程中,精心护理是抢救成功的重要环节。护士应做到及早发现病情,迅速协助医师采取有力的抢救措施。密切观察患者生命体征,做好各项记录,准确完成各种治疗,备齐抢救器械和药品,防止机械通气和气管切开的并发症。

(一)护理目标

(1)及早发现 ARDS 的迹象,及早有效地协助抢救。维持生命体征稳定,挽救患者生命。

(2)做好人工气道的管理,维持患者最佳气体交换,改善低氧血症,减少机械通气并发症。

(3)采取俯卧位通气护理,缓解肺部压迫,改善心脏的灌注。

（4）积极预防感染等各种并发症,提高救治成功率。

（5）加强基础护理,增加患者舒适感。

（6）减轻患者心理不适,使其合作、平静。

（二）护理措施

（1）及早发现病情变化:ARDS 通常在疾病或严重损伤的最初 24～48 小时后发生。首先出现呼吸困难,通常呼吸浅快。吸气时可存在肋间隙和胸骨上窝凹陷。皮肤可出现发绀和斑纹,吸氧不能使之改善。

护士发现上述情况要高度警惕,及时报告医师,进行动脉血气和胸部 X 线等相关检查。一旦诊断考虑 ARDS,立即积极治疗。若没有机械通气的相应措施,应尽早转至有条件的医院。患者转运过程中应有专职医师和护士陪同,并准备必要的抢救设备,氧气必不可少。若有指征行机械通气治疗,可以先行气管插管后转运。

（2）迅速连接监测仪,密切监护心率、心律、血压等生命体征,尤其是呼吸的频率、节律、深度及血氧饱和度等。观察患者意识、发绀情况、末梢温度等。注意有无呕血、黑粪等消化道出血的表现。

（3）氧疗和机械通气的护理:治疗 ARDS 最紧迫问题在于纠正顽固性低氧,改善呼吸困难,为治疗基础疾病赢得时间。需要对患者实施氧疗甚至机械通气。

严密监测患者呼吸情况及缺氧症状。若单纯面罩吸氧不能维持满意的血氧饱和度,应予辅助通气。首先可尝试采用经面罩持续气道正压吸氧等无创通气,但大多需要机械通气吸入氧气。遵医嘱给予高浓度氧气吸入或使用呼气末正压呼吸（positive end expiratory pressure,PEEP）并根据动脉血气分析值的变化调节氧浓度。

使用 PEEP 时应严密观察,防止患者出现气压伤。PEEP 是在呼气终末时给予气道以一恒定正压使之不能回复到大气压的水平。可以增加肺泡内压和功能残气量改善氧合,防止呼气使肺泡萎陷,增加气体分布和交换,减少肺内分流,从而提高 PaO_2。由于 PEEP 使胸腔内压升高,静脉回流受阻,致心搏减少,血压下降,严重时可引起循环衰竭,另外正压过高,肺泡过度膨胀、破裂有导致气胸的危险。所以在监护过程中,注意 PEEP 观察有无心率增快、突然胸痛、呼吸困难加重等相关症状,发现异常立即调节 PEEP 压力并报告医师处理。

帮助患者采取有利于呼吸的体位,如端坐位或高枕卧位。

人工气道的管理有以下几方面:①妥善固定气管插管,观察气道是否通畅,定时对比听诊双肺呼吸音。经口插管者要固定好牙垫,防止阻塞气道。每班检查并记录导管刻度,观察有无脱出或误入一侧主支气管。套管固定松紧适宜,以能放入一指为准。②气囊充气适量。充气过少易产生漏气,充气过多可压迫气管黏膜导致气管食管瘘,可以采用最小漏气技术,用来减少并发症发生。方法:用 10 mL 注射器将气体缓慢注入,直至在喉及气管部位听不到漏气声,向外抽出气体 0.25～0.5 mL/次,至吸气压力到达峰值时出现少量漏气为止,再注入 0.25～0.5 mL 气体,此时气囊容积为最小封闭容积,气囊压力为最小封闭压力,记录注气量。观察呼吸机上气道峰压是否下降及患者能否发音说话,长期机械通气患者要观察气囊有无破损、漏气现象。③保持气道通畅。严格无菌操作,按需适时吸痰。过多反复抽吸会刺激黏膜,使分泌物增加。先吸气道再吸口、鼻腔,吸痰前给予充分气道湿化、翻身叩背、吸纯氧 3 分钟,吸痰管最大外径不超过气管导管内径的 1/2,迅速插吸痰管至气管插管,感到阻力后撤回吸痰管 1～2 cm,打开负压边后退边旋转吸痰管,吸痰时间不应超过15秒。吸痰后密切观察痰液的颜色、性状、量及患者心率、心律、血压和血氧饱和度的变化,一旦出现心律失常和呼吸窘迫,立即停止吸痰,给予吸氧。④用加温湿化器对吸入气体进行湿化,根据病情需要加入盐酸氨溴索、异丙托溴铵等,每天3次雾化吸入。湿化满意标准为痰液稀薄、无泡沫、不附壁能顺利吸出。⑤呼吸机使用过程中注意电源插头要牢固,不要与其他仪器共用一个插座;机器外部要保持清洁,上端不可放置液体;开机使用期间定时倒掉管道及集水瓶内的积水,集水瓶安装要牢固;定时检查管道是否漏气、有无打折、压缩机工作是否正常。

(4)维持有效循环,维持出入液量轻度负平衡。循环支持治疗的目的是恢复和提供充分的全身灌注,保证组织的灌流和氧供,促进受损组织的恢复。在能保持酸碱平衡和肾功能前提下达到最低水平的血管内容量。①护士应迅速帮助完成该治疗目标。选择大血管,建立2个以上的静脉通道,正确补液,改善循环血容量不足。②严格记录出入量、每小时尿量。出入量管理的目标是在保证血容量、血压稳定前提下,24小时出量大于入量500~1 000 mL,利于肺内水肿液的消退。充分补充血容量后,护士遵医嘱给予利尿剂,消除肺水肿。观察患者对治疗的反应。

(5)俯卧位通气护理:由仰卧位改变为俯卧位,可使75%ARDS患者的氧合改善。可能与血流重新分布,改善背侧肺泡的通气,使部分萎陷肺泡再膨胀达到"开放肺"的效果有关。随着通气/血流比例的改善进而改善了氧合。但存在血流动力学不稳定、颅内压增高、脊柱外伤、急性出血、骨科手术、近期腹部手术、妊娠等为禁忌实施俯卧位。①患者发病24~36小时后取俯卧位,翻身前给予纯氧吸入3分钟。预留足够的管路长度,注意防止气管插管过度牵拉致脱出。②为减少特殊体位给患者带来的不适,用软枕垫高头部15°~30°,嘱患者双手放在枕上,并在髋、膝、踝部放软枕,每1~2小时更换1次软枕的位置,每4小时更换1次体位,同时考虑患者的耐受程度。③注意血压变化,因俯卧位时支撑物放置不当,可使腹压增加,下腔静脉回流受阻而引起低血压,必要时在翻身前提高吸氧浓度。④注意安全、防坠床。

(6)预防感染的护理:①注意严格无菌操作,每天更换气管插管切口敷料,保持局部清洁干燥,预防或消除继发感染。②加强口腔及皮肤护理,以防护理不当而加重呼吸道感染及发生压疮。③密切观察体温变化,注意呼吸道分泌物的情况。

(7)心理护理,减轻恐惧,增加心理舒适度:①评估患者的焦虑程度,指导患者学会自我调整心理状态,调控不良情绪。主动向患者介绍环境,解释治疗原则,解释机械通气、监测及呼吸机的报警系统,尽量消除患者的紧张感。②耐心向患者解释病情,对患者提出的问题要给予明确、有效和积极的信息,消除心理紧张和顾虑。③护理患者时保持冷静和耐心,表现出自信和镇静。④如果患者由于呼吸困难或人工通气不能讲话,可提供纸笔或以手势与患者交流。⑤加强巡视,了解患者的需要,帮助患者解决问题。⑥帮助并指导患者及家属应用松弛疗法、按摩等。

(8)营养护理:ARDS患者处于高代谢状态,应及时补充热量和高蛋白、高脂肪营养物质。能量的摄取既应满足代谢的需要,又应避免糖类的摄取过多,蛋白摄取量一般为每天1.2~1.5 g/kg。

尽早采用肠内营养,协助患者取半卧位,充盈气囊,证实胃管在胃内后,用加温器和输液泵匀速泵入营养液。若有肠鸣音消失或胃潴留,暂停鼻饲,给予胃肠减压。一般留置5~7天后拔除,更换到对侧鼻孔,以减少鼻窦炎的发生。

(三)健康指导

在疾病的不同阶段,根据患者的文化程度做好有关知识的宣传和教育,让患者了解病情的变化过程。

（1）提供舒适安静的环境以利于患者休息，指导患者正确卧位休息，讲解由仰卧位改变为俯卧位的意义，尽可能减少特殊体位给患者带来的不适。

（2）向患者解释咳嗽、咳痰的重要性，指导患者掌握有效咳痰的方法，鼓励并协助患者咳嗽、排痰。

（3）指导患者自己观察病情变化，如有不适及时通知医护人员。

（4）嘱患者严格按医嘱用药，按时服药，不要随意增减药物剂量及种类。服药过程中，需密切观察患者用药后反应，以指导用药剂量。

（5）出院指导指导患者出院后仍以休息为主，活动量要循序渐进，注意劳逸结合。此外，患者病后生活方式的改变需要家人的积极配合和支持，应指导患者家属给患者创造一个良好的身心休养环境。出院后1个月内来院复查1～2次，出现情况随时来院复查。

（张枭敏）

第三节　呼吸衰竭

一、概述

呼吸衰竭是指各种原因引起的肺通气和（或）换气功能严重障碍，以至在静息状态下亦不能维持足够的气体交换，导致缺氧伴（或不伴）二氧化碳潴留，进而引起一系列病理生理改变和代谢紊乱的临床综合征。主要表现为呼吸困难、发绀、精神、神经症状等。常以动脉血气分析作为呼吸衰竭的诊断标准：在水平面、静息状态、呼吸空气条件下，动脉血氧分压（PaO_2）小于 7.98 kPa（60 mmHg），伴或不伴 CO_2 分压（$PaCO_2$）大于 6.65 kPa（50 mmHg），并排除心内解剖分流和原发于心排血量降低等致低氧因素，可诊断为呼吸衰竭。

（一）病因

参与呼吸运动过程的任何一个环节发生病变，都可导致呼吸衰竭。临床上常见的病因有以下几种。

1.呼吸道阻塞性病变

气管-支气管的炎症、痉挛、肿瘤、异物、纤维化瘢痕，如慢性阻塞性肺疾病（COPD）、重症哮喘等引起呼吸道阻塞和肺通气不足。

2.肺组织病变

各种累及肺泡和（或）肺间质的病变，如肺炎、肺气肿、严重肺结核、弥漫性肺纤维化、肺水肿、肺不张、硅沉着病（矽肺）等均可导致肺容量减少、有效弥散面积减少、肺顺应性减低、通气/血流比值失调。

3.肺血管疾病

肺栓塞、肺血管炎、肺毛细血管瘤、多发性微血栓形成等可引起肺换气障碍，通气/血流比值失调，或部分静脉血未经氧合直接进入肺静脉。

4.胸廓与胸膜疾病

胸外伤引起的连枷胸、严重的自发性或外伤性气胸等均可影响胸廓活动和肺脏扩张,造成通气障碍。严重的脊柱畸形、大量胸腔积液或伴有胸膜增厚、粘连,亦可引起通气减少。

5.神经-肌肉疾病

脑血管疾病、颅脑外伤、脑炎以及安眠药中毒,可直接或间接抑制呼吸中枢。脊髓高位损伤、脊髓灰质炎、多发性神经炎、重症肌无力、有机磷中毒、破伤风以及严重的钾代谢紊乱,均可累及呼吸肌,使呼吸肌动力下降而引起通气不足。

(二)分类

1.按发病的缓急分类

(1)急性呼吸衰竭:多指原来呼吸功能正常,由于某些突发因素,如创伤、休克、溺水、电击、急性呼吸道阻塞、药物中毒、颅脑病变等,造成肺通气和(或)换气功能迅速出现严重障碍,短时间内引起呼吸衰竭。

(2)慢性呼吸衰竭:指在一些慢性疾病,包括呼吸和神经肌肉系统疾病的基础上,呼吸功能障碍逐渐加重而发生的呼吸衰竭。最常见的原因为 COPD。

2.按动脉血气分析分类

(1)Ⅰ型呼吸衰竭:即缺氧性呼吸衰竭。血气分析特点为:$PaO_2 < 7.98$ kPa(60 mmHg),$PaCO_2$ 降低或正常。主要见于弥散功能障碍、通气/血流比值失调、动-静脉分流等肺换气障碍性疾病,如急性肺栓塞、间质性肺疾病等。

(2)Ⅱ型呼吸衰竭:即高碳酸性呼吸衰竭。血气分析特点为:$PaO_2 < 7.98$ kPa(60 mmHg),同时 $PaCO_2 > 6.65$ kPa(50 mmHg)。因肺泡有效通气不足所致。单纯通气不足引起的缺氧和高碳酸血症的程度是平行的,若伴有换气功能障碍,则缺氧更严重,如 COPD。

(三)发病机制和病理生理

1.缺氧(低氧血症)和二氧化碳潴留(高碳酸血症)的发生机制

(1)肺通气不足:各种原因造成呼吸道管腔狭窄,通气障碍,使肺泡通气量减少,肺泡氧分压下降,二氧化碳排出障碍,最终导致缺氧和二氧化碳潴留。

(2)弥散障碍:指氧气、二氧化碳等气体通过肺泡膜进行气体交换的物理弥散过程发生障碍。由于氧气和二氧化碳通透肺泡膜的能力相差很大,氧的弥散力仅为二氧化碳的1/20,故在弥散障碍时,通常表现为低氧血症。

(3)通气/血流比失调:正常成年人静息状态下,肺泡通气量为 4 L/min,肺血流量为5 L/min,通气/血流比为 0.8。病理情况下,通气/血流比失调有两种形式:①部分肺泡通气不足,如肺泡萎陷、肺炎、肺不张等引起病变部位的肺泡通气不足,通气/血流比减小,静脉血不能充分氧合,形成动-静脉样分流。②部分肺泡血流不足,肺血管病变如肺栓塞引起栓塞部位血流减少,通气正常,通气/血流比增大,吸入的气体不能与血流进行有效交换,形成无效腔效应,又称死腔样通气。通气/血流比失调的结果主要是缺氧,而无二氧化碳潴留。

(4)氧耗量增加:加重缺氧的原因之一。发热、战栗、呼吸困难和抽搐均增加氧耗量,正常人可借助增加通气量以防止缺氧。而原有通气功能障碍的患者,在氧耗量增加的情况下会出现严重的低氧血症。

2.缺氧对人体的影响

(1)对中枢神经系统的影响:脑组织对缺氧最为敏感。缺氧对中枢神经影响的程度与缺氧的程度和发生速度有关。轻度缺氧仅有注意力不集中、智力减退、定向障碍等;随着缺氧的加重可出现烦躁不安、神志恍惚、谵妄、昏迷。由于大脑皮质神经元对缺氧的敏感性最高,因此临床上缺氧的最早期表现是精神症状。

严重缺氧可使血管的通透性增加,引起脑组织充血、水肿和颅内压增高,压迫脑血管,可进一步加重缺血、缺氧,形成恶性循环。

(2)对循环系统的影响:缺氧可反射性加快心率,使血压升高、冠状动脉血流增加以维持心肌活动所必需的氧。心肌对缺氧十分敏感,早期轻度缺氧即可在心电图上表现出来,急性严重缺氧可导致心室颤动或心搏骤停。长期慢性缺氧可引起心肌纤维化、心肌硬化。缺氧、肺动脉高压以及心肌受损等多种病理变化最终导致肺源性心脏病。

(3)对呼吸系统的影响:呼吸的变化受到低氧血症和高碳酸血症所引起的反射活动及原发病的影响。轻度缺氧可刺激颈动脉窦和主动脉体化学感受器,反射性兴奋呼吸中枢,使呼吸加深加快。随着缺氧的逐渐加重,这种反射迟钝,呼吸抑制。

(4)对酸碱平衡和电解质的影响:严重缺氧可抑制细胞能量代谢的中间过程,导致能量产生减少,乳酸和无机磷大量积蓄,引起代谢性酸中毒。而能量的不足使体内离子转运泵受到损害,钾离子由细胞内转移到血液和组织间,钠和氢离子进入细胞内,导致细胞内酸中毒和高钾血症。代谢性酸中毒产生的固定酸与缓冲系统中碳酸氢盐起作用,产生碳酸,使组织的二氧化碳分压增高。

(5)对消化、血液系统的影响:缺氧可直接或间接损害肝细胞,使丙氨酸氨基转移酶升高。慢性缺氧可引起继发红细胞增多,增加了血黏度,严重时加重肺循环阻力和右心负荷。

3.二氧化碳潴留对人体的影响

(1)对中枢神经系统的影响:轻度二氧化碳潴留,可间接兴奋皮质,引起失眠、精神兴奋、烦躁不安等症状,随着二氧化碳潴留的加重,皮质下层受到抑制,表现为嗜睡、昏睡甚至昏迷,称为二氧化碳麻醉。二氧化碳还可扩张脑血管,使脑血流量增加,严重时造成脑水肿。

(2)对循环系统的影响:二氧化碳潴留可引起心率加快,心排血量增加,肌肉及腹腔血管收缩,冠状动脉、脑血管及皮肤浅表血管扩张,早期表现为血压升高。二氧化碳潴留的加重可直接抑制心血管中枢,引起血压下降、心律失常等严重后果。

(3)对呼吸的影响:二氧化碳是强有力的呼吸中枢兴奋剂,$PaCO_2$急骤升高,呼吸加深加快,通气量增加;长时间的二氧化碳潴留则会对呼吸中枢产生抑制,此时的呼吸运动主要靠缺氧对外周化学感受器的刺激作用得以维持。

(4)对酸碱平衡的影响:二氧化碳潴留可直接导致呼吸性酸中毒。血液 pH 取决于HCO_3^-/H_2CO_3比值,前者靠肾脏的调节(1~3 天),而 H_2CO_3 的调节主要靠呼吸(仅需数小时)。急性呼吸衰竭时二氧化碳潴留可使 pH 迅速下降;而慢性呼吸衰竭时,因二氧化碳潴留发展缓慢,肾减少 HCO_3^- 排出,不致使 pH 明显减低。

(5)对肾脏的影响:轻度二氧化碳潴留可使肾血管扩张,肾血流量增加而使尿量增加。二氧化碳潴留严重时,由于 pH 减低,使肾血管痉挛,血流量减少,尿量亦减少。

二、急性呼吸衰竭

(一)病因

1.呼吸系统疾病

严重呼吸系统感染、急性呼吸道阻塞病变、重度或持续性哮喘、各种原因引起的急性肺水肿、肺血管疾病、胸廓外伤或手术损伤、自发性气胸和急剧增加的胸腔积液等,导致肺通气和换气障碍。

2.神经系统疾病

急性颅内感染、颅脑外伤、脑血管病变等直接或间接抑制呼吸中枢。

3.神经-肌肉传导系统病变

脊髓灰质炎、重症肌无力、有机磷中毒及颈椎外伤等可损伤神经-肌肉传导系统,引起通气不足。

(二)临床表现

急性呼吸衰竭的临床表现主要是低氧血症所致的呼吸困难和多器官功能障碍。

1.呼吸困难

其是呼吸衰竭最早出现的症状。表现为呼吸节律、频率和幅度的改变。

2.发绀

发绀是缺氧的典型表现。当动脉血氧饱和度低于90%时,可在口唇、甲床等末梢部位出现紫蓝色称为发绀。血红蛋白增高和休克时易出现发绀,严重贫血者即使缺氧也无明显发绀。发绀还受皮肤色素及心功能的影响。

3.精神神经症状

急性缺氧可出现精神错乱、狂躁、抽搐、昏迷等症状。

4.循环系统表现

多数患者有心动过速;严重低氧血症、酸中毒可引起心肌损害,亦可引起周围循环衰竭、血压下降、心律失常、心搏骤停。

5.消化和泌尿系统表现

严重缺氧损害肝、肾细胞,引起转氨酶、尿素氮升高;个别病例可出现蛋白尿和管型尿。因胃肠道黏膜屏障功能损伤,导致胃肠道黏膜充血、水肿、糜烂或应激性溃疡,引起上消化道出血。

(三)诊断

根据急性发病的病因及低氧血症的临床表现,急性呼吸衰竭的诊断不难做出,结合动脉血气分析可确诊。

(四)治疗

急性呼吸衰竭时,机体往往来不及代偿,故需紧急救治。

1.改善与维持通气

保证呼吸道通畅是最基本最重要的治疗措施。立即进行口对口人工呼吸,必要时建立人工呼吸道(气管插管或气管切开)。用手压式气囊做加压人工呼吸,将更利于发挥气体弥散的作用,延长氧分压在安全水平的时间,为进一步抢救赢得机会。

若患者有支气管痉挛,应立即由静脉给予支气管扩张药。

2.高浓度给氧

及时给予高浓度氧或纯氧,尽快缓解机体缺氧状况,保护重要器官是抢救成功的关键。但必须注意吸氧浓度和时间,以免造成氧中毒。一般吸入纯氧小于 5 小时。

3.其他抢救措施

见本节慢性呼吸衰竭。

三、慢性呼吸衰竭

慢性呼吸衰竭是由慢性胸肺疾病引起呼吸功能障碍逐渐加重而发生的呼吸衰竭。由于机体的代偿适应,尚能从事较轻体力工作和日常活动者称代偿性慢性呼吸衰竭;当并发呼吸道感染、呼吸道痉挛等原因致呼吸功能急剧恶化,代偿丧失,出现严重缺氧和二氧化碳潴留及代谢紊乱者称失代偿性慢性呼吸衰竭。以 Ⅱ 型呼吸衰竭最常见。

(一)病因

以慢性阻塞性肺疾病(COPD)最常见,其次为重症哮喘发作、弥漫性肺纤维化、严重肺结核、尘肺、广泛胸膜粘连、胸廓畸形等。呼吸道感染常是导致失代偿性慢性呼吸衰竭的直接诱因。

(二)临床表现

除原发病的相应症状外,主要是由缺氧和二氧化碳潴留引起的多器官功能紊乱。慢性呼吸衰竭的临床表现与急性呼吸衰竭大致相似,但在以下几方面有所不同。

1.呼吸困难

COPD 所致的呼吸衰竭,病情较轻时表现为呼吸费力伴呼气延长,严重时呈浅快呼吸。若并发二氧化碳潴留,$PaCO_2$ 显著升高或升高过快,可出现二氧化碳麻醉,患者由深而慢的呼吸转为浅快呼吸或潮式呼吸。

2.精神神经症状

慢性呼吸衰竭伴二氧化碳潴留时,随着 $PaCO_2$ 的升高,可表现为先兴奋后抑制。抑制之前的兴奋症状有烦躁、躁动、夜间失眠而白天嗜睡(睡眠倒错)等,抑制症状有神志淡漠、注意力不集中、定向力障碍、昏睡甚至昏迷,亦可出现腱反射减弱或消失、锥体束征阳性等,称为肺性脑病。

3.循环系统表现

二氧化碳潴留使外周体表静脉充盈、皮肤充血、温暖多汗、血压升高、心排血量增多而致脉搏洪大,多数患者有心率加快,因脑血管扩张产生搏动性头痛。

(三)诊断

根据患者有慢性肺疾患或其他导致呼吸功能障碍的疾病史,新近有呼吸道感染,有缺氧、二氧化碳潴留的临床表现,结合动脉血气分析可做出诊断。

(四)治疗

治疗原则是畅通呼吸道、纠正缺氧、增加通气量、纠正酸碱失衡及电解质紊乱和去除诱因。

1.保证呼吸道通畅

呼吸道通畅是纠正呼吸衰竭的首要措施。应鼓励患者咳嗽,对无力咳嗽、咳痰或意识障碍的患者要加强翻身拍背和体位引流,昏迷患者可采用多孔导管通过口腔、鼻腔、咽喉部,将分泌物或胃内反流物吸出。痰液黏稠不易咳出者,可采用雾化吸入稀释痰液;对呼吸道痉挛者可给予支气管解痉药,必要时建立人工呼吸道,并采用机械通气辅助呼吸。

2.氧疗

常用鼻塞或鼻导管吸氧，Ⅱ型呼吸衰竭应给予低流量（1～2 L/min）低浓度（25%～33%）持续吸氧。因Ⅱ型呼吸衰竭时，呼吸中枢对高二氧化碳的反应性差，呼吸的维持主要靠缺氧的刺激，若给予高浓度吸氧，可消除缺氧对呼吸的驱动作用，而使通气量迅速降低，二氧化碳分压更加升高，患者很快进入昏迷。Ⅰ型呼吸衰竭时吸氧浓度可较高（35%～45%），宜用面罩吸氧。应防止高浓度（>60%）长时间（>24 小时）吸氧引起氧中毒。

3.增加通气量

减少二氧化碳潴留，二氧化碳潴留主要是由于肺泡通气不足引起的，只有增加肺泡通气量才能有效地排出二氧化碳。目前临床上常通过应用呼吸兴奋药和机械通气来改善肺泡通气功能。

（1）合理应用呼吸兴奋药可刺激呼吸中枢或周围化学感受器，增加呼吸频率和潮气量，使通气改善，还可改善神志，提高咳嗽反射，有利于排痰。常用尼可刹米 1.875～3.75 g 加入 5%葡萄糖液 500 mL 中静脉滴注，但应注意供氧，以弥补其氧耗增多的弊端。氨茶碱、地高辛可增强膈肌收缩而增加通气量，可配合应用。必要时还可选用纳洛酮以促醒。

（2）机械通气的目的在于提供维持患者代谢所需要的肺泡通气；提供高浓度的氧气以纠正低氧血症，改善组织缺氧；代替过度疲劳的呼吸肌完成呼吸作用，减轻心肺负担，缓解呼吸困难症状。对于神志尚清，能配合的呼吸衰竭患者，可采用无创性机械通气，如做鼻或口鼻面罩呼吸机机械通气；对于病情危重神志不清或呼吸道有大量分泌物者，应建立人工呼吸道，如气管插管气管切开安装多功能呼吸机机械通气。机械通气为正压送气，操作时各项参数（潮气量、呼吸频率、吸呼比、氧浓度等）应适中，以免出现并发症。

4.抗感染

慢性呼吸衰竭急性加重的常见诱因是感染，一些非感染因素诱发的呼吸衰竭也容易继发感染。因此，抗感染治疗是慢性呼吸衰竭治疗的重要环节之一，应注意根据病原学检查及药物敏感试验合理应用抗生素。

5.纠正酸碱平衡失调

慢性呼吸衰竭常有二氧化碳潴留，导致呼吸性酸中毒。呼吸性酸中毒的发生多为慢性过程，机体常常以增加碱储备来代偿。因此，在纠正呼吸性酸中毒的同时，要注意纠正潜在的代谢性碱中毒，可给予盐酸精氨酸和补充钾盐。

6.营养支持

呼吸衰竭患者由于呼吸功能增加、发热等因素，导致能量消耗上升，机体处于负代谢，长时间会降低免疫功能，感染不易控制，呼吸肌易疲劳。故可给予患者高蛋白、高脂肪和低糖，以及多种维生素和微量元素的饮食，必要时静脉滴注脂肪乳。

7.病因治疗

病因治疗是治疗呼吸衰竭的根本所在。在解决呼吸衰竭本身造成的危害的前提下，应针对不同病因采取适当的治疗措施。

（五）转诊

1.转诊指征

呼吸衰竭一旦确诊，应立即转上一级医院诊治。

2.转诊注意事项

转诊前需给予吸氧、吸痰、强心、应用呼吸兴奋药等。

(六)健康指导

缓解期鼓励患者进行耐寒锻炼和呼吸功能锻炼,以增强体质及抗病能力;注意保暖,避免受凉及呼吸道感染,若出现感染症状,应及时治疗;注意休息,掌握合理的家庭氧疗;加强营养,增加抵抗力,减少呼吸道感染的机会。

四、护理评估

(一)致病因素

引起呼吸衰竭的病因很多,凡参与肺通气和换气的任何一个环节的严重病变都可导致呼吸衰竭。

(1)呼吸系统疾病:常见于慢性阻塞性肺疾病(COPD)、重症哮喘、肺炎、严重肺结核、弥散性肺纤维化、肺水肿、严重气胸、大量胸腔积液、硅沉着病、胸廓畸形等。

(2)神经肌肉病变:如脑血管疾病、颅脑外伤、脑炎、镇静催眠药中毒、多发性神经炎、脊髓颈段或高位胸段损伤、重症肌无力等。

上述病因可引起肺泡通气量不足、氧弥散障碍、通气/血流比例失调,导致缺氧或合并二氧化碳潴留而发生呼吸衰竭。

(二)身体状况

呼吸衰竭除原发疾病症状、体征外,主要为缺氧、二氧化碳潴留所致的呼吸困难和多脏器功能障碍。

1.呼吸困难

呼吸困难是最早、最突出的表现。主要为呼吸频率增快,病情严重时辅助呼吸肌活动增加,出现"三凹征"。若并发二氧化碳潴留,$PaCO_2$升高过快或显著升高时,患者可由呼吸过快转为浅慢呼吸或潮式呼吸。

2.发绀

发绀是缺氧的典型表现,可见口唇、指甲和舌发绀。严重贫血患者由于红细胞和血红蛋白减少,还原型血红蛋白的含量减低可不出现发绀。

3.精神神经症状

主要是缺氧和二氧化碳潴留的表现。早期轻度缺氧可表现为注意力分散,定向力减退;缺氧程度加重,出现烦躁不安、神志恍惚、嗜睡、昏迷。轻度二氧化碳潴留,表现为兴奋症状,即失眠、躁动、夜间失眠而白天嗜睡;重度二氧化碳潴留可抑制中枢神经系统导致肺性脑病,表现为神志淡漠、间歇抽搐、肌肉震颤、昏睡,甚至昏迷等二氧化碳麻醉现象。

4.循环系统表现

二氧化碳潴留使外周体表静脉充盈、皮肤充血、温暖多汗、血压升高、心排血量增多而致脉搏洪大;多数患者有心率加快;因脑血管扩张产生搏动性头痛。

5.其他

可表现为上消化道出血、谷丙转氨酶升高、蛋白尿、血尿、氮质血症等。

(三)心理-社会状况

患者常因躯体不适、气管插管或气管切开、各种监测及治疗仪器的使用等感到焦虑或恐惧。

(四)实验室及其他检查

1.动脉血气分析

$PaO_2 < 8.0$ kPa(60 mmHg),伴或不伴 $PaCO_2 > 6.7$ kPa(50 mmHg),为最重要的指标,可作为呼吸衰竭的诊断依据。

2.血 pH 及电解质测定

呼吸性酸中毒合并代谢性酸中毒时,血 pH 明显降低常伴有高钾血症。呼吸性酸中毒合并代谢性碱中毒时,常有低钾和低氯血症。

3.影像学检查

胸部 X 线片、肺 CT 和放射性核素肺通气/灌注扫描等,可协助分析呼吸衰竭的原因。

五、护理诊断及医护合作性问题

(1)气体交换受损:与通气不足、通气/血流失调和弥散障碍有关。

(2)清理呼吸道无效:与分泌物增加、意识障碍、人工气道、呼吸肌功能障碍有关。

(3)焦虑:与呼吸困难、气管插管、病情严重、失去个人控制及对预后的不确定有关。

(4)营养失调:低于机体需要量与食欲缺乏、呼吸困难、人工气道及机体消耗增加有关。

(5)有受伤的危险:与意识障碍、气管插管及机械呼吸有关。

(6)潜在并发症:如感染、窒息等。

(7)缺乏呼吸衰竭的防治知识。

六、治疗及护理措施

(一)治疗要点

慢性呼吸衰竭治疗的基本原则是治疗原发病、保持气道通畅、纠正缺氧和改善通气,维持心、脑、肾等重要脏器的功能,预防和治疗并发症。

1.保持呼吸道通畅

保持呼吸道通畅是呼吸衰竭最基本、最重要的治疗措施。主要措施:清除呼吸道的分泌物及异物;积极使用支气管扩张药物缓解支气管痉挛;对昏迷患者采取仰卧位,头后仰,托起下颌,并将口打开;必要时采用气管切开或气管插管等方法建立人工气道。

2.合理氧疗

吸氧是治疗呼吸衰竭必需的措施。

3.机械通气

根据患者病情选用无创机械通气或有创机械通气。临床上常用的呼吸机分压力控制型及容量控制型 2 大类,是一种用机械装置产生通气,以代替、控制或辅助自主呼吸,达到增加通气量,改善通气功能的目的。

4.控制感染

慢性呼吸衰竭急性加重的常见诱因是呼吸道感染,因此应选用敏感有效的抗生素控制感染。

5.呼吸兴奋药的应用

必要时给予呼吸兴奋药如都可喜等兴奋呼吸中枢,增加通气量。

6.纠正酸碱平衡失调

以机械通气的方法能较为迅速地纠正呼吸性酸中毒,补充盐酸精氨酸和氯化钾可同时纠正潜在的碱中毒。

(二)护理措施

1.病情观察

重症患者需持续心电监护,密切观察患者的意识状态、呼吸频率、呼吸节律和深度、血压、心率和心律。观察排痰是否通畅、有无发绀、球结膜水肿、肺部异常呼吸音及啰音;监测动脉血气分析、电解质检查结果、机械通气情况等;若患者出现神志淡漠、烦躁、抽搐时,提示有肺性脑病的发生,应及时通知医师进行处理。

2.生活护理

(1)休息与体位:急性发作时,安排患者在重症监护病室,绝对卧床休息;协助和指导患者取半卧位或坐位,指导、教会病情稳定的患者缩唇呼吸。

(2)合理饮食:给予高热量、高蛋白、富含维生素、低糖类、易消化、少刺激性的食物;昏迷患者常规给予鼻饲或肠外营养。

3.氧疗的护理

(1)氧疗的意义和原则:氧疗能提高动脉血氧分压,纠正缺氧,减轻组织损伤,恢复脏器功能。临床上根据患者病情和血气分析结果采取不同的给氧方法和给氧浓度。原则是在畅通气道的前提下,Ⅰ型呼吸衰竭的患者可短时间内间歇给予高浓度($>35\%$)或高流量($4\sim6$ L/min)吸氧;Ⅱ型呼吸衰竭的患者应给予低浓度($<35\%$)、低流量($1\sim2$ L/min)鼻导管持续吸氧,使 PaO_2 控制在 8.0 kPa(60 mmHg)或 SaO_2 在 90% 以上,以防因缺氧完全纠正,使外周化学感受器失去低氧血症的刺激而导致呼吸抑制,加重缺氧和 CO_2 潴留。

(2)吸氧方法:有鼻导管、鼻塞、面罩、气管内和呼吸机给氧。临床常用、简便的方法是鼻导管、鼻塞法吸氧,其优点为简单、方便,不影响患者进食、咳嗽。缺点为氧浓度不恒定,易受患者呼吸影响,高流量对局部黏膜有刺激,氧流量不能大于 7 L/min。吸氧过程中应注意保持吸入氧气的湿化,输送氧气的面罩、导管、气管应定期更换消毒,防止交叉感染。

(3)氧疗疗效的观察:若吸氧后呼吸困难缓解、发绀减轻、心率减慢、尿量增多、皮肤转暖、神志清醒,提示氧疗有效;若呼吸过缓或意识障碍加深,提示二氧化碳潴留加重。应根据动脉血气分析结果和患者的临床表现,及时调整吸氧流量或浓度。若发绀消失、神志清楚、精神好转、$PaO_2>8.0$ kPa(60 mmHg)、$PaCO_2<6.7$ kPa(50 mmHg),可间断吸氧几日后,停止氧疗。

4.药物治疗的护理

用药过程中密切观察药物的疗效和不良反应。使用呼吸兴奋药必须保持呼吸道通畅,脑缺氧、脑水肿未纠正而出现频繁抽搐者慎用;静脉滴注时速度不宜过快,如出现恶心、呕吐、烦躁、面色潮红、皮肤瘙痒等现象,需要减慢滴速。对烦躁不安、夜间失眠患者,禁用对呼吸有抑制作用的药物,如吗啡等,慎用镇静药,以防止引起呼吸抑制。

5.心理护理

呼吸衰竭的患者常对病情和预后有顾虑、心情忧郁、对治疗丧失信心,应多了解和关心患者的心理状况,特别是对建立人工气道和使用机械通气的患者,应经常巡视,让患者说出或写出引起或加剧焦虑的因素,针对性解决。

6.健康指导

(1)疾病知识指导:向患者及家属讲解疾病的发病机制、发展和转归。告诉患者及家属慢性呼吸衰竭患者度过危重期后,关键是预防和及时处理呼吸道感染等诱因,以减少急性发作,尽可能延缓肺功能恶化的进程。

(2)生活指导:从饮食、呼吸功能锻炼、运动、避免呼吸道感染、家庭氧疗等方面进行指导。

(3)病情监测指导:指导患者及家属学会识别病情变化,如出现咳嗽加剧、痰液增多、色变黄、呼吸困难、神志改变等,应及早就医。

(张枭敏)

第四节 重 症 肺 炎

肺炎是指终末气道、肺泡和肺间质的炎症,可由病原微生物、理化因素、免疫损伤、过敏及药物所致。细菌性肺炎是最常见的肺炎,也是最常见的感染性疾病之一。

目前肺炎按患病环境分成社区获得性肺炎(community-acquired pneumonia,CAP)和医院获得性肺炎(hospital-acquired pneumonia,HAP),CAP 是指在医院外罹患的感染性肺实质炎症,包括具有明确潜伏期的病原体感染而在入院后平均潜伏期内发病的肺炎。HAP 亦称医院内肺炎(nosocomial pneumonia,NP),是指患者入院时不存在,也不处于潜伏期,而于入院 48 小时后在医院(包括老年护理院、康复院等)内发生的肺炎。HAP 还包括呼吸机相关性肺炎(ventilator associated pneumonia,VAP)和卫生保健相关性肺炎(healthcare associated pneumonia,HCAP)。CAP 和 HAP 年发病率分别为12/1 000人口和(5～10)/1 000 住院患者,近年发病率有增加的趋势。肺炎病死率门诊肺炎患者<1%,住院患者平均为 12%,入住重症监护病房(ICU)者约 40%。发病率和病死率高的原因与社会人口老龄化、吸烟、伴有基础疾病和免疫功能低下有关,如慢性阻塞性肺病、心力衰竭、肿瘤、糖尿病、尿毒症、神经疾病、药瘾、嗜酒、艾滋病、久病体衰、大型手术、应用免疫抑制剂和器官移植等。此外,亦与病原体变迁、耐药菌增加、HAP 发病率增加、病原学诊断困难、不合理使用抗生素和部分人群贫困化加剧等有关。

重症肺炎至今仍无普遍认同的定义,需入住 ICU 者可认为是重症肺炎。目前一般认为,如果肺炎患者的病情严重到需要通气支持(急性呼吸衰竭、严重气体交换障碍伴高碳酸血症或持续低氧血症)、循环支持(血流动力学障碍、外周低灌注)及加强监护治疗(肺炎引起的脓毒症或基础疾病所致的其他器官功能障碍)时可称为重症肺炎。

一、病因和发病机制

正常的呼吸道免疫防御机制(支气管内黏液-纤毛运载系统、肺泡巨噬细胞等细胞防御的完整性等)使气管隆凸以下的呼吸道保持无菌。是否发生肺炎决定于两个因素:病原体和宿主因素。如果病原体数量多,毒力强和(或)宿主呼吸道局部和全身免疫防御系统损害,即可发生肺炎。病原体可通过下列途径引起社区获得性肺炎:①空气吸入。②血行播散。③邻近感染部位蔓延。④上呼吸道定植菌的误吸。医院获得性肺炎还可通过误吸胃肠道的定植菌(胃食管反流)和通过人工气道吸入环境中的致病菌引起。病原体直接抵达下呼吸道后,滋生繁殖,引起肺泡毛细血管充血、水肿,肺泡内纤维蛋白渗出及细胞浸润。

二、诊断

(一)临床表现特点

1.社区获得性肺炎

(1)新近出现的咳嗽、咳痰或原有呼吸道疾病症状加重,并出现脓性痰,伴或不伴胸痛。

(2)发热。

(3)肺实变体征和(或)闻及湿性啰音。

(4)白细胞>$10×10^9$/L 或<$4×10^9$/L,伴或不伴细胞核左移。

(5)胸部 X 线检查显示片状、斑片状浸润性阴影或间质性改变,伴或不伴胸腔积液。

以上(1)～(4)项中任何 1 项加第 5 项,除外非感染性疾病可做出诊断。CAP 常见病原体为肺炎链球菌、支原体、衣原体、流感嗜血杆菌和呼吸病毒(甲、乙型流感病毒、腺病毒、呼吸合胞病毒和副流感病毒)等。

2.医院获得性肺炎

住院患者 X 线检查出现新的或进展的肺部浸润影加上下列 3 个临床症候中的 2 个或以上可以诊断为肺炎。

(1)发热超过 38 ℃。

(2)血白细胞增多或减少。

(3)脓性气道分泌物。

HAP 的临床表现、实验室和影像学检查特异性低,应注意与肺不张、心力衰竭和肺水肿、基础疾病肺侵犯、药物性肺损伤、肺栓塞和急性呼吸窘迫综合征等相鉴别。无感染高危因素患者的常见病原体依次为肺炎链球菌、流感嗜血杆菌、金黄色葡萄球菌、大肠杆菌、肺炎克雷白杆菌等;有感染高危因素患者为金黄色葡萄球菌、铜绿假单胞菌、肠杆菌属、肺炎克雷白杆菌等。

(二)重症肺炎的诊断标准

不同国家制订的重症肺炎的诊断标准有所不同,各有优缺点,但一般均注重对客观生命体征、肺部病变范围、器官灌注和氧合状态的评估,临床医师可根据具体情况选用。以下列出目前常用的几项诊断标准。

1.中华医学会呼吸病学分会 2006 年颁布的重症肺炎诊断标准

(1)意识障碍。

(2)呼吸频率≥30 次/分钟。

(3)PaO_2<8.0 kPa(60 mmHg)、氧合指数(PaO_2/FiO_2)<39.90 kPa(300 mmHg),需行机械通气治疗。

(4)动脉收缩压<12.0 kPa(90 mmHg)。

(5)并发脓毒性休克。

(6)X 线胸片显示双侧或多肺叶受累,或入院 48 小时内病变扩大≥50%。

(7)少尿:尿量<20 mL/h,或<80 mL/4 小时,或急性肾衰竭需要透析治疗。

符合 1 项或以上者可诊断为重症肺炎。

2.美国感染病学会(IDSA)和美国胸科学会(ATS)2007 年新修订的诊断标准

具有 1 项主要标准或 3 项或以上次要标准可认为是重症肺炎,需要入住 ICU。

(1)主要标准:①需要有创通气治疗。②脓毒性休克需要血管收缩剂。

(2)次要标准:①呼吸频率≥30次/分钟。②PaO_2/FiO_2≤250。③多叶肺浸润。④意识障碍/定向障碍。⑤尿毒症(BUN≥7.14 mmol/L)。⑥白细胞减少(白细胞<$4×10^9$/L)。⑦血小板减少(血小板<10万×10^9/L)。⑧低体温(<36 ℃)。⑨低血压需要紧急的液体复苏。

说明:①其他指标也可认为是次要标准,包括低血糖(非糖尿病患者)、急性酒精中毒/酒精戒断、低钠血症、不能解释的代谢性酸中毒或乳酸升高、肝硬化或无脾。②需要无创通气也可等同于次要标准的①和②。③白细胞减少仅系感染引起。

3.英国胸科学会(BTS)2001年制订的CURB(confusion,urea,respiratory rate and blood pressure,CURB)标准

标准一:存在以下4项核心标准的2项或以上即可诊断为重症肺炎:①新出现的意识障碍。②尿素氮(BUN)>7 mmol/L。③呼吸频率≥30次/分钟。④收缩压<12.0 kPa(90 mmHg)或舒张压≤8.0 kPa(60 mmHg)。

CURB标准比较简单、实用,应用起来较为方便。

标准二:

(1)存在以上4项核心标准中的1项且存在以下2项附加标准时须考虑有重症倾向。附加标准包括:①PaO_2<8.0 kPa(60 mmHg)/SaO_2<92%(任何FiO_2)。②胸片提示双侧或多叶肺炎。

(2)不存在核心标准但存在2项附加标准并同时存在以下2项基础情况时也须考虑有重症倾向。基础情况包括:①年龄≥50岁。②存在慢性基础疾病。

如存在标准二中(1)(2)两种有重症倾向的情况时需结合临床进行进一步评判。在(1)情况下需至少12小时后进行一次再评估。

CURB-65即改良的CURB标准,标准在符合下列5项诊断标准中的3项或以上时即考虑为重症肺炎,需考虑收入ICU治疗:①新出现的意识障碍。②BUN>7 mmol/L。③呼吸频率≥30次/分。④收缩压<12.0 kPa(90 mmHg)或舒张压≤8.0 kPa(60 mmHg)。⑤年龄≥65岁。

(三)严重度评价

评价肺炎病情的严重程度对于决定在门诊或入院治疗甚或ICU治疗至关重要。肺炎临床的严重性决定于3个主要因素:局部炎症程度,肺部炎症的播散和全身炎症反应。除此之外,患者如有下列其他危险因素会增加肺炎的严重度和死亡危险。

1.病史

年龄>65岁;存在基础疾病或相关因素,如慢性阻塞性肺疾病(COPD)、糖尿病、充血性心力衰竭、慢性肾功能不全、慢性肝病、一年内住过院、疑有误吸、神志异常、脾切除术后状态、长期嗜酒或营养不良。

2.体征

呼吸频率>30次/分钟;脉搏≥120次/分钟;血压<12.0/8.0 kPa(90/60 mmHg);体温≥40 ℃或≤35 ℃;意识障碍;存在肺外感染病灶如败血症、脑膜炎。

3.实验室和影像学异常

白细胞>$20×10^9$/L或<$4×10^9$/L,或中性粒细胞计数<$1×10^9$/L;呼吸空气时PaO_2<8.0 kPa(60 mmHg)、PaO_2/FiO_2<39.9 kPa(300 mmHg),或$PaCO_2$>6.7 kPa(50 mmHg);血

肌酐＞106 μmol/L 或 BUN＞7.1 mmol/L;血红蛋白＜90 g/L 或血细胞比容＜30%;血浆清蛋白＜25 g/L;败血症或弥漫性血管内凝血(DIC)的证据,如血培养阳性、代谢性酸中毒、凝血酶原时间和部分凝血活酶时间延长、血小板减少;X 线胸片病变累及一个肺叶以上、出现空洞、病灶迅速扩散或出现胸腔积液。

　　为使临床医师更精确地做出入院或门诊治疗的决策,近几年用评分方法作为定量的方法在临床上得到了广泛的应用。PORT(肺炎患者预后研究小组,pneumonia outcomes research team)评分系统(表 7-2)是目前常用的评价社区获得性肺炎(community acquired pneumonia,CAP)严重度以及判断是否必须住院的评价方法,其也可用于预测 CAP 患者的病死率。其预测死亡风险分级如下:1～2 级:≤70 分,病死率 0.1%～0.6%;3 级:71～90 分,病死率 0.9%;4 级:91～130 分,病死率 9.3%;5 级:＞130 分,病死率 27.0%。PORT 评分系统因可以避免过度评价肺炎的严重度而被推荐使用,即其可保证一些没必要住院的患者在院外治疗。

表 7-2　PORT 评分系统

患者特征	分值	患者特征	分值	患者特征	分值
年龄		脑血管疾病	10	实验室和放射学检查	
男性	−10	肾脏疾病	10	pH＜7.35	30
女性	＋10	体格检查		BUN＞11 mmol/L(＞30 mg/dL)	20
住护理院		神志改变	20	Na＋＜130 mmol/L	20
并存疾病		呼吸频率＞30 次/分钟	20	葡萄糖＞14 mmol/L(＞250 mg/dL)	10
肿瘤性疾病	30	收缩血压＜12.0 kPa(90 mmHg)	20	血细胞比容＜30%	10
肝脏疾病	20	体温＜35 ℃或＞40 ℃	15	PaO₂＜8.0 kPa(60 mmHg)	10
充血性心力衰竭	10	脉率＞12 次/分钟	10	胸腔积液	10

　　为避免评价 CAP 肺炎患者的严重度不足,可使用改良的 BTS 重症肺炎标准:呼吸频率≥30 次/分,舒张压≤8.0 kPa(60 mmHg),BUN＞6.8 mmol/L,意识障碍。四个因素中存在两个可确定患者的死亡风险更高。此标准因简单易用,且能较准确地确定 CAP 的预后而被广泛应用。

　　临床肺部感染积分(clinical pulmonary infection score,CPIS)(表 7-3)则主要用于医院获得性肺炎(hospital acquired pneumonia,HAP)包括呼吸机相关性肺炎(ventilator-associated pneumonia,VAP)的诊断和严重度判断,也可用于监测治疗效果。此积分从 0～12 分,积分 6 分时一般认为有肺炎。

表 7-3　临床肺部感染积分评分表

参数	标准	分值
体温	≥36.5 ℃,≤38.4 ℃	0
	≥38.5～38.9 ℃	1
	≥39 ℃,或≤36 ℃	2
白细胞计数(×10⁹)	≥4.0,≤11.0	0
	＜4.0,＞11.0	1
	杆状核白细胞	2

续表

参数	标准	分值
气管分泌物	<14＋吸引	0
	≥14＋吸引	1
	脓性分泌物	2
氧合指数（PaO_2/FiO_2）	≥240或急性呼吸窘迫综合征	0
	≤240	2
胸部X线	无渗出	0
	弥漫性渗出	1
	局部渗出	2
半定量气管吸出物培养（0,1＋,2＋,3＋）	病原菌≤1＋或无生长	0
	病原菌≥1＋	1
	革兰氏染色发现与培养相同的病原菌	2

三、治疗

(一)临床监测

1.体征监测

监测重症肺炎的体征是一项简单、易行和有效的方法，患者往往有呼吸频率和心率加快、发绀、肺部病变部位湿啰音等。目前多数指南都把呼吸频率加快（≥30次/分钟）作为重症肺炎诊断的主要或次要标准。意识状态也是监测的重点，神志模糊、意识不清或昏迷提示重症肺炎可能性。

2.氧合状态和代谢监测

PaO_2、PaO_2/FiO_2、pH、混合静脉血氧分压（PvO_2）、胃张力测定、血乳酸测定等都可对患者的氧合状态进行评估。单次的动脉血气分析一般仅反映患者瞬间的氧合情况；重症患者或有病情明显变化者应进行系列血气分析或持续动脉血气监测。

3.胸部影像学监测

重症肺炎患者应进行系列X线胸片监测，主要目的是及时了解患者的肺部病变是进展还是好转，是否合并有胸腔积液、气胸，是否发展为肺脓肿、急性呼吸窘迫综合征（acute respiratory distress syndrome，ARDS）等。检查的频度应根据患者的病情而定，如要了解病变短期内是否增大，一般每48小时进行一次检查评价；如患者临床情况突然恶化（呼吸窘迫、严重低氧血症等），在不能除外合并气胸或进展至ARDS时，应短期内复查；而当患者病情明显好转及稳定时，一般可10~14天后复查。

4.血流动力学监测

重症肺炎患者常伴有脓毒症，可引起血流动力学的改变，故应密切监测患者的血压和尿量。这2项指标比较简单、易行，且非常可靠，应作为常规监测的指标。中心静脉压的监测可用于指导临床补液量和补液速度。部分重症肺炎患者可并发中毒性心肌炎或ARDS，如临床上难于区分时应考虑行漂浮导管检查。

5.器官功能监测

包括脑功能、心功能、肾功能、胃肠功能、血液系统功能等，进行相应的血液生化和功能检查。

一旦发现异常，要积极处理，注意防止多器官功能障碍综合征（multiple organ dysfunction syndrome，MODS）的发生。

6.血液监测

包括外周血白细胞计数、C反应蛋白、降钙素原、血培养等。

（二）抗生素治疗

经验性联合应用抗生素治疗重症肺炎的理论依据是：联合应用能够覆盖可能的微生物并预防耐药的发生。对于铜绿假单胞菌肺炎，联用β内酰胺类和氨基糖苷类具有潜在的协同作用，优于单药治疗；然而氨基糖苷类抗生素的抗菌谱窄，毒性大，特别是对于老年患者，其肾损害的发生率比较高。临床应用氨基糖苷类时要注意其为浓度依赖性抗生素，一般要用足够剂量、提高峰药浓度以提高疗效，同时也应避免与毒性相关的谷浓度的升高。在监测药物的峰浓度时，庆大霉素和妥布霉素＞7 μg/mL，或阿米卡星＞28 μg/mL的效果较好。氨基糖苷类的另一个不足是对支气管分泌物的渗透性较差，仅能达到血药浓度的40％。此外，肺炎患者的支气管分泌物pH较低，在这种环境下许多抗生素活性都降低。因此，有时联合应用氨基糖苷类抗生素并不能增加疗效，反而增加了肾毒性。

目前对于重症肺炎，抗生素的单药治疗也已得到临床医师的重视。新的头孢菌素、碳青霉烯类、其他β内酰胺类和氟喹诺酮类抗生素由于抗菌效力强、广谱，并且耐细菌β内酰胺酶，故可用于单药治疗。即使对于重症HAP，只要不是耐多药的病原体，如铜绿假单胞菌、不动杆菌和耐甲氧西林金黄色葡萄球菌（MRSA）等，仍可考虑抗生素的单药治疗。对重症VAP有效的抗生素一般包括亚胺培南、美罗培南、头孢吡肟和哌拉西林/他唑巴坦。对于重症肺炎患者来说，临床上的初始治疗常联用多种抗生素，在获得细菌培养结果后，如果没有高度耐药的病原体就可以考虑转为针对性的单药治疗。

临床上一般认为不适合单药治疗的情况包括：①可能感染革兰氏阳性、革兰氏阴性菌和非典型病原体的重症CAP。②怀疑铜绿假单胞菌或肺炎克雷白杆菌的菌血症。③可能是金黄色葡萄球菌和铜绿假单胞菌感染的HAP。三代头孢菌素不应用于单药治疗，因其在治疗中易诱导肠杆菌属细菌产生β内酰胺酶而导致耐药发生。

对于重症VAP患者，如果为高度耐药病原体所致的感染则联合治疗是必要的。目前有三种联合用药方案。①β内酰胺类联合氨基糖苷类：在抗铜绿假单胞菌上有协同作用，但也应注意前面提到的氨基糖苷类的毒性作用。②2个β内酰胺类联合使用：因这种用法会诱导出对两种药同时耐药的细菌，故虽然有过成功治疗的报道，仍不推荐使用。③β内酰胺类联合氟喹诺酮类：虽然没有抗菌协同作用，但也没有潜在的拮抗作用；氟喹诺酮类对呼吸道分泌物穿透性很好，对其疗效有潜在的正面影响。

对于铜绿假单胞菌所致的重症肺炎，联合治疗往往是必要的。抗假单胞菌的β内酰胺类抗生素包括青霉素类的哌拉西林、阿洛西林、氨苄西林、替卡西林、阿莫西林；第三代头孢菌素类的头孢他啶、头孢哌酮；第四代头孢菌素类的头孢吡肟；碳青霉烯类的亚胺培南、美罗培南；单酰胺类的氨曲南（可用于青霉素类过敏的患者）；β内酰胺类/β内酰胺酶抑制剂复合剂的替卡西林/克拉维酸钾、哌拉西林/他唑巴坦。其他的抗假单胞菌抗生素还有氟喹诺酮类和氨基糖苷类。

1.重症CAP的抗生素治疗

重症CAP患者的初始治疗应针对肺炎链球菌（包括耐药肺炎链球菌）、流感嗜血杆菌、军团菌和其他非典型病原体,在某些有危险因素的患者还有可能为肠道革兰氏阴性菌属包括铜绿假单胞菌的感染。无铜绿假单胞菌感染危险因素的 CAP 患者可使用 β 内酰胺类联合大环内酯类或氟喹诺酮类(如左氧氟沙星、加替沙星、莫西沙星等)。因目前为止还没有确立单药治疗重症 CAP 的方法,所以很难确定其安全性、有效性(特别是并发脑膜炎的肺炎)或用药剂量。可用于重症 CAP 并经验性覆盖耐药肺炎链球菌的 β 内酰胺类抗生素有头孢曲松、头孢噻肟、亚胺培南、美罗培南、头孢吡肟、氨苄西林/舒巴坦或哌拉西林/他唑巴坦。目前高达 40% 的肺炎链球菌对青霉素或其他抗生素耐药,其机制不是 β 内酰胺酶介导而是青霉素结合蛋白的改变。虽然不少 β 内酰胺类和氟喹诺酮类抗生素对这些病原体有效,但对耐药肺炎链球菌肺炎并发脑膜炎的患者应使用万古霉素治疗。如果患者有假单胞菌感染的危险因素(如支气管扩张、长期使用抗生素、长期使用糖皮质激素)应联合使用抗假单胞菌抗生素并应覆盖非典型病原体,如环丙沙星加抗假单胞菌 β 内酰胺类,或抗假胞菌 β 内酰胺类加氨基糖苷类加大环内酯类或氟喹诺酮类。

临床上选取任何治疗方案都应根据当地抗生素耐药的情况、流行病学和细菌培养及实验室结果进行调整。关于抗生素的治疗疗程目前也很少有资料可供参考,应考虑感染的严重程度,菌血症、多器官功能衰竭、持续性全身炎症反应和损伤等。一般来说,根据疾病的严重程度和宿主免疫抑制的状态,肺炎链球菌肺炎疗程为 7～10 天,军团菌肺炎的疗程需要 14～21 天。ICU 的大多数治疗都是通过静脉途径的,但近期的研究表明只要病情稳定、没有发热,即使在危重患者,3 天静脉给药后亦可转为口服治疗,即序贯或转换治疗。转换为口服治疗的药物可选择氟喹诺酮类,因其生物利用度高,口服治疗也可达到同静脉给药一样的血药浓度。

由于嗜肺军团菌在重症 CAP 的相对重要性,应特别注意其的治疗方案。虽然目前有很多体外有抗军团菌活性的药物,但在治疗效果上仍缺少前瞻性、随机对照研究的资料。回顾性的资料和长期临床经验支持使用红霉素 4 g/d 治疗住院的军团菌肺炎患者。在多肺叶病变、器官功能衰竭或严重免疫抑制的患者,在治疗的前 3～5 天应加用利福平。其他大环内酯类(克拉霉素和阿奇霉素)也有效。除上述之外可供选择的药物有氟喹诺酮类(环丙沙星、左氧氟沙星、加替沙星、莫西沙星)或多西环素。氟喹诺酮类在治疗军团菌肺炎的动物模型中特别有效。

2.重症 HAP 的抗生素治疗

HAP 应根据患者的情况和最可能的病原体而采取个体化治疗。对于早发的(住院 4 天内起病者)重症肺炎患者而没有特殊病原体感染危险因素者,应针对"常见病原体"治疗。这些病原体包括肺炎链球菌、流感嗜血杆菌、甲氧西林敏感的金黄色葡萄球菌和非耐药的革兰氏阴性细菌。抗生素可选择第二代、第三代、第四代头孢菌素、β 内酰胺类/β 内酰胺酶抑制剂复合剂、氟喹诺酮类或联用克林霉素和氨曲南。

对于任何时间起病、有特殊病原体感染危险因素的轻中症肺炎患者,有感染"常见病原体"和其他病原体危险者,应评估危险因素来指导治疗。如果有近期腹部手术或明确的误吸史,应注意厌氧菌,可在主要抗生素基础上加用克林霉素或单用 β 内酰胺类/β 内酰胺酶抑制剂复合剂;如果患者有昏迷或有头部创伤、肾衰竭或糖尿病史,应注意金黄色葡萄球菌感染,需针对性选择有效的抗生素;如果患者起病前使用过大剂量的糖皮质激素、或近期有抗生素使用史、或长期 ICU 住院史,即使患者的 HAP 并不严重,也应经验性治疗耐药病原体。治疗方法是联用两种抗假单胞菌抗生素,如果气管抽吸物革兰氏染色见阳性球菌还需加用万古霉素(或可使用利奈唑胺或奎奴普丁/达福普汀)。所有的患者,特别是气管插管的 ICU 患者,经验性用药必须持续到痰培养结果出来之后。如果无铜绿假单胞菌或其他耐药革兰氏阴性细菌感染,则可根据药敏情况使用单一药物治疗。非耐药病原体的重症 HAP 患者可用任何以下单一药物治疗:亚胺培南、美罗培南、哌拉西林/他唑巴坦或头孢吡肟。

ICU 中 HAP 的治疗也应根据当地抗生素敏感情况,以及当地经验和对某些抗生素的偏爱而调整。每个 ICU 都有它自己的微生物药敏情况,而且这种情况随时间而变化,因而有必要经常更新经验用药的策略。经验用药中另一个需要考虑的是"抗生素轮换"策略,它是指标准经验治疗过程中有意更改抗生素使细菌暴露于不同的抗生素从而减少抗生素耐药的选择性压力,达到减少耐药病原体感染发生率的目的。"抗生素轮换"策略目前仍在研究之中,还有不少问题未能明确,包括每个用药循环应该持续多久? 应用什么药物进行循环? 这种方法在内科和外科患者的有效性分别有多高? 循环药物是否应该针对革兰氏阳性细菌同时也针对革兰氏阴性细菌等。

在某些患者中,雾化吸入这种局部治疗可用以弥补全身用药的不足。氨基糖苷类雾化吸入可能有一定的益处,但只用于革兰氏阴性细菌肺炎全身治疗无效者。多黏菌素雾化吸入也可用于耐药铜绿假单胞菌的感染。

对于初始经验治疗失败的患者,应该考虑其他感染性或非感染性的诊断,包括肺曲霉感染。对持续发热并有持续或进展性肺部浸润的患者可经验性使用两性霉素 B。虽然传统上应使用开放肺活检来确定其最终诊断,但临床上是否活检仍应个体化。临床上还应注意其他的非感染性肺部浸润的可能性。

(三)支持治疗

支持治疗主要包括液体补充、血流动力学、通气和营养支持,起到稳定患者状态的作用,而更直接的治疗仍需要针对患者的基础病因。流行病学证据显示,营养不良影响肺炎的发病和危重患者的预后。同样,临床资料也支持肠内营养可以预防肺炎的发生,特别是对于创伤的患者。对于严重脓毒症和多器官功能衰竭的分解代谢旺盛的重症肺炎患者,在起病 48 小时后应开始经肠内途径进行营养支持,一般把导管插入到空肠进行喂养以避免误吸;如果使用胃内喂养,最好是维持患者半卧体位以减少误吸的风险。

(四)胸部理疗

拍背、体位引流和振动可以促进黏痰排出的效果尚未被证实。胸部理疗广泛应用的局限在于:①其有效性未被证实,特别是不能减少患者的住院时间。②费用高,需要专人使用。③有时引起 PaO_2 的下降。目前的经验是胸部理疗对于脓痰过多(>30 mL/d)或严重呼吸肌疲劳不能有效咳嗽的患者是最为有用的,如对囊性纤维化、COPD 和支气管扩张的患者。

使用自动化病床的侧翻疗法,有时加以振动叩击,是一种有效地预防外科创伤及内科患者肺炎的方法,但其地位仍不确切。

(五)促进痰液排出

雾化和湿化可降低痰的黏度,因而可改善不能有效咳嗽患者的排痰,然而雾化产生的大多水蒸气都沉积在上呼吸道并引起咳嗽,一般并不影响痰的流体特性。目前很少有数据支持湿化能特异性地促进细菌清除或肺炎吸收的观点。乙酰半胱氨酸能破坏痰液的二硫键,有时也用于肺炎患者的治疗,但由于其刺激性,因而在临床应用上受到一定限制。痰中的 DNA 增加了痰液黏度,重组的 DNA 酶能裂解 DNA,已证实在囊性纤维化患者中有助于改善症状和肺功能,但对肺炎患者其价值尚未被证实。支气管舒张药也能促进黏液排出和纤毛运动频率,对 COPD 合并肺炎的患者有效。

四、急救护理

(一)护理目标

(1)维持生命体征稳定,降低病死率。

(2)维持呼吸道通畅,促进有效咳嗽、排痰。

(3)维持正常体温,减轻高热伴随症状,增加患者舒适感。

(4)供给足够营养和液体。

(5)预防传染和继发感染。

(二)护理措施

1.病情监护

重症肺炎患者病情危重、变化快,特别是高龄及合并严重基础疾病患者,需要严密监护病情变化,包括持续监护心电、血压、呼吸、血氧饱和度,监测意识、尿量、血气分析结果、肾功能、电解质、血糖变化。任何异常变化均应及时报告医师,早期处理。同时床边备好吸引装置、吸氧装置、气管插管和气管切开等抢救用品及抢救药物等。

2.维持呼吸功能的护理

(1)密切观察患者的呼吸情况,监护呼吸频率、节律、呼吸音、血氧饱和度。出现呼吸急促、呼吸困难,口唇、指(趾)末梢发绀,低氧血症(血氧饱和度<80%),双肺呼吸音减弱,必须及时给予鼻导管或面罩有效吸氧,根据病情变化调节氧浓度和流量。面罩呼吸机加压吸氧时,注意保持密闭,对于面颊部极度消瘦的患者,在颊部与面罩之间用脱脂棉垫衬托,避免漏气影响氧疗效果和皮肤压迫。意识清楚的患者嘱其用鼻呼吸,脱面罩间歇时间不易过长。鼓励患者多饮水,减少张口呼吸和说话。

(2)常规及无创呼吸机加压吸氧不能改善缺氧时,采取气管插管呼吸机辅助通气。机械通气需要患者较好的配合,事先向患者简明讲解呼吸机原理、保持自主呼吸与呼吸机同步的配合方法、注意事项等。指导患者使用简单的身体语言表达需要,如用动腿、眨眼、动手指表示口渴、翻身、不适等或写字表达。机械通气期间严格做好护理,每天更换呼吸管道,浸泡消毒后再用环氧乙烷灭菌;严格按无菌技术操作规程吸痰。护理操作特别是给患者翻身时,注意呼吸机管道水平面保持一定倾斜度,使其低于患者呼吸道,集水瓶应在呼吸环路的最低位,并及时检查倾倒管道内、集水瓶内冷凝水,避免其反流入气道。根据症状、血气分析、血氧饱和度调整吸入氧浓度,力求在最低氧浓度下达到最佳的氧疗效果,争取尽快撤除呼吸机。

(3)保持呼吸道通畅,及时清除呼吸道分泌物。①遵医嘱给予雾化吸入每日 2 次,有效湿化呼吸道。正确使用雾化吸入,雾化液用生理盐水配制,温度在 35 ℃左右。使喷雾器保持竖直向上,并根据患者的姿势调整角度和位置,吸入过程护士必须在场严密观察病情,如出现呼吸困难、口周发绀,应停止吸入,立即吸痰、吸氧,不能缓解时通知医师。症状缓解后继续吸入。每次雾化后,协助患者翻身、拍背。拍背时五指并拢成空心掌,由上而下,由外向内,有节律地轻拍背部。通过振动,使小气道分泌物松动易于进入较大气道,有利于排痰及改善肺通、换气功能。每次治疗结束后,雾化器内余液应全部倾倒,重新更换灭菌蒸馏水;雾化器连接管及面罩用 0.5%三氯异氰尿酸(健之素)消毒液浸泡 30 分钟,用清水冲净后晾干备用。②指导患者定时有效咳嗽,病情允许时使患者取坐位,先深呼吸,轻咳数次将痰液集中后,用力咳出,也可促使肺膨胀。协助患者勤翻身,改变体位,每 2 小时拍背体疗 1 次。对呼吸无力、衰竭的患者,用手指压在胸骨切迹上方刺激气管,促使患者咳嗽排痰。③老年人、衰弱的患者,咳嗽反射受抑制者,呼吸防御机制受损,不能有效地将呼吸道分泌物排出时,应按需要吸痰。用一次性吸痰管,检查导管通畅后,在无负压情况下将吸痰管轻轻插入 10～15 cm,退出 1～2 cm,以便游离导管尖端,然后打开负压,边旋转边退出。有黏液或分泌物处稍停。每次吸痰时间应少于 15 秒。吸痰时,同一根吸痰管应先吸气道内分泌物,再吸鼻腔内分泌物,不能重复进入气道。

(4)研究表明,患者俯卧位发生吸入性肺炎的概率比左侧卧位和仰卧位患者低,定时帮助患者取该体位。进食时抬高床头 30°～45°,减少胃液反流误吸机会。

3.合并感染性休克的护理

发生休克时,患者取去枕平卧位,下肢抬高 20°～30°,增加回心血量和脑部血流量。保持静脉通道畅通,积极补充血容量,根据心功能、皮肤弹性、血压、脉搏、尿量及中心静脉压情况调节输液速度,防止肺水肿。加强抗感染,使用血管活性药物时,用药浓度、单位时间用量,严格遵医嘱,动态观察病情,及时反馈,为治疗方案的调整提供依据。体温不升者给予棉被保暖,避免使用热水袋、电热毯等加温措施。

4.合并急性肾衰竭的护理

少尿期准确记录出入量,留置导尿,记录每小时尿量,严密观察肾功能及电解质变化,根据医嘱严格控制补液量及补液速度。高血钾是急性肾衰竭患者常见死亡原因之一,此期避免摄入含钾高的食物;多尿期应注意补充水分,保持水、电解质平衡。尿量<20 mL/h 或<80 mL/24 h 的急性肾衰竭者需要血液透析治疗。

5.发热的护理

高热时帮助降低体温,减轻高热伴随症状,增加患者舒适感。每 2 小时监测体温 1 次。密切观察发热规律、特点及伴随症状,及时报告医师对症处理;寒战时注意保暖,高热给予物理降温,冷毛巾敷前额,冰袋置于腋下、腹股沟等处,或温水、乙醇擦浴。物理降温效果差时,遵医嘱给予退热剂。降温期间要注意随时更换汗湿的衣被,防止受凉,鼓励患者多饮水,保证机体需要,防止肾血流灌注不足,诱发急性肾功能不全。加强口腔护理。

6.预防传染及继发感染

(1)采取呼吸道隔离措施,切断传播途径。单人单室,避免交叉感染。严格遵守各种消毒、隔离制度及无菌技术操作规程,医护人员操作前后应洗手,特别是接触呼吸道分泌物和护理气管切开、插管患者前后要彻底流水洗手,并采取戴口罩、手套等隔离手段。开窗通风保持病房空气流通,每日定时紫外线空气消毒 30～60 分钟,加强病房内物品的消毒,所有医疗器械和物品特别是呼吸治疗器械定时严格消毒、灭菌。控制陪护及探视人员流动,实行无陪人管理。对特殊感染、耐药菌株感染及易感人群应严格隔离,及时通报。

(2)加强呼吸道管理。气管切开患者更换内套管前,必须充分吸引气囊周围分泌物,以免含菌的渗出液漏入呼吸道诱发肺炎。患者取半坐位以减少误吸危险。尽可能缩短人工气道留置和机械通气时间。

(3)患者分泌物、痰液存放于黄色医疗垃圾袋中焚烧处理,定期将呼吸机集水瓶内液体倒入装有0.5%健之素消毒液的容器中集中消毒处理。

7.营养支持治疗的护理

营养支持是重要的辅助治疗。重症肺炎患者防御功能减退,体温升高使代谢率增加,机体需要增加免疫球蛋白、补体、内脏蛋白的合成,支持巨噬细胞、淋巴细胞活力及酶活性。提供重症肺炎患者高蛋白、高热量、富含维生素、易消化的流质或半流质饮食,尽量符合患者口味,少食多餐。有时需要鼻饲营养液,必要时胃肠外应用免疫调节剂,如免疫球蛋白、血浆、清蛋白和氨基酸等营养物质以提高抵抗力,增强抗感染效果。

8.舒适护理

为保证患者舒适,重视做好基础护理。重症肺炎急性期患者要卧床休息,安排好治疗、护理时间,尽量减少打扰,保证休息。帮助患者维持舒服的治疗体位。保持病室清洁、安静,空气新鲜。室温保持在22~24 ℃,使用空气湿化器保持空气相对湿度为60%~70%。保持床铺干燥、平整。保持口腔清洁。

9.采集痰标本的护理干预

痰标本是最常用的下呼吸道病原学标本,其检验结果是选择抗生素治疗的确切依据,正确采集痰标本非常重要。准确的采样是经气管采集法,但患者有一定痛苦,不易被接受。临床一般采用自然咳痰法。采集痰标本应注意必须在抗生素治疗前采集新鲜、深咳后的痰,迅速送检,避免标本受到口咽处正常细菌群的污染,以保证细菌培养结果准确性。具体方法是:嘱患者先将唾液吐出、漱口,并指导或辅助患者深吸气后咳嗽,咳出肺部深处痰液,留取标本。收集痰液后应在30分钟内送检。经气管插管收集痰标本时,可使用一次性痰液收集器。用无菌镊夹持吸痰管插入气管深部,注意勿污染吸痰管。留痰过程注意无菌操作。

10.心理护理

评估患者的心理状态,采取有针对性的护理。患者病情重,呼吸困难、发热、咳嗽等明显不适,导致患者烦躁和恐惧,加压通气、气管插管、机械通气患者尤其明显,上述情绪加重呼吸困难。护士要鼓励患者倾诉,多与其交流,语言交流困难时,用文字或体态语言主动沟通,尽量消除其紧张恐惧心理。了解患者的经济状况及家庭成员情况,帮助患者寻求更多支持和帮助。及时向患者及家属解释,介绍病情和治疗方案,使其信任和理解治疗、护理的作用,增加安全感,保持情绪稳定。

11.健康教育

出院前指导患者坚持呼吸功能锻炼,做深呼吸运动,增强体质。减少去公共场所的次数,预防感冒。上呼吸道感染急性期外出戴口罩。居室保持良好的通风,保持空气清新。均衡膳食,增加机体抵抗力,戒烟,避免劳累。

(张枭敏)

第五节 重症哮喘

支气管哮喘(简称哮喘)是常见的慢性呼吸道疾病之一,近年来,其患病率在全球范围内有逐年增加的趋势,参照全球哮喘防治创议(GINA)和我国2008年版支气管哮喘防治指南,将定义重新修订为哮喘是由多种细胞包括气道的炎性细胞和结构细胞(如嗜酸性粒细胞、肥大细胞、T 淋巴细胞、中性粒细胞、平滑肌细胞、气道上皮细胞等)和细胞组分参与的气道慢性炎症性疾病。这种慢性炎症导致气道高反应性,通常出现广泛多变的可逆性气流受限,并引起反复发作性的喘息、气急、胸闷或咳嗽等症状,常在夜间和(或)清晨发作、加剧,多数患者可自行缓解或经治疗缓解。如果哮喘急性发作,虽经积极吸入糖皮质激素($\leqslant$1 000 μg/d)和应用长效 β_2 受体激动药或茶碱类药物治疗数小时,病情不缓解或继续恶化;或哮喘呈暴发性发作,哮喘发作后短时间内即进入危重状态,则称为重症哮喘。如病情不能得到有效控制,可迅速发展为呼吸衰竭而危及生命,故需住院治疗。

一、病因和发病机制

(一)病因

哮喘的病因还不十分清楚,目前认为同时受遗传因素和环境因素的双重影响。

(二)发病机制

哮喘的发病机制不完全清楚,可能是免疫-炎症反应、神经机制和气道高反应性及其之间的相互作用。重症哮喘目前已经基本明确的发病因素主要有以下几种。

1.诱发因素的持续存在

诱发因素的持续存在使机体持续地产生抗原-抗体反应,发生气道炎症、气道高反应性和支气管痉挛,在此基础上,支气管黏膜充血水肿、大量黏液分泌并形成黏液栓,阻塞气道。

2.呼吸道感染

细菌、病毒及支原体等的感染可引起支气管黏膜充血肿胀及分泌物增加,加重气道阻塞;某些微生物及其代谢产物还可以作为抗原引起免疫-炎症反应,使气道高反应性加重。

3.糖皮质激素使用不当

长期使用糖皮质激素常常伴有下丘脑-垂体-肾上腺皮质轴功能抑制,突然减量或停用,可造成体内糖皮质激素水平的突然降低,造成哮喘的恶化。

4.脱水、痰液黏稠、电解质紊乱

哮喘急性发作时,呼吸道丢失水分增加、多汗造成机体脱水,痰液黏稠不易咳出而阻塞大小气道,加重呼吸困难,同时由于低氧血症可使无氧酵解增加,酸性代谢产物增加,合并代谢性酸中毒,使病情进一步加重。

5.精神心理因素

许多学者提出心理社会因素通过对中枢神经、内分泌和免疫系统的作用而导致哮喘发作,是使支气管哮喘发病率和死亡率升高的一个重要因素。

二、病理生理

重症哮喘的支气管黏膜充血水肿、分泌物增多甚至形成黏液栓以及气道平滑肌的痉挛导致呼吸道阻力在吸气和呼气时均明显升高,小气道阻塞,肺泡过度充气,肺内残气量增加,加重吸气肌肉的负荷,降低肺的顺应性,内源性呼气末正压(PEEPi)增大,导致吸气功耗增大。小气道阻塞,肺泡过度充气,相应区域毛细血管的灌注减低,引起肺泡通气/血流(V/Q)比例的失调,患者常出现低氧血症,多数患者表现为过度通气,通常 $PaCO_2$ 降低,若 $PaCO_2$ 正常或升高,应警惕呼吸衰竭的可能性或是否已经发生了呼吸衰竭。重症哮喘患者,若气道阻塞不迅速解除,潮气量将进行性下降,最终将会发生呼吸衰竭。哮喘发作持续不缓解,也可能出现血液循环的紊乱。

三、临床表现

(一)症状

重症哮喘患者常出现极度严重的呼气性呼吸困难、被迫采取坐位或端坐呼吸,干咳或咳大量白色泡沫痰,不能讲话、紧张、焦虑、恐惧、大汗淋漓。

(二)体征

患者常出现呼吸浅快,呼吸频率增快(>30/分钟),可有三凹征,呼气期两肺满布哮鸣音,也可哮鸣音不出现,即所谓的"寂静胸",心率增快(>120/分钟),可有血压下降,部分患者出现奇脉、胸腹反常运动、意识障碍,甚至昏迷。

四、实验室检查和其他检查

(一)痰液检查

哮喘患者痰涂片显微镜下可见到较多嗜酸性粒细胞、脱落的上皮细胞。

(二)呼吸功能检查

哮喘发作时,呼气流速指标均显著下降,第 1 秒钟用力呼气容积(FEV_1)、第 1 秒钟用力呼气容积占用力肺活量比值($FEV_1/FVC\%$,即 1 秒率)以及呼气峰值流速(PEF)均减少。肺容量指标可见用力肺活量减少、残气量增加、功能残气量和肺总量增加,残气占肺总量百分比增高。大多数成人哮喘患者呼气峰值流速<50%预计值则提示重症发作,呼气峰值流速<33%预计值提示危重或致命性发作,需做血气分析检查以监测病情。

(三)血气分析

由于气道阻塞且通气分布不均,通气/血流比例失衡,大多数重症哮喘患者有低氧血症,PaO_2<8.0 kPa(60 mmHg),少数患者 PaO_2<6.0 kPa(45 mmHg),过度通气可使 $PaCO_2$ 降低,pH 上升,表现为呼吸性碱中毒;若病情进一步发展,气道阻塞严重,可有缺氧及 CO_2 潴留,$PaCO_2$ 上升,血 pH 下降,出现呼吸性酸中毒;若缺氧明显,可合并代谢性酸中毒。$PaCO_2$ 正常往往是哮喘恶化的指标,高碳酸血症是哮喘危重的表现,需给予足够的重视。

(四)胸部 X 线检查

早期哮喘发作时可见两肺透亮度增强,呈过度充气状态,并发呼吸道感染时可见肺纹理增加及炎性浸润阴影。重症哮喘要注意气胸、纵隔气肿及肺不张等并发症的存在。

(五)心电图检查

重症哮喘患者心电图常表现为窦性心动过速、电轴右偏、偶见肺性 P 波。

五、诊断

(一)哮喘的诊断标准

(1)反复发作喘息、气急、胸闷或咳嗽,多与接触变应原、冷空气、物理、化学性刺激以及病毒性上呼吸道感染、运动等有关。

(2)发作时双肺可闻及散在或弥漫性、以呼气相为主的哮鸣音,呼气相延长。

(3)上述症状和体征可经治疗缓解或自行缓解。

(4)除去其他疾病所引起的喘息、气急、胸闷和咳嗽。

(5)临床表现不典型者(如无明显喘息或体征),应至少具备以下 1 项试验阳性:①支气管激发试验或运动激发试验阳性。②支气管舒张试验阳性,第 1 秒用呼气容积增加≥12％,且第 1 秒用呼气容积增加绝对值≥200 mL。③呼气峰值流速日内(或 2 周)变异率≥20％。

符合(1)～(4)条或(4)～(5)条者,可以诊断为哮喘。

(二)哮喘的分期及分级

根据临床表现,哮喘可分为急性发作期、慢性持续期和临床缓解期。急性发作是指喘息、气促、咳嗽、胸闷等症状突然发生,或原有症状急剧加重,常有呼吸困难,以呼气流量降低为其特征,常因接触变应原、刺激物或呼吸道感染诱发。哮喘急性发作时病情严重程度可分为轻度、中度、重度、危重四级(表 7-4)。

表 7-4 哮喘急性发作时病情严重程度的分级

临床特点	轻度	中度	重度	危重
气短	步行、上楼时	稍事活动	休息时	
体位	可平卧	喜坐位	端坐呼吸	
谈话方式	连续成句	常有中断	仅能说出字和词	不能说话
精神状态	可有焦虑或尚安静	时有焦虑或烦躁	常有焦虑、烦躁	嗜睡、意识模糊
出汗	无	有	大汗淋漓	
呼吸频率(次/分钟)	轻度增加	增加	＞30	
辅助呼吸肌活动及三凹征	常无	可有	常有	胸腹矛盾运动
哮鸣音	散在,呼气末期	响亮、弥漫	响亮、弥漫	减弱、甚至消失
脉率(次/分钟)	＜100	100～120	＞120	脉率变慢或不规则
奇脉(深吸气时收缩压下降,mmHg)	无,＜10	可有,10～25	常有,＞25	无
使用 β_2 受体激动药后呼气峰值流速占预计值或个人最佳值％	＞80％	60％～80％	＜60％或＜100 L/min 或作用时间＜2 小时	
PaO_2(吸空气,mmHg)	正常	≥60	＜60	＜60
$PaCO_2$(mmHg)	＜45	≤45	＞45	＞45
SaO_2(吸空气,％)	＞95	91～95	≤90	≤90
pH				降低

注:1 mmHg＝0.133 kPa

六、鉴别诊断

(一)左侧心力衰竭引起的喘息样呼吸困难

(1)患者多有高血压、冠状动脉粥样硬化性心脏病、风湿性心脏病和二尖瓣狭窄等病史和体征。

(2)阵发性咳嗽,咳大量粉红色泡沫痰,两肺可闻及广泛的湿啰音和哮鸣音,左心界扩大,心率增快,心尖部可闻及奔马律。

(3)胸部 X 线及心电图检查符合左心病变。

(4)鉴别困难时,可雾化吸入 β_2 受体激动药或静脉注射氨茶碱缓解症状后,进一步检查,忌用肾上腺素或吗啡,以免造成危险。

（二）慢性阻塞性肺疾病

（1）中老年人多见，起病缓慢、病程较长，多有长期吸烟或接触有害气体的病史。

（2）慢性咳嗽、咳痰，晨间咳嗽明显，气短或呼吸困难逐渐加重。有肺气肿体征，两肺可闻及湿啰音。

（3）慢性阻塞性肺疾病急性加重期和哮喘区分有时十分困难，用支气管扩张药和口服或吸入激素做治疗性试验可能有所帮助。慢性阻塞性肺疾病也可与哮喘合并同时存在。

（三）上气道阻塞

（1）呼吸道异物者有异物吸入史。

（2）中央型支气管肺癌、气管支气管结核、复发性多软骨炎等气道疾病，多有相应的临床病史。

（3）上气道阻塞一般出现吸气性呼吸困难。

（4）胸部 X 线摄片、CT、痰液细胞学或支气管镜检查有助于诊断。

（5）平喘药物治疗效果不佳。

此外，应和变态反应性肺浸润、自发性气胸等相鉴别。

七、急诊处理

哮喘急性发作的治疗取决于发作的严重程度以及对治疗的反应。对于具有哮喘相关死亡高危因素的患者，应给予高度重视。高危患者包括：①曾经有过气管插管和机械通气的濒于致死性哮喘的病史。②在过去 1 年中因为哮喘而住院或看急诊。③正在使用或最近刚刚停用口服糖皮质激素。④目前未使用吸入糖皮质激素。⑤过分依赖速效 β_2 受体激动药，特别是每月使用沙丁胺醇（或等效药物）超过 1 支的患者。⑥有心理疾病或社会心理问题，包括使用镇静药。⑦有对哮喘治疗不依从的历史。

（一）轻度和部分中度急性发作哮喘患者可在家庭中或社区中治疗

治疗措施主要为重复吸入速效 β_2 受体激动药，在第 1 小时每次吸入沙丁胺醇 $100\sim200~\mu g$ 或特布他林 $250\sim500~\mu g$，必要时每 20 分钟重复 1 次，随后根据治疗反应，轻度调整为 $3\sim4$ 小时再用 $2\sim4$ 喷，中度 $1\sim2$ 小时用 $6\sim10$ 喷。如果对吸入性 β_2 受体激动药反应良好（呼吸困难显著缓解，呼气峰值流速占预计值 $>80\%$ 或个人最佳值，且疗效维持 $3\sim4$ 小时），通常不需要使用其他药物。如果治疗反应不完全，尤其是在控制性治疗的基础上发生的急性发作，应尽早口服糖皮质激素（泼尼松龙 $0.5\sim1~mg/kg$ 或等效剂量的其他激素），必要时到医院就诊。

（二）部分中度和所有重度急性发作均应到急诊室或医院治疗

1.联合雾化吸入 β_2 受体激动药和抗胆碱能药物

β_2 受体激动药通过对气道平滑肌和肥大细胞等细胞膜表面的 β_2 受体的作用，舒张气道平滑肌、减少肥大细胞脱颗粒和介质的释放等，缓解哮喘症状。重症哮喘时应重复使用速效 β_2 受体激动药，推荐初始治疗时连续雾化给药，随后根据需要间断给药（6 次/天）。雾化吸入抗胆碱药物，如溴化异丙托品（常用剂量为 $50\sim125~\mu g$，$3\sim4$ 次/天）、溴化氧托品等可阻断节后迷走神经传出支，通过降低迷走神经张力而舒张支气管，与 β_2 受体激动药联合使用具有协同、互补作用，能够取得更好的支气管舒张作用。

2.静脉使用糖皮质激素

糖皮质激素是最有效的控制气道炎症的药物,重度哮喘发作时应尽早静脉使用糖皮质激素,特别是对吸入速效 β_2 受体激动药初始治疗反应不完全或疗效不能维持者。如静脉及时给予琥珀酸氢化可的松(400～1 000 mg/d)或甲泼尼龙(80～160 mg/d),分次给药,待病情得到控制和缓解后,改为口服给药(如静脉使用激素 2～3 天,继之以口服激素 3～5 天),静脉给药和口服给药的序贯疗法有可能减少激素用量和不良反应。

3.静脉使用茶碱类药物

茶碱具有舒张支气管平滑肌作用,并具有强心、利尿、扩张冠状动脉、兴奋呼吸中枢和呼吸肌等作用。临床上在治疗重症哮喘时静脉使用茶碱作为症状缓解药,静脉注射氨茶碱[首次剂量为 4～6 mg/kg,注射速度不宜超过 0.25 mg/(kg·min),静脉滴注维持剂量为 0.6～0.8 mg/(kg·h)],茶碱可引起心律失常、血压下降,甚至死亡,其有效、安全的血药浓度范围应在 6～15 μg/mL,在有条件的情况下应监测其血药浓度,及时调整浓度和滴速。发热、妊娠、抗结核治疗可以降低茶碱的血药浓度;而肝疾患、充血性心力衰竭以及合用西咪替丁(甲氰咪胍)、喹诺酮类、大环内酯类药物等可影响茶碱代谢而使其排泄减慢,增加茶碱的毒性作用,应引起重视,并酌情调整剂量。

4.静脉使用 β_2 受体激动药

平喘作用较为迅速,但因全身不良反应的发生率较高,国内较少使用。

5.氧疗

使 $SaO_2 \geq 90\%$,吸氧浓度一般 30%左右,必要时增加至 50%,如有严重的呼吸性酸中毒和肺性脑病,吸氧浓度应控制在 30%以下。

6.气管插管机械通气

重度和危重哮喘急性发作经过氧疗、全身应用糖皮质激素、β_2 受体激动药等治疗,临床症状和肺功能无改善,甚至继续恶化,应及时给予机械通气治疗,其指征主要包括意识改变、呼吸肌疲劳、$PaCO_2 \geq 6.0$ kPa(45 mmHg)等。可先采用经鼻(面)罩无创机械通气,若无效应及早行气管插管机械通气。哮喘急性发作机械通气需要较高的吸气压,可使用适当水平的呼气末正压治疗。如果需要过高的气道峰压和平台压才能维持正常通气容积,可试用允许性高碳酸血症通气策略以减少呼吸机相关肺损伤。

八、急救护理

(一)护理目标

(1)及早发现哮喘先兆,保障最佳治疗时机,终止发作。

(2)尽快解除呼吸道阻塞,纠正缺氧,挽救患者生命。

(3)减轻患者身体、心理的不适及痛苦。

(4)提高患者的活动能力,提高生活质量。

(5)健康指导,提高自护能力,减少复发,维护肺功能。

(二)护理措施

(1)院前急救时的护理:①首先做好出诊前的评估。接到出诊联系电话时询问患者的基本情况,做出预测评估及相应的准备。除备常规急救药外,需备短效的糖皮质激素及 β_2 受体激动剂(气雾剂)、氨茶碱等。做好机械通气的准备,救护车上的呼吸机调好参数,准备吸氧面罩。②到达现场后,迅速评估病情及周围环境,判断是否有诱发因素。简单询问相关病史,评估病情。立即监测生命体征、意识状态的情况,发生呼吸、心搏骤停时立即配合医师进行心肺复苏,建立人工气道进行机械辅助通气。尽快解除呼吸道阻塞,及时纠正缺氧是抢救患者的关键。给予氧气吸入,面罩或者用高频呼吸机通气吸氧。遵医嘱立即帮助患者吸入糖皮质激素和 β_2 受体激动剂定量气雾剂,氨茶碱缓慢静脉滴注,肾上腺素 $0.25\sim0.5$ mg 皮下注射,30 分钟后可重复 1 次。迅速建立静脉通道。固定好吸氧、输液管,保持通畅。重症哮喘病情危急,严重缺氧导致极其恐惧、烦躁,护士要鼓励患者,端坐体位做好固定,扣紧安全带,锁定担架平车与救护车定位把手,并在旁扶持。运送途中,密切监护患者的呼吸频率及节律、血氧饱和度、血压、心率、意识的变化,观察用药反应。

(2)到达医院后,帮助患者取坐位或半卧位,放移动托板,使其身体伏于其上,利于通气和减少疲劳。立即连接吸氧装置,调好氧流量。检查静脉通道是否通畅。备吸痰器、气管插管、呼吸机、抢救药物、除颤器。连接监护仪,监测呼吸、心电、血压等生命体征。观察患者的意识、呼吸频率、哮鸣音高低变化。一般哮喘发作时,两肺布满高调哮鸣音,但重危哮喘患者,因呼吸肌疲劳和小气道广泛痉挛,使肺内气体流速减慢,哮鸣音微弱,出现"沉默胸",提示病情危重。护士对病情变化要有预见性,发现异常及时报告医师处理。

(3)迅速收集病史、以往药物服用情况,评估哮喘程度。如果哮喘发作经数小时积极治疗后病情仍不能控制,或急剧进展,即为重症哮喘,此时病情不稳定,可危及生命,需要加强监护、治疗。

(4)确保气道通畅维护有效排痰、保持呼吸道通畅是急重症哮喘的护理重点。①哮喘发作时,支气管黏膜充血水肿,腺体分泌亢进,合并感染更重,产生大量痰液。而此时患者因呼吸急促、喘息,呼吸道水分丢失,致使痰液黏稠不易咳出,大量黏痰形成痰栓阻塞气管、支气管,导致严重气道阻塞,加上气道痉挛,气道内压力明显增加,加重喘息及感染。因此必须注意补充水分、湿化气道,积极排痰,保持呼吸道通畅。②按时协助患者翻身、叩背,加强体位引流;雾化吸入,湿化气道,稀释痰液,防止痰栓形成。采用小雾量、短时间、间歇雾化方式,湿化时密切观察患者呼吸状态,发现喘息加重、血氧饱和度下降等异常立即停止雾化。床边备吸痰器,防止痰液松解后大量涌出导致窒息。吸痰时动作轻柔、准确,吸力和深度适当,尽量减少刺激并达到有效吸引。每次吸痰时间不超过 15 秒,该过程中注意观察患者的面色、呼吸、血氧饱和度、血压及心率的变化。严格无菌操作,避免交叉感染。

(5)吸氧治疗的护理:①给氧方式、浓度和流量根据病情及血气分析结果予以调节。一般给予鼻导管吸氧,氧流量 $4\sim6$ L/min;有二氧化碳潴留时,氧流量 $2\sim4$ L/min;出现低氧血症时改用面罩吸氧,氧流量 $6\sim10$ L/min。经过吸氧和药物治疗病情不缓解,低氧血症和二氧化碳潴留加剧时进行气管插管呼吸机辅助通气。此时应做好呼吸机和气道管理,防止医源性感染,及时有效地吸痰和湿化气道。气管插管患者吸痰前后均应吸入纯氧 $3\sim5$ 分钟。②吸氧治疗时,观察呼吸窘迫有无缓解,意识状况,末梢皮肤黏膜颜色、湿度等,定时监测血气分析。高浓度吸氧($>60\%$)持续 6 小时以上时应注意有无烦躁、情绪激动、呼吸困难加重等中毒症状。

(6)药物治疗的护理:终止哮喘持续发作的药物根据其作用机制可分为:具有抗炎作用和缓解症状作用两大类。给药途径包括吸入、静脉和口服。①吸入给药的护理吸入的药物局部抗炎作用强,直接作用于呼吸道,所需剂量较小,全身性不良反应较少。剂型有气雾剂、干粉和溶液。

护士指导患者正确吸入药物。先嘱患者将气呼尽,然后开始深吸气,同时喷出药液,吸气后屏气数秒,再慢慢呼出。吸入给药有口咽部局部的不良反应,包括声音嘶哑、咽部不适和念珠菌感染,吸药后让患者及时用清水含漱口咽部。密切观察与用药效果和不良反应,严格掌握吸入剂量。②静脉给药的护理经静脉用药有糖皮质激素、茶碱类及 β 受体激动剂。护士要熟练掌握常用静脉注射平喘药物的药理学、药代动力学、药物的不良反应、使用方法及注意事项,严格执行医嘱的用药剂量、浓度和给药速度,合理安排输液顺序。保持静脉通路畅通,药液无外渗,确保药液在规定时间内输入。观察治疗反应,监测呼吸频率、节律、血氧饱和度、心率、心律和哮喘症状的变化等。应用拟肾上腺素和茶碱类药物时应注意观察有无心律失常、心动过速、血压升高、肌肉震颤、抽搐、恶心、呕吐等不良反应,严格控制输入速度,及时反馈病情变化,供医师及时调整医嘱,保持药物剂量适当;应用大剂量糖皮质激素类药物应观察是否有消化道出血或水钠潴留、低钾性碱中毒等表现,发现后及时通知医师处理。③口服给药重度哮喘吸入大剂量激素治疗无效的患者应早期口服糖皮质激素,一般使用半衰期较短的糖皮质激素,如泼尼松、泼尼松龙或甲基泼尼松龙等。每次服药护士应协助,看患者服下,防止漏服或服用时间不恰当。正确的服用方法是每日或隔日清晨顿服,以减少外源性激素对脑垂体-肾上腺轴的抑制作用。

(7)并发症的观察和护理:重危哮喘患者主要并发症是气胸、皮下气肿、纵隔气肿、心律失常、心功能不全等,发生时间主要在发病 48 小时内,尤其是前 24 小时。在入院早期要特别注意观察,尤应注意应用呼吸机治疗者及入院前有肺气肿和(或)肺心病的重症哮喘患者。①气胸是发生率最高的并发症。气胸发生的征象是清醒患者突感呼吸困难加重、胸痛、烦躁不安,血氧饱和度降低。由于胸膜腔内压增加,使用呼吸机时机器报警。护士此时要注意观察有无气管移位,血流动力学是否稳定等,并立即报告医师处理。②皮下气肿一般发生在颈胸部,重者可累及到腹部。表现为颈胸部肿胀,触诊有握雪感或捻发感。单纯皮下气肿一般对患者影响较轻,但是皮下气肿多来自气胸或纵隔气肿,如处理不及时可危及生命。③纵隔气肿纵隔气肿是最严重的并发症,可直接影响到循环系统,导致血压下降、心律失常,甚至心搏骤停,短时间内导致患者死亡。发现皮下气肿,同时有血压、心律的明显改变,应考虑到纵隔气肿的可能,立即报告医师急救处理。④心律失常患者存在的低氧及高碳酸血症、氨茶碱过量、电解质紊乱、胸部并发症等,均可导致各种早搏、快速心房纤颤、室上速等心律失常。发现新出现的心律失常或原有心律失常加重,要针对性地观察是否存在上述原因,做出相应的护理并报告医师处理。

(8)出入量管理:急重症哮喘发作时因张口呼吸、大量出汗等原因容易导致脱水、痰液黏稠不易咳出,必须严格出入量管理,为治疗提供准确依据。监测尿量,必要时留置导尿,准确记录24 小时出入量及每小时尿量,观察出汗情况、皮肤弹性,若尿量少于 30 mL/h,应通知医师处理。神志清醒者,鼓励饮水。对口服不足及神志不清者,经静脉补充水分,一般每日补液 2 500～3 000 mL,根据患者的心功能状态调整滴速,避免诱发心力衰竭、急性肺水肿。在补充水分的同时应严密监测血清电解质,及时补充纠正,保持酸碱平衡。

(9)基础护理:哮喘发作时,患者生活不能自理,护士要做好各项基础护理。尽量维护患者的舒适感。①保持病室空气新鲜流通,温度(18～22 ℃)、湿度(50%～60%)适宜,避免寒冷、潮湿、异味。注意保暖,避免受凉感冒。室内不摆放花草,整理床铺时防止尘埃飞扬。护理操作尽量集中进行,保障患者休息。②帮助患者取舒适的半卧位和坐位,适当用靠垫等维持,减轻患者体力。每日 3 次进行常规口腔、鼻腔清洁护理,有利于呼吸道通畅,预防感染并发症。口唇干燥时涂石蜡油。③保持床铺清洁、干燥、平整。对意识障碍加强皮肤护理,保持皮肤清洁、干燥、及时擦干汗液,更换衣服,每2小时翻身1次,避免局部皮肤长期受压。协助床上排泄,提供安全空间,尊重患者,及时清理污物并清洗会阴。

(10)安全护理:为意识不清、烦躁的患者提供保护性措施,使用床档,防止坠床摔伤。哮喘发作时,患者常采取强迫坐位,给予舒适的支撑物,如移动餐桌、升降架等。哮喘缓解后,协助患者侧卧位休息。

(11)饮食护理:给予高热量、高维生素、易消化的流质食物,病情好转后改半流质、普通饮食。避免产气、辛辣、刺激性食物及容易引起过敏的食物,如鱼、虾等。

(12)心理护理:严重缺氧时患者异常痛苦,有窒息和濒死感,患者均存在不同程度的焦虑、烦躁或恐惧,后者诱发或加重哮喘,形成恶性循环。护士应主动与患者沟通,提供细致护理,给患者精神安慰及心理支持,说明良好的情绪能促进缓解哮喘,帮助患者控制情绪。

(13)健康教育:为了有效控制哮喘发作、防止病情恶化,必需提高患者的自我护理能力,并且鼓励亲属参与教育计划,使其准确了解患者的需求,能提供更合适的帮助。患者经历自我处理成功的体验后会增加控制哮喘的信心,改善生活质量,提高治疗依从性。具体内容主要有:哮喘相关知识,包括支气管哮喘的诱因、前驱症状、发作时的简单处理、用药等;自我护理技能的培养,包括气雾剂的使用、正确使用峰流速仪监测、合理安排日常生活和定期复查等。

指导环境控制识别致敏源和刺激物,如宠物、花粉、油漆、皮毛、灰尘、吸烟、刺激性气体等,尽量减少与之接触。居室或工作学习的场所要保持清洁,常通风。

呼吸训练指导患者正确的腹式呼吸法、轻咳排痰法及缩唇式呼吸等,保证哮喘发作时能有效地呼吸。

病情监护指导指导患者自我检测病情,每天用袖珍式峰流速仪监测最大呼出气流速,并进行评定和记录。急性发作前的征兆有:使用短效β受体激动剂次数增加、早晨呼气峰流速下降、夜间苏醒次数增加或不能入睡,夜间症状严重等。一旦有上述征象,及时复诊。嘱患者随身携带止喘气雾剂,一出现哮喘先兆时立即吸入,同时保持平静。通过指导患者及照护者掌握哮喘急性发作的先兆和处理常识,把握好急性加重前的治疗时间窗,一旦发生时能采取正确的方式进行自救和就医,避免病情恶化或争取抢救时间。

指导患者严格遵医嘱服药指导患者应在医师指导下坚持长期、规则、按时服药,向患者及照护者讲明各种药物的不良反应及服用时注意事项,指导其加强病情观察。如疗效不佳或出现严重不良反应时立即与医师联系,不能随意更改药物种类、增减剂量或擅自停药。

指导患者适当锻炼,保持情绪稳定在缓解期可做医疗体操、呼吸训练、太极拳等,戒烟,减少对气道的刺激。避免情绪激动、精神紧张和过度疲劳,保持愉快情绪。

指导个人卫生和营养细菌和病毒感染是哮喘发作的常见诱因。哮喘患者应注意与流感者隔离,定期注射流感疫苗,预防呼吸道感染。保持良好的营养状态,增强抗感染的能力。胃肠道反流可诱发哮喘发作,睡前3小时禁饮食、抬高枕头可预防。

(张枭敏)

第八章

内分泌科常见病护理

第一节 痛 风

一、疾病概述

(一)疾病概述

痛风是嘌呤代谢障碍或尿酸排泄障碍引起的代谢性疾病,但痛风发病有明显的异质性,除高尿酸血症外可表现为急性关节炎、痛风石沉积、慢性关节炎、关节畸形、慢性间质性肾炎和尿酸性尿路结石。随着经济发展和生活方式的改变,其患病率逐渐上升。痛风发病年龄为 30～70 岁,男性发病年龄有年轻化趋势,一般成人仅有 10%～20% 的高尿酸血症者发生痛风,老年人高尿酸血症患病率达 24% 以上。高尿酸血症发生的男女比例为 2:1,而痛风发病的男女比例为 20:1,即 95% 的痛风患者是男性。这是因为男性喜饮酒、赴宴,喜食富含嘌呤、蛋白质的食物,使体内尿酸增加,排出减少。

(二)相关病理生理

痛风的发生取决于血尿酸的浓度和在体液中的溶解度。血尿酸的平衡取决于嘌呤的吸收和生成与分解和排泄。①嘌呤的吸收:体内的尿酸 20% 来源于富含嘌呤食物的摄取,摄入过多可诱发痛风发作。②嘌呤的分解:尿酸是嘌呤代谢的终产物,正常人约 1/3 的尿酸在肠道经细菌降解处理,约 2/3 经肾以原型排出。③嘌呤的生成:体内的尿酸 80% 来源于体内嘌呤生物合成。参与尿酸代谢的嘌呤核苷酸有三种:次黄嘌呤核苷酸、腺嘌呤核苷酸、鸟嘌呤核苷酸。在嘌呤代谢过程中,各环节都有酶参与调控,一旦酶发生异常,即可发生血尿酸增多或减少。④嘌呤的排泄:在原发性痛风中,80%～90% 的直接发病机制是肾小管对尿酸盐的清除率下降或重吸收升高。痛风意味着尿酸盐结晶、沉积所致的反应性关节炎或痛风石疾病。

(三)痛风的病因与诱因

临床上仅有部分高尿酸血症的患者发展为痛风,确切原因不清。临床上分为原发性和继发性两大类。原发性基本属于遗传性,与肥胖、原发性高血压、血脂异常、糖尿病、胰岛素抵抗关系密切。继发性主要因肾脏病、血液病等疾病或药物、高嘌呤食物等引起。

(四)临床表现

临床多见于 40 岁以上的男性,女性多在绝经期后发病。

1.无症状期

早期症状不明显,有些可终身不出现症状,仅有血尿酸持续性或波动性增高,但随着年龄增长其患病率也随之增加,且与高尿酸血症的水平和持续时间有关。

2.急性关节炎期

为通风的首发症状,多于春秋季节发病。常有以下特点:①多在夜间或清晨突然起病,多呈剧痛,数小时内出现受累关节的红、肿、热、痛和功能障碍,最常见于单侧蹋趾及第1跖趾关节,其次为踝、膝、腕、指、肘等关节。②秋水仙碱治疗后,关节炎症状可迅速缓解。③发热,白细胞增多。④初次发作常呈自限性,数日内自行缓解,受累关节局部皮肤出现脱屑和瘙痒,是本病特有的表现。⑤关节腔滑囊液偏振光显微镜检查可见双折光的针形尿酸盐结晶,是确诊本病的依据。⑥高尿酸血症。

3.痛风石及慢性关节炎期

痛风石是痛风的特征性临床表现,是尿酸盐沉积所致,常见于耳轮、跖趾、指间和掌指关节,常为多关节受累,多见关节远端,表现为关节肿胀、僵硬、畸形及周围组织的纤维化和变形,严重时患处皮肤发亮、菲薄,破溃则有豆渣样的白色物质排出。

4.肾脏病变

肾脏病变分为痛风性肾病和尿酸性肾石病。前者早期仅有间歇性蛋白尿,随着病情的发展而呈持续性,晚期可发生肾功能不全,表现为水肿、高血压、血尿素氮和肌酐升高。少数表现为急性肾衰竭,出现少尿或无尿。后者 $10\%\sim25\%$ 的痛风后者的肾脏有尿酸结石,呈泥沙样,常无症状,结石者可发生肾绞痛、血尿。

(五)辅助检查

1.血尿酸测定

正常值:男性为 $150\sim380\ \mu mol/L$,女性为 $100\sim300\ \mu mol/L$,更年期后接近男性血尿酸测定高于正常值可确定高尿酸血症。

2.尿尿酸测定

限制嘌呤饮食 5 天后,每天尿酸排出量超过 $3.57\ mmol/L$,可认为尿酸生成增多。

3.滑囊液或痛风石内容物检查

急性关节炎期行关节穿刺,提取滑囊液,在旅光显微镜下可见针形尿酸盐结晶。

4.X 线检查

急性关节炎期可见非特征性软组织肿胀;慢性期或反复发作后可见软骨破坏,关节面不规则,特征性改变为穿凿样、虫蚀样圆形或弧形的骨质透亮缺损。

5.电子计算机 X 线体层显像(CT)与磁共振显像(MRI)检查

CT 扫描受累部位可见不均匀的斑点状高密度痛风石影像;MRI 的 T_1 和 T_2 加权图像呈斑点状低信号。

(六)主要治疗原则

目前尚无根治原发性痛风的方法。治疗原则:①控制高尿酸血症,预防尿酸盐沉积。②迅速终止急性关节炎的发作,防止复发。③防止尿酸结石形成和肾功能损害。

(七)治疗

1.一般治疗

控制饮食总热量:限制饮酒和高嘌呤食物(如动物的内脏:肝、肾、心等)的大量摄入;每天饮水2 000 mL以上以增加尿酸排泄;慎用抑制尿酸排泄的药物:如噻嗪类利尿药等;避免诱发因素和积极治疗相关疾病。

2.高尿酸血症的治疗

(1)排尿酸药:抑制近端肾小管对尿酸盐的重吸收,增加尿酸排泄,降低尿酸水平,适用于肾功能良好者。当内生肌酐清除率<30 mL/min时无效;已有尿酸盐结石形成,或每天尿排出尿酸盐>3.57 mmol时不宜使用。用药期间多饮水,并服用碳酸氢钠3~6 g/d。常用药物有苯溴马隆、丙磺舒、磺吡酮等。

(2)抑制尿酸生成药物:常用药物为别嘌醇,通过抑制黄嘌呤氧化酶,使尿酸的生成减少,适用于尿酸生成过多或不适合使用排尿酸药物者。

3.急性痛风性关节炎期的治疗

绝对卧床休息,抬高患肢,避免负重,迅速给秋水仙碱,越早用药疗效越好。

(1)秋水仙碱:是治疗急性痛风性关节炎的特效药,通过抑制中性粒细胞、单核细胞释放白三烯 B_4、白细胞介素-1 等炎症因子,同时抑制炎症细胞的变形和趋化,从而缓解炎症。不良反应有:恶心、呕吐、厌食、腹胀和水样腹泻,如出现上述症状应及时调整剂量或停药;还可出现白细胞减少、血小板减少等,也会发生脱发现象。

(2)非甾体抗炎药:通过抑制花生四烯酸代谢中的环氧化酶活性,进而抑制前列腺素的合成而达到消炎镇痛的作用。活动性消化性溃疡、消化道出血为禁忌证。常用药物:吲哚美辛、双氯芬酸、布洛芬、罗非昔布等。

(3)糖皮质激素:上述药物治疗无效或不能使用秋水仙碱和非甾体抗炎药时,可考虑使用糖皮质激素或 ACTH 短程治疗。疗程一般不超过 2 周。

二、护理评估

(一)一般评估

1.生命体征(T、P、R、Bp)

每天监测 T、P、R、Bp,特别是体温的变化。

2.关节与皮肤

评估患者痛风石、关节炎的情况;评估皮肤的情况,如有无皮疹,剥脱性皮炎、出血性带状疱疹、过敏性皮炎等。

3.相关记录

饮食、皮肤等,必要时记录饮水量。

(二)身体评估

1.视诊

患者痛风石、关节炎情况,有无红、肿、热、痛等。全身皮肤情况,有无皮疹等异常。

2.触诊

痛风石、关节炎疼痛情况。皮肤弹性,皮肤压之是否褪色等。

(三)心理-社会评估

评估患者对疾病治疗的信心,对痛风相关知识的掌握情况。

（四）辅助检查

1.血尿酸

当血尿酸男性超过 420 μmol/L，女性＞350 mmol/L 可诊断为高尿酸血症。血尿酸波动较大，应反复监测。限制嘌呤饮食5天后，如每天小便中尿酸排出量＞3.57 mmol/L，则提示尿酸生成增多。

2.滑囊液或痛风石检查

急性关节炎期行关节腔穿刺，抽取滑囊液，如见白细胞内有双折光现象的针形尿酸结晶，是确诊本病的依据。痛风结石活检也可见此现象。

3.慢性并发症的检查

全身关节、足部检查、疼痛评估等。

（五）主要用药的评估

1.应用治疗高尿酸血症药的评估

用药剂量、用药时间、药物不良反应的评估与记录。

2.急性痛风性关节炎期治疗药物的评估

用药剂量、用药时间的评估、药物不良反应的评估、注意有无出现"反跳"现象并记录。

三、主要护理诊断/问题

（一）疼痛：关节痛

与痛风结石、关节炎症有关。

（二）躯体活动障碍

与关节受累、关节畸形有关。

（三）知识缺乏

缺乏痛风用药知识和饮食知识。

（四）潜在并发症

肾衰竭。

四、护理措施

（一）疾病知识指导

指导患者与家属有关痛风预防、饮食、治疗、活动等的相关知识。如注意避免进食高蛋白和高嘌呤的食物，忌饮酒，每天多饮水，饮水量＞2 000 mL/d，特别是服药排尿酸药物时更应多饮水，以帮助尿酸的排出。

（二）保护关节指导

指导患者日常生活中应注意：①活动时尽量使用大肌群，如能用肩部负重者不用手提，能用手臂者不用手指。②避免长时间持续进行重体力劳动。③经常变换姿势，保持受累关节舒适。④如有关节局部温热和肿胀，尽可能避免其活动。如运动后疼痛超过 1～2 小时，应暂时停止该项运动。

（三）药物服用的指导

排尿酸药、抑制尿酸生成药的服用应逐渐递增用量，用药过程中应按要求对肝功能、肾功能和尿酸水平进行测定，使用过程中，注意胃肠道反应，有无皮疹、过敏性皮炎等不良情况。如发生上述不良反应,应减量。

(四)关节及皮肤护理

指导患者保持关节功能位,防止变形。保持皮肤清洁,防止外伤导致皮肤破损,一旦发生皮肤破损,应及时予以处理。如皮肤出现瘙痒,注意不要抓破皮肤。

五、护理效果评估

(1)患者血尿酸水平控制正常。

(2)患者尿尿酸检测结果正常。

(3)患者无出现关节肿胀、畸形等并发症的发生。

(4)患者及家属基本掌握痛风相关知识,特别是预防和饮食的相关知识。

(宋　芳)

第二节　尿　崩　症

尿崩症(DI)是指精氨酸加压素(AVP)〔又称抗利尿激素(ADH)〕,严重缺乏或部分缺乏(称中枢性尿崩症),以及肾脏对 AVP 不敏感,致肾远曲小管和集合管对水的重吸收减少(称肾性尿崩症),从而引起多尿、烦渴、多饮与低密度尿为特征的一组综合征。正常人每天尿量仅 1.5 L 左右。任何情况使 ADH 分泌不足或不能释放,或肾脏对 ADH 不反应都可使尿液无法浓缩而有多尿,随之有多饮。尿崩症可发生于任何年龄,但以青少年为多见。男性多于女性,男女之比为2：1。

一、病因分类

(一)中枢性尿崩症

任何导致 AVP 合成、分泌与释放受损的情况都可引起本症的发生,中枢性尿崩症的病因有原发性、继发性与遗传性 3 种。

1.原发性

病因不明者占 1/3～1/2。此型患者的下丘脑视上核与室旁核内神经元数目减少,Nissil 颗粒耗尽。AVP 合成酶缺陷,神经垂体缩小。

2.继发性

中枢性尿崩症可继发于下列原因导致的下丘脑-神经垂体损害,如颅脑外伤或手术后、肿瘤等;感染性疾病,如结核、梅毒、脑炎等;浸润性疾病,如结节病、肉芽肿病;脑血管病变,如血管瘤;自身免疫性疾病,有人发现患者血中存在针对下丘脑 AVP 细胞的自身抗体;Sheehan 综合征等。

3.遗传性

一般症状轻,可无明显多饮多尿。临床症状包括尿崩症、糖尿病、视神经萎缩和耳聋,是一种常染色体隐性遗传疾病,常为家族性,患者从小多尿,本症可能因为渗透压感受器缺陷所致。

(二)肾性尿崩症

肾脏对 AVP 产生反应的各个环节受到损害导致肾性尿崩症,病因有遗传性与继发性两种。

1.遗传性

呈 X 连锁隐性遗传方式,由女性遗传,男性发病,多为家族性。近年已把肾性尿崩症基因即 G 蛋白耦联的 AVP-V2R 基因精确定位于 X 染色体长臂端粒 Xq28 带上。

2.继发性

肾性尿崩症可继发于多种疾病导致的肾小管损害,如慢性肾盂肾炎、阻塞性尿路疾病、肾小管性酸中毒、肾小管坏死、淀粉样变、骨髓瘤、肾脏移植与氮质血症。代谢紊乱如低钾血症、高钙血症也可导致肾性尿崩症。多种药物可致肾性尿崩症,如庆大霉素、头孢唑林、诺氟沙星、阿米卡星、链霉素、大剂量地塞米松、过期四环素、碳酸锂等。应用碳酸锂的患者中 20%～40% 可致肾性尿崩症,其机制可能是锂盐导致了细胞 cAMP 生成障碍,干扰肾脏对水的重吸收。

二、诊断要点

(一)临床特征

(1)大量低密度尿,尿量超过 3 L/d。

(2)因鞍区肿瘤过大或向外扩展者,常有蝶鞍周围神经组织受压表现,如视力减退、视野缺失。

(3)有渴觉障碍者,可出现脱水、高钠血症、高渗状态、发热、抽搐等,甚至脑血管意外。

(二)实验室检查

(1)尿渗透压:为 50～200 mOsm/L,明显低于血浆渗透压,血浆渗透压可高于 300 mOsm/L(正常参考值为 280～295 mOsm/L)。

(2)血浆抗利尿激素值:降低(正常基础值为 1～1.5pg/mL),尤其是禁水和滴注高渗盐水时仍不能升高,提示垂体抗利尿激素储备能力降低。

(3)禁水试验:是最常用的诊断垂体性尿崩症的功能试验。

方法:试验前测体重、血压、尿量、尿密度、尿渗透压。以后每 2 小时排尿,测尿量、尿密度、尿渗透压、体重、血压等,至尿量无变化、尿密度及尿渗透压持续两次不再上升为止。抽血测定血浆渗透压,并皮下注射抗利尿激素(水剂)5 U,每小时再收集尿量,测尿密度、尿渗透压 1～2 次。一般需禁水 8～12 小时以上。如有血压下降、体重减轻 3 kg 以上时,应终止试验。

三、鉴别要点

(一)精神性多饮性多尿

有精神刺激史,主要表现为烦渴、多饮、多尿、低密度尿,与尿崩症极相似,但 AVP 并不缺乏,禁水试验后尿量减少,尿密度增高,尿渗透压上升,注射加压素后尿渗透压和尿密度变化不明显。

(二)糖尿病多饮多尿

糖尿病为高渗性利尿,尿糖阳性,尿密度高,血糖高。

(三)高钙血症

甲旁亢危象时血钙增高。尿钙增高,肾小管对抗利尿激素反应下降,产生多饮多尿,亦是高渗利尿,尿密度增高。

(四)其他

如慢性肾功能不全、肾上腺皮质功能减退。

四、规范化治疗

(一)中枢性尿崩症

1.病因治疗

针对各种不同的病因积极治疗有关疾病,以改善继发于此类疾病的尿崩症病情。

2.药物治疗

轻度尿崩症患者仅需多饮水,如长期多尿,每天尿量>4 000 mL时因可能造成肾脏损害而致肾性尿崩症,需要药物治疗。

(1)抗利尿激素制剂。①1-脱氨-8-右旋精氨酸血管升压素(DDAVP):为目前治疗尿崩症的首选药物,可由鼻黏膜吸入,每天2次,每次10～20 μg(儿童患者为每次5 μg,每天1次),肌内注射制剂每毫升含4 μg,每天1～2次,每次1～4 μg(儿童患者每次0.2～1 μg)。②长效尿崩停针(鞣酸加压素油剂注射液):每毫升油剂注射液含5 U,从0.1 mL开始肌内注射,必要时可加至0.2～0.5 mL。疗效持续5～7日。长期应用2年左右可因产生抗体而减效,过量则可引起水潴留,导致水中毒。故因视病情从小剂量开始,逐渐调整用药剂量与间隔时间。③粉剂尿崩停:每次吸入20～50 mg,每4～6小时1次。长期应用可致萎缩性鼻炎,影响吸收或过敏而引起支气管痉挛,疗效亦减弱。④赖氨酸血管升压素粉剂(尿崩灵):为人工合成粉剂,由鼻黏膜吸入,疗效持续3～5小时,每天吸入2～3次。长期应用亦可发生萎缩性鼻炎。⑤神经垂体素水剂:每次5～10 μg,每天2～3次,皮下注射。作用时间短,适用于一般尿崩症,注射后有头痛、恶心、呕吐及腹痛不适等症状,故多数患者不能坚持用药。⑥抗利尿素纸片:每片含AVP 10 μg,可于白天或睡前舌下含化,使用方便,有一定的疗效。⑦神经垂体素喷雾剂:赖氨酸血管升压素与精氨酸血管升压素均有此制剂,疗效与粉剂相当,久用亦可致萎缩性鼻炎。

(2)口服治疗尿崩症药物。①氢氯噻嗪:小儿每天2 mg/kg,成人每次25 mg,每天3次,或50 mg,每天2次,服药过程中应限制钠盐摄入,同时应补充钾(每天60 mg氯化钾)。②氯磺丙脲:每次0.125～0.25 g,每天1～2次,一般每天剂量不超过0.5 g。服药24小时后开始起作用,4日后出现最大作用,单次服药72小时后恢复疗前情况。③氯贝丁酯:用量为每次0.5～0.75 g,每天3次,24～48小时迅速起效,可使尿量下降,尿渗透压上升。④卡马西平:为抗癫痫药物,其抗尿崩作用机制大致同氯磺丙脲,用量每次0.2 g,每天2～3次,作用迅速,尿量可减至2 000～3 000 mL,不良反应为头痛、恶心、疲乏、眩晕、肝损害与白细胞减低等。⑤吲达帕胺:为利尿、降压药物,其抗尿崩作用机制可能类似于氢氯噻嗪。用量为每次2.5～5 mg,每天1～2次。用药期间应监测血钾变化。

(二)肾性尿崩症

由药物引起的或代谢紊乱所致的肾性尿崩症,只要停用药物,纠正代谢紊乱,就可以恢复正常。如果为家族性的,治疗相对困难,可限制钠盐摄入,应用噻嗪类利尿剂、前列腺素合成酶抑制剂(如吲哚美辛),上述治疗可将尿量减少80%。

五、护理措施

按内科及本系统疾病的一般护理常规。

(一)病情观察

(1)准确记录患者尿量、尿比重、饮水量,观察液体出入量是否平衡,以及体重变化。

（2）观察饮食情况，如食欲不振以及便秘、发热、皮肤干燥、倦怠、睡眠不佳等症状。

（3）观察脱水症状，如头痛、恶心、呕吐、胸闷、虚脱、昏迷。

（二）对症护理

（1）对于多尿、多饮者应给予扶助与预防脱水，根据患者的需要供应水。

（2）测尿量、饮水量、体重，从而监测液体出入量，正确记录，并观察尿色、尿比重等及电解质、血渗透压情况。

（3）患者因夜间多尿而失眠、疲劳以及精神焦虑等，应给予护理照料。

（4）注意患者出现的脱水症状，一旦发现要尽早补液。

（5）保持皮肤、黏膜的清洁。

（6）有便秘倾向者及早预防。

（7）药物治疗及检查时，应注意观察疗效及不良反应，嘱患者准确用药。

（三）一般护理

（1）患者夜间多尿，白天容易疲倦，要注意保持安静舒适的环境。

（2）在患者身边经常备足温开水。

（3）定时测血压、体温、脉搏、呼吸及体重，以了解病情变化。

（四）健康指导

（1）患者由于多尿、多饮，要嘱患者在身边备足温开水。

（2）注意预防感染，尽量休息，适当活动。

（3）指导患者记录尿量及体重变化。

（4）准确遵医嘱给药，不得自行停药。

（5）门诊定期随访。

（宋　芳）

第三节　肥　胖　症

肥胖症是由包括遗传和环境因素在内的多种因素相互作用而引起的体内脂肪堆积过多、分布异常、体重增加的一组慢性代谢性疾病。根据肥胖的病因，可分为单纯性肥胖与继发性肥胖两大类。单纯性肥胖症是指无明显的内分泌和代谢性疾病病因引起的肥胖，它属于非病理性肥胖。单纯性肥胖是各类肥胖中最常见的一种，占肥胖人群的95%左右。许多城市的流行病学调查显示单纯性肥胖的患病率随着年龄的增长而增加，不同年龄段的患病率是不同的。本节主要讲述单纯性肥胖患者的护理。

一、病因与发病机制

单纯性肥胖的病因和发病机制尚未完全阐明，其主要原因是遗传因素和环境因素共同作用的结果。总的来说，热量摄入多于热量消耗使脂肪合成增加是肥胖的物质基础。正常脂肪组织主要由脂肪细胞、少数成纤维细胞和少量细胞间胶原物质组成。脂肪组织平均含脂肪约80%，含水约18%，含蛋白质约2%。深部脂肪组织比皮下脂肪组织含水略多，肥胖者脂肪组织含水量增多。当肥胖发生时,一般仅见脂肪细胞的明显肥大,但是当缓慢长期持续肥胖时,脂肪细胞既肥大,同时数量也增多。

二、临床表现

任何年龄都可以发生肥胖,但是女性单纯性肥胖者发病多在分娩后和绝经期后,男性多在35岁以后。喜欢进食肥肉、甜食、油腻食物或啤酒者容易发胖。睡前进食和多吃少动为单纯性肥胖的常见原因。一般轻度肥胖症无自觉症状。中重度肥胖症可以引起气急、关节痛、肌肉酸痛、体力活动减少、焦虑及忧郁等。肥胖症常有高胰岛素血症、血脂异常症、高尿酸血症、糖尿病、脂肪肝、胆囊疾病、高血压、冠心病、睡眠呼吸暂停综合征、静脉血栓等疾病伴发。

三、辅助检查

(一)体重指数(BMI)

BMI＝体重(kg)/身高(m)^2,是较常用的指标,可以更好反映肥胖的情况。我国正常人的BMI在24以下,≥24即为超重,≥28为肥胖。

(二)理想体重(IBW)

可衡量身体肥胖程度,主要用于计算饮食中热量。40岁以下,IBW(kg)＝身高(cm)－105;40岁以上 IBW(kg)＝身高(cm)－100,但通常认为合理体重范围为理想体重正负10%。

(三)腰围(WC)

WHO 建议男性 WC＞94 cm,女性 WC＞80 cm 诊断为肥胖。中国肥胖问题工作组建议,我国成年男性 WC≥85 cm,女性 WC≥80 cm 为腹型肥胖的诊断界限。

(四)腰/臀比(WHR)

以肋骨下缘至髂前上棘之间的中点的径线为腹围长度与以骨盆最突出点的径线为臀部围长(以 cm 为单位)之比所得的比值。正常成人 WHR 男性＜0.90、女性＜0.85,超过此值为内脏型肥胖。

(五)血液生化

单纯性肥胖者可有口服糖耐量异常,故应检查空腹及餐后 2 小时血糖;可合并有高脂血症,严重者有乳糜血,应定期检查血脂;血尿酸可有升高,但机制尚未清楚。

(六)腹部 B 超

检查肝脏和胆囊,有无脂肪肝、胆结石、慢性胆囊炎。

四、治疗要点

防治的两个关键环节是减少热能摄取及增加热能消耗。治疗方法强调以行为、饮食、运动为主的综合疗法,必要时辅以药物或手术治疗。继发性肥胖症应针对病因进行治疗,各种并发症与伴随病应给予相应处理。结合患者实际情况制订合理减肥目标极为重要,体重短期内迅速下降而不能维持往往使患者失去信心。

五、护理措施

(一)教育与行为护理

(1)评估患者:评估患者发病的原因,体重增加的情况,饮食习惯、进餐量及次数,排便习惯。有无行动困难、腰痛、便秘、怕热、多汗、头晕、心悸等伴随症状及其程度。观察是否存在影响摄食行为的精神心理因素。

(2)制订个体化饮食计划和目标,对患者进行行为教育,包括食物的选择与烹饪,摄食行为等,护士应检查计划执行情况。

(3)教导患者改变不良饮食行为技巧,如增加咀嚼次数,减慢进食速度;进餐时集中注意力,避免边看电视、边听广播或边阅读边吃饭。避免在社交场合因为非饥饿原因进食。

(4)克服疲乏、厌烦、抑郁期间的进食冲动。

(二)饮食护理

(1)合理分配营养比例:碳水化合物、蛋白质、脂肪所提供能量的比例,分别占总热量的60%~65%、15%~20%和25%左右。

(2)合理搭配饮食:适量优质蛋白质、复合碳水化合物(例如谷类)、足够的新鲜蔬菜(400~500 g/d)和水果(100~200 g/d)、适量维生素及微量营养素。

(3)避免进食油煎食品、方便面、快餐、巧克力等,少食甜食,可进食胡萝卜、芹菜、黄瓜、西红柿、苹果等低热量食物来满足"饱腹感"。

(4)提倡少食多餐,可每天4~5餐,每餐7~8分饱,因为有资料表明若每天2餐,可增加皮脂厚度和血清胆固醇水平。限制饮酒,鼓励患者多饮水。

(三)运动护理

制订个体化运动方案,提倡有氧运动,循序渐进并持之以恒。建议每次运动30~60分钟,包括前后10分钟的热身及整理运功,持续运动20分钟左右。运动形式包括散步、快走、慢跑、游泳、跳舞、做广播体操、打太极拳、各种球类活动等。运动方式及运动量根据患者的年龄、性别、病情及有无并发症等情况确定。避免运动过度或过猛,避免单独运动。

(四)用药护理

应指导患者正确服药,并观察和及时处理药物的不良反应。如西布曲明的不良反应有头痛、畏食、口干、失眠、心率加快等,一些受试者服药后血压轻度升高,因此禁用于患有冠心病、充血性心力衰竭、心律失常和脑卒中的患者。奥利司他主要的不良反应是胃肠积气、大便次数增多和脂肪泻,恶臭,肛门的周围常有脂滴溢出而容易污染内裤,应指导患者及时更换,并注意肛门周围皮肤护理。

(五)精神心理调适

对因焦虑、抑郁等不良情绪导致进食量增加的患者,应针对其精神心理状态给予相应的辅导;对于有严重心理问题的患者建议转入心理专科治疗。

(六)病情观察

观察患者的体重变化,并评估其营养状况,是否对日常生活产生影响或引起并发症。注意热量摄入过低是否引起衰弱、脱发、抑郁、甚至心律失常,因此必须严密观察并及时按医嘱处理。

(七)健康指导

对患者进行健康教育,说明肥胖对健康的危害性,使他们了解肥胖症与心血管疾病、高血压、糖尿病、血脂异常等患病率密切相关。宣讲基本的营养、饮食知识,培养患者养成健康的饮食习惯。

(宋 芳)

第四节　骨质疏松症

骨质疏松症(OP)是一种以骨量降低和骨组织微结构破坏为特征,导致骨脆性增加和易于骨折的代谢性疾病。本病各年龄段均可发病,但常见于老年人,尤其是绝经后女性,其发病居所有代谢性骨病的首位。

一、病因与发病机制

正常成熟骨的代谢主要以骨重建形式进行。凡使骨吸收增加和(或)骨形成减少的因素都会导致骨丢失和骨质量下降,脆性增加,直至发生骨折。

(一)骨吸收及其影响因素

1.妊娠和哺乳

妊娠和哺乳期间,饮食含钙量不足,易导致母体骨质疏松。

2.性激素缺乏

雌激素缺乏使破骨细胞功能增强,骨丢失加速,这是绝经后骨质疏松症的主要病因。而雄激素缺乏在老年性 OP 的发病率中起重要作用。

3.活性维生素 D 缺乏和甲状旁腺激素(PTH)升高

由于高龄和肾功能减退等原因致肠钙吸收和 $1,25(OH)_2D_3$ 生成减少,PTH 呈代偿性分泌增多,加强了破骨细胞介导的骨吸收过程。

4.细胞因子表达紊乱

骨组织的 IL-1、IL-6 和 TNF 升高,导致破骨细胞活性增强和骨吸收增加。

(二)骨形成及其影响因素

1.遗传因素

青春发育期是人体骨量增加最快的时期,约在 30 岁达到峰值骨量(PBM)。遗传因素决定了 $70\%\sim80\%$ 的 PBM。

2.钙摄入量

钙是骨质中最基本的矿物质成分,当钙摄入量不足时,可造成峰值骨量下降。

3.生活方式和生活环境

活动过少或过度运动均容易发生骨质疏松症。高龄、吸烟、酗酒、长期卧床、长期服用糖皮质激素、光照减少、钙和维生素 D 摄入不足等均为骨质疏松症的易发因素。

4.骨重建功能衰退

可能是老年性 OP 的重要发病原因,成骨细胞的功能与活性缺陷导致骨形成不足和骨丢失量增多。

二、临床表现

(一)骨痛和肌无力

轻者无症状,较重者常诉腰背部疼痛、乏力或全身骨痛。骨痛通常为弥漫性,无固定部位,检查不能发现压痛区(点)。常于劳累或活动后加重,负重能力下降或不能负重。

(二)骨折

骨折是骨质疏松症最常见和最严重的并发症,常因轻微活动、创伤、弯腰、负重、挤压或跌倒后发生骨折。多发部位为脊柱、髋部和前臂。椎体骨折多见于绝经后骨质疏松,可引起驼背和身高变矮。

(三)并发症

驼背和胸廓畸形者常伴胸闷、气短、呼吸困难,甚至发绀等表现。髋部骨折者常因感染、心血管病或慢性衰竭而死亡;幸存者生活自理能力下降或丧失,需长期卧床,从而加重骨丢失,使骨折极难愈合。

三、辅助检查

(一)骨量的测定

包括单光子吸收测定法、双能 X 线吸收测定法、定量 CT 和超声检查。

(二)骨转换的生化测定

1.与骨吸收有关的生化指标

空腹尿钙或 24 小时尿钙排量测定是反映骨吸收状态最简易的方法。

2.与骨形成有关的生化指标

包括血清碱性磷酸酶、血清 I 型前胶原羧基前肽和血骨钙素。

(三)骨形态计算和微损伤分析

主要用于探讨 OP 的早期形态与功能变化。

(四)X 线检查

操作简单,较易普及。

四、治疗要点

(一)一般治疗

1.适当运动

适当的运动对预防跌倒、减少骨折的发生有好处,运动的类型、方式和量应根据患者的具体情况而定。

2.合理膳食

补给足够的蛋白质有助于 OP 的治疗,多进富含异黄酮类食物,如大豆等。少饮酒、咖啡和浓茶,不吸烟。

3.补充钙剂和维生素 D

不论何种 OP 均应补充适量钙剂,使每天元素钙的总摄入量达 800～1 200 mg。除增加饮食钙含量外,可补充碳酸钙、葡萄糖酸钙、枸橼酸钙等制剂,同时补充维生素 D 400～600 U/d。

(二)特殊治疗

1.性激素补充疗法

雌激素是女性绝经后骨质疏松症的首选用药。雄激素则可用于男性老年患者。

2.应用抑制骨吸收药物

二磷酸盐能抑制破骨细胞生成和骨吸收,增加骨密度,缓解骨痛。常用制剂有依替磷酸二钠、帕米磷酸钠和阿仑磷酸钠。

3.介入治疗

又称椎体成形术,是一种脊柱微创手术。适用于有疼痛症状的新鲜或陈旧性骨质疏松性椎体压缩性骨折。

(三)对症治疗

有疼痛者可给予适量非甾体镇痛药,如阿司匹林或吲哚美辛;发生骨折或遇顽固性疼痛时,可应用降钙素制剂。骨畸形者应局部固定或采用其他矫形措施以防止畸形加剧。骨折者应给予牵引、固定、复位或手术治疗,同时应尽早辅以物理康复治疗。

五、护理措施

(一)饮食护理

(1)指导患者摄入充足的富含钙食物,如牛奶、小鱼和海带。蛋白质的摄入也应保证,但动物蛋白不宜过多,可多摄入植物蛋白,如豆制品。

(2)应增加富含维生素 D、维生素 A、维生素 C 及含铁的食物,以利于钙的吸收。

(3)戒烟酒,少饮碳酸饮料,少吃糖及食盐。

(二)疼痛的护理

1.休息

使用硬板床,卧床休息数天到 1 周,可缓解疼痛。

2.对症护理

(1)使用骨科辅助物,必要时使用背架、紧身衣等,以限制脊柱的活动度和给予脊柱支持,从而减轻疼痛。

(2)物理疗法:对疼痛部位给予湿热敷,可促进血液循环,减轻肌肉痉挛,缓解疼痛。给予局部肌肉按摩,以减少因肌肉僵直所引发的疼痛。也可用各种物理治疗仪达到消炎和镇痛效果。

3.用药护理

正确评估疼痛程度,遵医嘱用药,并观察药物的效果和不良反应。

(三)用药护理

(1)服用钙剂时要增加饮水量,以增加尿量,减少泌尿系结石形成的机会。空腹服用效果最好,服用维生素 D 时,不可同时进食绿叶蔬菜,以免形成钙螯合物而减少钙的吸收。

(2)性激素必须在医师的指导下使用,剂量要准确,并要与钙剂、维生素 D 同时服用。服用雌激素应定期进行妇科检查和乳腺检查,反复阴道出血应减少用量,甚至停药。服用雄激素应定期监测肝功能。

(3)服用二磷酸盐时,应晨起空腹服用,同时饮清水 200~300 mL,服药后至少半小时内不能进食或喝饮料,也不能平卧,应采取立位或坐位,以减轻对食管的刺激。同时,应嘱患者不要咀嚼或吮吸药片,以防发生口咽部溃疡。如果出现咽下困难、吞咽痛或胸骨后疼痛,警惕可能发生了食管炎、食管溃疡和食管糜烂情况,应立即停止用药。

(4)服用降钙素应注意观察不良反应,如食欲缺乏、恶心、颜面潮红等。

(5)镇痛药物如吲哚美辛、阿司匹林等应餐后服用,以减轻胃肠道反应。

(四)预防跌倒的护理

(1)保证住院环境安全:如走廊、厕所有扶手,病房和浴室地面干燥,灯光明暗适宜,过道避免有障碍物等。

（2）生活护理：指导患者维持良好姿势，且在改变体位时动作应缓慢，必要时建议患者使用手杖或助行器，以增加其活动时的稳定性；将日常用物放于患者随手可及处；鞋子大小适中，衣服穿着合适，有利于活动。

（3）加强巡视，防止意外发生。

（4）对使用利尿剂和镇静药的患者，应密切观察，防止其因频繁如厕或精神恍惚而发生意外。

（五）心理护理

骨质疏松患者由于疼痛及害怕骨折，常不敢运动而影响日常生活；当发生骨折时，需限制活动，不仅患者本身需要角色适应，其家属亦要面对此情境。因此，护士要协助患者及家属适应其角色，尽量避免对患者康复治疗不利的心理因素。

（六）健康指导

1.用药指导

嘱患者按时服用各种药物，学会自我监测药物不良反应。

2.预防跌倒

加强预防跌倒的宣传教育和保护措施，如家庭、公共场所防滑、防绊、防碰撞措施。

3.疾病预防

指导青少年合理的生活方式和饮食习惯，其中运动、充足的钙摄入较为可行有效。成年后的预防主要是尽量延缓骨丢失的速度和程度，除一般运动、生活指导外，绝经后骨质疏松患者应早期补充雌激素或雄、孕激素合剂。

4.适当运动

运动要循序渐进、持之以恒、因人而异。指导患者进行步行、游泳、慢跑、骑自行车等运动，应避免剧烈、有危险的运动。老年人规律的户外活动有助于全身肌肉和关节运动的协调性和平衡性，对预防跌倒、减少骨折的发生很有好处。

（宋　芳）

第五节　皮质醇增多症

皮质醇增多症又称库欣（Cushing）综合征，是由于多种原因使肾上腺皮质分泌过盛的糖皮质激素所引起的综合征。主要表现为向心性肥胖、多血质貌、皮肤紫纹、高血压等。女性多于男性，成人多于儿童。

一、病因

肾上腺皮质通常是在 ACTH 作用下分泌皮质醇，当皮质醇超过生理水平时，就反馈抑制 ACTH 的释放。本病的发生表明皮质醇或 ACTH 分泌调节失衡；或肾上腺无需 ACTH 作用就能自行分泌皮质醇；或是皮质醇对 ACTH 分泌不能发挥正常的抑制作用。

（一）原发性肾上腺皮质病变——原发于肾上腺的肿瘤

其中皮质腺瘤约占 20％，皮质腺癌约占 5％，其生长与分泌不受 ACTH 控制。

(二)垂体瘤或下丘脑-垂体功能紊乱

继发于下丘脑-垂体病者可引起肾上腺皮质增生型皮质醇增多症或库欣病(约占70%)。

(三)异源 ACTH 综合征

由垂体以外的癌瘤产生类 ACTH 活性物质,少数可能产生类促肾上腺皮质激素释放因子(CRF)样物质,刺激肾上腺皮质增生,分泌过多的皮质类固醇。多见于肺燕麦细胞癌(约占50%),其次是胸腺癌与胰腺癌(约占10%)。

(四)医源性糖皮质激素增多症

由于长期大量应用糖皮质激素治疗所致。

二、临床表现

(一)体型改变

因脂肪代谢障碍造成头、颈、躯干肥胖,即水牛背;尤其是面部,由于两侧颊部脂肪堆积,造成脸部轮廓呈圆形,即满月脸;嘴唇前突微开,前齿外露,多血质面容,四肢消瘦为临床诊断提供线索。

(二)蛋白质分解过多

蛋白质分解过多表现为皮肤变薄,真皮弹力纤维断裂出现紫纹、肌肉消瘦、乏力、骨质疏松,容易发生骨折。

(三)水钠潴留

患者表现为高血压、足踝部水肿。

(四)性腺功能障碍

性腺功能障碍表现为多毛、痤疮、女性月经减少或停经或出现胡须、喉结增大等,男性可出现性欲减退、阴茎缩小、睾丸变软等。

(五)抵抗力降低

患者易发生霉菌及细菌感染,甚至出现菌血症、败血症。

(六)精神障碍

患者常有不同程度的情绪变化,如烦躁、失眠、个别患者可发生偏狂。

三、检查

(一)生化检查

(1)尿 17-羟皮质类固醇(17-OHCS)＞20 mg/24 小时。

(2)小剂量地塞米松抑制试验不能被抑制。

(3)尿游离皮质醇＞110 μg/24 小时。

(4)血浆皮质醇增高,节律消失。

(5)低血钾性碱中毒。

(二)肾上腺病变部位检查

腹膜后充气造影、肾上腺同位素扫描、B超或 CT 扫描等。

(三)蝶鞍部位检查

X 线蝶鞍正侧位片或断层,CT 扫描,如发现蝶鞍扩大,骨质破坏,说明垂体有占位性病变。

四、护理

(一)观察要点

(1)病情判断:皮质醇增多的临床表现如前所述,但由于病因不同,可有不同表现,应仔细观察,以提供临床诊断依据。肾上腺肿瘤所致的库欣氏综合征没有色素沉着,而垂体性库欣病和异源 ACTH 综合征由于血浆 ACTH 高,皮肤色素加深,且以异源 ACTH 综合征更为明显。肾上腺恶性肿瘤多见于儿童,并且多有性征改变。异源 ACTH 综合征由恶性肿瘤所致,消瘦、水肿明显,并且有严重低血钾性碱中毒。

(2)观察体型异常状态的改变。

(3)观察心率、有无高血压及心脑缺血表现。

(4)观察有无发热等各种感染症状。

(5)观察皮肤、肌肉、骨骼状态:皮肤干燥、皮下出血、痤疮、创伤化脓、四肢末梢发绀、水肿、多毛、肌力低下、乏力、疲劳感,骨质疏松与病理性骨折等。

(6)观察尿量、尿液性状改变:有无血尿、蛋白尿、尿糖。

(7)观察有无失眠、烦躁不安、抑郁、兴奋、精神异常等表现。

(8)有无电解质紊乱和糖尿病等症状。

(9)有无月经异常、性功能改变等。

(二)检查的护理

皮质醇增多症的确诊、病理分类及定位诊断依赖于实验室检查。有没有皮质醇增多症存在,是什么原因引起,在做治疗之前,都需要检查清楚。

(1)筛选试验:检查有无肾上腺皮质分泌的异常。方法有:①24 小时尿 17-OHCS、17-KS、游离皮质醇测定。②血浆皮质醇测定。③皮质醇分泌节律检查,正常皮质醇分泌呈昼夜节律性改变。清晨高,午夜低。检查时可分别于 8:00、16:00、24:00 抽血测皮质醇。皮质醇增多症患者不但分泌量改变,而且节律消失,下午血皮质醇浓度等于或高于清晨血皮质醇浓度。皮质醇节律消失是该病的早期表现。④小剂量地塞米松抑制试验,(服地塞米松 0.5 mg,6 小时 1 次,共 48 小时)皮质醇增多症者不受小剂量地塞米松抑制。

(2)定性试验:为了进一步鉴别肾上腺皮质为增生或肿瘤、可行大剂量地塞米松抑制试验。将地塞米松增加至 2 mg,方法同小剂量法。对肾上腺皮质增生者至少可抑制 50% 以上,而肾上腺肿瘤或异源 ACTH 综合征呈阴性结果。

(3)其他:头颅、胸、肾的 X 线照片、CT、MRI 检查、血生化指标等。

在这些检查中,除了保证方法和收集标本正确外,试验药物的服用时间、剂量的准确是试验成败的关键,护士一定要按量、按时投送药物并看患者服下全部药物,如有呕吐,要补足剂量。

(三)预防感染

(1)患者由于全身抵抗力下降,易引起细菌或真菌感染,但感染症状不明显。因此,对患者的日常生活要进行卫生指导。

(2)早期发现感染症状,如出现咽痛、发热以及尿路感染等症状,及时报告医师,及时处理。

(四)观察精神症状、防止发生意外

(1)患者多表现为精神不安、抑郁状态、失眠或兴奋状态。失眠往往是精神症状的早期表现,应予重视。护理人员需特别注意抑郁状态之后企图自杀者,患者身边不宜放置危险物品。

(2)患者情绪不稳定时,避免讲刺激性的言语,要耐心倾听其谈话。

(3)要理解患者由于肥胖等原因引起容貌、体态的变化而产生的苦闷,多给予解释、安慰。

(五)饮食护理

(1)给予高蛋白、高维生素、低钠、高钾饮食。

(2)患者每餐进食不宜过多或过少,宜均匀进餐,指导患者采用正确摄取营养平衡的饮食。

(3)并发糖尿病者,应按糖尿病饮食要求限制主食摄入量。

(六)防止外伤、骨折

(1)患者容易发生肋骨、脊柱自发性骨折,如有骨质疏松、肌力低下,容易挫伤、骨折,应关心患者日常生活活动的安全,防止受伤。

(2)本病患者皮肤菲薄,易发生皮下瘀斑,注射、抽血后按压针眼时间宜长,嘱患者要穿着柔软的睡衣,不要系紧腰带;勿用力搓澡,防止碰伤。

(3)嘱患者在疲劳、倦怠时,不要勉强参加劳动,活动范围与运动量也应有所限制。指导患者遵守日常生活制度。

(七)治疗护理

1.病因治疗

对已查明的垂体或肾上腺腺瘤或腺癌给予手术和(或)放射治疗,去除病因。异位分泌 ACTH 的肿瘤亦争取定位,行手术和(或)放射治疗。

2.抑制糖皮质激素合成的药物

适用于:①存在严重代谢紊乱(低血钾、高血糖、骨质疏松)患者做术前准备。②对不能手术治疗的异位分泌 ACTH 肿瘤患者行姑息性治疗。服药剂量宜由小至大,注意药物不良反应,多于饭后服用,以减少胃肠道反应。

3.并发症的预防与护理

皮质醇增多症如果不予治疗,患者可于数年内死于感染、高血压或自杀,所以对于本病应争取早期诊断、早期治疗,防止并发症、预防感染和外伤,控制高血压及糖尿病;更应注意精神护理,防止自杀。

(八)心理护理

(1)绝大多数患者呈向心性肥胖、满月脸、水牛背等特殊状态改变,心理上不愿承受这一现实,医护人员切勿当面议论其外表。

(2)手术是治疗本病的重要手段,患者往往对手术有顾虑而焦躁不安、情绪低落、不思饮食,有的患者因手术费用高,担心预后等也可引起情绪的改变,针对以上心理状态,医护人员应向其讲解手术治疗的效果、手术成功事例及术前注意事项,以消除其顾虑,树立战胜疾病的信心。

（宋　芳）

第六节　腺垂体功能减退症

腺垂体功能减退症是由多种病因引起一种或多种腺垂体激素减少或缺乏所致的一系列临床

综合征。腺垂体功能减退症可原发于垂体病变,或继发于下丘脑病变,表现为甲状腺、肾上腺、性腺等功能减退症和(或)蝶鞍区占位性病变。由于病因多,涉及的激素种类和数量多,故临床症状变化大,但补充所缺乏激素治疗后症状可快速缓解。

一、病因与发病机制

(一)垂体瘤

成人最常见的原因,大都属于良性肿瘤。肿瘤可分为功能性和无功能性。腺瘤增大可压迫正常垂体组织,引起垂体功能减退或功能亢进,并与腺垂体功能减退症同时存在。

(二)下丘脑病变

如肿瘤、炎症、浸润性病变(如淋巴瘤、白血病等)、肉芽肿(如结节病)等,可直接破坏下丘脑神经内分泌细胞,使释放激素分泌减少。

(三)垂体缺血性坏死

妊娠期垂体呈生理性肥大,血供丰富,若围生期前置胎盘、胎盘早期剥离、胎盘滞留、子宫收缩无力等引起大出血、休克、血栓形成,可使腺垂体大部分缺血坏死和纤维化,致腺垂体功能低下,临床称为希恩综合征。糖尿病血管病变使垂体供血障碍也可导致垂体缺血性坏死。

(四)蝶鞍区手术、放疗和创伤

垂体瘤切除、术后放疗以及乳腺癌做垂体切除治疗等,均可导致垂体损伤。颅底骨折可损毁垂体柄和垂体门静脉血液供应。鼻咽癌放疗也可损坏下丘脑和垂体,引起腺垂体功能减退。

(五)感染和炎症

细菌、病毒、真菌等感染引起的脑炎、脑膜炎、流行性出血热、梅毒或疟疾等均可损伤下丘脑和垂体。

(六)糖皮质激素长期治疗

可抑制下丘脑-垂体-肾上腺皮质轴,突然停用糖皮质激素后可出现医源性腺垂体功能减退,表现为肾上腺皮质功能减退。

(七)先天遗传性

腺垂体激素合成障碍可有基因遗传缺陷,转录因子突变可见于特发性垂体单一或多激素缺乏症患者。

(八)垂体卒中

垂体瘤内突然出血,瘤体骤然增大,压迫正常垂体组织和邻近视神经束,可出现急症危象。

(九)其他

自身免疫性垂体炎、空泡蝶鞍、颞动脉炎、海绵窦处颈内动脉瘤均可引起腺垂体功能减退。

二、临床表现

垂体组织破坏达95%临床表现为重度,75%临床表现为中度,破坏60%为轻度,破坏50%以下者不出现功能减退症状。促性腺激素、生长激素(GH)和催乳素(PRL)缺乏为最早表现;促甲状腺激素(TSH)缺乏次之;然后可伴有促皮质素(ACTH)缺乏。希恩综合征患者往往因围生期大出血休克而有全垂体功能减退症,即垂体激素均缺乏,但无占位性病变发现。腺垂体功能减退主要表现为相应靶腺(性腺、甲状腺、肾上腺)功能减退。

(一)靶腺功能减退表现

1.性腺(卵巢、睾丸)功能减退

常最早出现。女性多数有产后大出血、休克、昏迷病史,表现为产后无乳、绝经、乳房萎缩、性欲减退、不育、性交痛、阴道炎等。查体见阴道分泌物减少,外阴、子宫和阴道萎缩,毛发脱落,尤以阴毛、腋毛为甚。成年男子表现为性欲减退、阳痿、无男性气质等,查体见肌力减弱、皮脂分泌减少、睾丸松软缩小、胡须稀少、骨质疏松等。

2.甲状腺功能减退

表现与原发性甲状腺功能减退症相似,但通常无甲状腺肿。

3.肾上腺功能减退

表现与原发性慢性肾上腺皮质功能减退症相似,所不同的是本病由于缺乏黑素细胞刺激素,故皮肤色素减退,表现为面色苍白、乳晕色素浅淡,而原发性慢性肾上腺功能减退症则表现为皮肤色素加深。

4.生长激素不足

成人一般无特殊症状,儿童出现生长障碍,表现为侏儒症。

(二)垂体内或其附近肿瘤压迫症群

最常见的为头痛及视神经交叉受损引起的偏盲甚至失明。

(三)垂体功能减退性危象

在全垂体功能减退症基础上,各种应激如感染、败血症、腹泻、呕吐、失水、饥饿、寒冷、急性心肌梗死、脑血管意外、手术、外伤、麻醉及使用镇静药、安眠药、降糖药等均可诱发垂体功能减退性危象(简称垂体危象)。临床表现为:①高热型(体温>40 ℃)。②低温型(体温<30 ℃)。③低血糖型。④低血压、循环虚脱型。⑤水中毒型。⑥混合型。各种类型可伴有相应的症状,突出表现为消化系统、循环系统和神经精神方面的症状,如高热、循环衰竭、休克、恶心、呕吐、头痛、神志不清、谵妄、抽搐、昏迷等严重垂危状态。

三、辅助检查

(一)性腺功能测定

女性有血雌二醇水平降低,没有排卵及基础体温改变,阴道涂片未见雌激素作用的周期性改变;男性见血睾酮水平降低或正常低值,精液检查精子数量减少,形态改变,活动度差,精液量少。

(二)甲状腺功能测定

游离 T_4、血清总 T_4 均降低,而游离 T_3、总 T_3 可正常或降低。

(三)肾上腺皮质功能测定

24 小时尿 17-羟皮质类固醇及游离皮质醇排出量减少;血浆皮质醇浓度降低,但节律正常;葡萄糖耐量试验显示血糖曲线低平。

(四)腺垂体分泌激素测定

如 FSH、LH、TSH、ACTH、GH、PRL 均减少。

(五)腺垂体内分泌细胞的储备功能测定

可采用 TRH、PRL 和 LRH 兴奋试验。胰岛素低血糖激发试验忌用于老年人、冠心病、惊厥和黏液性水肿的患者。

（六）其他检查

通过 X 线、CT、MRI 无创检查来了解、辨别病变部位、大小、性质及其对邻近组织的侵犯程度。肝、骨髓和淋巴结等活检，可用于判断原发性疾病的原因。

四、诊断要点

本病诊断须根据病史、症状、体征，结合实验室检查和影像学发现进行全面分析，排除其他影响因素和疾病后才能明确。

五、治疗

（一）病因治疗

肿瘤患者可通过手术、放疗或化疗等措施缓解症状，对于鞍区占位性病变，首先必须解除压迫及破坏作用，减轻和缓解颅内高压症状；出血、休克而引起的缺血性垂体坏死，预防是关键，应加强产妇围生期的监护。

（二）靶腺激素替代治疗

需长期甚至终身维持治疗。

（1）糖皮质激素：为预防肾上腺危象发生，应先补糖皮质激素。常用氢化可的松，20～30 mg/d，服用方法按照生理分泌节律为宜，剂量根据病情变化做相应调整。

（2）甲状腺激素：常用左甲状腺素 50～150 μg/d，或甲状腺干粉片 40～120 mg/d。对于冠心病、老年人、骨密度低的患者，用药从最小剂量开始缓慢递增剂量，防止诱发危象。

（3）性激素：育龄女性病情较轻者可采用人工月经周期治疗，维持第二性征和性功能；男性患者可用丙酸睾酮治疗，以改善性功能与性生活。

（三）垂体危象抢救

抢救过程见图 8-1。抢救过程中，禁用或慎用麻醉剂、镇静药、催眠药或降糖药等。

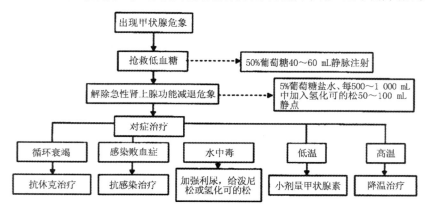

图 8-1　垂体危象抢救

六、护理诊断/问题

（一）性功能障碍

与促性腺激素分泌不足有关。

（二）自我形象紊乱

与身体外观改变有关。

（三）体温过低

与继发性甲状腺功能减退有关。

（四）潜在并发症

垂体危象。

七、护理措施

（一）安全与舒适管理

根据自身体力情况安排适当的活动量,保持情绪稳定,注意生活规律,避免感染、饥饿、寒冷、手术、外伤、过劳等诱因。更换体位时注意动作易缓慢,以免发生晕厥。

（二）疾病监测

1.常规监测

观察有无视力障碍,脑神经压迫症状及颅内压增高征象。

2.并发症监测

严密观察患者生命体征、意识、瞳孔变化,一旦出现低血糖、低血压、高热或体温过低、谵妄、恶心、呕吐、抽搐甚至昏迷等垂体危象的表现,立即通知医师并配合抢救。

（三）对症护理

对于性功能障碍的患者,应安排恰当的时间与患者沟通,了解患者目前的性功能、性活动与性生活情况。向患者解释疾病及药物对性功能的影响,为患者提供信息咨询服务的途径,如专业医师、心理咨询师、性咨询门诊等。鼓励患者与配偶交流感受,共同参加性健康教育及阅读有关性健康教育的材料。女性患者若存在性交痛,推荐使用润滑剂。

（四）用药护理

向患者介绍口服药物的名称、剂量、用法、剂量不足和过量的表现;服甲状腺激素应观察心率、心律、体温及体重的变化;嘱患者避免服用镇静剂、麻醉剂等药物。应用激素替代疗法的患者,应使其认识到长期坚持按量服药的重要性和随意停药的危险性。严重水中毒浮肿明显者,应用利尿剂应注意观察药物治疗效果,加强皮肤护理,防止擦伤,皮肤干燥者涂以油剂。

（五）垂体危象护理

立即建立静脉通路,维持输液通畅,保证药物、液体输入;保持呼吸道通畅,氧气吸入;做好对症护理,低温者可用热水袋或电热毯保暖,但要注意防止烫伤;高热者应进行降温处理,如乙醇擦浴、冰敷或遵医嘱用药。加强基础护理,如口腔护理、皮肤护理,防止感染。

八、健康指导

（一）预防疾病

保持皮肤清洁,注意个人卫生,督促患者勤换衣、勤洗澡。保持口腔清洁,避免到人多拥挤的公共场所。鼓励患者活动,减少皮肤感染和皮肤完整性受损的机会;告知患者要注意休息,保持心情愉快,避免精神刺激和情绪激动。

（二）管理疾病

指导患者定期复查,发现病情加重或有变化时及时就诊。嘱患者外出时随身携带识别卡,以便发生意外时能及时救治。

(三)康复指导

遵医嘱定时、定量服用激素,勿随意停药。若需要生育者,可在医师指导下使用性激素替代疗法,以期精子(卵子)生成。

(宋　芳)

第七节　嗜铬细胞瘤

嗜铬细胞瘤起源于肾上腺髓质、交感神经节或其他部位的嗜铬组织,这种瘤持续或间断地释放大量儿茶酚胺,引起持续性或阵发性高血压和多个器官功能及代谢紊乱。本病以 20～50 岁最多见,男女发病率无明显差异。嗜铬细胞瘤大多为良性,如及早诊治,手术切除可根治。恶性肿瘤约占 10%,治疗困难,已发生转移者预后不一,重者在数月内死亡,少数可存活 10 年以上,5 年生存率为 45%。

一、病因与发病机制

发病原因尚不明确。肿瘤位于肾上腺者占 80%～90%,大多为一侧性,少数为双侧性或一侧肾上腺瘤与另一侧肾上腺外瘤并存,多见于儿童和家族性患者。

肾上腺髓质的嗜铬细胞瘤可产生去甲肾上腺素和肾上腺素,以前者为主,极少数只分泌肾上腺素,家族性者以肾上腺素为主,尤其在早期、肿瘤较小时;肾上腺外的嗜铬细胞瘤,除主动脉旁嗜铬体所致者外,只产生去甲肾上腺素,不能合成肾上腺素。

嗜铬细胞瘤可产生多种肽类激素,并可引起一些不典型的症状,如面部潮红、便秘、腹泻、面色苍白、血管收缩及低血压或休克等。

二、临床表现

以心血管症状为主,兼有其他系统的表现。

(一)心血管系统表现

1.高血压

为最主要症状,有阵发性和持续性两型,持续性者亦可有阵发性加剧。

2.低血压、休克

本病可发生低血压,甚至休克;或出现高血压和低血压相交替的表现。这种患者还可发生急性腹痛、心前区痛、高热等。

3.心脏表现

大量儿茶酚胺可引起儿茶酚胺性心肌病,伴心律失常,如期前收缩、阵发性心动过速,甚至心室颤动。部分患者可发生心肌退行性变、坏死、炎性改变。

(二)代谢紊乱

1.基础代谢增高

肾上腺素可作用于中枢神经及交感神经系统控制下的代谢过程,使患者耗氧量增加。代谢亢进可引起发热、消瘦。

2.糖代谢紊乱

肝糖原分解加速及胰岛素分泌受抑制而致糖异生加强,可引起血糖过高,糖耐量减低。

3.脂代谢紊乱

脂肪分解加速、血游离脂肪酸增高。

4.电解质紊乱

少数患者可出现低钾血症、高钙血症。

(三)其他临床表现

1.消化系统

肠坏死、出血、穿孔、便秘、甚至肠扩张,且胆石症发生率较高。

2.腹部肿块

少数患者在左或右侧中上腹部可触及肿块,个别肿块可很大,扪及时应注意有可能诱发高血压。恶性嗜铬细胞瘤可转移到肝,引起肝大。

3.泌尿系统

肾功能减退、高血压发作、膀胱扩张,无痛性肉眼血尿。

4.血液系统

血容量减少,血细胞重新分布,周围血中白细胞增多,有时红细胞也可增多。

5.伴发其他疾病

嗜铬细胞瘤可伴发于一些因基因种系突变而致的遗传性疾病,如 2 型多发性内分泌腺瘤病、多发性神经纤维瘤等疾病。

三、辅助检查

(一)血、尿儿茶酚胺及其代谢物测定

持续性高血压型患者尿儿茶酚胺及其代谢物香草基杏仁酸(VMA)及甲氧基肾上腺素(MN)和甲氧基去甲肾上腺素(NMN)皆升高,常在正常高限的两倍以上。阵发性者平时儿茶酚胺可不明显升高,而在发作后才高于正常,故需测定发作后血或尿儿茶酚胺。摄入可乐、咖啡类饮料及左旋多巴、拉贝洛尔、普萘洛尔(心得安)、四环素等药物可导致假阳性结果;休克、低血糖、高颅内压可使内源性儿茶酚胺增高。

(二)胰升糖素激发试验

对于阵发性,且一直等不到发作者可作该试验。

(三)影像学检查

(1)B超作肾上腺及肾上腺外肿瘤定位检查,对直径 1 cm 以上者,阳性率较高。

(2)CT 扫描,90％以上的肿瘤可准确定位。

(3)MRI有助于鉴别嗜铬细胞瘤和肾上腺皮质肿瘤,可用于孕妇。

(4)放射性核素标记定位。

(5)静脉导管术。

四、诊断要点

本病的早期诊断尤为重要,诊断的重要依据必须建立在 24 小时尿儿茶酚胺或其他代谢产物增加的基础上。对于高血压呈阵发性或持续性发作的患者,尤其是儿童和年轻人,要考虑本病的可能性。并根据家族史、临床表现、实验室检查等确定诊断。并要与其他继发性高血压及原发性高血压相鉴别。

五、治疗

(一)药物治疗

嗜铬细胞瘤手术切除前可采用 α 受体阻断药使血压下降,减轻心脏负担,使原来缩减的血管容量扩大。常用口服的 α 受体阻断药有酚苄明、哌唑嗪。

(二)手术治疗

手术治疗可根治良性的嗜铬细胞瘤,但手术切除时有一定危险性。在麻醉诱导期,手术过程中,尤其在接触肿瘤时,可出现血压急骤升高、心律失常和休克。瘤被切除后,血压一般降至 90/60 mmHg。如血压低,表示血容量不足,应补充适量全血或血浆,必要时可静脉滴注适量去甲肾上腺素,但不可用缩血管药来代替补充血容量。

(三)并发症的治疗

当患者发生高血压危象时,应立即予以抢救(图 8-2)。

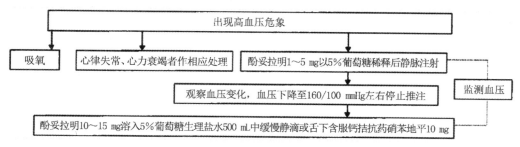

图 8-2　高血压危象抢救

(四)恶性嗜铬细胞瘤的治疗

较困难,一般对放疗和化疗不敏感,可用抗肾上腺素药作对症治疗。

六、护理诊断/问题

(一)组织灌注无效

与去甲肾上腺素分泌过量致持续性高血压有关。

(二)疼痛

头痛与血压升高有关。

(三)潜在并发症

高血压危象。

七、护理措施

(一)安全与舒适管理

急性发作时应绝对卧床休息,保持环境安静,光线宜偏暗,避免刺激。护理人员操作应集中进行以免过多打扰患者。高血压发作间歇期患者可适量活动,但不能剧烈活动。

(二)饮食营养

给予高热量、高蛋白质、高维生素、易消化饮食,避免饮含咖啡因的饮料。

(三)疾病监测

1.常规监测

密切观察血压变化,注意阵发性或持续性高血压,或高血压和低血压交替出现,或阵发性低血压、休克等病情变化,定时、定血压计、定体位、定人进行血压测量;观察有无头痛及头痛程度、持续时间,是否有其他伴随症状;观察患者的发病是否存在诱发因素;记录液体出入量,监测患者水、电解质变化。

2.并发症监测

如患者出现剧烈头痛、面色苍白、大汗淋漓、恶心、呕吐、视力模糊、复视等高血压危象表现,或心力衰竭、肾衰竭、高血压脑病的症状和体征。应立即通知医师,并配合抢救。

(四)高血压危象急救配合

(1)卧床休息,吸氧,抬高床头以减轻脑水肿,加用床栏以防患者因躁动而坠床。

(2)按医嘱给予酚妥拉明等急救药.

(3)持续心电图、血压监测,每15分钟记录1次测量结果。

(4)因情绪激动、焦虑不安可加剧血压升高,应专人护理,及时解释病情变化,安抚患者,使其保持平静。

(5)若有心律失常、心力衰竭、高血压脑病、脑卒中和肺部感染者,协助医师处理并给予相应的护理。

(五)用药护理

α受体阻滞剂在降低血压的同时易引起直立性低血压,因此要严密观察血压变化及药物不良反应,指导患者服药后平卧30分钟,缓慢更换体位,防止意外发生。此外,患者还可能出现鼻黏膜充血、心动过速、低钠倾向等,要及时发现、及时处理;头痛剧烈者按医嘱给予镇静剂。

(六)心理护理

因本病发作突然,症状严重,患者常有恐惧感,渴望早诊早治。护士要主动关心患者,向其介绍有关疾病知识、治疗方法及注意事项。患者发作时,护士要守护在患者身边,使其具有安全感,消除恐惧心理和紧张情绪。

八、健康指导

(一)预防疾病

患者充分休息,生活有规律,避免劳累,保持情绪稳定、心情舒畅。

(二)管理疾病

告知患者当双侧肾上腺切除后,需终身应用激素替代治疗,并使患者知晓药物的作用、服药时间、剂量、过量或不足的征象、常见的不良反应。

(三)康复指导

嘱患者随身携带识别卡,以便发生紧急情况时能得到及时处理。并定期返院复诊,以便及时调整药物剂量。

（宋 芳）

第九章

肾内科常见病护理

第一节 尿 路 感 染

尿路感染可分为上尿路感染(主要是肾盂肾炎)和下尿路感染(主要是膀胱炎)。本病主要是细菌(肠道革兰氏阴性杆菌)引起,以女性居多,尤其是生育年龄的已婚女性,其发病率未婚女性为 2%,已婚女性增加至 5%。老年男女尿路感染的发病率高达 10%,但多为无症状细菌尿。

一、急性肾盂肾炎

(一)临床表现

(1)全身表现:如寒战、发热、恶心、呕吐等,一般无高血压及氮质血症。

(2)泌尿系统症状:尿频、尿急、尿痛、腰痛、肋脊角压痛或(和)叩痛。

(3)发病一般较迅速。

(二)实验室及其他检查

(1)血常规有白细胞计数升高,中性升高。

(2)尿常规可有白细胞数增加,如见白细胞管型有助于诊断,尿蛋白常为阴性或微量。

(3)尿涂片染色镜下平均每个视野≥1 个细菌,即为有意义的细菌尿。

(4)尿细菌定量培养常≥10^5/mL。有典型的临床表现及真性细菌尿者诊断不难。

(三)尿感的定位诊断

患者感染症状明显,发热>38 ℃,有明显肋脊角疼痛和压痛,血白细胞增加可诊断肾盂肾炎,如致病菌为变形杆菌、绿脓杆菌等可见致病菌和复杂性尿感应多考虑为肾盂肾炎。外表健康的妇女,以下尿路症状为主诉,可先给 3 天抗生素,如能治愈常为膀胱炎,如复发多为肾盂肾炎。

(四)鉴别诊断

1.急性膀胱炎

(1)临床表现:尿频、尿急、尿痛,耻骨上不适感,一般无明显的全身感染症状。

(2)实验室及其他检查:①血白细胞计数多不升高。②尿检常有白细胞,约 30% 有血尿,甚至肉眼血尿。③细菌培养多为大肠杆菌,占 75% 以上,已婚妇女则可为凝固酶阴性葡萄球菌,约占 15%。当难以与肾盂肾炎相鉴别时,可结合临床进行诊断:先给 3 天抗菌疗法,一周后如症状消除,清洁中段尿培养阴性,常为膀胱炎,否则多为肾盂肾炎。

2.无症状性菌尿

无症状性菌尿指有真性细菌尿而无任何尿路感染症状,其发病率随年龄增长而增加,超过

60 岁妇女可达 10% 菌尿来自膀胱或肾,其致病菌多为大肠杆菌,细菌尿本身不会影响老人寿命。孕妇患者 7%,如不治疗,有 20% 以后会发生急性肾盂肾炎,故产前检查应包括尿细菌定量培养。

3.急性肾盂肾炎

急性肾盂肾炎一般是指急性细菌性肾盂肾炎,可描述为急性感染性肾小管间质性肾炎。是肾实质的一种化脓性局灶性炎症。

(五)治疗

症状轻者可门诊观察治疗,症状较重者常需住院治疗。

1.急性膀胱炎

(1)初诊用药。①单剂疗法:服用一次较大剂量的抗菌药物,如复方磺胺甲噁唑 6 片顿服;甲氧氨嘧啶 0.4 g 或氧氟沙星 0.6 g 顿服。本法易复发,故目前多用 3 天疗法。②3 天疗法:为用药 3 天,给予复方磺胺甲噁唑 2 片,每日 2 次,或氧氟沙星 0.2 g,每日 2 次,疗程完毕后 1 周复查尿细菌定量培养,以明确细菌尿是否已被肃清。但应指出,男性患者、孕妇、复杂性尿感或拟为肾盂肾炎者均不宜用上述两种疗法。

(2)复诊处理:停服抗菌药物天后复诊时患者可能表现为下述几种情况。①症状消除,清洁中段尿培养阴性,表示原先患的是细菌性膀胱炎,且已治愈。②症状消除,但清洁中段尿培养阳性,且为同一种致病菌,可诊为隐匿性肾盂肾炎。③仍有症状,且仍有细菌尿和白细胞尿,可诊为症状性肾盂肾炎。④仍有症状,而无细菌尿,但仍有白细胞尿,可拟诊为感染性尿道综合征。⑤有尿频和排尿不适,无细菌尿和白细胞尿,可拟诊为非感染性尿道综合征。

2.无症状性菌尿

(1)非妊娠妇女一般不治疗,妊娠妇女必须治疗。

(2)学龄前儿童要治疗。

(3)老人不需治疗。

(4)尿路有复杂情况,一般不宜治疗。

3.轻型急性肾盂肾炎

经单剂或 3 天疗法治疗失败的尿路感染或有轻度发热和(或)肋脊角叩痛的肾盂肾炎,宜口服有效抗菌药物,14 天为 1 个疗程,常用的抗菌药物如 3 天疗法所述(见急性膀胱炎)。

4.较严重的肾盂肾炎

发热超过 38.5 ℃,血白细胞升高等全身感染中毒症状较明显者,常为耐药革兰氏阴性杆菌感染,宜静脉或肌内注射抗菌药。可先用庆大霉素或妥布霉素 1.5 mg/kg,每 8 小时 1 次。头孢唑啉钠 0.5 g,每 8 小时 1 次。获药敏结果后可酌情选用肾毒性较小的抗菌药。至患者退热 72 小时后改用有效抗菌药口服,完成 2 周疗程。

5.重症肾盂肾炎

有寒战、高热、血白细胞显著增高、核左移等严重的全身感染中毒症状,甚或出现低血压、呼吸性碱中毒,疑为革兰氏阴性细菌败血症者,可先选用下述抗菌药联合治疗。

(1)半合成广谱青霉素:如哌拉西林 3 g 静脉滴注,每 6 小时 1 次。

(2)氨基糖苷类抗生素:如妥布霉素或庆大霉素,剂量均为 1.7 mg/kg 静脉滴注,每 8 小时 1 次。

(3)第三代头孢菌素类:如头孢曲松钠 1 g 静脉滴注,每 12 小时 1 次,或头孢哌酮钠 2 g 静脉滴注,每8小时1次。通常用一种氨基糖苷类再加一种半合成广谱青霉素或第三代头孢菌素类。获药敏结果且再酌情改用肾毒性小的药物。在病情允许时,应尽快排除尿路梗阻因素。

6.再发尿路感染的处理

如对于每年发作超过2次即常复发,予短程抗菌药物疗法,疗程完毕后7天复查。

(1)如症状消失,细菌转阴无白细胞尿则认为治疗成功,则此次尿感为重新感染。也表明尿路防御能力差,应予长疗程低剂量抑菌疗法作预防性治疗,即每晚睡前排尿后服一次,如复方磺胺甲噁唑半片或1片TMP 50 mg、呋喃妥因 50 mg 或氧氟沙星 100 mg,疗程半年。如停药后仍频发,则此疗程应1~2年或更长。

(2)短疗程失败后,应查一查所使用抗生素是否敏感,如不敏感应予新做药敏试验,如换药成功,按重新感染处理同上;换药失败,则为复发且为肾盂肾炎,按药敏试验先用药,在允许范围内,用最大量6周,仍不成功延长疗程或改用注射用药。

7.妊娠时尿感

积极治疗,应选用毒性小的药,如呋喃妥因、阿莫西林和头孢菌素类。

8.男性尿感

50岁以后因前列腺增生易发生尿路感染,治疗方法与复杂性尿感相同。50岁以前则尿感少见,常伴有慢性细菌性前列腺炎,可用复方磺胺甲噁唑 12~18 周治疗,或环丙沙星 0.25 g,2次/天。如再发则每次再予上述同样治疗或选用长疗程低剂量抑菌方法。

9.留置导管的尿感

如已用应尽快拔除,插导尿管要严格无菌操作,必要时使用无菌密封引流系统,发生尿感则使用强有力抗生素,并及时更换导尿管,如无症状仅为无症状菌尿可暂不治疗,直至导管拔除后再治疗。

二、慢性肾盂肾炎

(一)病因

慢性肾盂肾炎是一种慢性感染性肾小管间质性肾炎,肾盂肾盏慢性炎症,纤维化及变形,肾实质瘢痕形成,且在病史或细菌学上有尿路感染的证据。可分为3个类型。

(1)伴有反流的慢性肾盂肾炎(反流性肾病)。

(2)伴有尿管梗阻的慢性肾盂肾炎。

(3)特发性(少数)。

(二)临床表现

1.尿路感染

(1)间歇发生症状性肾盂肾炎:为经常反复发作膀胱刺激症状,伴有菌尿。常有低热和中等热度,腰酸腰痛,肾区钝痛,诊断多无困难。

(2)间歇性无症状细菌尿:无全身症状及尿路刺激症状,而尿中常有多量细菌,少量白细胞,偶见管型。此型多见于妊娠妇女及小孩。

(3)间歇性低热:无膀胱刺激症状,仅有低热、头昏、乏力、体重减轻及食欲减退等一般症状,易误诊为神经性低热、结核病或其他感染性疾病。

(4)间歇性尿急尿频等下尿感症状:慢性肾盂肾炎也是肾性高血压的重要原因。

2.慢性间质性肾炎

慢性间质性肾炎表现为多尿、夜尿,低钠、低钾或高钾,肾小管酸中毒等。

(三)实验室及其他检查

(1)尿沉渣计数:清洁中段尿沉渣中白细胞数>5个/HP,尿路感染可能性大。非清洁中段尿沉渣中白细胞>10个/HP,可认为白细胞尿(亦称脓尿),有诊断意义。

(2)尿涂片细菌检查:中段尿培养菌落计数常>10^5/mL,其阳性率可达92.1%,可作为筛选之用。

(3)抗体包裹细菌试验:阳性率85%~96%,但该试验有一定的假阳性,现已少用。

(4)尿酶检查:β_2微球蛋白升高,溶菌酶、乳酸脱氢酶亦升高。

(5)Tamm-Horsfall蛋白抗体测定:在肾盂肾炎时可升高,膀胱炎不升高。

(6)X线静脉肾盂造影:可见局灶的粗糙的皮质瘢痕,肾乳头萎缩,肾盏扩张、变钝。

(7)本病病程经过隐蔽,必须指出,以往认为病程超过半年或一年称慢性肾盂肾炎,是不对的;现认为肾盂肾炎有瘢痕形成、变形、积水、肾外形不光滑或两肾大小不等才称为慢性肾盂肾炎。

(四)治疗

(1)寻找并去除诱发因素:如尿路梗阻、结石,肾和尿路畸形,膀胱、输尿管反流等,必要时应行手术治疗。另外,应提高机体免疫功能,多饮水,勤排尿。这些是治疗本病的关键。

(2)抗菌药物治疗:反复发作应通过尿细菌培养确定菌型,明确是复发还是重新感染。复发是指治疗后尿菌转阴,但停药后6周内再发病菌与先前相同,如梗阻因素难以解除,予敏感抗生素使用6周。如抗生素选用不当、剂量不足或疗程不够,应按药敏重新选用抗生素,疗程4周,一年内尿感发作3次或3次以上,可采用低剂量长期抑菌治疗。用复方磺胺甲噁唑、呋喃妥因、头孢立新、诺氟沙星等任何一种药剂量每晚一粒,排尿入眠前服用,疗程12个月或更长。男性宜同时治疗慢性前列腺炎,如选用脂溶性抗生素如环丙沙星0.5 g,2次/天,利福平0.45~0.6 g顿服,疗程达3个月,必要时手术。如2个疗程仍尿菌阳性,可用长程低剂量疗法,重新感染按首次发作处理。

(3)如疗效不佳或频频再发,必须寻找并去除易感因素。

(4)急性发作期用药同急性肾盂肾炎。

三、尿道炎

(一)病因

尿道炎是指尿道黏膜的炎症,可分为急性和慢性。

(二)鉴别诊断

1.急性尿道炎

(1)临床表现:常有淋病双球菌感染的病史,有尿频、尿急、尿道疼痛,有脓尿及血尿,压迫尿道有脓性分泌物流出;体检可见尿道压痛,尿道硬结,黏膜水肿、充血、萎缩,尿道分泌物,尿道息肉,三角区颗粒状增生,尿道处女膜融合等。

(2)实验室及其他检查:尿三杯试验,第一杯内有脓细胞及红细胞,第二、第三杯基本正常;致病生物因子DNA-PCR检测可辅助诊断;尿道分泌物涂片革兰氏染色及细菌培养可发现病原体。

2.慢性尿道炎

(1)临床表现:有急性尿道炎的病史,持续性或反复发作性尿频、尿急及排尿困难,尿道分泌物可多可少,平时难于发现。体征同急性尿道炎。

(2)特殊检查:尿道镜检查可见尿道黏膜充血、水肿或有肉芽增生及纤维性病变。

(三)治疗

1.药物治疗

(1)尽早应用敏感的抗生素。

(2)用解痉药,如 654-2 10 mg,3 次/天,减轻疼痛。

(3)雌激素用于雌激素低下者,主张全身用药或阴道用药。

(4)氟羟泼尼松局部注射,可阻止胶原纤维形成瘢痕。

2.外科治疗

尿道扩张术在尿道扩张前,应行热水坐浴及短期内口服 GMZ＋TMP。还可用尿道松解术、尿道冰冻术等。

3.心理治疗及生物反馈治疗

医师要花大量时间对患者进行耐心解释,使他们正确认识本病并积极配合治疗。行为治疗中,让患者主动参与治疗,控制排尿,逐渐延长排尿间隔时间,重建正常排尿功能。

4.其他

多饮水,增加尿量,以达到冲洗及引流的作用。

四、尿路感染的护理

(一)护理措施

(1)鼓励多饮水及排尿,饮水量每天至少 2 000 mL 以上,充分的液体摄入是解除排尿烧灼感的最快途径。保持每天尿量至少 1 500 mL,白天排尿 1 次/(1～2)小时,夜晚则 1～2 次,可将细菌、废物冲洗出泌尿道。

(2)急性期应卧床休息,体温在 38.5 ℃ 以上者可用物理或药物降温。给予膀胱区热敷及服用碳酸氢钠碱化尿液,以减轻尿路刺激症状。

(3)体温高热持续不退,且腰痛加剧,血尿,有坏死组织从尿中排出,可考虑是否出现肾周脓肿、肾乳头坏死等并发症。

(4)做尿细菌定量培养时,向患者解释检查的意义和方法。留取尿液前先充分清洁外阴、包皮、消毒尿道口,最好用清晨第 1 次的清洁、新鲜中段尿液,在 1 小时内送检。

(二)应急措施

全身感染中毒症状明显者,给予静脉输入抗生素。高热患者采用冰敷、乙醇擦浴等物理降温的措施。

(三)健康教育

(1)对有感染而无症状者,指导患者做尿液追踪检查 1～2 年。

(2)保持尿液酸化,进食肉类、蛋类、乳酸、梅子及谷类。禁食碳酸饮料或苏打类食品。

(3)预防复发:①多饮水、勤排尿是最简便而有效的预防方法,每日摄入水量至少 3 000 mL,2～3 小时排尿 1 次,夜晚排尿 1～2 次。②保持会阴及肛门部位清洁,特别是女性患者月经期、妊娠期、产褥期,排便后及时清洁会阴部,使用卫生纸时由前向后擦拭,最好采用淋浴。③性交前多喝水,性交后立即排尿,并按常用量服一次抗生素。④女性患者晚上最后一次排尿和清晨第一次排尿后,在尿道口周围涂以消炎软膏,以减少复发的概率。

(4)指导患者遵医嘱服药,夜晚服药前先排空膀胱,可增加药物浓度。

(刘　倩)

第二节　肾病综合征

肾病综合征(NS)是肾小球疾病中最常见的一组临床综合征。肾病综合征传统上分为原发性和继发性两类。原发性是指原发于肾小球疾病并除外继发于全身性疾病引起的肾小球病变,如系统性红斑狼疮、糖尿病、多发性骨髓瘤、药物、毒物、过敏性紫癜和淀粉样变等。在肾病综合征中,约75%是由原发性肾小球疾病引起,约25%为继发性肾小球疾病引起,因此它不是一个独立性的疾病。NS临床诊断并不困难,但不同病理改变引起者治疗效果不一,某些病理类型易发展为肾功能不全,但即使预后较好的病理类型,也可因其引起的严重全身水肿(胸腔积液、腹水、心包积液等)影响到各脏器功能并易出现各种严重并发症如威胁生命的感染和肺动脉栓塞等,因此强调早期病因和病理类型诊断与整体治疗的重要性。本节仅讨论原发性肾病综合征。

一、病理

原发性肾病综合征病理类型在国内以肾小球系膜增生最为常见,占1/4~1/3;其次为膜性肾病,占1/5~1/4,以成人较为多见,微小病变成人约占1/5;再次为膜增生,约为15%,局灶性、节段性肾小球硬化占10%~15%。局灶性、节段性系膜增生较少发生肾病综合征。各病理类型中均可伴有肾间质不同程度炎症改变和(或)纤维化,其中以炎症较为明显的类型如系膜增生、膜增生和少部分局灶节段性肾小球硬化常伴有肾间质炎症或纤维化改变;膜性引起者亦不罕见,肾间质炎症程度和纤维化范围对肾小球滤过功能减退有较大影响。

原发性肾病综合征病理类型不同,与临床表现(除均可有肾病综合征外)有一定关联,如微小病变和膜性肾病引起者多表现为单纯性肾病综合征,早期少见血尿、高血压和肾功能损害,但肾病综合征临床表现多较严重、突出,经尿丢失蛋白质多,可高达20 g/d;而系膜增生和膜增生等炎症明显类型尚常伴有血尿、高血压和不同程度肾功能损害,且肾功能损害发生相对较早。局灶、节段性肾小球硬化,常有明显高血压和肾功能损害,出现镜下血尿亦较多见。少数情况病理类型改变与临床表现相关性可不完全一致。

二、临床表现及发病机制

(一)大量蛋白尿

大量蛋白尿是肾病综合征最主要的诊断依据。大量蛋白尿是指每日从尿液中丢失蛋白质多达3~3.5 g,儿童为50 mg/kg;因此,体重为60 kg的成人尿液丢失3 g/d,即可认为大量蛋白尿。大量蛋白尿的产生是由于肾小球滤过膜通透性异常所致。正常肾小球滤过膜对血浆蛋白有选择性滤过作用,能有效阻止绝大部分血浆蛋白从肾小球滤过,只有极小量的血浆蛋白进入肾小球滤液。肾小球病变引起滤过膜对大中分子量蛋白质选择性滤过屏障作用损伤,导致大分子蛋白和中分子量清蛋白等大量漏出。其次,肾小球疾病时,肾小球基膜组织结构功能异常,涎酸成分明显减少,使带负电荷的清蛋白滤过基底膜增多,出现蛋白尿。此外,肾小球血流动力学改变也能影响肾小球滤过膜的通透性,血压增高,尿蛋白增多,血压降低,蛋白尿减轻。肾内血管紧张素Ⅱ增加使出球小动脉收缩,肾小球内毛细血管压力增加,亦可增加蛋白质漏出。使用血管紧张素转换酶抑制剂或血管紧张素Ⅱ受体阻滞剂可因降低出球小动脉阻力而降低肾小球毛细血管压力,从而减轻蛋白尿。

临床上对肾病综合征患者不仅要定期进行准确的24小时尿液蛋白定量测定,以了解蛋白尿程度和判断治疗效果,从而调整治疗方案,而且要进行尿液系列蛋白检查,以了解丢失蛋白的成分,从而判断蛋白丢失部位是在肾小球或肾小管间质。尿液蛋白量多寡有时不能说明肾脏病变的广泛程度和严重程度,但蛋白尿成分的测定则可反映肾小球病变的程度,如尿液中出现大量IgG成分,说明大分子量蛋白从尿液中丢失,提示肾小球滤过膜体积屏障结构破坏严重;若尿液中蛋白几乎均为中分子量的清蛋白或转铁蛋白,一般提示病变在肾小球或肾小管间质,此时参考丢失蛋白质多寡甚为重要,一般说来,肾小管性尿蛋白丢失较少超过3 g/d,个别超过3 g/d,后者多数对治疗反应相对较佳;若尿液出现较多小分子量蛋白,则应进一步检查以明确是否轻链蛋白引起大量蛋白尿,故尿蛋白成分检查有时尚有助于病因诊断。

(二)低清蛋白血症

低清蛋白血症见于绝大部分肾病综合征患者,即血浆清蛋白水平在30 g/L以下。其主要原因是尿中丢失清蛋白,但两者可不完全平行,因为血浆清蛋白值是清蛋白合成与分解代谢平衡的结果,它主要受以下几种因素影响:①肝脏合成清蛋白增加。在低蛋白血症和清蛋白池体积减小时,清蛋白分解速度是正常的,甚至下降。肝脏代偿性合成清蛋白量增加,如果饮食中能给予足够的蛋白质及热量,正常人肝脏每日可合成清蛋白达20 g以上。体质健壮和摄入高蛋白饮食的患者可不出现低蛋白血症。有人认为,血浆胶体渗透压在调节肝脏合成清蛋白方面可能有重要的作用。②肾小管分解清蛋白的量增加。正常人肝脏合成的清蛋白10%在肾小管内代谢。在肾病综合征时,由于近端小管摄取和分解滤过蛋白明显增加,肾内代谢可增加至16%～30%。③严重水肿时胃肠道吸收能力下降,肾病综合征者常呈负氮平衡状态。年龄、病程、慢性肝病、营养不良均可影响血浆清蛋白水平。

由于低清蛋白血症,药物与清蛋白的结合会有所减少,因而血中游离药物的水平升高(如激素约90%与血浆蛋白结合而具有生物活性的部分仅占10%左右),此时,即使常规剂量也可产生毒性或不良反应。低蛋白血症时,花生四烯酸和血浆蛋白结合减少,促使血小板聚集和血栓素(TXA_2)增加,后者可加重蛋白尿和肾损害。

(三)水肿

水肿多较明显,与体位有关,严重者常见头枕部凹陷性水肿、全身水肿、两肋部皮下水肿、胸腔积液和腹水,甚至出现心包积液以及阴囊或会阴部高度水肿,此种情况多见于微小病变或部分膜性肾病患者。一般认为,水肿的出现及其严重程度与低蛋白血症的程度呈正相关,然而也有例外的情况。机体自身具有抗水肿形成能力,其调节机制为:①当血浆清蛋白浓度降低,血浆胶体渗透压下降的同时,从淋巴回流组织液大大增加,从而带走组织液内的蛋白质,使组织液的胶体渗透压同时下降,两者的梯度差值仍保持正常范围。②组织液水分增多,则其静水压上升,可使毛细血管前的小血管收缩,从而使血流灌注下降,减少了毛细血管床的面积,使毛细血管内静水压下降,从而抑制体液从血管内向组织间逸出。③水分逸出血管外,使组织液蛋白浓度下降,而血浆内蛋白浓度上升。鉴于淋巴管引流组织液蛋白质的能力有限,上述体液分布自身平衡能力有一定的限度,当血浆胶体渗透压进一步下降时,组织液的胶体渗透压无法调节至相应的水平,两者间的梯度差值不能维持正常水平,而产生水肿。大多数肾病综合征水肿患者血容量正常,甚至增多,并不一定都减少,血浆肾素正常或处于低水平,提示肾病综合征的钠潴留是由于肾脏调节钠平衡的障碍,而与低血容量激活肾素-血管紧张素-醛固酮系统无关。肾病综合征水肿的发生不能仅以一个机制来解释。血容量的变化,仅在某些患者身上可能是造成水、钠潴留,加重水肿的因素,可能尚与肾内某些调节机制的障碍有关。此外,水肿严重程度虽与病变严重性并无相关,但严重水肿本身如伴有大量胸腔积液、心包积液或肺间质水肿,则会引起呼吸困难和心肺功能不全;若患者长期低钠饮食和大量应用利尿剂,尚可造成有效血容量减少性低血压甚至低血容量性休克。

(四)高脂血症

肾病综合征时脂代谢异常的特点为血浆中几乎各种脂蛋白成分均增加,如血浆总胆固醇(Ch)和低密度脂蛋白胆固醇(LD-C)明显升高,三酰甘油(TG)和极低密度脂蛋白胆固醇(VLDL-C)升高。高密度脂蛋白胆固醇(HDL-C)浓度可以升高、正常或降低;HDL 亚型的分布异常,即 HDL_3 增加而 HDL_2 减少,表明 HDL_3 的成熟障碍。在疾病过程中各脂质成分的增加出现在不同的时间,一般以 Ch 升高出现最早,其次才为磷脂及 TG。除浓度发生改变外,各脂质的比例也发生改变,各种脂蛋白中胆固醇/磷脂及胆固醇/三酰甘油的比例均升高。载脂蛋白也常有异常,如 ApoB 明显升高,ApoC 和 ApoE 轻度升高。脂质异常的持续时间及严重程度与病程及复发频率明显相关。

肾病综合征时脂质代谢异常的发生机制为:①肝脏合成 Ch、TG 及脂蛋白增加。②脂质调节酶活性改变及 LDL 受体活性或数目改变导致脂质的清除障碍。③尿中丢失 HDL 增加。在肾病综合征时,HDL 的 ApoAⅠ可以有 $50\%\sim100\%$ 从尿中丢失,而且患者血浆 HDL_3 增加而 HDL_2 减少,说明 HDL_3 在转变为较大的 HDL_2 颗粒之前即在尿中丢失。

肾病综合征患者的高脂血症对心血管疾病发生率的影响主要取决于高脂血症出现时间的长短、LDL 与 HDL 的比例、高血压史及吸烟等因素。长期的高脂血症,尤其是 LDL 上升而 HDL 下降,可加速冠状动脉粥样硬化的发生,增加患者发生急性心肌梗死的危险性。脂质引起肾小球硬化的作用已在内源性高脂血症等的研究中得到证实。脂代谢紊乱所致肾小球损伤的发病机制及影响因素较为复杂,可能与下述因素有关:肾小球内脂蛋白沉积、肾小管间质脂蛋白沉积、LDL 氧化、单核细胞浸润、脂蛋白导致的细胞毒性致内皮细胞损伤、脂类介质的作用和脂质增加基质合成。

(五)血中其他蛋白浓度改变

肾病综合征时多种血浆蛋白浓度可发生变化。如血清蛋白电泳显示 α_2 和 β 球蛋白水平升高,而 α_2 球蛋白水平可正常或降低,IgG 水平可显著下降,而 IgA、IgM 和 IgE 水平多正常或升高,但免疫球蛋白的变化同原发病有关。补体激活旁路 B 因子的缺乏可损害机体对细菌的调理作用,这是肾病综合征患者易发生感染的原因之一。纤维蛋白原和凝血因子Ⅴ、Ⅶ、Ⅹ可升高;血小板也可轻度升高;抗凝血酶Ⅲ可从尿中丢失而导致严重减少;C 蛋白和 S 蛋白浓度多正常或升高,但其活性降低;血小板凝聚力增加和β血栓球蛋白的升高,后者可能是潜在的自发性血栓形成的一个征象。

三、肾病综合征的常见并发症

(一)感染

感染是最常见且严重的并发症。NS患者对感染抵抗力下降最主要的原因是:①免疫抑制剂的长期使用引起机体免疫损害。②尿中丢失大量IgG。③B因子(补体的替代途径成分)的缺乏导致机体对细菌免疫调理作用缺陷。④营养不良时,机体非特异性免疫应答能力减弱,造成机体免疫功能受损。⑤转铁蛋白和锌大量从尿中丢失。转铁蛋白为维持正常淋巴细胞功能所必需,锌离子浓度与胸腺素合成有关。⑥局部因素。胸腔积液、腹水、皮肤高度水肿引起的皮肤破裂和严重水肿使局部体液因子稀释、防御功能减弱,均为肾病综合征患者的易感因素。细菌感染是肾病综合征患者的主要死因之一,严重的感染主要发生在有感染高危因素的患者,如高龄、全身营养状态较差、长期使用激素和(或)免疫抑制剂及严重低蛋白血症者。临床上常见的感染有原发性腹膜炎、蜂窝织炎、呼吸道感染和泌尿道感染等。一旦感染诊断成立,应立即予以相应治疗,并根据感染严重程度,减量或停用激素和免疫抑制剂。

(二)静脉血栓形成

肾病综合征患者存在高凝状态,主要是由于血中凝血因子的改变。包括Ⅸ、Ⅺ因子下降,Ⅴ、Ⅷ、Ⅹ因子、纤维蛋白原、β血栓球蛋白和血小板水平增加;血小板的黏附和凝聚力增强;抗凝血酶Ⅲ和抗纤溶酶活力降低。因此,促凝集和促凝血因子的增高,抗凝集和抗凝血因子的下降及纤维蛋白溶解机制的损害,是肾病综合征患者产生高凝状态的原因和静脉血栓形成的基础。激素和利尿剂的应用为静脉血栓形成的加重因素,激素经凝血蛋白发挥作用,而利尿剂则使血液浓缩、血液黏滞度增加,高脂血症亦是引起血浆黏滞度增加的因素。

肾病综合征时,当血浆清蛋白低于20 g/L时,肾静脉血栓形成的危险性增加。肾静脉血栓在膜性肾病患者中的发生率可高达50%,在其他病理类型中,其发生率为5%~16%。肾静脉血栓形成的急性型患者可表现为突然发作的腰痛、血尿、尿蛋白增加和肾功能减退。慢性型患者则无任何症状,但血栓形成后的肾淤血常使蛋白尿加重,出现血尿或对治疗反应差,有时易误认为激素剂量不足或激素拮抗等而增加激素用量。明确诊断需进行肾静脉造影,Doppler血管超声、CT、MRI等无创伤性检查也有助于诊断。血浆β血栓蛋白增高提示潜在的血栓形成,血中仅α_2抗纤维蛋白溶酶增加也被认为是肾静脉血栓形成的标志。外周深静脉血栓形成率约为6%,常见于小腿深静脉,仅12%有临床症状,25%可由Doppler超声发现。肺栓塞的发生率为7%,仍有12%无临床症状。其他静脉累及罕见。

(三)急性肾损伤

急性肾损伤为肾病综合征最严重的并发症。急性肾损伤系指患者在48小时内血清肌酐绝对值升高26.5 μmol/L(0.3 mg/dL),或较原先值升高50%,或每小时尿量少于0.5 mg/kg,且持续6小时以上。常见的病因如下。①血流动力学改变:肾病综合征常有低蛋白血症及血管病变,特别是老年患者多伴肾小动脉硬化,对血容量变化及血压下降非常敏感,故当呕吐、腹泻所致体液丢失、腹水、大量利尿及使用抗高血压药物后,都能使血压进一步下降,导致肾灌注骤然减少,进而使肾小球滤过率降低,并因急性缺血后小管上皮细胞肿胀、变性及坏死,导致急性肾损伤。

②肾间质水肿:低蛋白血症可引起周围组织水肿,同样也会导致肾间质水肿,肾间质水肿压迫肾小管,使近端小管鲍曼囊静水压增高,GFR下降。③药物引起的急性间质性肾炎。④双侧肾静脉血栓形成。⑤蛋白管型堵塞远端肾小管,可能是肾病综合征患者发生急性肾衰竭的机制之一。⑥急进性肾小球肾炎。⑦肾炎活动。⑧心源性因素,特别是老年患者常因感染诱发心力衰竭。一般认为,心排出量减少1 L/min,即可使肾小球滤过率降低24 mL/min,故原发性NS患者若心力衰竭前血肌酐为177 μmol/L(2 mg/dL),则轻度心力衰竭后血肌酐浓度可能成倍上升,严重者导致少尿。

(四)肾小管功能减退

肾病综合征患者的肾小管功能减退,以儿童多见。其机制被认为是肾小管对滤过蛋白的大量重吸收,使小管上皮细胞受到损害。常表现为糖尿、氨基酸尿、高磷酸盐尿、肾小管性失钾和高氯性酸中毒,凡出现多种肾小管功能缺陷者常提示预后不良。但肾小球疾病减少肾小管血供和肾小球疾病合并乙肝病毒感染导致肾小管损伤亦是肾小管功能减退的常见原因。

(五)骨和钙代谢异常

肾病综合征时血液循环中的维生素D结合蛋白(分子量65 kD)和维生素D复合物从尿中丢失,使血中1,25-$(OH)_2D_3$水平下降,致使肠道钙吸收不良和骨质对PTH耐受,因而肾病综合征患者常表现有低钙血症。此外,体内部分钙与清蛋白结合,大量蛋白尿使钙丢失,亦是造成低钙血症的常见原因。

(六)内分泌及代谢异常

肾病综合征患者经尿丢失甲状腺结合蛋白(TBG)和皮质激素结合蛋白(CBG)。临床上甲状腺功能可正常,但血清TBG和T_3常下降,游离T_3和T_4、TSH水平正常。由于血中CBG和17羟皮质醇都减低,游离和结合皮质醇比值可改变,组织对药理剂量的皮质醇反应也不同于正常。由于铜蓝蛋白(分子量151 kD)、转铁蛋白(分子量80 kD)和清蛋白从尿中丢失,肾病综合征常有血清铜、血清铁和血清锌浓度下降。锌缺乏可引起阳痿、味觉障碍、伤口难愈及细胞介导免疫受损等。持续转铁蛋白减少可引起临床上对铁剂治疗有抵抗性的小细胞低色素性贫血。此外,严重低蛋白血症可导致持续性的代谢性碱中毒,因血浆蛋白减少10 g/L,则血浆重碳酸盐会相应增加3 mmol/L。

四、诊断与鉴别诊断

临床上根据大量蛋白尿(3~3.5 g/d)、低清蛋白血症(<30 g/L)、水肿和高脂血症四个特点,即可做出肾病综合征诊断;若仅有大量蛋白尿和低清蛋白血症,而无水肿和高脂血症者也可考虑诊断,因可能为病程早期所致。确定肾病综合征后,应鉴别是原发性或继发性;两者病因各异,治疗方法不一,一般需先排除继发性因素才能考虑原发性;故对常见继发性病因应逐一排除。继发性肾病综合征患者常伴有全身症状(如皮疹、关节痛、各脏器病变等)、血沉增快、血IgG增高、血清蛋白电泳γ球蛋白增多、血清补体下降等征象,而原发性则罕见。肾组织检查对病理类型诊断十分重要,对指导治疗十分有帮助,多数情况下也可做出病因诊断,但有时相同病理改变如膜性肾病,可由各种病因引起,故临床上必须结合病史、体征、实验室检查和病理形态、免疫荧光及电镜等检查做出综合诊断与鉴别诊断。

五、治疗

(一)引起肾病综合征的原发疾病治疗

1.糖皮质激素

一般认为,糖皮质激素只有对微小病变性肾病的疗效最为肯定,故首选治疗原发性 NS 中的原发性肾小球肾病(微小病变)。一般对微小病变首治剂量为泼尼松 0.8~1 mg/(kg·d),治疗 8 周,有效者应逐渐减量,一般每 1~2 周减原剂量的 10%~20%,剂量越少递减的量越少,减量速度越慢。激素的维持量和维持时间因病例不同而异,以不出现临床症状而采用的最小剂量为度,以低于 15 mg/d 为宜。成人首次治疗的完全缓解率可达 80% 或 80% 以上。在维持阶段有体重变化、感染、手术和妊娠等情况时应调整激素用量。经 8 周以上正规治疗无效病例,需排除影响疗效的因素,如感染、水肿所致的体重增加和肾静脉血栓形成等,应尽可能及时诊断与处理。若无以上情况存在,常规治疗 8 周无效不能认为是对激素抵抗,激素使用到 12 周才奏效的患者不在少数。

除微小病变外,激素尚适用于膜性肾病,部分局灶、节段性肾小球硬化,对增生明显的病理类型亦有一定的疗效,对伴有肾间质各种炎症细胞浸润也有抑制作用。此外,临床上对病理上有明显的肾间质炎症病变,小球弥散性增生,细胞性新月体形成和血管纤维素样坏死以及有渗出性病变等活动性改变的患者,特别是伴有近期血肌酐升高者,应予以甲泼尼龙静脉滴注治疗,剂量为 120~240 mg/d,疗程 3~5 天,以后酌情减为 40~80 mg/d 并尽早改为小剂量,这样可减少感染等不良反应。此外,NS 伴严重水肿患者,其胃肠道黏膜亦有明显肿胀,影响口服药物吸收,此时亦应改为静脉用药。

长期应用激素可产生很多不良反应,有时相当严重。激素导致的蛋白质高分解状态可加重氮质血症,促使血尿酸增高,诱发痛风,加剧肾功能减退。大剂量应用有时可加剧高血压,促发心力衰竭。长期使用激素时的感染症状有时可不明显,特别容易延误诊断,使感染扩散。激素长期应用可加重肾病综合征的骨病,甚至产生无菌性股骨颈缺血性坏死和白内障等。因此,临床上强调适时、适量用药和密切观察,对难治性 NS 患者要时时权衡治疗效果与治疗风险。

2.细胞毒药物

对激素治疗无效,或激素依赖型,或反复发作型,或因不能耐受激素不良反应且全身情况尚可而无禁忌证的肾病综合征可以试用细胞毒药物治疗。由于此类药物多系非选择性杀伤各型细胞,可降低人体抵抗力,存在诱发肿瘤的危险,因此,它仅作为二线治疗药物,在用药指征及疗程上应慎重掌握。对严重肾病综合征特别是高度水肿、血清蛋白在 20 g/L 或以下,笔者不选择环磷酰胺(CTX)治疗。目前临床上常用的为 CTX、硫唑嘌呤和苯丁酸氮芥(CB-1348),三者选一,首选 CTX。CTX 作用于 G_2 期即 DNA 合成后期、有丝分裂前期,起到抑制细胞 DNA 合成、干扰细胞增生并降低 B 淋巴细胞功能、抑制抗体形成的作用。约 30% 活性 CTX 经肾脏排泄,故肾功能减退者慎用。CTX 的参考用量为 1.5~2.5 mg/(kg·d),起始宜从小剂量开始,疗程 8 周,以静脉注射或滴注为主。对微小病变、膜性肾炎引起的肾病综合征,有主张选用 CTX 间歇静脉滴注治疗,参考剂量为每次 8~10 mg/kg,每 3~4 周 1 次,连用 5~6 次,以后按患者的耐受情况延长用药间隙期,总用药剂量可达 6~12 g。间歇静脉治疗目的为减少激素用量,降低感染并发症并提高疗效,但应根据肝、肾功能和血白细胞数选择剂量或忌用。应用细胞毒药物应定期测定血常规和血小板计数、肝功能和尿常规,注意造血功能抑制、病毒和细菌感染及出血性膀胱炎等。

硫唑嘌呤每日剂量为 $50\sim100$ mg;苯丁酸氮芥 0.1 mg/(kg·d),分 3 次口服,疗程 8 周,累积总量达 $7\sim8$ mg/kg 则易发生毒性不良反应。对用药后缓解、停药又复发者多不主张进行第二次用药,以免产生毒性反应。目前这两者已较少应用。

3.环孢素(CsA)

CsA 能可逆性抑制 T 淋巴细胞增生,降低 Th 细胞功能,减少 IL-2 和其他淋巴细胞因子的生成和释放。新剂型新环孢素吸收快。目前临床上以微小病变、膜性肾病和膜增生性肾炎疗效较好。与激素和细胞毒药物相比,应用 CsA 最大优点是减少蛋白尿及改善低蛋白血症疗效可靠,不影响生长发育或抑制造血细胞功能。但此药亦有多种不良反应,最严重的不良反应为肾肝毒性。其肾损害发生率在 $20\%\sim40\%$,长期应用可导致间质纤维化,个别病例在停药后易复发,故不宜长期用此药治疗肾病综合征,更不宜轻易将此药作为首选药物。CsA 治疗起始剂量为 $3.5\sim4$ mg/(kg·d),分 2 次给药,使血药浓度的谷值在 $75\sim200$ μg/mL(全血,HPLC 法),可同时加用硫氮唑酮 30 mg 每日 3 次以提高血药浓度、减少环孢素剂量。一般在用药后 $2\sim8$ 周起效,但个体差异很大,个别患者则需更长的时间才显效,见效后应逐渐减量。用药过程中出现血肌酐升高应警惕 CsA 致肾损害的可能。血肌酐在 221 μmol/L(2.5 mg/dL)不宜使用 CsA。疗程一般为 $3\sim6$ 个月,复发者再用仍可有效。

4.麦考酚吗乙酯

选择性地抑制 T 淋巴细胞增生和 B 淋巴细胞增生,对肾小球系膜细胞增生亦有抑制作用,此外尚抑制血管黏附分子,对血管炎症亦有较好的抑制作用,故近几年来已广泛用于治疗小血管炎和狼疮性肾炎,并试用于治疗原发性肾小球疾患特别是膜性肾炎、系膜增生性肾炎和 IgA 肾病,参考剂量为 $1.5\sim2$ g/d,维持量为 $0.5\sim1.0$ g/d,疗程为 $3\sim6$ 个月,由于目前费用昂贵尚不能列为首选药物,不良反应为腹泻、恶心、呕吐和疱疹病毒感染等。

(二)对症治疗

1.休息

NS 患者应绝对休息,直到尿蛋白消失或减至微量 3 个月后再考虑部分复课或半日工作。

2.低清蛋白血症治疗

(1)饮食疗法:肾病综合征患者通常存在负氮平衡,如能摄入高蛋白饮食,则有可能改善氮平衡。但肾病综合征患者摄入过多蛋白会导致尿蛋白增加,加重肾小球损害。因此,建议每日蛋白摄入量为 1 g/kg,每摄入 1 g 蛋白质,必须同时摄入非蛋白热量 138 kJ(33 kcal)。供给的蛋白质应为优质蛋白,如牛奶、鸡蛋和鱼、肉类。

(2)静脉注射或滴注清蛋白。使用人血清蛋白应严格掌握适应证:①血清蛋白浓度低于 25 g/L 伴全身水肿,或胸腔积液、心包积液。②使用呋塞米利尿后,出现血浆容量不足的临床表现。③因肾间质水肿引起急性肾衰竭。

3.水肿的治疗

(1)限钠饮食:肾功能正常者每日摄入钠盐均可由尿液等量排出,但肾病综合征患者常因水肿、激素、中药治疗、伴有高血压等,应酌情适量限制食盐摄入。但又由于患者多同时使用袢利尿剂,加之长期限钠后患者食欲不振,影响了蛋白质和热量的摄入,可导致体内缺钠,甚至出现低钠性休克,应引起注意。建议饮食的食盐含量为 $3\sim5$ g/d,应根据水肿程度、有无高血压、血钠浓度、激素剂量等调整钠摄入量,必要时测定尿钠排出量,作为摄钠量参考。

(2)利尿剂:袢利尿剂,如呋塞米和布美他尼(丁尿胺)。一般呋塞米剂量为20～40 mg/d,布美他尼 1～3 mg/d。严重水肿者应以静脉用药为妥,若使用静脉滴注者应以生理盐水 50～100 mL稀释滴注。噻嗪类利尿剂对肾病综合征严重水肿效果较差,现已被袢利尿剂替代。排钠潴钾利尿剂螺内酯(安体舒通)常用剂量为 60～120 mg/d,单独使用此类药物效果较差,故常与排钾利尿剂合用。渗透性利尿剂可经肾小球自由滤过而不被肾小管重吸收,从而增加肾小管的渗透浓度,阻止近端小管和远端小管对水、钠的重吸收,而达到利尿效果。对无明显肾功能损害的高度水肿患者可间歇、短程使用甘露醇125～250 mL/d,但肾功能损害者慎用。对用利尿剂无效的全身高度水肿患者可根据肾功能情况分别选用单纯超滤或连续性血液滤过,每日超滤量一般不超过 2 L为宜。

4.高凝状态治疗

肾病综合征患者特别是重症患者均有不同程度血液高凝状态,尤其当血浆清蛋白低于20～25 g/L 时,即有静脉血栓形成可能。因此,抗凝治疗应列为本综合征患者常规预防性治疗措施。目前临床常用的抗凝药物如下。

(1)肝素:主要通过激活抗凝血酶Ⅲ(ATⅢ)活性而发挥作用。常用剂量50～75 mg/d静脉滴注,使 ATⅢ活力单位在90%以上。肝素与清蛋白均为负电荷物质,两者电荷相斥,故尚可减少肾病综合征的尿蛋白排出。目前尚有小分子量肝素 5 000 U 皮下注射,每日 1 次,但价格昂贵,不列为首选抗凝药物。

(2)尿激酶(UK):直接激活纤溶酶原,致使纤维蛋白溶解导致纤溶。常用剂量为 2 万～8 万 U/d,使用时从小剂量开始,并可与肝素同时静脉滴注。

(3)华法林:抑制肝细胞内维生素 K 依赖因子Ⅱ、Ⅶ、Ⅸ、Ⅹ 的合成,常用剂量2.5 mg/d,口服,监测凝血酶原时间,使其在正常人的 50%～70%。

有静脉血栓形成者:①手术移去血栓。②溶栓,经介入导管在肾动脉端一次性注入 UK 24 万 U 以溶解肾静脉血栓,此方法可重复应用。③全身静脉抗凝,即肝素加尿激酶,尿激酶 4 万～8 万 U/d,可递增至12 万 U/d,疗程2～8 周。

抗凝和溶栓治疗均有潜在出血可能,在治疗过程中应加强观察和监测。有出血倾向者,低分子肝素相对安全;对尿激酶治疗剂量偏大者,应测定优球蛋白溶解时间,以维持在 90～120 分钟为宜;长期口服抗凝剂者应监测凝血酶原时间,叮嘱患者勿超量服用抗凝剂。

5.高脂血症治疗

肾病综合征患者,高脂血症与低蛋白血症密切相关,提高血清蛋白浓度可降低高脂血症程度,但对肾病综合征多次复发、病程较长者,其高脂血症持续时间亦久,部分患者即使肾病综合征缓解后,高脂血症仍持续存在。近年来认识到高脂血症对肾脏疾病进展的影响,而一些治疗肾病综合征的药物如肾上腺皮质激素及利尿药,均可加重高脂血症,故目前多主张对肾病综合征的高脂血症使用降脂药物。可选用的降脂药物如下。①纤维酸类药物:非诺贝特每日 3 次,每次100 mg,吉非贝齐每日 2 次,每次 600 mg,其降血三酰甘油作用强于降胆固醇。此药偶引起胃肠道不适和血清转氨酶升高。②HMG-CoA 还原酶抑制剂:适用于降低血胆固醇浓度,普伐他汀10～20 mg/d 或氟伐他汀 20～40 mg/d,此类药物主要使细胞内 Ch 下降,降低血浆 LDL-C 浓度,减少肝细胞产生 VLDL 及 LDL。阿托伐他汀 20 mg,每日 1 次,既可降低血胆固醇,亦可控制三酰甘油。③血管紧张素转换酶抑制剂(ACEI):主要作用有降低血浆中 Ch 及 TG 浓度,使血浆中 HDL 升高,而且其主要的载脂蛋白 ApoAⅠ和 ApoAⅡ也升高,可以加速清除周围组织中的 Ch,减少 LDL 对动脉内膜的浸润,保护动脉管壁。此外,ACEI 尚可有不同程度降低蛋白尿的作用。

　　6.急性肾损伤治疗

　　肾病综合征合并急性肾损伤时因病因不同而治疗方法各异。对于由血流动力学因素所致者,主要治疗原则包括合理使用利尿剂、肾上腺皮质激素,纠正低血容量和透析疗法。血液透析不仅控制氮质血症、维持电解质酸碱平衡,且可较快清除体内水分潴留。因肾间质水肿所致的急性肾衰竭经上述处理后,肾功能恢复较快。使用利尿剂时需注意下列几点。

　　(1)适时使用利尿剂:肾病综合征伴急性肾衰竭有严重低蛋白血症者,在未补充血浆蛋白就使用大剂量利尿剂时,会加重低蛋白血症和低血容量,肾衰竭更趋恶化。故应在补充血浆清蛋白后(每日静脉用 10～50 g 人血清蛋白)再予以利尿剂。一次过量补充血浆清蛋白又未及时利尿剂时,又可能导致肺水肿。

　　(2)适量使用利尿剂:由于肾病综合征患者有相对血容量不足和低血压倾向,此时用利尿剂应以每日尿量 2 L 左右或体重每日下降在 1 kg 左右为宜。

　　(3)伴血浆肾素水平增高的患者,使用利尿剂血容量下降后使血浆肾素水平更高,利尿治疗不但无效反而加重病情。此类患者只有纠正低蛋白血症和低血容量后再用利尿剂才有利于肾功能恢复。对肾间质活动病变应加用甲泼尼龙。

　　肾病综合征合并急性肾损伤一般均为可逆性,大多数患者在治疗后,随着尿量增加,肾功能逐渐恢复。少数患者在病程中多次发生急性肾衰竭也均可恢复。预后与急性肾衰竭的病因有关,一般来说急进性肾小球肾炎、肾静脉血栓形成的患者预后较差,而单纯与肾病综合征相关者预后较好。

　　六、肾病综合征的护理

　　(一)护理诊断

　　(1)体液过多:与低蛋白血症致血浆胶体渗透压下降有关。

　　(2)有感染的危险:与皮肤水肿、大量蛋白尿致机体营养不良,免疫抑制剂和细胞毒性药物的应用致机体免疫功能低下有关。

　　(3)营养失调:低于机体需要量与蛋白丢失、食欲下降及饮食限制有关。

　　(4)焦虑:与本病的病程长,易反复发作有关。

　　(5)潜在并发症:电解质紊乱、血栓形成、急性肾衰竭、心脑血管并发症、皮肤完整性受损。

　　(二)护理措施

　　1.休息与活动

　　(1)有全身严重水肿、血压高、尿量减少,应绝对卧床休息,最好取半坐卧位,以利于减轻心肺负担。

　　(2)水肿减轻,血压、尿量正常可逐步进行简单室内活动。

　　(3)恢复期患者应在其体能范围适当活动。整个治疗过程中患者应避免剧烈运动和劳累。

　　(4)协助患者在床上做四肢运动,防止肢体血栓形成。

　　2.摄入适当饮食

　　(1)蛋白质:选择优质蛋白(动物性蛋白)1 g/(kg·d)。当肾功能不全时,应根据肌酐清除率调整蛋白质的摄入量。

（2）热量：不少于 147 kJ/(kg·d)，多食植物油、鱼油、麦片及豆类。

（3）水肿时给予低盐饮食，勿食腌制食品。

3.监测生命体征

监测生命体征、体重、腹围、出入量变化。

4.观察用药后反应

在应用激素、细胞毒药物、利尿剂、抗凝药和中药时应观察用药后反应，出现不良情况时应及时给予处理。

5.关注患者心理

及时调整患者负面情绪，根据评估资料，调动患者的社会支持系统，为患者提供最大限度的物质和精神支持。

（三）应急措施

（1）出现左心力衰竭时，应立即协助患者取端坐位或半坐卧位，双腿下垂。

（2）迅速建立静脉通路，遵医嘱静脉给予强心利尿剂。

（3）吸氧或 20%～30%乙醇湿化吸氧。

（4）必要时行血液透析。

七、健康教育

（1）讲解积极预防感染的重要性，讲究个人卫生，注意休息。

（2）给予饮食指导，严格掌握、限制盐和蛋白质的摄入。

（3）坚持遵守医嘱用药，切勿自行减量或停用激素，了解激素及细胞毒药物的常见不良反应。

（4）及时疏导患者心理问题，多交流、多沟通，及时反馈各种检查结果。

（5）出院后要定期门诊随访。

（刘　倩）

第三节　急性肾小球肾炎

急性肾小球肾炎（AGN）简称急性肾炎，是以急性肾炎综合征为主要表现的一组疾病。其特点为起病急，患者出现血尿、蛋白尿、水肿和高血压，可伴有一过性氮质血症。本病好发于儿童，男性居多。常有前驱感染，多见于链球菌感染后，其他细菌、病毒和寄生虫感染后也可引起。本节主要介绍链球菌感染后的急性肾炎。

一、病因及发病机制

急性肾小球肾炎常发生于 β-溶血性链球菌"致肾炎菌株"引起的上呼吸道感染（多为扁桃体炎）或皮肤感染（多为脓疱疮）后，感染导致机体产生免疫反应而引起双侧肾脏弥漫性的炎症反应。目前多认为，链球菌的主要致病抗原是胞质或分泌蛋白的某些成分，抗原刺激机体产生相应抗体，形成免疫复合物沉积于肾小球而致病。同时，肾小球内的免疫复合物可激活补体，引起肾小球内皮细胞及系膜细胞增生，并吸引中性粒细胞及单核细胞浸润，导致肾脏病变。

二、临床表现

（一）症状与体征

1.尿异常

几乎所有患者均有肾小球源性血尿,约 30％出现肉眼血尿,且常为首发症状或患者就诊的原因。可伴有轻、中度蛋白尿,少数(＜20％)患者可呈大量蛋白尿。

2.水肿

80％以上患者可出现水肿,常为起病的初发表现,表现为晨起眼睑水肿,呈"肾炎面容",可伴有下肢轻度凹陷性水肿,少数严重者可波及全身。

3.高血压

约 80％患者患病初期水钠潴留时,出现一过性轻、中度高血压,经利尿后血压恢复正常。少数患者可出现高血压脑病、急性左心衰竭等。

4.肾功能异常

大部分患者起病时尿量减少(40～700 mL/d),少数为少尿(＜400 mL/d)。可出现一过性轻度氮质血症。一般于 1～2 周后尿量增加,肾功能于利尿后数日恢复正常,极少数出现急性肾衰竭。

（二）并发症

前驱感染后常有 1～3 周(平均 10 天)的潜伏期。呼吸道感染的潜伏期较皮肤感染短。本病起病较急,病情轻重不一,轻者仅尿常规及血清补体 C_3 异常,重者可出现急性肾衰竭。大多预后良好,常在数月内临床自愈。

三、辅助检查

(1)尿液检查:均有镜下血尿,呈多形性红细胞。尿蛋白多为(＋)～(＋＋)。尿沉渣中可有红细胞管型、颗粒管型等。早期尿中白细胞、上皮细胞稍增多。

(2)血清 C_3 及总补体:发病初期下降,于 8 周内恢复正常,对本病诊断意义很大。血清抗链球菌溶血素"O"滴度可增高,部分患者循环免疫复合物(CIC)阳性。

(3)肾功能检查:内生肌酐清除率(CC)降低,血尿素氮(BUN)、血肌酐(Cr)升高。

四、诊断要点

(1)链球菌感染后 1～3 周出现血尿、蛋白尿、水肿、高血压,甚至少尿及氮质血症。

(2)血清补体 C_3 降低(8 周内恢复正常),即可临床诊断为急性肾小球肾炎。

(3)若肾小球滤过率进行性下降或病情 1～2 个月尚未完全好转的应及时做肾活检,以明确诊断。

五、治疗要点

治疗以休息、对症处理为主,缩短病程,促进痊愈。本病为自限性疾病,不宜用肾上腺糖皮质激素及细胞毒药物。急性肾衰竭患者应予透析。

（一）对症治疗

利尿治疗可消除水肿,降低血压。利尿后高血压控制不满意时,可加用其他降压药物。

（二）控制感染灶

以往主张使用青霉素或其他抗生素 10～14 天,现其必要性存在争议。对于反复发作的慢性扁桃体炎,待肾炎病情稳定后,可作扁桃体摘除术,手术前后2周应注射青霉素。

(三)透析治疗

对于少数发生急性肾衰竭者,应予血液透析或腹膜透析治疗,帮助患者度过急性期,一般不需长期维持透析。

六、护理评估

(1)健康史:询问发病前2个月有无上呼吸道和皮肤感染史,起病急缓,就诊原因等。既往呼吸道感染史。

(2)身体状况:评估水肿的部位、程度、特点,血压增高程度,有无局部感染灶存在。

(3)心理及社会因素:因患者多为儿童,对疾病的后果常不能理解,因而不重视疾病,不按医嘱注意休息,家属则往往较急,过分约束患者,年龄较大的患者因休学、长期休息而产生焦虑、悲观情绪。评估患者及家属对疾病的认识,目前的心理状态等。

(4)辅助检查:周围血常规有无异常,淋巴细胞是否升高。

七、护理目标

(1)能自觉控制水、盐的摄入,水肿明显消退。

(2)患者能逐步达到正常活动量。

(3)无并发症发生,或能早期发现并发症并积极配合抢救。

八、护理措施

(一)一般护理

急性期患者应绝对卧床休息,以增加肾血流量和减少肾脏负担。应卧床休息6周～2个月,尿液检查只有蛋白尿和镜下血尿时,方可离床活动。病情稳定后逐渐增加运动量,避免劳累和剧烈活动,坚持1～2年,待完全康复后才能恢复正常的体力劳动。存在水肿、高血压或心力衰竭时,应严格限制盐的摄入,一般进盐应低于3 g/d,特别严重的病例应完全禁盐。在急性期,为减少蛋白质的分解代谢,限制蛋白质的摄取量为0.5～0.8 g/(kg·d)。当血压下降,水肿消退,尿蛋白减少后,即可逐渐增加食盐和蛋白质的量。除限制钠盐外,也应限制液体摄入量,进水量的控制本着宁少勿多的原则。每日进水量应为不显性失水量(约500 mL)加上24小时尿量,此进水量包括饮食、饮水、服药、输液等所含水分的总量。另外,饮食应注意热量充足、易于消化和吸收。

(二)病情观察

注意观察水肿的范围、程度,有无胸腔积液、腹水,有无呼吸困难、肺部湿啰音等急性左心衰竭的征象;监测高血压动态变化,监测有无头痛、呕吐、颈项强直等高血压脑病的表现;观察尿的变化及肾功能的变化,及早发现有无肾衰竭的可能。

(三)用药护理

在使用降压药的过程中,要注意一定要定时、定量服用,随时监测血压的变化,还要嘱患者服药后在床边坐几分钟,然后缓慢站起,防止眩晕及直立性低血压。

(四)心理护理

患者尤其是儿童对长期的卧床会产生忧郁、烦躁等心理反应,加上担心血尿、蛋白尿是否会恶化,会进一步会加重精神负担。故应尽量多关心、巡视患者,随时注意患者的情绪变化和精神需要,按照患者的要求予以尽快解决。关于卧床休息需要持续的时间和病情的变化等,应适当予以说明,并要组织一些有趣的活动活跃患者的精神生活,使患者能以愉快、乐观的态度安心接受治疗。

九、护理评价

(1)能否接受限制钠、水的治疗和护理,尿量已恢复正常,水肿有减轻甚至消失。

(2)能正确面对患病现实,说出心理感受,保持乐观情绪。

(3)无并发症发生。

十、健康指导

(1)预防指导:平时注意加强锻炼,增强体质。注意个人卫生,防止化脓性皮肤感染。有上呼吸道或皮肤感染时,应及时治疗。注意休息和保暖,限制活动量。

(2)生活指导:急性期严格卧床休息,按照病情进展调整作息制度。掌握饮食护理的意义及原则,切实遵循饮食计划。指导患者及其家属掌握本病的基本知识和观察护理方法,消除各种不利因素,防止疾病进一步加重。

(3)用药指导:遵医嘱正确使用抗生素、利尿药及降压药等,掌握不同药物的名称、剂量、给药方法,观察各种药物的疗效和不良反应。

(4)心理指导:增强战胜疾病的信心,保持良好的心境,积极配合诊疗计划。

(刘　倩)

第四节　慢性肾小球肾炎

慢性肾小球肾炎(CGN)系指各种病因引起的两侧肾脏弥漫性或局灶性炎症反应。其基本发病机理为免疫反应。主要病理改变随病因病程和类型不同而异,可表现为不同程度的膜性、局灶硬化、系膜增生和早期固缩肾。临床表现为起病隐匿,程度轻重不一,病程冗长,多有一个相当长的无症状尿异常期,然后出现高血压、水肿和肾功能减退,经历一个漫长的过程后,逐渐不停顿地破坏肾单位,出现贫血、视网膜病变,最终导致慢性肾衰竭。治疗以保护肾功能和防治影响肾功能恶化的各种因素。护理重点为饮食疗法,预防感染,提高患者对长期疗养的认识,做好生活指导。

一、观察要点

(1)观察尿量和性质,体重变化。

(2)观察血压波动。

(3)观察肾功能不全,尿毒症症状和体征。

(4)观察并发症:心脏、感染、高血压脑病。

(5)观察药物疗效及反应。

(6)观察感染的前趋表现。

(7)观察饮食疗法执行情况。

(8)观察肾穿刺后并发症。

二、具体措施

(一)一般护理

慢性肾炎急性发作,血压高肾病综合征和并发心肾不全者需卧床休息,给予一级护理。每日测量血压、尿量、体重并做记录,如血压波动明显、体重增加应及时报告医师调整药物。病情稳定者可进行室内活动。

(二)病情观察

观察肾功能不全、尿毒症的症状与体征:进行性贫血,蛋白尿减少而其他症状未改变,血肌酐升高,内生肌酐清除率下降等。有下述情况会加速慢性肾炎进入肾功能不全。

(1)逐渐加重的高血压。

(2)饮食上未恰当控制好蛋白质摄入。

(3)饮食中未注意磷摄入。

(4)合并感染。

(5)使用肾毒性药物。护士应指导患者避免上述诱因。

(三)观察并发症

慢性肾炎可有下列并发症。

1.心脏并发症

心脏扩大,心律失常,严重致心力衰竭。由于高血压、动脉粥样硬化、贫血等因素导致。

2.感染

以泌尿道、呼吸道感染为多见。因为尿中长期丢失蛋白,引起低蛋白血症,使机体抵抗力减低,易并发感染。

3.高血压脑病

表现为头痛、呕吐、抽搐,甚至昏迷。多因血压骤然升高所致。

(四)观察药物疗效及反应

慢性肾炎治疗药物较多,其中需主要观察的药物为肾上腺皮质激素和细胞毒类药物。

1.肾上腺皮质激素

有效表现在用药两周左右开始尿量增加、水肿消退、尿蛋白减少。常见反应有并发或加重感染,神经精神症状(激动、失眠、精神病)、抑制生长发育、库欣样状态(向心性肥胖、满月脸、痤疮、多毛)、骨质疏松等。服药时间以清晨顿服为佳,其理由是:首先符合激素昼夜分泌节律性;其次减轻肾上腺皮质抑制从而减轻激素微减综合征;再次减少肾上腺皮质功能亢进的临床表现。故护士补服时亦应安排在上午进行。

2.细胞毒类药物

有效表现同肾上腺皮质激素。不良反应主要是骨髓抑制、脱发、出血性膀胱炎、静脉用药时外溢会引起局部组织坏死。在使用时护士应注意不宜在下午 6 时以后使用,以免其代谢产物停留在膀胱内时间过长而引起出血性膀胱炎。作静脉注射时先行引导注射,注射中经常抽回血确定在血管内后推药。一旦药液外溢立即用生理盐水行稀释注射或外敷金黄散。

(五)观察感染的前趋表现

体温变化、尿蛋白无原因增多常是潜在感染的前趋表现。慢性肾炎者常因低蛋白血症和应用激素及免疫抑制剂致抵抗力低下容易并发感染,或使潜在感染病灶(龋齿、注射结节、咽喉炎、毛囊炎等),已稳定的结核病灶活动播散,导致机体代谢亢进,代谢产物增加,使肾功能急剧恶化。因此护理人员应做好预防感染的工作,其具体措施有以下几点。

(1)在大剂量激素或细胞毒类药物冲击治疗期间将患者置于洁净的单人病房内或反向隔离室中。

(2)减少探视人员,特别是已有上呼吸道感染者。

(3)预防呼吸道、消化道、泌尿道感染,定期空气消毒,外出戴口罩,不吃生食,注意个人卫生,特别是会阴部每日清洁,有感染前驱表现时立即使用抗生素。

(4)严格无菌操作,注意更换注射部位,避免注射难吸收药物如苯丙酸诺龙等。

(六)观察肾穿刺后并发症

肾穿刺检查对于慢性肾炎的诊断和治疗意义重大,也是最常用检查之一,因其为创伤性检查,术前后观察护理甚为重要。

三、饮食护理

根据病情的不同阶段调整饮食。以高营养、高维生素、高钙、低磷、低脂易消化食物为原则。新近多主张低蛋白、低磷饮食,对于延缓肾功能减退很有作用。

(一)蛋白质

急性发作期或肾炎晚期(伴有氮质血症),限制蛋白质摄入,以减轻肾脏负担,每日需要量0.5~0.75 g/kg,且以优质蛋白为主,如鱼、瘦肉、鸡、蛋等。忌食植物性蛋白,如豆制品等。少食鸭、虾、蟹类食物,因此类食物中含磷较高,肾病综合征和服用大剂量肾上腺皮质激素且有效,尿量>1 000 mL/d,体重下降,可增加蛋白质摄入,每日需要量1~1.5 g/kg。

(二)钠盐

水肿明显、心力衰竭、血压高时应限制钠盐摄入,同时含钠食物如用碱做成的馒头、烙饼、加碱的面条等均不宜吃。为解决患者咸味可用无盐酱油,但每日尿量需>1 000 mL,因无盐酱油中主要成分是钾盐。目前学者认为水肿患者可使用利尿剂消肿,而不必严格限制钠钾盐的摄入。

(三)水分

量出为入。

四、心理护理

慢性肾炎病程长,病情反复变化多样,绝大多数患者需作肾活检,故常有焦虑、烦闷,对治疗失去信心的表现,护士在患者住院期间应做好心理护理,教会患者自我观察,自我护理的方法,如尿蛋白测定(试纸法或醋酸滴定法)、血压测量、定时服药。使患者认识该病如认真对待,积极治疗,避免诱因,可拖延尿毒症出现时间至数十年。在缓解期内可从事轻松工作或做少量家务,以分散患者思想,消除顾虑,过较正常的生活。儿童患者在发作间歇期可上学,但应免体育课。

五、健康教育

(1)遵守饮食疗法的规定,制订每周食谱。

(2)避免感染,不去空气混浊的公共场所,如电影院、餐馆、舞场等地,在抵抗力弱时外出戴口罩。居住室经常通风,每周醋熏1次。被褥常晒勤洗。个人卫生每周彻底清洁1次。

(3)女性患者应避孕,一旦怀孕应与医师联系,决定处理方法。

（4）定期复查，每 2 周到医院检查 1 次血常规、尿常规、肾、肝功能。

（5）出现水肿、尿异常和体重迅速增加，应及时到医院就诊。

（6）不擅自用药，特别是对肾脏有损害的药物，如庆大霉素、两性霉素 B、感冒通等。遇有上感可选择中药制剂或到肾脏专科门诊就诊。

（刘　倩）

第五节　肾　衰　竭

一、急性肾衰竭

急性肾衰竭（ARF）是由各种原因导致的双肾排泄功能在短期内（数小时至数日）突然急剧进行性下降，从而引起氮质潴留，水、电解质紊乱及酸碱平衡失调的临床综合征。常伴有少尿或无尿。

（一）病因分类

根据引起急性肾衰竭原因常可分为肾前性、肾后性和肾实质性 3 种。

1.肾前性

由于有效血容量或细胞外液减少导致肾灌注不足，初期为功能性肾功能不全，若不及时处理，可使有效肾灌流量进一步减少，易引起急性肾小管坏死。

2.肾后性

肾后性是指尿路梗阻引起的肾功能损害，常见原因包括结石、肿瘤、前列腺肥大、血块等机械因素造成的尿路梗阻。

3.肾实质性

（1）肾小管坏死是最常见的急性肾衰竭，主要病因为肾缺血及肾中毒。肾缺血病因如上述；肾中毒主要由药物毒物及重金属引起。

（2）急性或急进性肾小球肾炎。

（3）急性间质性肾炎。

（4）急性肾脏小血管或大血管疾患。

（二）诊断要点

1.临床表现

典型的急性肾小管坏死（少尿型）临床上分少尿期、多尿期、恢复期 3 个阶段。

（1）少尿期：尿量突然减少，少尿期从数日到 3 周以上。大多数为 7～14 天。少尿是指 24 小时尿量不足 400 mL；24 小时的尿量小于 100 mL，则称为无尿。①水中毒：常可有面部和软组织水肿、体重增加、心力衰竭、肺水肿和脑水肿等。②高钾血症：在少尿的第 2～3 日，血清钾增高；4～5 日后可达危险高值。患者表现为烦躁、嗜睡、肌张力低下或肌肉颤动、恶心呕吐、心律失常，并有高钾心电图改变，血钾大于5.5 mmol/L为高钾血症。③低钠血症：血钠低于135 mmol/L时，临床表现为淡漠、头晕、肌痉挛、眼睑下垂。④低钙血症：偶有抽搐。⑤高镁血症（3 mmol/L）：反射消失。心动过速，传导阻滞，血压下降，肌肉瘫软等。⑥代谢性酸中毒：临床特点有嗜睡、疲乏、深大呼吸(Kussmaul 呼吸)。严重者甚至昏迷。⑦氮质血症:在少尿期中常有厌食、恶心、呕吐、烦躁、反射亢进、癫痫样发作、抽搐和昏迷等。BUN 和 Scr 逐日升高,需及时进行透析治疗。⑧高血压和心力衰竭:主要原因是水、钠过多。血压可达 $18.67 \sim 24/12 \sim 14.67$ kPa$(140 \sim 180/90 \sim 110$ mmHg)。严重者可并发左心力衰竭。

(2)多尿期:在不用利尿剂的情况下,每日尿量大于 2 500 mL,此期可维持 1～3 周。①进行性尿量增多是肾功能恢复的标志,多尿者每日尿量可达 3 000～5 000 mL。②早期仍然可有 BUN 及 Scr 的升高。③有出现高血钾的可能。④后期应注意低血钾的发生。

(3)恢复期:尿量逐渐恢复至正常,肾功能逐渐恢复。3～12 个月肾功能可恢复正常,少数遗留永久性损害。非少尿型急性肾衰竭每日尿量超过 800 mL,发生率为 30%～60%,其临床表现较少尿型轻,但病死率仍达 26%。

2.辅助检查

(1)尿液检查:尿色深,混浊,尿蛋白(＋～＋＋);镜下可见数量不等的红、白细胞,上皮细胞和管型。尿密度低(1.015～1.012);1.010。

(2)血液检查:BUN 及 Scr 增高,Scr＞884 μmol/L,Ccr 1～2 mL/min。血钾多大于 5.5 mmol/L,部分可正常或偏低。血钠降低,但也可正常。血钙低,血磷高。血 pH 下降,HCO_3^- 下降。

(3)特殊检查:B 超、CT 及 KUB 检查双肾体积增大。

3.诊断标准

(1)有引起肾小管坏死的病因。

(2)每日尿量少于 400 mL,尿蛋白(＋～＋＋)或以上。

(3)进行性氮质血症,Scr 每日上升 44.2～88.4 mmol/L,BUN 每日上升 3.6～10.7 mmol/L,Ccr 较正常下降 50% 以上。

(4)B 超检查显示双肾体积增大。

(5)肾脏活组织穿刺检查对急性肾衰竭有确诊意义。

(三)鉴别要点

1.慢性肾衰竭

慢性肾衰竭可根据病史、症状、实验室检查及 B 超检查进行鉴别。但要注意在慢性肾衰竭基础上合并急性肾衰竭。

2.肾前性少尿

(1)化验检查,其中尿密度和尿沉渣镜检是最简单、最基本的检查。肾前性少尿尿沉渣为透明管型,尿密度大于 1.020,而肾性少尿则尿沉渣为棕色颗粒管型,尿密度小于 1.010。

(2)快速补液和利尿药物诊断性试验早期可试用,如尿量不增,则肾性少尿可能性大,急性肾小管坏死的诊断一旦确定,快速补液应属禁忌。

3.肾后性急性肾衰竭

肾后性急性肾衰竭常由于急性尿路梗阻引起,比较少见。

4.急进性肾炎

起病类似急性肾炎,在短期内发展至尿毒症,肾活检有大量新月体形成,预后较差。

5.急性间质性肾炎

急性间质性肾炎有药物过敏史及临床表现,尿中嗜酸性粒细胞增多,肾活检间质病变较重,预后尚可。

(四)规范化治疗

1.少尿期治疗

急性肾衰竭的治疗,主要是少尿期的治疗。

(1)病因治疗:对肾前性和肾后性肾衰竭的因素,尽可能予以纠正。凡是影响肾脏灌注或直接对肾脏毒性作用的药物应停用。同时,纠正低血压、低血容量和维持电解质平衡。肌肉挤压伤,早期广泛切开。要尽可能避免使用肾毒性药物。

(2)营养管理:急性肾衰竭患者必须摄取足够热量,主要有高渗葡萄糖、脂类乳剂及必需氨基酸、水溶性维生素。应严格限制蛋白质摄入。

(3)维持水钠平衡:少尿期严格限制液体摄入量,24小时补液量＝显性失水＋不显性失水－内生水量,明显水肿可应用利尿剂。上述治疗不成功的患者,透析或超滤对于缓解容量超负荷是有效的。

(4)电解质的处理:血钾超过 5.5 mmol/L 即为高钾血症,若超过 6.5 mmol/L 则需紧急处理,可给:①5％碳酸氢钠溶液 100～200 mL 静脉滴注。②10％葡萄糖酸钙 10～20 mL 稀释后静脉注射。③50％葡萄糖液 50～100 mL＋普通胰岛素 6～12 U 缓慢静脉注射。④紧急血液透析。少尿期低钠是由于稀释而引起,故限制液体摄入量、排出过多水分是防治低钠的有效措施。一般认为血清钠在 130～140 mmol/L 无须补充钠盐。

(5)代谢性酸中毒治疗:当血清 HCO_3^- 下降 15 mmol/L 以下时,代谢性酸中毒需要治疗,口服或静脉给予碳酸氢钠。不能纠正者,需透析治疗。

(6)感染治疗:急性肾衰竭患者感染发生率为 30％～75％。抗菌药物使用必须慎重,如无明显感染,一般避免应用预防性抗菌药物。

(7)透析疗法。①指征:少尿 2 日或无尿 1 日;血尿素氮高于 28.6 mmol/L,血肌酐高于 530 μmol/L,二氧化碳结合力低于 11 mmol/L;尿毒症引起精神症状及消化道症状明显;药物和生物毒素中毒等。②预防透析:也可称为早期透析,在高代谢型等重症急性肾衰竭如挤压综合征,在没有并发症前及早进行透析,可明显提高治愈率。

2.多尿期治疗

多尿早期仍应按少尿期的原则处理。如尿素氮继续升高和病情明显恶化,应继续进行透析。补液量应以保持体重每日下降 0.5 kg 为宜。根据血钠、血钾的数据,酌情添补电解质,以口服补充电解质为宜。供给足够热量和维生素,蛋白质要逐日加量,以保证组织修复的需要。

3.恢复期的治疗

此期约 3 个月,应增加营养,要避免使用对肾脏有损害的药物,定期复查肾功能。由于少数患者的肾脏不可逆性损害可转为慢性肾功能不全,应按慢性肾功能不全给予处理。

(五)护理措施

1.观察病情

(1)监测患者的神志、生命体征、尿量、血钾、血钠的情况。

(2)观察有无心悸、胸闷、气促、头晕等高血压及急性左心衰竭的征象。

(3)注意有无头痛、意识障碍、抽搐等水中毒或稀释性低钠血症的症状。

2.维持水平衡

(1)少尿期应严格记录24小时出入量。

(2)每天测体重1次,以了解水分潴留情况。

(3)严格限制水的摄入,每日的液体入量为前一日尿量加上500～800 mL。

(4)观察呼吸状况,及时发现肺水肿或心力衰竭的发生。

(5)多尿期要防止脱水、低钠和低钾血症。

3.饮食与休息

(1)急性期应卧床休息,保持环境安静,以降低新陈代谢率,使废物产生减少、肾脏负担减轻。

(2)尿量增加、病情好转时,可逐渐增加活动量。

(3)对能进食的患者,给予高生物效价的优质蛋白及含钠、钾较低的食物,蛋白质的摄入量:早期限制为0.5 g/(kg·d),血液透析患者为1～1.2 g/(kg·d)。同时给予高糖类、高脂肪,供给的热量一般为126～188 kJ/(kg·d),以保持机体的正氮平衡。

4.预防感染

感染是急性肾衰竭少尿期的主要死亡原因。尽量安置患者在单人房间,保持病室清洁,定期消毒。协助做好口腔、皮肤护理。

5.做好心理疏导

将急性肾衰竭的疾病发展过程告诉患者,给予精神支持和安慰,减轻其焦虑不安的情绪,告诉患者及家属早期透析的重要性,以取得支持与配合。

(六)应急措施

当血钾超过6.5 mmol/L,心电图表现异常变化时,最有效的方法为血液透析,准备透析治疗前应给予急诊处理,措施如下。

(1)10%葡萄糖酸钙10～20 mL稀释后缓慢静脉注射。

(2)静脉注射11.2%乳酸钠40～200 mL,伴有代谢性酸中毒时给予5%碳酸氢钠100～200 mL静脉滴注。

(3)10%葡萄糖液250 mL加普通胰岛素8 U静脉滴注,使钾从细胞外回到细胞内。

(4)呋塞米20～200 mg肌内注射或用葡萄糖稀释后静脉注入,使钾从尿中排除。

(七)健康教育

(1)应教育急性肾衰竭患者积极治疗原发病,增强抵抗力,减少感染的发生。

(2)指导合理休息,劳逸结合,防止劳累;严格遵守饮食计划,恢复期患者应加强营养,增强体质,适当锻炼;注意个人清洁卫生及保暖。

(3)学会自测体重、尿量;了解高血压脑病、左心力衰竭、高钾血症及代谢性酸中毒的表现;定期门诊随访,监测肾功能、电解质等。

(4)控制、调节自己的情绪,保持愉快的心境,遇到病情变化时不恐慌,能及时采取积极的应对措施。

(5)避免伤肾的食物、药物进入体内。

二、慢性肾衰竭

慢性肾衰竭(CRF)是指各种慢性肾脏病(CKD)进行性进展,引起肾单位和肾功能不可逆的丧失,导致氮质潴留,水、电解质紊乱和酸碱平衡失调及内分泌失调为特征的临床综合征,常常进展为终末期肾衰竭(ESRD)。慢性肾衰竭晚期称为尿毒症。

(一)病因

1.各型原发性肾小球肾炎

膜增生性肾炎、急进性肾炎、膜性肾炎、局灶性肾小球硬化症等。

2.继发于全身性疾病

如高血压及动脉硬化、系统性红斑狼疮、过敏性紫癜肾炎、糖尿病、痛风等。

3.慢性肾脏感染性疾患

如慢性肾盂肾炎。

4.慢性尿路梗阻

如肾结石、双侧输尿管结石、尿路狭窄、前列腺肥大、肿瘤等。

5.先天性肾脏疾患

如多囊肾、遗传性肾炎及各种先天性肾小管功能障碍等。

(二)诊断要点

尿毒症患者的毒性症状是由于体内氮及其他代谢产物的潴留及平衡机制出现失调而出现的一系列症状。

1.水、电解质紊乱和酸碱平衡失调

(1)水钠平衡失调。

(2)高钾血症。

(3)酸中毒。

(4)低钙血症和高磷血症。

(5)高镁血症。

2.心血管和肺脏症状

(1)高血压。

(2)心力衰竭。

(3)心包炎。

(4)动脉粥样硬化。

(5)尿毒症肺炎及肺水肿。

3.血液系统表现

(1)贫血。

(2)出血倾向。

(3)白细胞可减少。

4.神经肌肉系统症状

早期注意力不集中,失眠,性格渐改变,记忆力下降。肌肉颤动、痉挛、呃逆,尿毒症时常有精神异常,如反应淡漠,谵忘,惊厥,昏迷,肌无力,肢体麻木、烧灼或疼痛。

5.胃肠道症状

食欲缺乏是慢性肾衰竭常见的最早表现,尿毒症时多有恶心、呕吐、消化道出血。此外可有皮肤瘙痒及尿毒症面容(肤色深并萎黄,轻度水肿)、肾性骨病及内分泌失调等。

6.辅助检查

(1)尿常规:尿密度降低,可见蛋白尿、管型尿等。

(2)肾功能检查及血电解质:血尿素氮、血肌酐升高;P^{3+} 升高,Na^+、Ca^{2+}、HCO_3^- 降低。

(3)血常规:红细胞及血红蛋白降低。

(4)影像学检查:B超可见双肾同步缩小,皮质变薄,肾皮质回声增强,血流明显减少;核素肾动态显像示肾小球滤过率下降及肾脏排泄功能障碍;核素骨扫描示肾性骨营养不良征;胸部 X 线可见肺淤血或肺水肿、心胸比例增大或心包积液、胸腔积液等。

(三)鉴别要点

当无明显肾脏病史、起病急骤者应与急性肾衰竭相鉴别。严重贫血者应与消化道肿瘤、血液系统疾病相鉴别。此外,还应重视对原发病及诱发因素的鉴别,判定肾功能损害的程度。

(四)规范化治疗

1.一般治疗

积极治疗原发病,禁用损害肾脏药物,及时去除诱发因素(如感染、发热、出血、高血压等),常可使病情恢复到原有水平。同时注意纠正水、电解质紊乱。

2.对症治疗

有高血压者,应限制钠盐摄入,并适当给予降压药物。伴有严重贫血者,应补充铁剂,皮下注射促红细胞生成素。并发肾性骨病者,应适量补充钙剂及维生素 D 或骨化三醇(罗钙全)。

3.延缓慢性肾衰竭

(1)饮食疗法:一般采用高热量低蛋白饮食,应给予优质蛋白,如蛋类、乳类、鱼、瘦肉等,热量每日不少于 125.5 kJ/kg。尿量在每日 1 000 mL 以上,无水肿者不应限水,不必过分限制钠盐,少尿者应严格限制含磷、含钾的食物。

(2)必需氨基酸疗法:口服或静脉滴注必需氨基酸液。

(3)其他:口服氧化淀粉每日 20～40 g,可使肠道中尿素与氧化淀粉相结合而排出体外。中药大黄10 g,牡蛎 30 g,蒲公英 20 g,水煎至 300 mL,高位保留灌肠,每日 1～2 次。控制患者大便在每日2～3 次,促进粪氮排出增加。

4.透析疗法

可进行血液透析或腹膜透析。

5.肾移植

必要时可进行肾移植。

(五)护理措施

1.维持足够营养

(1)摄入适当的蛋白质,给予优质低蛋白,以动物蛋白为主。当患者尿少或血中尿素氮高于 28.56 mmol/L,且每周透析 1 次,每日蛋白质摄入应限制在 20～25 g;若每周透析 2 次,限制在 40 g 左右;若每周透析 3 次,则不必限制。

(2)摄取足够的热量,每日宜供给热量≥147 kJ/kg,糖类每日应在 150 g 以上,防止因热量不足发生体内蛋白质过度破坏,致代谢产物增加或发生酮症。

2.维持体液平衡

(1)定期测量体重,每日应在同一时间、穿同样数量衣服、排空膀胱后、使用同一体重计测量。

(2)准确记录24小时出入水量,每日尿量大于2 000 mL时,如果无明显水肿、高血压、心功能不全者不限制饮水量;如尿量减少或无尿患者,应严格控制入液量(包括服药时的饮水量),入液量一般为500～800 mL加前一日的尿量。透析者每天体重变化以不超过1.0 kg为原则。

(3)注意液体量过多的症状,如短期内体重迅速增加、出现水肿或水肿加重、血压升高、心率加快、颈静脉怒张、意识改变、肺底湿啰音等。

3.观察病情变化

生命体征有无心血管系统、血液系统、神经系统等并发症发生。

4.保证患者安全

(1)保证休息,慢性肾衰竭患者应卧床休息,避免劳累、受凉。贫血严重、心功能不全、血压高等患者,应绝对卧床休息。

(2)评价活动的耐受情况,活动时有无疲劳感、胸痛、呼吸困难、头晕、血压的改变等;活动后心率的改变,如活动停止3分钟后心率未恢复到活动前的水平,提示活动量过大。

(3)尿毒症末期,出现视力模糊,防止患者跌倒;对意识不清的患者,使用床挡。

5.预防感染

(1)保持皮肤黏膜的完整性,每天以温水洗澡,以除去皮肤上的尿毒霜,避免用肥皂和乙醇,以免皮肤更干燥。皮肤瘙痒可涂炉甘石洗剂,女性阴部瘙痒应用温水洗涤,保持局部干燥。

(2)保持口腔清洁湿润,以减少口腔唾液中的尿素,预防口臭、口腔溃疡及感染等。

(3)慢性肾衰竭患者抵抗力差,易继发感染。严格执行无菌操作,血液透析患者应预防动静脉内瘘的感染,减少探视,保持床单位清洁。

(六)应急措施

急性左心衰竭时,行急诊透析前给予以下应急措施。

(1)嘱患者取坐位,两腿下垂。

(2)给予持续高流量吸氧或20%～30%乙醇湿化吸氧。

(3)必要时给予吗啡镇静。

(4)静脉注射毛花苷C或毒毛花苷K。

(5)静脉注射呋塞米20～40 mg。

(6)急诊行血液透析治疗。

(七)健康教育

1.生活指导

应劳逸结合,避免劳累和重体力活动。严格遵从饮食治疗原则,尤其是蛋白质的合理摄入及控制水、钠的摄入量。

2.准确记录

准确记录每日的尿量、血压、体重。定期复查血常规、肾功能、血清电解质等。

3.预防感染

皮肤瘙痒时切勿用力搔抓,以防皮肤破损。保持会阴部清洁,观察有无尿路刺激征的出现。注意保暖,避免受凉以防上呼吸道感染。

4.透析后护理

血液透析患者应注意观察动静脉内瘘局部有无渗血,听诊血管杂音是否清晰。瘘侧肢体不可拎重物、打针、输液、测血压。腹膜透析患者保护好腹膜透析管道。

5.遵医嘱用药

让患者了解药物不良反应并定期门诊复查。

6.心理护理

护士应做好患者及家属的思想工作,解除患者的各种心理障碍,增强其战胜疾病的信心。

(刘　倩)

第十章　普外科常见病护理

第一节　甲状腺功能亢进症

甲状腺功能亢进症(简称甲亢)是由多种病因引起的甲状腺激素分泌过多的常见内分泌病。多发生于女性,发病年龄以 20～40 岁女性为最多,临床以弥漫性甲状腺肿大、神经兴奋性增高、高代谢综合征和突眼为特征。

一、病因

甲状腺功能亢进症的病因及发病机制目前得到公认的主要与以下因素有关。

(一)自身免疫性疾病

已发现多种甲状腺自身抗体,包括有刺激性抗体和破坏性抗体,其中最重要的抗体是 TSH 受体抗体(TRAb)。TRAb 在本病患者血清阳性检出率为 90% 左右。该抗体具有加强甲状腺细胞功能的作用。

(二)遗传因素

可见同一家族中多人患病,甚至连续几代有患病。同卵双胞胎日后患病率高达 50%。本病患者家族成员患病率明显高于普通人群。有研究表明本病有明显的易感基因存在。

(三)精神因素

精神因素可能是本病的重要诱发因素。

二、临床表现

(一)高代谢综合征

怕热、多汗、体重下降、疲乏无力、皮肤温暖湿润、可有低热(体温<38 ℃),碳水化合物、蛋白质及脂肪代谢异常。

(二)神经系统

神经过敏、烦躁多虑、多言多动、失眠、多梦、思想不集中。少数患者表现为寡言抑郁、神情淡漠、舌平伸及手举细震颤、腱反射活跃、反射时间缩短。

(三)心血管系统

心悸及心动过速,常达 100～120 次/分钟,休息与睡眠时心率仍快,收缩压增高,舒张压降低,脉压增大,严重者发生甲亢性心脏病:①心律失常,最常见的是心房纤颤。②心肌肥厚或心脏扩大。③心力衰竭。

（四）消化系统

食欲亢进,大便次数增多或腹泻,肝脏受损,重者出现黄疸,少数患者(以老年人多见)表现厌食,病程长者表现为恶病质。

（五）运动系统

慢性甲亢性肌病、急性甲亢性肌病、甲亢性周期性四肢麻痹、骨质稀疏。

（六）生殖系统

女性月经紊乱或闭经、不孕,男性性功能减退、乳腺发育、阳痿及不育。

（七）内分泌系统

本病可以影响许多内分泌腺体,其中垂体-性腺异常和垂体-肾上腺异常较明显。前者表现性功能和性激素异常,后者表现色素轻度沉着和血 ACTH 及皮质醇异常。

（八）造血系统

部分患者伴有贫血,其原因主要是铁利用障碍和维生素 B_{12} 缺乏。部分患者有白细胞和血小板减少,其原因可能是自身免疫破坏。

（九）甲状腺肿大

甲状腺肿大常呈弥漫性,质较柔软、光滑,少数为结节性肿大,质较硬,可触及震颤和血管杂音(表 10-1)。

表 10-1　甲状腺肿大临床分度

分度	体征
I	甲状腺触诊可发现肿大,但视诊不明显
II	视诊即可发现肿大
III	甲状腺明显肿大,其外界超过胸锁乳突肌外缘

（十）突眼多为双侧性

1.非浸润性突眼(称良性突眼)

良性突眼主要由于交感神经兴奋性增高影响眼睑和睑外肌,突眼度小于 18 mm,可出现下列眼征。

(1)凝视征:睑裂增宽,呈凝视或惊恐状。

(2)瞬目减少征:瞬目少。

(3)上睑挛缩征:上睑挛缩,而下视时,上睑不能随眼球同时下降,致使上方巩膜外露。

(4)辐辏无能征:双眼球内聚力减弱。

2.浸润性突眼(称恶性突眼)

突眼度常大于 19 mm,患者有畏光、流泪、复视、视力模糊、结膜充血水肿、灼痛、刺痛、角膜暴露,易发生溃疡,重者可失明。

三、实验室检查

（一）反映甲状腺激素水平的检查

1.血清 TT_3(总 T_3)、TT_4(总 T_4)测定

95%～98%的甲亢患者 TT_3、TT_4 增高,以 TT_3 增高更为明显。少数患者只有 TT_3 增高,TT_4 则在正常范围。

2.血清 FT$_3$(游离 T$_3$)、FT$_4$(游离 T$_4$)测定

FT$_3$、FT$_4$ 是有生物活性的部分。诊断优于 TT$_3$、TT$_4$ 测定。

3.基础代谢率测定

＞＋15％。

(二)反映垂体-甲状腺轴功能的检查

(1)血 TSH 测定:血中甲状腺激素水平增高可以抑制垂体 TSH 的分泌,因此,甲亢患者血清 TSH 水平降低。

(2)甲状腺片抑制试验有助于诊断。

(三)鉴别甲亢类型的检查

(1)甲状腺吸^{131}I 率:摄取率增高、高峰前移,且不被甲状腺激素抑制试验所抑制。

(2)甲状腺微粒体抗体(TMAb),甲状腺球蛋白抗体(TGAb):桥本甲状腺炎伴甲亢患者 TGAb、TMAb 可以明显增高。

(3)甲状腺扫描:对伴有结节的甲亢患者有一定的鉴别诊断价值。

四、护理观察要点

(一)病情判断

以下情况出现提示病情严重。

(1)甲亢患者在感染或其他诱因下,可能会诱发甲亢危象,在甲亢危象前,临床常有一些征兆:①出现精神意识的异常,突然表现为烦躁或嗜睡。②体温增高超过 39 ℃。③出现恶心,呕吐或腹泻等胃肠道症状。④心率在原有基础上增加至 120 次/分钟以上,应密切观察,警惕甲亢危象的发生。

(2)甲亢患者合并有甲亢性心脏病,提示病情严重,表现为心律失常、心动过速或出现心力衰竭。

(3)患者合并甲亢性肌病,其中危害最大的是急性甲亢肌病,严重者可因呼吸肌受累致死。

(4)恶性突眼患者有眼内异物感、怕光流泪、灼痛、充血水肿常因不能闭合导致失明,会给患者带来很大痛苦,在护理工作中要细心照料。

(二)对一般甲亢患者观察要点

(1)体温、脉搏、心率(律)、呼吸改变。

(2)每日饮水量、食欲与进食量、尿量及液体量出入平衡情况。

(3)出汗、皮肤状况、大便次数、有无腹泻、脱水症状。

(4)体重变化。

(5)突眼症状改变。

(6)甲状腺肿大情况。

(7)精神、神经、肌肉症状:失眠、情绪不安、神经质、指震颤、肌无力、肌力消失等改变。

五、具体护理措施

(一)一般护理

(1)休息:①因患者常有乏力、易疲劳等症状,故需有充分的休息、避免疲劳,且休息可使机体代谢率降低。②重症甲亢及甲亢合并心功能不全、心律失常,低钾血症等必须卧床休息。③病区

要保持安静,室温稍低、色调和谐,避免患者精神刺激或过度兴奋,使患者得到充分休息和睡眠。

(2)为满足机体代谢亢进的需要,给予高热量、高蛋白、高维生素饮食,并多给饮料以补充出汗等所丢失的水分,忌饮浓茶、咖啡等兴奋性饮料,禁用刺激性食物。

(3)由于代谢亢进、产热过多、皮肤潮热多汗,应加强皮肤护理。定期沐浴,勤更换内衣,尤其对多汗者要注意观察,在高热盛暑期,更要防止中暑。

(二)心理护理

(1)甲亢是与神经、精神因素有关的内分泌系统心身疾病,必须注意对躯体治疗的同时进行精神治疗。

(2)患者常有神经过敏、多虑、易激动、失眠、思想不集中、烦躁易怒,严重时可抑郁或躁狂等,任何不良刺激均可使症状加重,故医护人员应耐心、温和、体贴,建立良好的护患关系,解除患者焦虑和紧张心理,增强治愈疾病的信心。

(3)指导患者自我调节,采取自我催眠、放松训练、自我暗示等方法来恢复已丧失平衡的身心调节能力,必要时辅以镇静、安眠药。同时医护人员给予精神疏导、心理支持等综合措施,促进甲亢患者早日康复。

六、检查护理

(一)基础代谢率测定(BMR)护理

(1)测试前晚必须睡眠充足,过度紧张、易醒、失眠者可服用小剂量镇静剂。

(2)试验前晚 8 时起禁食,要求测试安排在清晨初醒卧床安静状态下测脉率与脉压,采用公式:$BMR =$(脉率$+$脉压)-111 进行计算,可作为治疗效果的评估。

(二)摄^{131}I 率测定护理

甲状腺具有摄取和浓集血液中无机碘作为甲状腺激素合成的原料,一般摄碘高低与甲状腺激素合成和释放功能相平行,临床由此了解甲状腺功能。

1.方法

检查前日晚餐后不再进食,检查日空腹 8:00 服 ^{131}I,服后 2、4、24 小时测定其摄 ^{131}I 放射活性值,然后计算 ^{131}I 率。

2.临床意义

正常人 2 小时摄 ^{131}I 率<15%,4 小时<25%,24 小时<45%,摄碘高峰在 24 小时,甲亢患者摄碘率增高,高峰前移。

3.注意事项

做此试验前,必须禁用下列食物和药品:①含碘较高的海产食品,如鱼虾、海带、紫菜;含碘中药,如海藻、昆布等,应停服 1 个月以上。②碘剂、溴剂及其他卤族药物,亦应停用 1 个月以上。③甲状腺制剂(甲状腺干片)应停服 1 个月。④硫脲类药物,应停用 2 周。⑤如用含碘造影剂,至少要 3 个月后才进行此项检查。

(三)甲状腺片(或 T_3)抑制试验

正常人口服甲状腺制剂可抑制垂体前叶分泌 TSH,因而使摄碘率下降。甲亢患者因下丘脑-垂体-甲状腺轴功能紊乱,服甲状腺制剂后,摄碘率不被抑制。亦可用于估计甲亢患者经药物长期治疗结束后,其复发的可能性。

1.方法

(1)服药前1天做^{131}I摄取率测定。

(2)口服甲状腺制剂,如甲状腺干片40 mg,每日3次,共服2周;或T_3 20 μg,每日3次,共服7天。

(3)服药后再作^{131}I摄取率测定。

2.临床意义

单纯性甲状腺肿和正常人^{131}I抑制率大于50%,甲亢患者抑制率小于50%。

3.注意事项

(1)一般注意事项同摄^{131}I试验。

(2)老年人或冠心病者不宜做此试验。

(3)服甲状腺制剂过程中要注意观察药物反应,如有明显高代谢不良反应应停止进行。

(四)血T_4(甲状腺素)和T_3(三碘甲腺原氨酸)测定

二者均为甲状腺激素,T_3、T_4测定是目前反映甲状腺功能比较敏感而又简便的方法,检查结果不受血中碘浓度的影响。由于T_3、T_4与血中球蛋白结合,故球蛋白高低对测定结果有影响。一般TT_3、TT_4、FT_3、FT_4、TSH共五项指标,采静脉血4 mL送检即可,不受饮食影响。

七、治疗护理

甲亢发病机制未完全明确,虽有少部病例可自行缓解,但多数病例呈进行性发展,如不及时治疗可诱发甲亢危象和其他并发症。治疗目的是:切除、破坏甲状腺组织或抑制甲状腺激素的合成和分泌,使循环中甲状腺激素维持在生理水平;控制高代谢症状,防治并发症。常用治疗方法有药物治疗、手术次全切除甲状腺、放射性碘治疗三种方法。

(一)抗甲状腺药物

常用硫脲类衍生物如他巴唑、甲基(或丙基)硫氧嘧啶。主要作用是阻碍甲状腺激素的合成,对已合成的甲状腺激素不起作用。适用于病情较轻、甲状腺肿大不明显、甲状腺无结节的患者。用药剂量按病情轻重区别对待,治疗过程常分3个阶段。

1.症状控制阶段

此期需2~3个月。

2.减量阶段

症状基本消失,心率80次/分钟左右,体重增加,T_3、T_4接近正常,即转为减量期,此期一般用原药量的2/3量,需服药3~6个月。

3.维持阶段

一般用原量的1/3量以下,常需6~12个月。

4.用药观察

药物治疗不良反应常有:①白细胞减少,甚至粒细胞缺乏,多发生于用药3~8周,故需每周复查白细胞1次,如WBC$<4\times10^9/L$需加升白细胞药,如WBC$<3\times10^9/L$,应立即停药,如有咽痛、发烧等应立即报告医师,必要时应予以保护性隔离,防止感染,并用升白细胞药。②药物疹:可给抗组织胺药物,无效可更换抗甲状腺药物。③突眼症状可能加重。④部分患者可出现肝功能损害。

(二)普萘洛尔

普萘洛尔为β受体阻滞剂,对拟交感胺和甲状腺激素相互作用所致自主神经不稳定和高代谢症状的控制均有帮助,可改善心悸、多汗、震颤等症状,为治疗甲亢的常用辅助药。有支气管哮喘史者禁用此药。

(三)甲状腺制剂

甲亢患者应用此类药物,主要是为了稳定下丘脑-垂体-甲状腺轴的功能,防止或治疗药物性甲状腺功能减退,控制突眼症状。

(四)手术治疗

1.适应证

(1)明显甲状腺肿大。

(2)结节性甲状腺肿大。

(3)药物治疗复发,或药物过敏。

(4)无放射性碘治疗条件、又不能用药治疗。

2.禁忌证

恶性突眼、青春期、老年心脏病、未经药物充分准备。

3.术后护理

密切观察有否并发症发生,观察有无局部出血、伤口感染、喉上或喉返神经损伤,甲状旁腺受损出现低钙性抽搐或甲亢危象等。

(五)放射性同位素碘治疗

1.适应证

(1)中度的弥漫性甲亢,年龄30岁以上。

(2)抗甲状腺药物治疗无效或不能坚持用药。

(3)有心脏病和肝肾疾病不宜手术治疗者。

2.禁忌证

(1)妊娠、哺乳期。

(2)年龄30岁以下。

(3)WBC计数低于3×10^9/L者。

3.护理要点

(1)服^{131}I后不宜用手按压甲状腺,要注意观察服药后反应,警惕可能发生的甲亢危象症状。

(2)服药后2小时勿吃固体食物,以防呕吐而丧失^{131}I。

(3)鼓励患者多饮水(2 000~3 000 mL/d)至少2~3天,以稀释尿液,排出体外。

(4)服药后24小时内避免咳嗽及吐痰,以免^{131}I流失。

(5)服^{131}I后一般要3~4周才见效,此期应卧床休息,如高代谢症状明显者,宜加用普萘洛尔,不宜加抗甲状腺药物。

(6)部分患者可暂时出现放射治疗反应,如头昏、乏力、恶心、食欲缺乏等,一般很快消除。

(7)如在治疗后(3~6个月)出现甲减症状,给予甲状腺激素替代治疗。

八、并发症护理

(一)甲亢合并突眼

(1)对严重突眼者应加强思想工作,多关心体贴,帮助其树立治疗的信心,避免烦躁焦虑。

(2)配合全身治疗,给予低盐饮食,限制进水量。

(3)加强眼部护理,对于眼睑不能闭合者必须注意保护角膜和结膜,经常点眼药,防止干燥、外伤及感染,外出戴墨镜或用眼罩以避免强光、风沙及灰尘的刺激。睡眠时头部抬高,以减轻眼部肿胀,涂抗生素眼膏,并戴眼罩。结膜发生充血水肿时,用0.5%醋酸可的松滴眼,并加用冷敷。

(4)突眼异常严重者,应配合医师做好手术前准备,作眶内减压术,球后注射透明质酸酶,以溶解眶内组织的粘多糖类,减低眶内压力。

(二)甲亢性肌病

甲亢性肌病是患者常有的症状,常表现为肌无力、轻度肌萎缩、周期性瘫痪。重症肌无力和急性甲亢肌病。要注意在甲亢肌病患者中观察病情,尤其是重症肌无力或急性甲亢肌病患者,有时病情发展迅速出现呼吸肌麻痹、一旦发现,要立即通知医师,并注意保持呼吸道通畅,及时清除口腔内分泌物,给氧,必要时行气管切开。

对吞咽困难及失语者,要注意解除思想顾虑,给予流质或半流质饮食,维持必要的营养素、热量供应,可采用鼻饲或静脉高营养。

(三)甲亢危象

甲亢危象是甲亢患者的致命并发症,来势凶猛,死亡率高。其诱因主要为感染、外科手术或术前准备不充足、应激、药物治疗不充分或间断等,导致大量甲状腺激素释放入血液中,引起机体反应和代谢率极度增高所致。其治疗原则是迅速降低血中甲状腺激素的浓度,控制感染,降温等对症处理。其护理要点为主要有以下几点。

(1)严密观察病情变化,注意血压、脉搏,呼吸、心率的改变、观察神志、精神状态、腹泻、呕吐、脱水状况的改善情况。

(2)安静:嘱患者绝对卧床休息,安排在光线较暗的单人房间内。加强精神护理,解除患者精神紧张,患者处于兴奋状态,烦躁不安时可适当给予镇静剂,如地西泮5~10 mg。

(3)迅速进行物理降温:头戴冰帽、大血管处放置冰袋、必要时可采用人工冬眠。

(4)备好各种抢救药品、器材。

(5)建立静脉给药途径,按医嘱应用下列药物:①丙硫氧嘧啶600 mg(或甲硫咪唑60 mg)口服,以抑制甲状腺激素合成。不能口服者可鼻饲灌入。②碘化钠0.5~1 g加入10%葡萄糖液内静脉滴注,以阻止甲状腺激素释放入血,亦可用卢戈液30~60滴口服。③降低周围组织对甲状腺激素的反应:常用普萘洛尔20 mg,4小时1次。或肌内注射利血平1 mg,每日2次。④拮抗甲状腺激素,应用氢化可的松200~300 mg静脉滴入。

(6)给予高热量饮食,鼓励患者多饮水,饮水量每日不少于2 000~3 000 mL,昏迷者给予鼻饲饮食。注意水电平衡。有感染者应用有效抗生素。

(7)呼吸困难、发绀者给予半卧位、吸氧(2~4 L/min)。

(8)对谵妄、躁动者注意安全护理,可用床档,防止坠床。

(9)昏迷者防止吸入性肺炎,防止各种并发症。 （高桂玲）

第二节　甲　状　腺　癌

一、概述

甲状腺癌是甲状腺最常见的恶性肿瘤,多见于女性。其中乳头状癌多见于 30～45 岁的妇女,占成人甲状腺癌的 60%,预后较好。滤泡状腺癌多见于 50 岁左右中年人,占 2%。未分化癌多见于 70 岁左右老年人,约占 15%。髓样癌来源于滤泡旁降钙素分泌细胞(癌细胞),预后不如乳头状癌,但较未分化癌好。

二、诊断

(一)症状

甲状腺癌患者的主诉常为"颈部肿块"或"颈部结节"。在病史询问中,要特别注意肿块或结节发生的部位、时间、生长速度,是否短期内迅速增大,是否伴有吞咽困难、声音嘶哑或呼吸困难,是否伴有面色潮红、心动过速及顽固性腹泻等表现,是否因患其他疾病进行过头颈部、上纵隔放射治疗及有无^{131}I治疗史等,是否暴露于核辐射污染的环境史,从事的职业是否有重要放射源以及个人的防护情况等。髓样癌有家族遗传倾向性,家族中有类似患者,可提供诊断线索。

(二)体征

甲状腺癌多为单个结节,结节可为圆形或椭圆形,有些结节形态不规则,质硬而无明显压痛,常与周围组织粘连而致活动受限或固定。若发生淋巴结转移,常伴有颈中下部、胸锁乳突肌旁肿大的淋巴结。一般来说,甲状腺单个结节比多个结节、小的实质性结节比囊性结节、男性比女性的甲状腺癌可能性大,但多发性结节、囊性结节均不能排除甲状腺癌的可能。家族型甲状腺髓样癌常为双侧肿块,并可有压痛。

甲状腺癌较大时可压迫和侵袭周围组织与器官,常有呼吸困难、吞咽困难及声音嘶哑。远处转移时,可出现相应的临床表现。甲状腺髓样癌可有肠鸣音亢进、气促、面颈部阵发性皮肤潮红、血压下降及心力衰竭等类癌综合征体征。

(三)检查

1.实验室检查

(1)甲状腺功能测定:一般应测定血清 TT_4、FT_4、TT_3、FT_3、sTSH(uTSH)。必要时还应检测抗甲状腺球蛋白抗体和 TPOAb 或 TSAb 等。如均正常,一般不考虑有甲状腺功能异常。如 sTSH <0.5 mU/L,FT_4(或 FT_3)正常或稍升高,即应考虑有亚临床型甲亢可能。甲状腺癌患者的甲状腺功能一般正常,少数可因肿瘤细胞能合成和分泌 T_3、T_4 而出现甲亢症状,较轻者可仅有 TSH 下降和 FT_3、FT_4 的升高。肿瘤出血、坏死时,有时也可出现一过性甲亢。

(2)血清甲状腺球蛋白测定:血清 TG 测定主要用于分化良好的甲状腺癌的复发判断。当血 TSH 很低时,一般测不到 TG,使用重组的人 TSH(rhTSH)后,TG 分泌增多,血 TG 一般升高 10 倍以上;分化程度差的肿瘤患者升高<3 倍。但分化较好的甲状腺癌患者(约 20%)血清中存在 TG 自身抗体,用免疫化学和 RIA 法测定 TG 时可使 TG 呈假性升高或降低。分析结果时必须引起注意。

接受 L-T₄ 治疗的甲状腺癌患者,如血清 TG 正常或测不出,提示复发的可能性小,5 年存活率高;如血清 TG 高于正常,提示肿瘤已复发。

(3)血清 CT 测定及五肽胃泌素兴奋试验:血清 CT 升高是甲状腺髓样癌的较特异标志物。髓样癌患者在滴注钙剂后,血 CT 进一步升高,而正常人无此反应。因此,血清 CT 测定及钙滴注兴奋试验可作为本病的诊断依据,同时可作为家族型甲状腺髓样癌患者家族成员的筛选与追踪方法之一。血清 CT 测定还可用于筛选非家族型甲状腺髓样癌和甲状腺 C 细胞增生症病例。

因此,在甲状腺肿瘤的术前诊断中,事实上血 CT 测定和五肽胃泌素兴奋试验已经成为继细针活检、B 超、放射核素扫描等的另一项诊断方法。

2.影像学诊断

(1)超声波检查:了解甲状腺容量和血流情况,B 超较 SPECT、CT、MRI 等均有优越性,尤其在了解血流情况方面其优点突出;了解甲状腺结节的大小、位置,可发现“意外结节”,明确甲状腺后部的结节位置及其与附近组织的关系;作为结节穿刺、活检的引导,甲状腺 B 超检查已成为甲状腺肿瘤术前诊断和术后追踪的重要手段。在高分辨 B 超系统中,加入立体定位系统(3D 扫描 B 超),可进一步提高其敏感性和诊断效率。

(2)甲状腺核素扫描:采用¹³¹I或⁹⁹ᵐTc作为示踪剂对甲状腺进行扫描,可显示甲状腺肿块的大小、位置、形态、数目及功能状态,有助于甲状腺肿块的性质及异位甲状腺肿块的鉴别与定位。热结节和温结节多为良性甲状腺腺瘤(但也有例外),而凉结节和冷结节提示为无功能甲状腺腺癌、甲状腺囊肿或伴有出血坏死及甲状腺癌肿。特别是男性患者,出现边界不清的单个冷结节时,要高度考虑甲状腺癌的可能。

临床上应用核素扫描显像检查的另一目的是确定甲状腺结节(包括肿瘤)的功能性(摄取碘、合成和分泌 TH 等)。与¹³¹I或¹²³I比较,⁹⁹ᵐTc的特异性和敏感性更高,而且不会导致碘甲亢。

甲状腺恶性病变行甲状腺全切后,可用诊断性¹³¹I检查来判断是否有病灶复发。如血清 TG 水平>10 ng/mL,可应用¹³¹I甲状腺扫描,以确定是否有复发或甲状腺外转移。

(3)甲状腺区 CT 扫描:可用于肿瘤的分级。注意在 CT 上发现任何多发性淋巴结存在钙化、血供增多、增大、出血,形态不规则,或在 MRI 上发现结节呈低至中等 T₁ 和 T₂ 信号强度(提示含多量 TG),不论甲状腺内有无病灶,都要考虑甲状腺癌转移灶的可能。

(4)甲状腺区 MRI 检查:MRI 能清楚地显示甲状腺位置、大小、肿块与腺体及与周围组织的关系。甲状腺良性肿瘤常为边界清楚、局限性长 T₁ 与长 T₂ 信号肿块。甲状腺癌常表现长 T₁ 及不均匀长 T₂ 异常肿块。肿块可向上下蔓延,左右浸润,常伴有颈部淋巴结肿大。

3.细针穿刺细胞学检查(FNAB)

临床上,凡有甲状腺结节(尤其是迅速增大的单个的甲状腺结节)患者都要想到甲状腺癌可能。细针(或粗针)抽吸甲状腺组织,进行细胞学检查是鉴别甲状腺肿块病变性质的简单、易行而较可靠方法。

其具体方法为:选用 22～27 号针头套在 10 mL 或 25 mL 针筒上,颈部常规消毒后,将针头刺入甲状腺肿块抽吸,也可将针头转换几个不同的角度进行抽吸,抽吸的标本涂片做细胞学检查。

(四)诊断要点

甲状腺癌的诊断应综合病史、临床表现和必要的辅助检查。

(1)甲状腺肿块多数在无意中或普查时发现,增长速度较快,有的患者出现声音嘶哑或呼吸吞咽困难,亦有甲状腺肿块不明显而首先发现颈淋巴结肿大者。检查时肿块边界欠清、表面高低不平、质硬、活动度小或完全固定,颈部常可扪及肿大淋巴结。髓样癌约有15%病例呈家族性倾向,可伴发肾上腺嗜铬细胞瘤和甲状旁腺瘤等内分泌系统肿块。

(2)既往有头颈部的X线照射史。现已确诊85%的儿童甲状腺癌的患者都有头颈部放射史。

(3)B超有助于诊断。放射性核素扫描示大多数甲状腺癌表现为"冷结节"。

(4)血清降钙素测定对早期诊断甲状腺髓样癌有十分重要的价值,用放射免疫法测定,患者血清降钙素水平大多在0.2 μg/L(200 pg/mL)以上。

(5)有多发性内分泌腺瘤病的家族史,常提示甲状腺髓样癌。

(6)孤立性甲状腺结节质硬、固定,或伴有压迫症状。

(7)存在多年的甲状腺结节,突然生长迅速。

(8)有侵犯、浸润邻近组织的证据,或扪及分散的肿大而坚硬的淋巴结。

(9)借助[131]I甲状腺扫描、B超、细胞学检查、颈部X线平片、血清降钙素测定、间接喉镜等检查,可明确诊断。

(10)确诊应依靠冰冻切片或石蜡切片检查。

(五)鉴别诊断

1.表现为甲状腺结节的亚急性甲状腺炎

本病有明显的局部疼痛病史,有的伴有发热,或2周前曾经有上呼吸道感染史。体格检查结节质地硬,与周围粘连,有明显压痛。实验室检查白细胞可增高,血沉增快,或基础代谢增高而摄碘率降低,ECT示冷结节或放射碘分布稀疏或不显影。

2.桥本甲状腺炎

40岁以上女性多见,大多起病隐匿。多数表现为双侧甲状腺弥漫性增大,质地坚硬如硬橡皮状,表面光滑,晚期可表现为结节状。实验室检查50%～80%桥本病患者血清中甲状腺球蛋白抗体和甲状腺微粒体抗体阳性,80%～90%患者过氧化酶抗体阳性,晚期患者TSH升高。本病可与甲状腺癌合并存在,与甲状腺淋巴瘤也有较高相关性。与该病的鉴别诊断有一定难度,可行细针穿刺细胞学检查,必要时行活检。

三、治疗

甲状腺癌的治疗原则因肿瘤的病理类型不同而有所不同,切除肿瘤及其转移的区域淋巴结是唯一有效的方法,其他治疗如放射治疗、化学治疗、内分泌治疗等可作为辅助性的治疗措施。

(一)手术治疗

乳头状腺癌恶性程度低,如果肿瘤局限于腺体内,颈部淋巴结尚无转移,可将患侧腺体及峡部全部切除,对侧腺体大部切除,不需行颈淋巴结清除术,若颈部淋巴结已有转移,则需同时清除患侧的颈部淋巴结。滤泡状腺癌的早期治疗原则与乳头状腺癌相同,若已发生远处转移,为了术后对转移灶的[131]I治疗,可考虑行全甲状腺切除术。甲状腺髓样癌常为多发性,故应行甲状腺全切除术或患侧腺叶切除及峡部切除,对侧腺叶次全切除术。未分化癌由于恶性程度高,发展迅速,一般不进行手术治疗。

(二)放射治疗

不同病理类型的甲状腺癌放射治疗的敏感度不同,其中以未分化癌最为敏感,是未分化癌的主要治疗方法,乳头状腺癌和滤泡状腺癌常可经手术根治而无须放疗,但对术后有少量癌组织残留、手术无法切除、远处有孤立性转移灶者可选用放疗。

(三)131I治疗

主要适用于治疗有摄碘能力的甲状腺转移性病灶和不能手术或手术切除不完全的原发肿瘤灶,特别对滤泡状腺癌;而对未分化癌、髓样癌无效。

(四)内分泌治疗

任何甲状腺癌均应长期用抑制剂量的甲状腺素做维持治疗,对分化好的甲状腺癌尤为适用,可起到预防复发的效果,即使是晚期分化性甲状腺癌,应用甲状腺素治疗,也可使病情有所缓解。

(五)化学治疗

目前甲状腺癌的化疗效果尚不理想,主要用于化学治疗复发者和病情迅速进展的患者,对分化差或未分化甲状腺癌可作为术后的辅助治疗。

四、病情观察

(1)肿块的性质、大小、质地、活动度。颈部淋巴结、肿块邻近侵犯的表现。

(2)术后随访仔细查体,包括残余甲状腺组织、颈部淋巴结以及颈部软组织;实验室检查包括TSH和TG;特殊检查包括B超以及X线胸片;必要时行131I全身扫描。

五、注意事项

(一)医患沟通

(1)提倡诊疗全程医患沟通。

(2)术前就疾病全身情况、检查项目、初步诊疗方案等情况与患者进行沟通。

(3)术中有重要情况需要改变原先的治疗方案时,应与患方进行沟通,并让患方知情同意签字。

(4)术后就患者恢复情况、进一步治疗方案与患方进行交流。

(二)经验指导

(1)甲状腺癌的诊断是一个比较复杂的问题,主要依靠详细地询问病史和细致的体格检查。在诊断时,不要过分依赖肿块表面不平和质地坚硬作为甲状腺癌的特征,有些甲状腺癌的肿块可以柔软光滑,活动度也较大。

(2)甲状腺ECT扫描不作为常规检查手段。有资料显示,冷结节中恶性16%,温结节中恶性9%,热结节中恶性4%。ECT扫描资料对甲状腺癌的诊断帮助作用不大,但是热结节提示高功能腺瘤或继发性甲亢可能。

(3)术前、术中须仔细检查颈部淋巴结状况,以查体为主,必要时可行超声检查,后者资料作为参考。镜下淋巴结转移的临床意义有争议,甲状腺癌患者颈部淋巴结阳性率高,尤其是乳头状癌,儿童可达80%,但可能多数并不发展成为临床转移,因此不提倡预防性颈淋巴结清扫。

(4)需要指出的是,在施行甲状腺腺体全部切除时,最好施行所谓"囊内切除",也就是说要尽量保留腺体背面的囊壁。囊壁上面残留的腺体组织可用锐缘的刮匙刮去,这样可避免喉返神经的损伤,也能保护甲状旁腺。

(5)再次甲状腺手术操作比较困难,甚至可发生难以预计的困难。周围组织结构、器官的损伤较易发生,特别是喉返神经、喉上神经损伤、甲状旁腺损伤,气管损伤较易发生。尤其是近期内的再次甲状腺手术、由于首次手术中对颈白线部位的操作,致使气管前粘连、瘢痕形成,使气管前间隙不清晰,再次甲状腺手术时造成切开颈白线困难。因此,手术时应谨慎注意。

(6)术中对可疑甲状旁腺样组织应保留,不可把甲状旁腺组织误认为是瘢痕、脂肪、甲状腺小结节而予以切除。

六、护理

(一)术前护理

(1)心理护理:做好患者及家属的安慰、解释工作,关心、体贴患者,满足其合理需求,使患者以良好的心理状态迎接手术。

(2)出现气管压迫症状的患者应采取半卧位,安静休息,保持呼吸道通畅。床旁备好气管切开包、气管内插管、吸引器、氧气等急救物品。

(3)出现局部突然肿胀、呼吸极度困难、脉搏增快等症状时,应考虑癌肿坏死出血压迫气管,需及时通知医师,并立即做好救治准备。

(4)术前需放疗或化疗者,按放、化疗护理常规进行。

(二)术后护理

(1)患者回病室后,取平卧位,若有颈部引流管,予以正确连接引流装置。血压平稳,患者清醒后即取半坐卧位,以利呼吸和引流。

(2)颈部放置冰块,预防切口出血。

(3)生命体征的监测密切观察生命体征的变化,术后每小时测血压、脉搏、呼吸,4小时测1次体温,以便早期发现有无内出血、呼吸困难、声音嘶哑、手足麻木抽搐等。如有异常及时通知医师,以便采取措施。

(4)保持呼吸道通畅行气管切开或气管插管者,应及时吸出气道痰液和血液,并严防管腔深部被痰或血块堵塞:妥善固定气管,防止脱出;发现皮下气肿,应及时报告医师;加强肺部理疗。

(5)床旁备气管切开包。行颈淋巴结清扫术的患者,手术创伤大,疼痛不适时予镇静止痛,以利休息。注意水、电解质的补充。若癌肿较大、长期压迫气管,可造成气管软化,术后尤其注意患者的呼吸状况,床边备无菌手套和气管切开包,一旦发现有窒息的危险,立即配合行气管切开及床旁抢救。

(6)甲状腺癌根治术后,应注意保持引流通畅,防止皮瓣坏死;定时观察并记录引流液性状和量,如发现引流液呈乳白色,提示可能有乳糜漏,应及时通知医师处理。

(7)饮食病情平稳或全麻清醒后,给少量饮水。若无不适,鼓励进食或经吸管吸入便于吞咽的流质饮食,克服吞咽不适的困难,逐步过渡到半流质饮食和软食。向患者说明饮食、营养对于切口愈合、机体修复的重要性。

(8)术后放、化疗者,按常规进行护理。

(9)加强心理护理。

(三)手术并发症的预防及护理

(1)术后出血多发生在术后48小时内,是术后最危急的并发症。主要由于止血不彻底、不完善或因结扎线脱落引起。术后咳嗽、呕吐、过频活动或谈话是出血的诱因。①术中采用先结扎后缝合,杜绝止血不彻底、不完善或结扎线脱落的现象。缝皮前将"甲状腺简易负压引流装置"放于创腔的最低处,以利引流和准确记录。②术后让血压平稳患者取半坐卧位,严密观察 P、R、BP 的变化,有无发生呼吸困难和窒息。③观察颈部是否迅速增大,切口敷料有无渗血。④指导患者使用正确的咳嗽方法,针对不同原因引起的呕吐进行相应处理,限制探视,让患者尽量使用手势或书写等方式沟通,以减少出血的发生。

(2)甲状腺危象主要是由于术前准备不足,甲亢症状未能很好控制。

(四)健康指导

(1)介绍疾病有关知识、手术的必要性。

(2)指导患者进行术中头颈过伸体位及术后头部转动方法的练习。

(3)讲解情绪与健康的关系,嘱其保持乐观向上的态度和情绪稳定。

(4)介绍放、化疗有关知识和信息,嘱其坚持治疗,减少复发机会。

(5)告知需及时就诊的异常征象,嘱定时复查,发现异常及时就诊。

(6)颈淋巴结清扫术者,斜方肌不同程度受损,因此,切口愈合后应开始肩关节和颈部的功能锻炼,随时注意保持患肢高于健侧,以纠正肩下垂的趋势。功能锻炼应至少到出院后 3 个月。

(7)甲状腺癌手术后宜多吃含碘量高的食物,如海带、紫菜、干贝、海蜇、海参、鱼肚、蚶、蛤、甲鱼;多吃具有消结散肿作用的食物,包括菱、芋艿、油菜、芥菜、猕猴桃;多吃具有增强免疫力的食物,香菇、蘑菇、木耳、核桃、薏米、红枣、山药。忌烟、酒;忌辛辣刺激性食物,如葱、蒜、花椒、辣椒、桂皮、姜;忌肥腻、油煎食物。

(高桂玲)

第三节 急性乳腺炎

一、疾病概述

(一)概念

急性乳腺炎是乳腺的急性化脓性感染。多发生于产后 3～4 周的哺乳期妇女,以初产妇最常见。主要致病菌为金黄色葡萄球菌,少数为链球菌。

(二)相关病理生理

急性乳腺炎开始时局部出现炎性肿块,数天后可形成单房或多房性的脓肿。表浅脓肿可向外破溃或破入乳管自乳头流出;深部脓肿不仅可向外破溃,也可向深部穿至乳腺与胸肌间的疏松组织中,形成乳腺后脓肿。感染严重者,还可并发脓毒血症。

(三)病因与诱因

1.乳汁淤积

乳汁是细菌繁殖的理想培养基,引起乳汁淤积的主要原因有:①乳头发育不良(过小或凹陷)妨碍哺乳;②乳汁过多或婴儿吸乳过少导致乳汁不能完全排空;③乳管不通(脱落上皮或衣服纤维堵塞),影响乳汁排出。

2.细菌入侵

当乳头破损时,细菌沿淋巴管入侵是感染的主要途径。细菌也可直接侵入乳管,上行至腺小叶而致感染。细菌主要来自婴儿口腔、母亲乳头或周围皮肤。多数发生于初产妇,因其缺乏哺乳经验;也可发生于断奶时,6 个月以后的婴儿已经长牙,易致乳头损伤。

(四)临床表现

1.局部表现

初期患侧乳腺红、肿、胀、痛,可有压痛性肿块,随病情发展症状进行性加重,数天后可形成单房或多房性的脓肿。脓肿表浅时局部皮肤可有波动感和疼痛,脓肿向深部发展可穿至乳腺与胸肌间的疏松组织中,形成乳腺后脓肿和腋窝脓肿,并出现患侧腋窝淋巴结肿大、压痛。局部表现可有个体差异,应用抗生素治疗的患者,局部症状可被掩盖。

2.全身表现

感染严重者,可并发败血症,出现寒战、高热、脉快、食欲减退、全身不适、白细胞上升等症状。

(五)辅助检查

1.实验室检查

白细胞计数及中性粒细胞比例增多。

2.B 超检查

确定有无脓肿及脓肿的大小和位置。

3.诊断性穿刺

在乳腺肿块波动最明显处或压痛最明显的区域穿刺,抽出脓液可确诊脓肿已经形成。脓液应做细菌培养和药敏试验。

(六)治疗原则

主要原则为控制感染,排空乳汁。脓肿形成以前以抗菌药治疗为主,脓肿形成后,需及时切开引流。

1.非手术治疗

(1)一般处理:①患乳停止哺乳,定时排空乳汁,消除乳汁淤积。②局部外敷,用 25% 硫酸镁湿敷,或采用中药蒲公英外敷,也可用物理疗法促进炎症吸收。

(2)全身抗菌治疗:原则为早期、足量应用抗生素。针对革兰氏阳性球菌有效的药物,如青霉素、头孢菌素等。由于抗生素可被分泌至乳汁,故避免使用对婴儿有不良影响的抗菌药,如四环素、氨基苷类、磺胺类和甲硝唑。如治疗后病情无明显改善,则应重复穿刺以了解有无脓肿形成,或根据脓液的细菌培养和药敏试验结果选用抗生素。

(3)中止乳汁分泌:患者治疗期间一般不停止哺乳,因停止哺乳不仅影响婴儿的喂养,且提供了乳汁淤积的机会。但患侧乳腺应停止哺乳,并以吸乳器或手法按摩排出乳汁,局部热敷。若感染严重或脓肿引流后并发乳瘘(切口常出现乳汁)需回乳,常用方法:①口服溴隐亭 1.25 mg,每日 2 次,服7~14 天;或口服己烯雌酚 1~2 mg,每日 3 次,2~3 天。②肌内注射苯甲酸雌二醇,每次 2 mg,每日 1 次,至乳汁分泌停止。③中药炒麦芽,每日 60 mg,分 2 次煎服或芒硝外敷。

2.手术治疗

脓肿形成后切开引流。于压痛、波动最明显处先穿刺抽吸取得脓液后,于该处切开放置引流,脓液做细菌培养及药物敏感试验。脓肿切开引流时注意:①切口一般呈放射状,避免损伤乳管引起乳瘘;乳晕部脓肿沿乳晕边缘做弧形切口;乳腺深部较大脓肿或乳腺后脓肿,沿乳腺下缘做弧形切口,经乳腺后间隙引流。②分离多房脓肿的房间隔以利引流。③为保证引流通畅,引流条应放在脓腔最低部位,必要时另加切口作对口引流。

二、护理评估

(一)一般评估

1.生命体征(T、P、R、BP)

评估是否有体温升高,脉搏加快。急性乳腺炎患者通常有发热,可有低热或高热;发热时呼吸、脉搏加快。

2.患者主诉

询问患者是否为初产妇,有无乳腺炎、乳腺肿块、乳头异常溢液等病史;询问有无乳头内陷;评估有无不良哺乳习惯,如婴儿含乳睡觉、乳头未每日清洁等;询问有无乳腺胀痛,浑身发热、无力、寒战等症状。

3.相关记录

体温、脉搏、皮肤异常等记录结果。

(二)身体评估

1.视诊

乳腺皮肤有无红、肿、破溃、流脓等异常情况;乳腺皮肤红肿的开始时间、位置、范围、进展情况。

2.触诊

评估乳腺乳汁淤积的位置、范围、程度及进展情况;乳腺有无肿块,乳腺皮下有无波动感,脓肿是否形成,脓肿形成的位置、大小。

(三)心理-社会评估

评估患者心理状况,是否担心婴儿喂养与发育、乳腺功能及形态改变。

(四)辅助检查阳性结果评估

患者血常规检查示血白细胞计数及中性粒细胞比例升高提示有炎症的存在;根据B超检查的结果判断脓肿的大小及位置,诊断性穿刺后方可确诊脓肿形成;根据脓液的药物敏感试验选择抗生素。

(五)治疗效果的评估

1.非手术治疗评估要点

应用抗生素是否有效果,乳腺炎症是否得到控制,患者体温是否恢复正常;回乳措施是否起效,乳汁淤积情况有无改善,患者乳腺肿胀疼痛有无减轻或加重;患者是否了解哺乳卫生和预防乳腺炎的知识,情绪是否稳定。

2.手术治疗评估要点

手术切开排脓是否彻底;伤口愈合情况是否良好。

三、主要护理诊断(问题)

(一)疼痛

与乳汁淤积、乳腺急性炎症使乳腺压力显著增加有关。

(二)体温过高

与乳腺急性化脓性感染有关。

（三）知识缺乏

与不了解乳腺保健和正确哺乳知识有关。

（四）潜在并发症

乳瘘。

四、主要护理措施

（一）对症处理

定时测患者体温、脉搏、呼吸、血压,监测白细胞计数及分类变化,必要时做血培养及药物敏感试验。密切观察患者伤口敷料引流、渗液情况。

1.高热者

给予冰袋、乙醇擦浴等物理降温措施,必要时遵医嘱应用解热镇痛药;脓肿切开引流后,保持引流通畅,定时更换切口敷料。

2.缓解疼痛

(1)患乳暂停哺乳,定时用吸乳器吸空乳汁。若乳腺肿胀过大,不能使用吸乳器,应每天坚持用手揉挤乳腺以排空乳汁,防止乳汁淤积。

(2)用乳罩托起肿大的乳腺以减轻疼痛。

(3)疼痛严重时遵医嘱给予止痛药。

3.炎症已经发生

(1)消除乳汁淤积用吸乳器吸出乳汁或用手顺乳管方向加压按摩,使乳管通畅。

(2)局部热敷:每次 20～30 分钟,促进血液循环,利于炎症消散。

（二）饮食与运动

给予高蛋白、高维生素、低脂肪食物,保证足量水分摄入。注意休息,适当运动,劳逸结合。

（三）用药护理

遵医嘱早期使用抗菌药,根据药物敏感试验选择合适的抗菌药,注意评估患者有无药物不良反应。

（四）心理护理

观察了解患者心理状况,给予必要的疾病有关的知识宣教,抚慰其紧张急躁情绪。

（五）健康教育

1.保持乳头和乳晕清洁

每次哺乳前后清洁乳头,保持局部干燥清洁。

2.纠正乳头内陷

妊娠期每天挤捏、提拉乳头。

3.养成良好的哺乳习惯

定时哺乳,每次哺乳时让婴儿吸净乳汁,如有淤积及时用吸乳器或手法按摩排出乳汁;培养婴儿不含乳头睡眠的习惯;注意婴儿口腔卫生,及时治疗婴儿口腔炎症。

4.及时处理乳头破损

乳晕破损或皲裂时暂停哺乳,用吸乳器吸出乳汁哺乳婴儿;局部用温水清洁后涂以抗菌药软膏,待愈合后再行哺乳;症状严重时及时诊治。

五、护理效果评估

（1）患者的乳汁淤积情况有无改善，是否学会正确排出淤积乳汁的方法，是否坚持每天挤出已经淤积的乳汁，回乳措施是否产生效果，乳腺胀痛有无逐渐减轻。

（2）患者乳腺皮肤的红肿情况有无好转，乳腺皮肤有无溃烂，乳腺肿块有无消失或增大。

（3）患者应用抗生素后体温有无恢复正常，炎症有无消退，炎症有无进一步发展为脓肿。

（4）患者脓肿有无及时切开引流，伤口愈合情况是否良好。

（5）患者是否了解哺乳卫生和预防乳腺炎的知识，焦虑情绪是否改善。

（高桂玲）

第四节　乳腺囊性增生病

乳腺囊性增生病也称慢性囊性乳腺病，或称纤维囊性乳腺病，是乳腺间质的良性增生。增生可发生于腺管周围，并伴有大小不等的囊肿形成；也可发生在腺管内而表现为上皮的乳头样增生，伴乳管囊性扩张；另一类型是小叶实质增生。本病是妇女的常见病之一，多发生于30～50岁妇女，临床特点是乳腺胀痛、乳腺肿块及乳头溢液。

一、病因病理

本病的症状常与月经周期有密切关系，且患者多有较高的流产率。一般多认为其发病与卵巢功能失调有关，可能是黄体素的减少及雌激素的相对增多，致使两者比例失去平衡，使月经前的乳腺增生变化加剧，疼痛加重，时间延长，月经后的"复旧"也不完全，日久就形成了乳腺囊性增生病。主要病理改变是导管、腺泡以及间质的不同程度的增生；病理类型可分为乳痛症型（生理性的单纯性乳腺上皮增生症）、普通型腺病小叶增生症型、纤维腺病型、纤维化型和囊肿型（即囊肿性乳腺上皮增生症），各型之间的病理改变都有不同程度的移行。

二、临床表现

乳腺胀痛和肿块是本病的主要症状，其特点是部分患者具有周期性。疼痛与月经周期有关，往往在月经前疼痛加重，月经来潮后减轻或消失，有时整个月经周期都有疼痛，部分患者可伴有月经紊乱或既往有卵巢或子宫病史。体检发现一侧或两侧乳腺有弥漫性增厚，可局限于乳腺的一部分，也可分散于整个乳腺；肿块呈颗粒状、结节状或片状，大小不一，质韧而不硬；增厚区与周围乳腺组织分界不明显，与皮肤无粘连。少数患者可有乳头溢液，本病病程较长，发展缓慢

三、治疗

主要是对症治疗，绝大多数患者不需要外科手术治疗。一般首选具有疏肝理气、调和冲任、软坚散结及调整卵巢功能的中药或中成药，如逍遥散等。由于本病有少数可发生癌变，确诊后应注意密切观察、随访。乳腺胀痛严重，肿块较多、较大者，可酌情应用维生素E及激素类药物。在治疗过程中还应注意情志疏导，配合应用局部外敷药物、激光局部照射、磁疗等方法也有一定疗效。

四、护理评估

(一)健康史和相关因素

本病的发生与内分泌失调有关。一是体内雌、孕激素比例失调,黄体素分泌减少、雌激素量增多导致乳腺实质增生过度和复旧不全;二是部分乳腺实质中女性雌激素受体的质与量的异常,导致乳腺各部分发生不同程度的增生。

(二)身体状况

1.临床表现

(1)乳腺疼痛特点是胀痛,具有周期性,常于月经来潮前疼痛发生或加重,月经来潮后减轻或消失,有时整个月经周期都有疼痛。

(2)乳腺肿块一侧或双侧乳腺有弥漫性增厚,可呈局限性改变,对位于乳腺外上象限,轻度触痛;也可分散于整个乳腺。肿块呈结节状或片状,大小不一。质韧而不硬,增厚区与周围乳腺组织分界不明显。

(3)乳头溢液少数患者可有乳腺溢液,呈黄绿色或血性,偶有无色浆液。

2.辅助检查

钼靶 X 线摄片、B 型超声波或组织病理学检查等均有助于本病的诊断。

(三)处理原则

主要是观察、随访和对症治疗。

1.非手术治疗

主要是观察和药物治疗。观察期间可用中医中药调理,或口服乳康片、乳康宁等;抗雌激素治疗仅在症状严重时采用,可口服他莫昔芬。由于本病有恶变可能,应嘱患者每隔 2～3 个月到医院复查,有对侧乳腺癌或有乳腺癌家族史者应密切随访。

2.手术治疗

若肿块周围乳腺组织局灶性增生较为明显、形成孤立肿块,或 B 超、钼靶 X 线摄片发现局部有沙粒样钙化灶者,应尽早手术切除肿块并做病理学检查。

五、常见护理诊断问题

疼痛:与内分泌失调致乳腺实质过度增生有关。

六、护理措施

(一)减轻疼痛

(1)解释疼痛发生的原因,消除患者的思想顾虑,保持心情舒畅。

(2)用宽松胸罩托起乳腺。

(3)艘医嘱服用中药调理或其他对症治疗药物

(二)定期复查

遵医嘱定期复查,以便及时发现恶性变。

(三)乳腺增生的日常护理

为预防乳腺疾病,成年女性每月都要自检。月经正常的妇女,月经来潮后第 2～11 天是检查的最佳时间。下向介绍几种自检的方法。

1.对镜向照法

面对镜子,将双臂高举过头,观察乳腺的形状和轮廓有无变化,皮肤有无异常(主要是有无红肿、皮疹、浅静脉曲张、发肤皱褶、橘皮样改变等),观察乳头是含在同一水平线上,是否有抬高、回缩、凹陷等现象,用拇指和示指轻轻挤捏乳头,检查是否有异常分泌物从乳头溢出,乳晕颜色是否改变。

2.平卧触摸法

平卧,朽竹高举过头,并在右肩下垫一小枕头,使右侧乳腺变平。左手四指并拢,用指端掌而检查乳腺各部位是否有肿块或其他变化。

3.淋浴检查法

淋浴时,因皮肤湿润更易发现问题,用一手指指端掌面慢慢滑动,仔细检查乳腺的各个部位及腋窝处是否有肿块。

(高桂玲)

第五节 乳 腺 癌

一、概述

乳腺癌(breast cancer)是一种常见的恶性肿瘤,大多发生于 40～60 岁的妇女,男性少见,女性的发病率约为男性的 100 倍。乳腺癌的发生率不断上升,尽管在大多数病例中,致癌的原因仍然不清楚,但许多因素已经得到证实。这些因素中如初潮早、绝经迟及未经产或高龄妊娠有一定的临床意义。与全身其他恶性肿瘤一样,乳腺癌的病因尚未完全明确,已证实的某些发病因素仍存在不少争议。绝经前和绝经后雌激素是刺激发生乳腺癌的明显因素。

二、诊断

(一)症状

1.乳腺肿块

乳腺内无痛性肿块,常是患者就诊的主要症状,多由患者或其配偶无意中发现,也有体格检查时发现。但也有 10%～15% 可伴疼痛。

2.乳头溢液

约有 5% 的乳腺癌可有乳头溢液症状或为乳腺导管内乳头状瘤恶变。患者更换内衣时发现有少许污迹而来就诊。

3.乳头和乳腺皮肤改变

乳头扁平、回缩,皮肤凹陷,皮肤水肿,此表现常被患者忽视。晚期乳腺出现溃破而形成溃疡。乳头粗糙、糜烂如湿疹样,进而形成溃疡,是乳头湿疹样乳腺癌的表现,而常被误诊为普通皮肤湿疹。炎性乳腺癌表现为局部皮肤可呈炎症样表现,即皮肤发红、水肿、增厚。

4.腋窝淋巴结

晚期可出现腋窝肿大淋巴结。也有患者乳腺病灶很小未被发现而先出现腋窝肿大淋巴结。

5.乳腺疼痛

不是乳腺癌常见症状,晚期乳腺癌疼痛为癌肿直接侵犯神经所致。

(二)体征

1.乳腺肿块

早期多为无痛、单发的小肿块。以乳腺外上象限为常见,质硬、表面不光滑,与周围组织分界不清楚,在乳腺内不易被推动。随着肿瘤增大,可引起乳腺局部隆起。若累及 Cooper 韧带,可使其缩短而致肿瘤表面皮肤凹陷,即所谓"酒窝征"。癌肿继续增大,如皮下淋巴管被癌细胞堵塞,引起淋巴回流障碍,出现真皮水肿,皮肤呈"橘皮样"改变。乳腺癌发展至晚期,可侵入胸筋膜、胸肌,以致癌块固定于胸壁而不易推动。如癌细胞侵入大片皮肤,可出现多数小结节,甚至彼此融合。有时皮肤可溃破而形成溃疡,这种溃疡常有恶臭,容易出血。

2.腋窝淋巴结

乳腺癌淋巴转移最初多见于腋窝。肿大淋巴结质硬、无痛、可被推动;以后数目增多,并融合成团,甚至与皮肤或深部组织粘连。

3.远处转移

乳腺癌转移至肺、骨、肝脏时,可出现相应的症状。例如:肺转移可出现胸痛、气急;骨转移可出现局部疼痛;肝转移可出现肝大、黄疸等。

4.特殊类型

有两种特殊类型乳腺癌的临床表现与一般乳腺癌不同,即炎性乳腺癌和乳头湿疹样乳腺癌。炎性乳腺癌并不多见,特点是发展迅速、预后差,局部皮肤可呈炎症样表现,开始时比较局限,不久即扩展到乳腺大部分皮肤,皮肤发红、水肿、增厚、粗糙、表面温度升高。乳头湿疹样乳腺癌少见,恶性程度低,发展慢,乳头有瘙痒、烧灼感,以后出现乳头变粗糙、糜烂如湿疹样,进而形成溃疡,有时覆盖黄褐色鳞屑样痂皮。部分病例于乳晕区可扪及肿块。较晚发生腋淋巴转移。

(三)检查

1.钼靶 X 线摄片

诊断乳腺疾病的重要手段。乳腺癌的表现为边界不规则的肿块影,密度较高,肿块边缘有长短不一的毛刺。病灶内存在钙化点是乳腺癌在 X 线摄片上的另一个特点。

2.B 超检查表现

为单发的实性低回声肿块,边界不清,周围常有晕征,内部回声不均匀,有不同程度的后方声影衰减,可有点状强回声的钙化点,肿块血流丰富,上方皮肤可能增厚或凹陷,腋下可能触及肿大的淋巴结。

3.CT 检查

乳腺癌可表现为瘤体密度高于腺体密度的不规则肿块,边缘不光滑有毛刺,肿块内可能有钙化微粒,亦可能有液化坏死的低密度区。皮肤可能有增厚,可看到 Cooper 韧带受侵皮肤凹陷,受累的乳头可回缩。累及胸壁时,乳腺后间隙可消失。增强扫描时,肿块有明显强化。CT 亦可同时清楚显示腋淋巴结和内乳淋巴结的情况。

4.MRI 检查

可表现为乳腺内境界不清的肿块,边界不规则有毛刺,可能显示有钙化微粒。T_1 相肿块强度低于周围组织,T_2 相肿块强度明显增高。

5.乳管镜检查

常可见到 2 级、3 级导管腔内有不规则隆起,或多发性小结节,沿导管内壁纵向蔓延。基底宽,易出血,管壁僵硬,弹性差。

6.液晶及远红外热像图

乳腺癌血供丰富,肿瘤所在部位的皮肤温度比正常部位要高,液晶及热像图即利用这一现象来探测肿瘤部位。

7.穿刺活检

细针穿刺细胞学检查是一种安全、简便、快速而有效的诊断方法,一般主张在做好必要的根治术的术前准备后,再行穿刺活检,或穿刺证实为恶性肿瘤后,应尽快行根治性手术,间隔时间应控制 1 周之内,最多不超过 2 周。

8.切除活检或切取活检

切除活检或切取活检是应用最广泛、结果最可靠的诊断方法。对于乳腺内肿块凡考虑为肿瘤病变或不能排除肿瘤可能性者均应行切除活检,若怀疑为恶性病变者则应在有冷冻切片设备及做好根治性手术准备的情况下进行。只有肿瘤巨大或已有周围广泛粘连,甚至破溃者,才用切取活检方法。

(四)诊断要点

(1)乳腺癌大多发生于 40～50 岁妇女,近年有年龄提前的倾向。月经初潮早、绝经晚、生育、未生育、乳腺癌家族史及长期高脂饮食者为高危人群。

(2)无痛性肿块为常见症状,少数可有疼痛,肿块质地较硬,边界不清,活动度差,表面不光滑。

(3)局部皮肤凹陷、水肿,呈"橘皮样"改变,晚期可破溃、感染、坏死呈"火山口"样改变并伴有恶臭,肿瘤细胞向皮肤扩散而形成"卫星"结节。

(4)乳头凹陷、抬高,可有乳头溢液(血性或浆液性)。乳晕可有糜烂、渗出、皲裂、增厚等湿疹样变。

(5)淋巴结肿大,早期同侧腋窝淋巴结肿大,质硬,无压痛,分散分布或融合成团及锁骨上淋巴结肿大。

(6)可有上肢水肿及血行转移到肺、肝、脑、骨骼而出现相应症状。

(7)B 超、CT、钼靶摄片及 MRI、红外线等辅助检查可协助诊断。穿刺细胞学检查及病理活检可明确诊断。

(五)鉴别诊断

1.纤维腺瘤

常见于青年妇女,肿瘤大多为圆形或椭圆形,边界清楚、活动度大,发展缓慢,一般易于诊断。但 40 岁以后的妇女不要轻易诊断为纤维腺瘤,必须排除恶性肿瘤的可能。

2.乳腺增生症

多见于中年妇女,特点是乳腺胀痛,肿块可呈周期性,与月经周期有关。肿块或局部乳腺增厚与周围乳腺组织分界不明显。可观察 1 至数个月经周期,若月经来潮后肿块缩小、变软,则可继续观察,如无明显消退,可考虑手术切除及活检。

3.浆细胞性乳腺炎

乳腺组织的无菌性炎症,炎性细胞中以浆细胞为主。临床上60%呈急性炎症表现,肿块大时皮肤可呈橘皮样改变。40%患者开始即为慢性炎症,表现为乳晕旁肿块,边界不清,可有皮肤粘连和乳头凹陷。

4.乳腺结核

由结核杆菌所致乳腺组织的慢性炎症。好发于中、青年女性。病程较长,发展较缓慢。局部表现为乳腺内肿块,肿块质硬韧,部分区域可有囊性感。肿块边界有时不清楚。活动度可受限。

三、治疗

(一)手术治疗

手术治疗是乳腺癌的主要方法之一,还有辅助化学药物、内分泌、放射和生物治疗等。对病灶仍局限于局部及区域淋巴结的患者,手术治疗是首选。目前应用的5种手术方式均属治疗性手术,而不是姑息性手术。

1.乳腺癌根治术

手术应包括整个乳腺、胸大肌、胸小肌、腋窝及锁骨下淋巴结的整块切除。有多种切口设计方法,可采取横向或纵行梭形切口,皮肤切除范围一般距肿瘤3 cm,手术范围上至锁骨,下至腹直肌上段,外至背阔肌前缘,内至胸骨旁或中线。该术式可清除腋下组(胸小肌外侧)、腋中组(胸小肌深面)及腋上组(胸小肌内侧)3组淋巴结。乳腺癌根治术的手术创伤较大,故术前必须明确病理诊断,对未确诊者应先将肿瘤局部切除,立即进行冰冻切片检查,如证实是乳腺癌,随即进行根治术。

2.乳腺癌扩大根治术

即在上述清除腋下、腋中、腋上3组淋巴结的基础上,同时切除胸廓内动、静脉及其周围的淋巴结(即胸骨旁淋巴结)。

3.乳腺癌改良根治术

有2种术式:①保留胸大肌,切除胸小肌;②保留胸大、小肌。前者淋巴结清除范围与根治术相仿,后者不能清除腋上淋巴结。根据大量病例观察,认为Ⅰ、Ⅱ期乳腺癌应用根治术及改良根治术的生存率无明显差异,且该术式保留了胸肌,术后外观效果较好,目前已成为常用的手术方式。

4.全乳腺切除术

手术范围必须切除整个乳腺,包括腋尾部及胸大肌筋膜。该术式适宜于原位癌、微小癌及年迈体弱不宜做根治术者。

5.保留乳腺的乳腺癌切除术

手术包括完整切除肿块及腋淋巴结清扫。肿块切除时要求肿块周围包裹适量正常乳腺组织,确保切除标本的边缘无肿瘤细胞浸润。术后必须辅以放射治疗、化学治疗。

手术方式的选择还应根据病理分型、疾病分期及辅助治疗的条件而定。对可切除的乳腺癌患者。手术应达到局部及区域淋巴结最大限度地清除,以提高生存率,然后再考虑外观及功能。对Ⅰ、Ⅱ期乳腺癌可采用乳腺癌改良根治术及保留乳腺的乳腺癌切除术。在综合辅助治疗较差的地区,乳腺癌根治术还是比较适合的手术方式。胸骨旁淋巴结有转移者如术后无放疗条件可

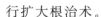

行扩大根治术。

(二)化学药物治疗

浸润性乳腺癌术后应用化学药物辅助治疗,可改善生存率。乳腺癌是实体瘤中应用化疗最有效的肿瘤之一,化疗在整个治疗中占有重要的地位。常用的有 CMF 方案(环磷酰胺、甲氨蝶呤、氟尿嘧啶)。根据病情可在术后尽早(1 周内)开始用药。剂量为环磷酰胺(C)400 mg/m², 甲氨蝶呤(M)20 mg/m², 氟尿嘧啶(F)400 mg/m², 均为静脉注射,在第 1 日及第 8 日各用 1 次,为 1 个疗程,每 4 周重复,6 个疗程结束。因单药应用阿霉素的效果优于其他抗癌药,所以对肿瘤分化差、分期晚的患者可应用 CAF 方案(环磷酰胺、阿霉素、氟尿嘧啶)。环磷酰胺(C)400 mg/m², 静脉注射,第 1 日;阿霉素(A)40 mg/m², 静脉注射,第 1 日;氟尿嘧啶(F)400 mg/m², 静脉注射第 1、8 日,每 28 日重复给药,共 8 个疗程。化疗前患者应无明显骨髓抑制,白细胞 $>4\times10^9$/L,血红蛋白 >80 g/L,血小板 $>50\times10^9$/L。化疗期间应定期检查肝、肾功能,每次化疗前要查白细胞计数,如白细胞 $<3\times10^9$/L,应延长用药间隔时间。应用阿霉素者要注意心脏毒性,或用表阿霉素替代,其心脏毒性比较轻。

术前化疗目前多用于Ⅲ期病例,可探测肿瘤对药物的敏感性,并使肿瘤缩小,减轻与周围组织的粘连。药物治疗一般可采用 CMF、CAF 方案,一般用 2～3 个疗程。

(三)内分泌治疗

癌肿细胞中雌激素受体(ER)含量高者,称激素依赖性肿瘤,这类患者对内分泌治疗有效。而 ER 含量低者,称激素非依赖性肿瘤,内分泌治疗效果差。因此,对手术切除标本除做病理检查外,还应测定 ER 和孕激素受体(PGR)。不仅可帮助选择辅助治疗方案,对判断预后也有一定作用。

三苯氧胺为非甾体激素的抗雌激素药物,其结构式与雌激素相似,可在靶器官内与雌二醇争夺 ER,三苯氧胺、ER 复合物能影响 DNA 基因转录,从而抑制肿瘤细胞生长。临床应用表明,该药可降低乳腺癌术后复发及转移,对 ER、PGR 阳性的绝经后妇女效果尤为明显。同时可减少对侧乳腺癌的发生率。三苯氧胺的用量为每日 20 mg,一般服用 5 年。该药安全有效,不良反应有潮热、恶心、呕吐、静脉血栓形成、眼部不良反应、阴道干燥或分泌物多。长期应用后小部分患者可能发生子宫内膜癌。

新近发展的芳香化酶抑制剂如来曲唑等,有资料证明其效果优于三苯氧胺,这类药物能抑制肾上腺分泌的雄激素转变为雌激素过程中的芳香化环节,从而降低雌二醇,达到治疗乳腺癌的目的。

(四)放射治疗

乳腺癌局部治疗的手段之一。在保留乳腺的乳腺癌手术后,放射治疗是一重要组成部分,应于肿块局部广泛切除后给予较高剂量放射治疗。单纯乳腺切除术后可根据患者年龄、疾病分期、分类等情况,决定是否应用放疗。根治术后是否应用放疗,多数认为对Ⅰ期病例无益,对Ⅱ期以后病例可能降低局部复发率。

目前根治术后不做常规放疗,而对复发高危病例,放疗可降低局部复发率,提高生存质量。指征如下:①病理报告有腋中或腋上淋巴结转移者;②阳性淋巴结占淋巴结总数 1/2 以上或有 4 个以上淋巴结阳性者;③病理证实胸骨旁淋巴结阳性者(照射锁骨上区);④原发灶位于乳腺中央或内侧而做根治术后,尤其是腋淋巴结阳性者。

（五）生物治疗

近年临床上已逐渐推广使用的曲妥珠单抗注射液,系通过转基因技术制备,对 C-erbB-2 过度表达的乳腺癌患者有一定效果,特别是对其他化疗药无效的乳腺癌患者也能有部分疗效。

四、护理措施

（一）术前护理

1.心理护理

针对患者对病情的发展、手术及对预后的恐惧心理,加强心理疏导,向患者和家属说明手术的必要性,告诉患者术后择期行乳腺再造手术,以弥补手术造成的胸部缺陷,树立其战胜疾病的信心。

2.支持疗法

加强营养,改善患者心、肝、肺、肾功能,提高患者对手术的耐受力。

3.皮肤准备

乳腺癌根治术切除范围大,应做好手术区皮肤的准备。需要植皮的患者,要做好供皮区皮肤的准备。

（二）术后护理

1.体位

患者血压平稳后取半卧位,有利于切口引流,防止积液导致皮瓣坏死和切口感染,也利于呼吸和有效咳嗽,预防肺不张和肺炎。

2.饮食和营养

手术后 6 小时,若患者没有出现胃肠道反应,可正常进食,并保证有足够的热量和维生素,促进术后康复。

3.切口护理

切口用多层敷料或棉垫加压包扎,使皮瓣紧贴创面,包扎松紧度适宜,维持正常血供。若患侧上肢远端皮肤发绀、温度降低、上肢脉搏不能扪及,应及时调整胸带的松紧度。若绷带松脱,应及时加压包扎。必要时用沙袋压迫。若发现皮下有积液,在严格消毒后抽液,并局部加压包扎;若皮瓣边缘发黑坏死,应予以剪除,防止感染,待肉芽组织生长良好后再植皮。

4.引流通畅

保持皮下的负压引流管通畅,观察引流液性质和颜色。术后 1～2 天,每天有 50～100 mL,血性引流液,2～3 天渗出基本停止,可拔除引流管,用绷带加压包扎切口。

5.预防并发症的发生

(1)患侧上肢水肿:术后引起患侧上肢水肿的原因有上肢淋巴回流不畅、头静脉被结扎、腋静脉栓塞、局部积液等。手术后指导患者抬高患侧上肢,制动,下床活动时用吊带固定患侧上肢,防止皮瓣滑动影响切口愈合。同时手术后避免在患侧上肢进行测血压、静脉注射、抽血等治疗。

(2)气胸:手术若损伤胸膜,可引起气胸。术后要严密观察患者的呼吸情况,以便及早发现和及时处理。

6.功能锻炼

鼓励并协助患者开展患侧上肢的功能锻炼,减少或避免术后的残疾。术后 3 天内,患侧上肢制动,避免外展,可做手指的运动、伸指、握拳等活动。术后 4 天,活动肘部。术后 1 周皮瓣基本愈合,可进行肩部活动、做手指爬墙运动等,直至患者能自行用患侧手梳头或手高举过头。

7.放疗或化疗的护理

放、化疗期间,定期复查肝、肾功能及血常规,若出现严重肝、肾功能损害,骨髓抑制现象,应立即停止放、化疗。

8.健康指导

(1)宣传乳腺癌的早期自我检查及普查的重要性,成年女性每月乳腺自我检查 1 次。

(2)术后患侧上肢避免负重,5 年内避免妊娠。

(3)定期门诊随访,术后 1～2 年,每 3 个月随诊 1 次;3～5 年后每半年随诊 1 次,包括体检、血常规、肝肾功能及细胞免疫功能检查、胸透、肝 B 型超声检查,必要时,行骨核素扫描或 CT 检查;5 年后每年随诊 1 次,共 10 年。

(高桂玲)

第六节　胃十二指肠损伤

一、概述

由于有肋弓保护且活动度较大,柔韧性较好,壁厚,钝挫伤时胃很少受累,只有胃膨胀时偶有发生。上腹或下胸部的穿透伤则常导致胃损伤,多伴有肝、脾、横膈及胰等损伤。胃镜检查及吞入锐利异物或吞入酸、碱等腐蚀性毒物也可引起穿孔,但很少见。十二指肠损害是由于上中腹部受到间接暴力或锐器的直接刺伤而引起的,缺乏典型的腹膜炎症状和体征,术前诊断困难,漏诊率高,多伴有腹部脏器合并伤,病死率高,术后并发症多,肠瘘发生率高。

二、护理评估

(一)健康史

详细询问患者、现场目击者或陪同人员,以了解受伤的时间、地点、环境,受伤的原因、外力的特点、大小和作用方向,坠跌高度;了解受伤前后饮食及排便情况,受伤时的体位,有无防御,伤后意识状态、症状、急救措施、运送方式,既往疾病及手术史。

(二)临床表现

(1)胃损伤若未波及胃壁全层,可无明显症状。若全层破裂,由于胃酸有很强的化学刺激性,可立即出现剧痛及腹膜刺激征。当破裂口接近贲门或食管时,可因空气进入纵隔而呈胸壁下气肿。较大的穿透性胃损伤时,可自腹壁流出食物残渣、胆汁和气体。

(2)十二指肠破裂后,因有胃液、胆汁及胰液进入腹腔,早期即可发生急性弥漫性腹膜炎,有剧烈的刀割样持续性腹痛伴恶心、呕吐,腹部检查可见有舟状腹、腹膜刺激征症状。

(三)辅助检查

1.疑有胃损伤者,应置胃管

若自胃内吸出血性液或血性物者可确诊。

2.腹腔穿刺术和腹腔灌洗术

腹腔穿刺抽出不凝血液、胆汁,灌洗吸出 10 mL 以上肉眼可辨的血性液体,即为阳性结果。

3.X 线检查

腹部 X 线片可显示腹膜后组织积气、肾脏轮廓清晰、腰大肌阴影模糊不清等有助于腹膜后十二指肠损伤的诊断。

4.CT 检查

可显示少量的腹膜后积气和渗至肠外的造影剂。

(四)治疗原则

抗休克和及时、正确的手术处理是治疗的两大关键。

(五)心理-社会因素

胃十二指肠外伤性损伤多数在意外情况下发生,患者出现突发外伤后易出现紧张、痛苦、悲哀、恐惧等心理变化,担心手术成功及疾病预后。

三、护理问题

(一)疼痛

与胃肠破裂、腹腔内积液、腹膜刺激征有关。

(二)组织灌注量不足

与大量失血、失液,严重创伤,有效循环血量减少有关。

(三)焦虑或恐惧

与经历意外及担心预后有关。

(四)潜在并发症

出血、感染、肠瘘、低血容量性休克。

四、护理目标

(1)患者疼痛减轻。

(2)患者血容量得以维持,各器官血供正常、功能完整。

(3)患者焦虑或恐惧减轻或消失。

(4)护士密切观察病情变化,如发现异常,及时报告医师,并配合处理。

五、护理措施

(一)一般护理

1.预防低血容量性休克

吸氧、保暖、建立静脉通道,遵医嘱输入温热生理盐水或乳酸盐林格液,抽血查全血细胞计数、血型和交叉配血。

2.密切观察病情变化

每 15～30 分钟应评估患者情况。评估内容包括意识状态、生命体征、肠鸣音、尿量、氧饱和度、有无呕吐、肌紧张和反跳痛等。观察胃管内引流物颜色、性质及量,若引流出血性液体,提示有胃十二指肠破裂的可能。

3.术前准备

胃十二指肠破裂大多需要手术处理,故患者入院后,在抢救休克的同时,尽快完成术前准备工作,如备皮、备血、插胃管及留置尿管、做好抗生素皮试等,一旦需要,可立即实施手术。

(二)心理护理

评估患者对损伤的情绪反应,鼓励他们说出自己内心的感受,帮助建立积极有效的应对措施。向患者介绍有关病情、损伤程度、手术方式及疾病预后,鼓励患者,告诉患者良好的心态、积极的配合有利于疾病早日康复。

(三)术后护理

1.体位

患者意识清楚、病情平稳,给予半坐卧位,有利于引流及呼吸。

2.禁食、胃肠减压

观察胃管内引流液颜色、性质及量,若引流出血性液体,提示有胃十二指肠再出血的可能。十二指肠创口缝合后,胃肠减压管置于十二指肠腔内,使胃液、肠液、胰液得到充分引流,一定要妥善固定,避免脱出。一旦脱出,要在医师的指导下重新置管。

3.严密监测生命体征

术后15~30分钟监测生命体征直至患者病情平稳。注意肾功能的改变,胃十二指肠损伤后,特别有出血性休克时,肾脏会受到一定的损害,尤其是严重腹部外伤伴有重度休克者,有发生急性肾功能障碍的危险,所以,术后应密切注意尿量,争取保持每小时尿量在50 mL以上。

4.补液和营养支持

根据医嘱,合理补充水、电解质和维生素,必要时输新鲜血、血浆,维持水、电解质、酸碱平衡。给予肠内、外营养支持,促进合成代谢,提高机体防御能力。继续应用有效抗生素,控制腹腔内感染。

5.术后并发症的观察和护理

(1)出血:如胃管内24小时内引流出新鲜血液大于200~300 mL,提示吻合口出血,要立即配合医师给予胃管内注入凝血酶粉、冰盐水洗胃等止血措施。

(2)肠瘘:患者术后持续低热或高热不退,腹腔引流管中引流出黄绿色或褐色渣样物,有恶臭或引流出大量气体,提示肠瘘发生,要配合医师进行腹腔双套管冲洗,并做好相应护理。

(四)健康教育

(1)讲解术后饮食注意事项,当患者胃肠功能恢复,一般3~5天后开始恢复饮食,由流质逐步恢复至半流质、普食,进食高蛋白、高能量、易消化饮食,增强抵抗力,促进愈合。

(2)行全胃切除或胃大部分切除术的患者,因胃肠吸收功能下降,要及时补充微量元素和维生素等营养素,预防贫血、腹泻等并发症。

(3)避免工作过于劳累,注意劳逸结合。讲明饮酒、抽烟对胃十二指肠疾病的危害性。

(4)避免长期大量服用非甾体抗炎药,如布洛芬等,以免引起胃肠道黏膜损伤。

(高桂玲)

第七节 胃 癌

一、概述

胃癌是我国最常见的恶性肿瘤之一。据 Parkin 等最新报道,2002 年全世界约有 934 000 例胃癌新发病例,死亡病例 700 000 例。胃癌的流行病学有明显的地理差别,日本、中国、智利、远东、欧洲和俄罗斯为高发地区,而美国、澳大利亚、丹麦和新西兰发病最低。2/3 的胃癌患者在发展中国家,其中中国占 42％。在我国,西北地区和东南沿海地区发病率较高,广西、广东、贵州发病率低。

(一)病因

1.亚硝基化合物

亚硝酸盐主要来自食物中的硝酸盐,特别是在大量使用氮肥后的蔬菜中,硝酸盐的含量极高。硝酸盐进入胃中经硝酸盐还原酶阳性菌将其还原成亚硝酸盐。亚硝酸盐的含量与胃内硝酸盐还原酶阳性菌的数量呈正相关。据报道,低胃酸患者中胃癌的发生率比正常胃酸者高出 4.7 倍,这与胃内亚硝胺类化合物合成增多有关。

2.幽门螺杆菌

幽门螺杆菌为带有鞭毛的革兰氏阴性菌,在胃黏膜生长。幽门螺杆菌在发达国家人群中感染率低于发展中国家 30％～40％,在儿童期即可受到感染,如我国广东 1～5 岁儿童中,最高感染率可达 31％。幽门螺杆菌是胃黏膜肠上皮化生和异型性增生及癌变前期的主要危险因素。在正常胃黏膜中很少分离到幽门螺杆菌,而随胃黏膜病变加重,幽门螺杆菌感染率增高。

3.遗传因素

胃癌在少数家族中显示有聚集性。在胃癌患者调查中,一级亲属患胃癌比例明显高于二级、三级亲属。血型与胃癌存在一定关系,A 型血人群患胃癌的比例高于一般人群。

4.饮食因素

高浓度食盐可使胃黏膜屏障损伤,造成黏膜细胞水肿,腺体丢失。摄入亚硝基化合物的同时摄入高盐可增加胃癌诱发率,诱发时间也较短,有促进胃癌发生的作用。新鲜蔬菜、水果有预防胃癌的保护性作用。含有巯基类的新鲜蔬菜,如大蒜、大葱、韭菜、洋葱和蒜苗等也具有降低胃癌危险的作用。

5.其他因素

吸烟为胃癌的危险因素,吸烟量越大,患胃癌的危险性越高。烟雾中含有多种致癌物质,可溶于口腔唾液进入胃内。此外,吸烟者口腔中硫氰酸含量增高,可使经血液进入口腔的硝酸盐还原成亚硝酸盐。

6.慢性疾患

慢性萎缩性胃炎以胃黏膜腺体萎缩、减少为主要特征,常伴有不同程度的肠上皮化生。

(二)病理分型

1.大体形态

胃癌因生长方式的不同,致使其大体形态各异。向胃腔内生长者,呈蕈伞样外观;有的沿胃壁向深层浸润很明显,呈弥漫性生长。Borrmann 分类主要根据肿瘤的外生性和内生性部分的相对比例来划分类型,侵至固有层以下的进展期胃癌分为 4 个类型。

(1)Ⅰ型息肉样型:肿瘤主要向胃腔内生长,隆起明显,呈息肉状,基底较宽,境界较清楚,可有小的糜烂,在进展期胃癌中占 3%~5%。

(2)Ⅱ型局限溃疡型:肿瘤有较大溃疡形成,边缘隆起明显,境界比较清楚,向周围浸润不明显。占 30%~40%。

(3)Ⅲ型浸润溃疡型:肿瘤有较大溃疡形成,边缘部分隆起,部分被浸润破坏,境界不清,向周围浸润较明显,癌组织在黏膜下的浸润范围超过肉眼所见的肿瘤边界。约占半数左右。

(4)Ⅳ型弥漫浸润型:呈弥漫性浸润生长,触摸时难以界定肿瘤边界。由于癌细胞的弥漫浸润及纤维组织增生,可导致胃壁增厚、僵硬,形成“革袋胃”。

2.组织学分型

国内目前多采用世界卫生组织 1990 年的国际分类法,分为腺癌(乳头状腺癌、管状腺癌、黏液腺癌、印戒细胞癌)及其他组织学类型(腺鳞癌、鳞癌、肝样腺癌、壁细胞样腺癌、绒毛膜上皮癌、未分化癌)。有研究显示,在全部胃癌中,高、中分化腺癌占 47%,低分化腺癌及印戒细胞癌占 56.3%。

3.活检组织的病理诊断

胃癌活检病理诊断的准确率不可能达到 100%。肿瘤的生长浸润方式(如主要在黏膜下浸润生长),肿瘤所在部位(如穹隆部取材困难),标本取材不当(如主要取到变形坏死组织)及病理漏诊(将高分化腺癌诊断为重度异型增生或漏掉小的癌灶)都可能致假阴性。

胃癌的前体可分为两个类别:癌前状态和癌前病变。癌前状态是一种临床状态,由此可导致胃癌的发病率较正常人群增高;癌前病变是经过病理检查诊断的特定的组织学改变,在此基础上可逐渐演变发展成胃癌。

(三)临床表现

1.症状

早期胃癌无特异性症状,甚至毫无症状。随着肿瘤的进展,影响胃的功能时才出现较明显的症状,但这种症状也并非胃癌所特有,常与胃炎、溃疡病等慢性胃部疾患相似。常见症状如下。

(1)胃部疼痛:是胃癌最常见的症状,即使是早期胃癌患者,除了少部分无症状的患者外,大部分均有胃部疼痛的症状。起初仅感上腹部不适,或有胀痛、沉重感,常被认为是胃炎、胃溃疡等,给予相应的治疗,症状也可暂时缓解。胃窦部胃癌可引起十二指肠功能改变,出现节律性疼痛,易被忽视,直至疼痛加重甚至黑便才引起重视,此时往往已是疾病的中晚期,治疗效果不佳。

(2)食欲减退、消瘦、乏力:这也是一组常见又不特异的胃恶性肿瘤症状,有可能是胃癌的首发症状。很多患者在饱餐后出现饱胀、嗳气而自动限制饮食,体重逐渐减轻。

(3)恶心、呕吐:早期可仅有进食后饱胀和轻度恶心感,常因肿瘤引起梗阻或胃功能紊乱所致。贲门部肿瘤开始可出现进食不顺利感,以后随病情进展而发生吞咽困难及食物反流。胃窦部癌引起幽门梗阻时可呕吐有腐败气味的隔夜饮食。

（4）出血和黑便：早期胃癌有出血黑便者约为20％。小量出血时仅有大便隐血阳性,当出血量较大时可有呕血及黑便。凡无胃病史的老年人出现黑便时必须警惕有胃癌的可能。

（5）其他患者可因为胃酸缺乏、胃排空加快而出现腹泻或便秘及下腹部不适。胃癌血行转移多发生于晚期,以转移至肝、肺最为多见。在腹腔种植转移中,女性患者易转移至卵巢,称为Krukenberg瘤。

2.体征

一般胃癌尤其是早期胃癌常无明显体征,可有上腹部深压痛,有时伴有轻度肌抵触感。上腹部肿块、直肠前触及肿物、脐部肿块、锁骨上淋巴结肿大等均是胃癌晚期或已出现转移的体征。

（四）诊断

胃癌的诊断和治疗需要多学科专家（肿瘤放射科专家、肿瘤外科专家、肿瘤内科专家、营养学专家及内镜专家）共同参与。

1.胃癌的X线检查法

X线检查法主要用于观察胃腔在钡剂充盈下的自然伸展状态,胃的大体形态与位置的变化,胃壁的柔软度及获得病变的隆起高度等,有充盈法、黏膜法、压迫法、双对比法和薄层法。

2.胃癌的CT诊断

（1）胃壁增厚：癌肿沿胃壁浸润造成胃壁增厚,增厚的胃壁可为局限性或弥漫性,根据癌肿浸润深度不同,浆膜面可光滑或不光滑,但黏膜面均显示不同程度的凹凸不平是胃癌的特点之一。

（2）腔内肿块：癌肿向胃腔内生长,形成突起在胃腔内的肿块。肿块可为孤立的隆起,也可为增厚胃壁胃腔内明显突出的一部分。肿块的表面不光滑,可呈分叶、结节或菜花状,表面可伴有溃疡。

（3）溃疡：CT图像可以更好地显示胃癌腔内形成的溃疡。溃疡所形成的凹陷的边缘不规则,底部多不光滑,周边的胃壁增厚较明显,并向胃腔内突出。

（4）环堤：环堤表现为环绕癌性溃疡周围的堤状隆起。环堤的外缘可锐利或不清楚。

（5）胃腔狭窄：CT表现为胃壁增厚基础上的胃腔狭窄,狭窄的胃腔边缘较为僵硬并不规则,多呈非对称性向心狭窄,伴环形周围非对称性胃壁增厚。

（6）黏膜皱襞改变：黏膜皱襞在CT横断面图像上,表现为类似小山崎状的黏膜面突起,连续层面显示崎状隆起间距和形态出现变化,间距的逐渐变窄、融合、消失标志着黏膜皱襞的集中、中断和破坏等改变。

（7）对于女性患者需要进行盆腔CT扫描。

3.胃癌的内镜诊断

（1）早期胃癌：癌组织浸润深度仅限于黏膜层或黏膜下层,而不论有无淋巴结转移,也不论癌灶面积。符合以上条件癌灶面积5.1～10 mm为小胃癌;小于5 mm为微小胃癌。原位癌指癌灶仅限于腺管内,未突破腺管基底膜。

（2）进展期胃癌：癌组织已侵入胃壁肌层、浆膜层或浆膜外,不论癌灶大小或有无转移均称为进展期胃癌。

4.胃癌的超声诊断

水充盈胃腔法及超声显像液的应用,可显示胃壁蠕动状况。在X线及内镜的定位下,可以显示肿瘤的大小、形态、内部结构、生长方式、癌变范围。

5.实验室检查

对胃癌较早诊断有意义的检查是大便隐血试验。

(五)治疗

1.胃癌的治疗原则

经术前分期性检查,包括纤维内镜、腹部 CT、女性患者盆腔 CT 或 B 超、胸部 X 线等,根据检查结果,可考虑如下治疗原则:

(1)无远处转移的患者,临床评价为可手术切除的,首选手术治疗。对有高危因素如低分化腺癌、有脉管瘤栓、年轻(<35 岁)患者应行术后含 5-FU 方案的化疗或同步化放疗。任何有淋巴结转移及局部晚期的患者,均应在术后进行化放疗。

(2)无远处转移的患者,临床评价为不可手术切除的,可行放疗同时 5-FU 增敏。治疗结束后评价疗效,如肿瘤完全或大部分缓解,可观察,或合适的患者行手术切除;如肿瘤残存或出现远处转移,考虑全身化疗,不能耐受化疗的给予最好的支持治疗。

(3)有远处转移的患者,考虑全身化疗为主,或参加临床试验。不能耐受化疗的,给予最好的支持治疗。

2.外科手术

手术方式分为内镜下黏膜切除术、腹腔镜下胃改良切除术、胃癌的根治性切除术、联合脏器切除术、姑息性手术。

3.化学治疗

迄今为止,胃癌的治疗仍以手术治疗为主,但是多数患者仅通过手术难以治愈。化疗在胃癌的治疗中占有重要地位,分为以下 3 种。

(1)术后辅助化疗:由于单纯的手术治疗疗效欠佳,也由于不少有效的化疗药物或联合化疗方案对胃癌的有效率常可达 40% 以上,因此,希望应用术后辅助化疗处理根治术后可能存在的转移灶,以达到防止复发、提高疗效的目的。有效的化疗药物仍以 5-FU(或卡培他滨)＋甲酰四氢叶酸(LV)为主。

(2)术前新辅助化疗:一般用于局部分期较晚的病例,该类患者不论能否手术切除,都有较高的局部复发率。术前化疗的目的是降低期别,便于切除及减少术后复发。常用的联合化疗方案有 FUP 方案(顺铂＋5-FU),紫杉醇＋顺铂＋5-FU 方案,FOLFOX4 方案(奥沙利铂＋顺铂＋亚叶酸钙)。

(3)晚期或转移性胃癌的化疗:晚期胃癌不可治愈,但是化疗对有症状的患者有姑息性治疗效果。有几种单药对晚期胃癌有肯定的疗效,这些药物包括 5-FU、丝裂霉素、依托泊苷和顺铂。有几种新药及其联合方案对胃癌有治疗活性,包括紫杉醇、多西他赛、伊立替康、表柔比星、奥沙利铂、口服依托泊苷和优福定(尿嘧啶和替加氟的复合物)。近年来常用的化疗方案有:FAM(5-FU、多柔比星、甲氨蝶呤)、ECF(表柔比星、顺铂、5-FU)、DCF(多西他赛、顺铂、5-FU)等。

(4)腹腔内化疗:由于绝大多数胃癌手术失败的病例均因腹膜或区域淋巴结等的腹腔内复发,现已知在浆膜有浸润的胃癌常可在腹腔内找到游离的癌细胞,甚至报告浸润性胃癌的腹腔内游离的癌细胞阳性率可达 75%。对病期较晚已切除的胃癌,在术中进行腹腔温热灌注化疗,有可能提高疗效。

4.放射治疗

放射治疗包括术前、术后或姑息性放疗,是胃癌治疗中的一部分。外照射与 5-FU 联合应用于局部无法切除的胃癌的姑息治疗时,可以提高生存率。使用三维适形放疗和非常规照射野照射可以精确地对高危靶区进行照射且剂量分布更加均匀。

5.最佳支持治疗

目的是预防、降低和减轻患者的痛苦并改善其生活质量,是晚期及转移性胃癌患者完整治疗中的一部分。缓解晚期胃癌患者症状的治疗包括内镜下放置自扩性金属支架(SEMS)缓解食管梗阻症状,手术或外照射或内镜治疗可能对出血患者有效。疼痛控制可使用放疗或镇痛剂。

胃癌的预后取决于诊断时的肿瘤分期情况。国内胃癌根治术后的 5 年生存率在 30%。约有50%的患者在诊断时胃癌已经超过了局部范围,近 70%～80% 的胃癌切除标本中可以发现局部淋巴结转移。因此,晚期胃癌在临床更为常见。局部晚期和转移性胃食管癌的不良预后因素包括:体力状况(PS)评分不良(≥2),肝转移,腹腔转移和碱性磷酸酶≥100 U/L。

二、护理

(一)术前护理

1.心理支持

缓解患者的焦虑或恐惧,以增强患者对手术治疗的信心,使其积极配合治疗和护理。

2.营养支持护理

胃癌患者往往由于食欲减退、摄入不足、消耗增加和恶心呕吐等原因导致不同程度的营养不良。为了改善患者的营养状态,提高其对手术的耐受性,对能进食者应根据患者的饮食习惯给予高蛋白、高热量、高维生素、低脂肪、易消化的饮食;对不能进食者遵医嘱予以静脉输液、静脉营养支持。

3.特殊准备

胃癌伴有幽门梗阻者术前 3 天起每晚用 300～500 mL 温生理盐水洗胃,以减轻胃黏膜水肿和炎症,有利于术后吻合口愈合;如癌组织侵犯大肠则要做好肠道准备:术前 3 天口服肠道不易吸收的抗生素,清洁肠道。

(二)术后护理

1.病情观察

严密观察生命体征的变化,观察伤口情况、胃肠减压及腹腔引流情况等。准确记录24 小时出入水量。

2.体位

全麻清醒前去枕平卧,头偏向一侧,以免呕吐时发生误吸。麻醉清醒后若血压平稳取低半卧位,有利于呼吸和循环;减少切口张力,减轻疼痛与不适;有利于腹腔渗出液集聚于盆腔,便于引流。

3.引流管理护理

维持有效的胃肠减压和腹腔引流,观察引流液颜色、性状及量的变化。

4.营养支持护理

(1)肠外营养支持:由于禁食、胃肠减压及手术的消耗,术后需及时输液补充水、电解质和营养素,必要时输清蛋白或全血,以改善患者的营养状况促进术后恢复。

(2)早期肠内营养支持:早期肠内营养支持可改善患者的营养状况,维护肠道屏障结构和功能,促进肠道功能恢复,增强机体的免疫功能,促进伤口和肠吻合口的愈合。一般经鼻肠管或空肠造瘘管输注实施。护理上应注意:根据患者的个体情况,制订合理的营养支持方案;保持喂养管的功能状态,妥善固定,保持通畅,每次输注营养液前后用生理盐水或温开水 20～30 mL 冲管,持续输注过程中每 4～6 小时冲管一次;控制营养液的温度、浓度、输注速度和输注量,逐步过渡;观察有无恶心、呕吐、腹痛、腹胀、腹泻及水、电解质失衡等并发症的发生。

(3)饮食护理:术后禁饮食,肠蠕动恢复后可拔除胃管,拔管当天可饮少量水或米汤;第 2 天进半量流质,每次 50～80 mL;第 3 天进全量流质,每次 100～150 mL,若无腹痛、腹胀等不适,第 4 天可进半流质饮食;第 10～14 天可进软食。注意少量多餐,避免生、冷、硬及刺激性饮食,少食易产气食物。

5.活动

鼓励患者早期活动,定时做深呼吸,进行有效咳嗽和排痰。一般术后第 1 天即可协助患者坐起并做轻微的床上活动,第 2 天协助下床、床边活动,应根据患者的个体差异决定活动量。

6.并发症的观察和护理

(1)术后出血:胃手术后可有暗红色或咖啡色液体自胃管引出,一般 24 小时内不超过 300 mL,并且颜色逐渐转清。若短时内从胃管或腹腔引流管内引出大量鲜红色液体,持续不止,应警惕术后出血,应及时报告医师,遵医嘱给予止血、输血等处理,必要时做好紧急术前准备。

(2)感染:术前做好呼吸道准备,术后做好口腔护理,防止误吸,鼓励患者定时深呼吸,进行有效咳嗽和排痰等,以防止肺部感染;保持切口敷料干燥,注意无菌操作,保持尿管、腹腔引流管通畅,防止切口、腹腔及泌尿系等部位感染。

(3)吻合口漏或十二指肠残端破裂:密切观察生命体征和腹腔引流情况,如术后数日腹腔引流量不减、伴有黄绿色胆汁或呈脓性、带臭味,伴腹痛,体温再次上升,则应警惕其发生。及时报告医师,遵医嘱给予抗感染、纠正水电解质紊乱和酸碱平衡失调、肠内外营养支持等护理,保护好瘘口周围皮肤。

(4)消化道梗阻:如患者在术后短期内再次出现恶心、呕吐、腹胀,甚至腹痛和停止排便排气等症状,则应警惕是否有消化道梗阻的发生,遵医嘱予以禁食、胃肠减压、输液及营养支持等治疗。

(三)饮食护理

1.放疗期间的饮食护理

放射治疗后 1～2 小时,患者可能出现恶心、呕吐等不良反应,告知患者是由于射线致使胃黏膜充血水肿所致。指导患者放疗前避免进食,以减轻可能发生的消化道反应。鼓励患者进食富含维生素 B_{12} 和含铁、含钙丰富的食物。

2.化疗期间的饮食护理

常出现的不良反应表现有恶心、畏食、腹痛、腹泻等。食欲减退时,可选用易消化、新鲜、芳香的食品;消化不良时,可选择粥作为主食,也可以吃助消化、开胃的食品。化疗前0.5～1小时和化疗后 4～6 小时给予镇吐剂,会有助于减轻恶心、呕吐。

(四)倾倒综合征的护理

由于胃大部切除术后失去对胃排空的控制,导致胃排空过速所产生的一系列综合征。根据进食后症状出现的时间可分为早期与晚期两种。

1.早期倾倒综合征

多发生在进食后半小时内,患者以循环系统和胃肠道症状为主要表现。应指导患者通过饮食调整来缓解症状,避免过浓、过甜、过咸的流质食物,宜进低碳水化合物、高蛋白饮食,餐时限制饮水喝汤,进餐后平卧10~20分钟。术后半年到1年内逐渐自愈,极少数症状严重而持久的患者需手术治疗。

2.晚期倾倒综合征

餐后2~4小时患者出现头晕、心慌、出冷汗、脉搏细弱甚至虚脱等表现。主要因进食后,胃排空过快,含糖食物迅速进入小肠而刺激胰岛素大量释放,继之发生反应性低血糖,故晚期倾倒综合征又被称为低血糖综合征。指导患者出现症状时稍进饮食,尤其糖类即可缓解。

(五)腹腔灌注热化疗的护理

腹腔化疗前常规检查血常规、肝肾功能、心电图;有腹水引流者充分补液,以防引流过程中或引流后发生低血容量性反应;指导患者排空膀胱,避免穿刺时误伤膀胱。灌注化疗药物前确认导管在腹腔内,防止化疗药物渗漏到皮下组织;灌注过程观察患者反应,每15~20分钟改变体位,使药物均匀的与腹腔组织和脏器接触。

(六)静脉化疗的护理

观察药物特殊不良反应。

1.氟尿嘧啶

观察有无心绞痛、心律失常,如有发生应立即停药,出现腹泻甚至血性腹泻时应立即停药,通知医师及时处理。静脉推注或静脉滴注可引起血栓性静脉炎,需经 PICC 或 CVC 输入。

2.紫杉醇

可出现变态反应,多数为Ⅰ型变态反应,表现为支气管痉挛性呼吸困难、荨麻疹和低血压。大多数发生在用药10分钟以内。为防止发生变态反应,应在静脉滴注紫杉醇之前12小时、6小时给予地塞米松10~20 mg口服。紫杉醇可发生神经系统毒性,多数为周围神经病变,表现为轻度麻木及感觉异常,可发生闪光暗点为特征的视神经障碍。

3.奥沙利铂

有神经系统毒性,一般为蓄积的、可逆的周围神经毒性,停药后症状逐渐缓解。主要表现为手足末梢麻木感,甚至疼痛,影响到感觉、运动功能,遇冷加重。偶尔出现咽部异样感,甚至呼吸困难,可通过吸氧、地塞米松推注等缓解,必要时使用肾上腺素皮下注射;注射前应用还原型谷胱甘肽及每日口服 B 族维生素可能有减轻症状的作用。大约3/4患者的神经毒性在治疗结束13周后可逆转。在治疗期间应指导患者注意保暖。奥沙利铂只能用注射用水或5%葡萄糖稀释,不能用生理盐水或其他含氯的溶液稀释。每瓶50 mg加入稀释液10~20 mL,在原包装内可于2~8℃冰箱中保存4~48小时。加入5%葡萄糖250~500 mL稀释后的溶液应尽快滴注,在室温中只能保存4~6小时。禁止和碱性液体或碱性药物配伍输注,避免药物接触铝制品,否则会产生黑色沉淀和气体。

（七）胃癌患者放疗的护理

（1）告知患者在模拟定位和治疗前 3 小时不要饱食。可使用口服或静脉造影剂进行 CT 模拟定位。

（2）胃的周围有对射线敏感的肾、肝、脾、小肠等器官，放疗前，技术人员应精确摆位，最好使用固定装置，以保证摆位的可重复性。指导患者采用仰卧位进行模拟定位和治疗。

（3）放疗中使用定制的挡块来减少正常组织不必要的照射剂量，包括肝脏（60% 肝脏 <30 Gy）、肾脏（至少一侧肾脏的 2/3＜20 Gy）、脊髓（<45 Gy）、心脏（1/3 心脏<50 Gy，尽量降低肺和左心室的剂量，并使左心室的剂量降到最低）。指导患者稳定体位，以避免射线对周围组织和器官的损伤。放疗中需要暴露受照部位，需注意为患者肩部及上肢保暖，防止受凉。

（4）放射性胃炎的护理：遵医嘱预防性使用止吐剂，预防性使用保护胃黏膜的药物。食欲减退、恶心、呕吐及腹痛常发生于放疗后数日，对症处理即可缓解，一般患者可以耐受不影响放疗进行。

（5）放射性小肠炎的护理：多发生于放疗中或放疗后，可表现为高位不完全性肠梗阻。由于肠黏膜细胞早期更新受到抑制，以后小动脉壁肿胀、闭塞，引起肠壁缺血，黏膜糜烂。晚期肠壁引起纤维化，肠腔狭窄或穿孔，腹腔内形成脓肿、瘘管和肠粘连等。主要护理措施为遵医嘱给予解痉剂及止痛剂，给予易消化、清淡饮食。

（6）其他并发症的护理：胃癌放疗还可出现穿孔、出血与放射性胰腺炎，放疗期间应注意观察有无剧烈腹痛、腹胀、恶心、呕吐、呕血等表现。

三、健康指导

（一）注意饮食习惯

长期不良的饮食习惯很容易引起慢性胃病、胃溃疡甚至发生胃癌。经常吃过热的食物可破坏口腔和食管的黏膜，可导致细胞癌变。吃饭快，食物咀嚼不细易对消化道黏膜产生机械性损伤，产生慢性炎症，吃团块的食物易对贲门产生较强的机械刺激，久之会损伤甚至癌变。养成定时定量、细嚼慢咽的饮食习惯，避免进食生硬、过冷、过烫、过辣及油腻食物，戒烟、酒。少食含纤维较多的蔬菜、水果（橘子）或黏聚成团的食物（如糖葫芦、黏糕、糯米饭、柿饼），易发生肠梗阻。避免过浓、过甜、过咸的流质食物。宜进低碳水化合物、高蛋白饮食，餐时限制饮水喝汤。进餐后平卧 10～20 分钟，以预防倾倒综合征。维生素 C 具有较强阻断亚硝基化合物的能力，β-胡萝卜素具有抗氧化能力，可以在小肠转化成维生素 A，维持细胞生长和分化。可鼓励患者进食富含维生素 C 和 β-胡萝卜素的食品。

（二）积极治疗胃病和幽门螺杆菌

长期慢性胃炎和长期不愈的溃疡均要考虑幽门螺杆菌的感染，要积极治疗。

（三）避免高盐饮食

食盐中的氯离子能损伤胃黏膜细胞，破坏胃黏膜和黏膜保护层，使胃黏膜易受到致癌物质攻击，要减少食物中盐的摄入量。

（四）避免进食污染食物

煎、烤、炸的食物含有大量致癌物质。我国胃癌高发区居民有食用储存的霉变食物的习惯，其胃液中真菌检出率明显高于低发区。

（五）多食牛奶、奶制品和富含蛋白质的食物

良好的饮食构成有助于减少胃癌发生的危险性。食物应多样化和避免偏食,在满足热量需要和丰富副食供应的基础上,增加蛋白质的摄入水平。

（六）经常食用富含维生素的新鲜蔬菜和水果

每天增加蔬菜和水果的摄入量可降低人类恶性肿瘤发生的危险性。蔬菜和水果含有防癌的抗氧化剂,食用黄绿色蔬菜可以明显降低胃癌的发生率。

（七）戒烟与戒酒

饮酒加吸烟,两者有致癌的协同作用,患胃癌的危险更大。

（八）告知患者用药禁忌

告知患者慎用阿司匹林、保泰松、肾上腺皮质激素类药物,因可引起胃黏膜损伤。

（九）密切监视血清

监视血清维生素 B_{12}、铁和钙水平,尤其是术后患者可口服补充铁剂,同时应用酸性饮料如橙汁,可以维持血清铁水平。

（十）如出现下列情况随时就诊

上腹部不适、疼痛、恶心、呕吐、呕血、黑便、体重减轻、疲乏无力、食欲减退等。

（高桂玲）

第八节　大　肠　癌

一、概述

（一）病因

大肠癌的流行病学研究显示,社会发展、生活方式改变及膳食结构与大肠癌有密切的关系。

1.饮食因素

高脂、高蛋白、低纤维素饮食使患大肠癌的概率升高。大肠癌高发的美国人饮食中脂肪含量占总热量的 41.8%,以饱和脂肪酸为主;日本人大肠癌发病较美国人低 1 倍左右,其饮食中脂肪含量占总热量的12.2%,以不饱和脂肪酸为主。大量的流行病学分析表明,过多的摄入脂肪与能量可明显增加患大肠癌的危险性。油煎炸食品中可能含有作用于结肠的致癌物;腌渍食品在制作过程中产生的致癌物使患大肠癌的危险性增高。

2.遗传因素

遗传性家族性息肉病和大肠癌的发病密切相关。有大肠癌家族史者,死于大肠癌的风险比正常人高 4 倍。

3.疾病因素

患慢性溃疡性结肠炎超过 10 年者,发生大肠癌的危险性较一般人群高 4~20 倍。出血性溃疡性结直肠炎突变风险更大,病程超过 10 年者,有 50% 发展为癌。

4.其他因素

胆囊切除后的患者,大肠癌特别是右半结肠癌发生率明显增加。输尿管乙状结肠吻合术后,

患者大肠癌发生率比一般人群高 100～500 倍,多数发生于手术后 20 年左右,肿瘤多生长在吻合口附近。

(二)病理分型

大肠癌发病部位的发病率依次为直肠、乙状结肠、盲肠、升结肠、降结肠及横结肠。

1.大肠癌的大体类型

(1)隆起型:表现为肿瘤的主体向肠腔内突出。肿瘤可呈结节状、息肉状或菜花状隆起,境界清楚,有蒂或广基。

(2)溃疡型:是最常见的大体类型。肿瘤中央形成较深溃疡,溃疡底部深达或超过肌层。根据溃疡外形可分为 2 种亚型:局限溃疡型和浸润溃疡型。

(3)浸润型:此型肿瘤以向肠壁各层呈浸润性生长为特点。病灶处肠壁增厚,表面黏膜皱襞增粗、不规则或消失变平。

(4)胶样型:当肿瘤组织形成大量黏液时,肿瘤剖面可呈半透明之胶状,称胶样型。此类型见于黏液腺癌。

上述 4 种大体类型中,以溃疡型最为常见。大体类型与肿瘤发生的部位有一定关系。右半结肠癌以隆起型及局限溃疡型多见,左半结肠癌以浸润型多见,且常导致肠管的环形狭窄。

2.组织学分型

大肠癌的组织学分型国内外较为统一。我国参照 WHO 的大肠癌分型原则并结合国内的经验提出以下分型原则。

(1)来源于腺上皮的恶性肿瘤。①乳头状腺癌:肿瘤组织全部或大部分呈乳头状结构。在大肠癌的发生率为 0.8%～18.2%,平均为 6.7%。②管状腺癌:是大肠癌中最常见的组织学类型,占全部大肠癌的66.9%～82.1%。根据癌细胞及腺管结构的分化及异型程度又分为高分化腺癌、中分化腺癌、低分化腺癌。③黏液腺癌:此型癌肿以癌细胞分泌大量黏液并形成"黏液湖"为特征。④印戒细胞癌:肿瘤由弥漫成片的印戒细胞构成,不形成腺管状结构。⑤未分化癌:癌细胞弥漫成片或呈团块状浸润性,未分化癌在大肠癌中占 2%～3%。⑥腺鳞癌:此类肿瘤细胞中的腺癌与鳞癌成分混杂存在。⑦鳞状细胞癌:大肠癌中以鳞状细胞癌为主要成分者,非常罕见。腺鳞癌和鳞癌在大肠癌中所占的比例均少于 1%。

(2)类癌起源于神经嵴来源的神经内分泌细胞,在大肠癌中所占比例小于 2%。

(三)临床表现

1.肿瘤出血引起的症状

(1)便血:肿瘤表面与粪便摩擦后出血。低位大肠癌由于粪便干结,故便血较为常见。直肠癌便血最为多见,左半结肠癌其次,右半结肠的大便尚处于半流状态,故出血量相对较少,混于粪便后色泽改变,有时呈果酱状。

(2)贫血:长期的失血超过机体代偿功能时可发生贫血。

2.肿瘤阻塞引起的症状

肿瘤部位因肠蠕动增加而引起腹痛,肠管狭窄时可出现肠鸣、腹痛、腹胀、便秘、排便困难等。直肠病灶可引起大便变细、变形,进一步发展可导致部分甚至完全性肠梗阻。左半结肠肠腔相对较小,以肠梗阻症状多见;右半结肠癌临床特点是贫血、腹部包块、消瘦乏力,肠梗阻症状不明显。

3.肿瘤继发炎症引起的症状

肿瘤本身可分泌黏液,当肿瘤继发炎症后,不仅使粪便中黏液增加,还可出现排便次数增多及腹痛,肿瘤部位越低,症状越明显。

4.其他症状

40%结肠癌患者在确诊时已可触及肿块。当腹部肿块伴有腹痛时,尤其肿块压痛明显时,可能为肿瘤穿破肠壁全层引起肠周继发感染或穿孔后引起局限性脓肿或急腹症。直肠癌侵及肛管时可出现肛门疼痛,排便时加剧,易被误认为肛裂。

5.肿瘤转移引起的症状

直肠癌盆腔有广泛浸润时,可引起腰骶部坠胀感、坐骨神经痛、阴道出血或血尿等症状。癌肿侵及浆膜层,癌细胞可脱落进入腹腔,种植于腹膜面、膀胱直肠窝等部位,直肠指诊可触及种植结节。左锁骨上淋巴结转移为肿瘤晚期表现。

6.肿瘤穿孔

肿瘤穿孔后,肠腔与腹腔相通,引起弥漫性腹膜炎。癌肿穿透入邻近空腔脏器可形成肠瘘,如横结肠癌穿透入胃、小肠,引起高位小肠结肠瘘,呕吐物可出现粪便样物;直肠癌或乙状结肠癌穿透入膀胱,可引起直肠膀胱瘘、直肠阴道瘘。

(四)诊断

1.直肠指诊

直肠指诊是诊断直肠癌最主要和最直接的方法,简单易行,可发现距肛门7~8 cm之内的直肠肿物,如嘱患者屏气增加腹压,则可触及更高的部位。检查时先用示指按住肛门后壁,使肛门括约肌松弛,嘱患者做深呼吸同时缓慢推进示指,检查时了解肛门有无狭窄,有肿块时注意肿块部位、大小、活动度、硬度、黏膜是否光滑、有无溃疡、有无压痛、是否固定于骶骨或盆骨。了解肿块与肛门的距离有助于选择手术方式。

2.内镜检查

凡有便血或大便习惯改变,经直肠指诊无异常者,应常规进行乙状结肠镜或纤维结肠镜检查。乙状结肠镜可检查距肛缘25 cm以内的全部直肠及部分乙状结肠。距离肛缘25 cm以上的结肠癌,纤维结肠镜为最可靠的检查方法。可观察病灶部位、大小、形态、肠腔狭窄的程度等,并可在直视下取活组织进行病理学检查。纤维结肠镜检查是对大肠内病变诊断最有效、最安全、最可靠的检查方法,绝大部分早期大肠癌可由内镜检查发现。

3.实验室检查

(1)大便隐血试验可作为高危人群的初筛方法及普查手段,持续阳性者应进一步检查。

(2)癌胚抗原(CEA)测定:不具有特异性的诊断价值,具有一定的假阳性和假阴性,因此不适合作为普查或早期诊断,但对估计预后、监测疗效和复发有帮助。

(3)血红蛋白:凡原因不明的贫血,血红蛋白低于100 g/L者应建议做钡剂灌肠检查或纤维结肠镜检查。

4.双重对比造影

相对传统钡剂灌肠X线检查,气钡双重对比造影技术大大提高了早期大肠癌和小腺瘤的发现率和诊断准确率。

5.CT 诊断

由于粪便的存在和大肠的不完全性扩张,CT 对结肠黏膜表面异常和小于 1 cm 的病灶难以发现,因此不能作为早期诊断的方法。CT 对诊断结肠癌的分期有重要意义。

6.超声检查

相比常规超声,肠内超声能更正确的诊断出肿瘤所侵犯的部位及大小。

7.磁共振检查

磁共振对结直肠癌术后发现盆腔肿块有很高的敏感性,但缺乏特异性。

(五)治疗

手术切除是治疗大肠癌的主要方法,同时辅以化疗、放疗等综合治疗。

1.放射治疗

(1)直肠癌的放疗:主要用于直肠癌的综合治疗,按进行的先后顺序可分为术前、术中、术后放疗。①直肠癌的术前放疗:对于局部晚期直肠癌,术前放疗能缩小肿瘤体积,减轻肠壁及周围组织的肿瘤浸润,使原来手术困难的直肠癌降期为可能切除,从而提高手术切除率;术前放疗既可杀灭已转移淋巴结内的癌灶,又可通过降低肿瘤细胞活性和闭塞癌组织周围脉管而达到降低淋巴结转移率、降低局部复发率的目的;术前放疗最重要的进展是低位直肠癌术前放疗＋保肛手术,可以提高患者生存质量。②直肠癌的术中放疗:为了提高肿瘤组织的照射剂量和减少正常组织的照射不良反应,手术中暴露肿瘤及受累组织,保护小肠等敏感器官,根据照射组织的厚度选择适当能量的电子线,予一次性照射(10～25 Gy)肿瘤残留灶及瘤床。③直肠癌的术后放疗:直肠癌的术后局部复发率取决于肠壁浸润深度、直肠周围组织及盆腔淋巴结受累程度等因素,术后放疗可减少直肠癌局部复发率。

(2)结肠癌的放疗:①放射剂量为 45～50 Gy,分 25～28 次照射。②对于距离切缘较近或切缘阳性者给予追加剂量。③小肠的照射剂量应限制在 45 Gy 之内。④以 5-FU 为基础的化疗与放疗同步给予可进一步提高疗效。

2.化学治疗

化疗是大肠癌综合治疗的重要手段之一。可分为晚期大肠癌的化疗、新辅助化疗和术后辅助化疗。

(1)晚期大肠癌的化疗。

1)单一用药:①卡培他滨(capecitabine),又称希罗达(Xeloda)。卡培他滨作为一种高选择性的口服的氟尿嘧啶药物,无静脉注射带来的不便,又有较高的抗肿瘤活性和良好的耐受性,有可能逐渐取代 5-FU 用于单药或联合化疗之中。主要限制性毒性是腹泻和中性粒细胞减少以及手足综合征。②持续静脉输注 5-FU:5-FU 是治疗结直肠癌最主要的药物。过去 40 年来,5-FU 单独用药的有效率在 20％。5-FU 长时间的静脉输注可使毒性下降,药物剂量得以增加,持续 5-FU 输注的疗效要显著高于 5-FU 一次性推注。③5-FU 与亚叶酸钙(calcium folinate,CF):CF 可以促进 5-FU 的活性代谢产物(5-氟尿嘧啶脱氧核苷酸)与胸苷酸合成酶共价形成三元复合物,从而加强 5-FU 的抗癌作用。④伊立替康、奥沙利铂也是晚期大肠癌常用的单用化疗药物。

2)联合化疗:尽管目前出现许多新的对结直肠癌有效的化疗药物,但是单药治疗的效果仍不尽人意,为了提高疗效,常采用多种细胞毒药物联合应用。5-FU＋CF＋伊立替康(CPT-11),此方案已被 FDA 批准用于晚期大肠癌的一线治疗;其他常用方案还有卡培他滨＋CPT-11,5-FU＋CF＋

奥沙利铂(L-OHP)。

3)化疗药物与单克隆抗体联合应用:①阿伐他汀:即贝伐单抗,是一种重组的人类单克隆抗体 IgG_1 抗体,通过抑制人类血管内皮生长因子 VEGF 的生物学活性而起作用。②西妥昔单抗:是针对 EGFR 的单克隆抗体,与其具有高度的亲和力。上述两种靶向治疗药物主要与化疗联合应用治疗晚期大肠癌,可明显提高化疗的效果。

(2)奥沙利铂和伊立替康为主的新辅助化疗药物可增加根治性肝转移切除患者的生存率,术前化疗有效可增加手术成功的机会。

(3)大肠癌的术后辅助化疗有 5-FU+LV,FOLFOX 系列的双周方案,卡培他滨口服 14 天、休 7 天的 3 周方案。

大肠癌患者术后总的 5 年生存率在 50% 左右。病变限于黏膜下层,根治术后 5 年生存率可达 90%,如有淋巴结转移,则在 30% 以下。术前 CEA 测定可提示患者预后,CEA 升高者复发率高,预后较 CEA 不升高者为差。术前 CEA 增高者,根治术后 1~4 个月内应恢复正常,仍持高不下者可能残存肿瘤。95% 肝转移者 CEA 升高。

二、护理

(一)术前护理要点

(1)心理护理:指导患者及家属通过各种途径了解疾病的治疗护理进展,以提高战胜疾病的信心和勇气。对需行造口手术者可通过图片、模型、实物等向患者及家属介绍造口的目的、功能、术后可能出现的情况及应对方法,同时争取社会、家庭的积极配合,从多方面给患者以关怀和心理支持。

(2)营养支持:指导患者摄入高蛋白、高热量、高维生素、易消化的少渣饮食;遵医嘱纠正水电解质紊乱、酸碱失衡以及静脉营养支持,改善患者的营养状况,提高手术耐受力。

(3)充分的肠道准备:肠道准备的方法包括控制饮食、药物使用、清洁肠道三方面。具体措施为:术前 3 天进少渣半流质饮食,术前 2 天起进流质饮食;术前 3 天口服肠道不易吸收抗生素;术前 2~3 天给予缓泻药物,术前晚及术晨行清洁灌肠。也可采用等渗电解质液口服行全肠道灌洗、口服甘露醇清洁肠道等方法。

(4)术前阴道冲洗:为减少女性患者术中污染、术后感染,尤其癌肿侵犯阴道后壁时,术前 3 天每晚行阴道冲洗。

(5)手术日晨留置尿管。

(二)术后护理要点

(1)病情观察:严密观察生命体征的变化,观察伤口情况、胃肠减压及腹腔引流情况等。准确记录 24 小时出入水量。

(2)体位:全麻清醒前去枕平卧,头偏向一侧,以免呕吐时发生误吸。麻醉清醒后若血压平稳取半卧位,有利于呼吸和循环;减少切口张力,减轻疼痛与不适;有利于腹腔渗出液集聚于盆腔,便于引流。

(3)维持有效的胃肠减压和腹腔引流,观察引流液颜色、性状及量的变化。

(4)饮食护理:早期禁食、胃肠减压,经静脉输液及营养支持。非造口患者肛门排气、拔除胃管后开始进流质饮食,术后 1 周进少渣半流质饮食,2 周可进少渣软食;造口患者造口开放后进食易消化的饮食,注意饮食的清洁卫生,避免可产生刺激性气味或胀气的食物及可致便秘的食物。

(5)保持会阴部清洁:对会阴部切口,可于术后 4～7 天行 0.02％高锰酸钾液温水坐浴。

(6)做好留置尿管的护理。

(三)患者沟通

帮助患者正视并参与造口的护理。

(四)指导患者正确使用人工造口袋

(1)结肠造口开放时间一般于术后 2～3 天,根据患者情况及造口大小选择适宜的肛门袋。

(2)及时清洁造口分泌物、渗液和保护造口周围皮肤,敷料避免感染。观察造口周围皮肤有无湿疹、充血、水疱、破溃等。

(3)当造口袋内充满 1/3 的排泄物时,需及时更换清洗,涂氧化锌软膏保护局部皮肤,防止糜烂。更换时防止排泄物污染伤口。

(4)造口底盘与造口黏膜之间保持适当缝隙(1～2 mm),缝隙过大粪便刺激皮肤引起发炎,缝隙过小底盘边缘与黏膜摩擦将会导致不适甚至出血。

(5)如使用造口辅助产品应当在使用前认真阅读产品说明书,如使用防漏膏应当按压底盘 15～20 分钟。

(6)撕离造口袋时注意保护皮肤,由上向下撕离,粘贴造口袋时由下向上。

(五)泌尿系统损伤感染的预防及护理

直肠癌患者术后常有永久性或暂时性神经源性膀胱。可术前留置导尿,进行排尿训练。多数患者能在术后 4 周逐渐恢复正常排尿功能。

(六)预防造口狭窄

观察患者是否有腹痛、腹胀、恶心、呕吐、停止排气、排便等肠梗阻症状。永久性造口患者,造口术后 2～3 个月内每 1～2 周扩张造口 1 次。

(七)靶向治疗的护理

1.使用西妥昔单抗(爱必妥)的护理

西妥昔单抗注射液必须低温保存(2～8 ℃),禁止冷冻,物理和化学的稳定性在室温(20～25 ℃)为 8 小时,开启后立即使用。滴注前后使用无菌生理盐水冲洗输液管,给药期间必须使用 0.2 μm 或 0.22 μm 微孔径过滤器进行过滤,联合其他化疗时,必须在本品滴注结束 1 小时之后开始。开始滴注的前 10 分钟滴速应控制在 15 滴/分钟左右,观察患者无异常反应后再逐渐加快滴速,最大输液速率为 5 mL/min。使用前应进行过敏试验,静脉注射 20 mg 并观察 10 分钟以上,结果呈阳性的患者慎用,因部分变态反应发生于后续用药阶段,因此阴性结果并不能完全排除严重变态反应的发生,故应在心电监护下用药。严重变态反应发生率为 3％,致死率为 2％～3％。其中 90％发生于第 1 次使用时,以突发性气道梗阻、荨麻疹和低血压为特征。发生轻至中度输液反应时,可减慢输液速度或服用抗组胺药物;若发生严重的输液反应需立即停止输液,静脉注射肾上腺素、糖皮质激素、抗组胺药物并给予支气管扩张剂及输氧等处理。

2.使用贝伐单抗(Avastin)的护理

(1)贝伐单抗首次给药在约 90 分钟的时间中连续静脉滴注,若第一次无不良反应,那么第二次的输注时间可以减少到约 60 分钟,如果 60 分钟的输注也耐受良好,那么以后所有的输注时间都可以减少到约 30 分钟。如果患者在接受 60 分钟的输注时出现不良反应,那么以后输注都应该在约 90 分钟时间内完成;如果患者在接受 30 分钟的输注时出现不良反应,那么以后输注都应该在约 60 分钟时间内完成。滴完后用 0.9%氯化钠溶液冲洗输液管道。建议使用 PICC 输注。

(2)贝伐单抗与其他化疗药物联用可能增加肿瘤患者出现胃肠道穿孔的风险。这些在胃壁、小肠和大肠中出现的穿孔可能会致死。在贝伐单抗治疗过程中,护士应指导患者进易消化饮食,观察有无突发剧烈腹痛等表现。

(3)出血:有两种情况的出血,一种为少量出血,以鼻出血常见;另一种为严重的致命性的肺出血。

(4)高血压:半数的患者舒张压升高超过 14.6 kPa(110 mmHg)。

(5)肾病综合征:表现为蛋白尿。

(6)充血性心力衰竭。

(7)其他:输液反应、衰弱、疼痛、腹泻、白细胞减少等。此外,至少术后 28 天才能开始贝伐单抗治疗,术前 28 天内不能应用贝伐单抗,有严重心血管和免疫性疾病的患者慎用。

(八)静脉化疗的护理

化疗药物特殊不良反应及护理。

(1)腹泻为伊立替康的限制性毒性。一旦患者出现第 1 次稀便,应积极补液并立即给予适当的抗腹泻治疗。用药前皮下注射阿托品 0.25～1 mg 能预防或减轻早期腹泻,晚期腹泻(用药 24 小时后可使用洛哌丁胺治疗)。出现严重腹泻者,应推迟至下周期给药并减量。

(2)奥沙利铂:迟发型外周神经毒性,此为奥沙利铂特征性毒性反应,表现为手足末梢麻木感,甚至疼痛,影响到感觉、运动功能。注射前应用还原型谷胱甘肽及每日口服 B 族维生素可能有减轻症状的作用,应避免冷刺激。建议患者戴手套,穿袜子;保持室温在 22～24 ℃;减少金属物品的放置;床栏上铺床单;避免用冷水洗手洗脸;向患者不断强调保暖和避免冷刺激的重要性。

咽喉部异常感觉主要表现为呼吸困难、吞咽困难、喉痉挛。一旦出现症状,立即给氧;遵医嘱给予镇静剂、抗组胺药及支气管扩张剂;稳定患者情绪;保暖;化疗前指导患者避免进食冷食,温水刷牙、漱口,水果用热水加温后食用。

(3)卡培他滨:手足综合征分为Ⅲ度。Ⅰ度,麻木、瘙痒、无痛性红斑和肿胀;Ⅱ度,疼痛性红斑和肿胀;Ⅲ度,潮湿性蜕皮、溃疡、水疱和重度疼痛。发生手足综合征者遵医嘱给予维生素 B_6 静脉滴注,各级手足综合征的处理如下:Ⅰ度手足综合征时指导患者保持受累皮肤湿润,防寒防冻,避免接触冷水;穿软暖合适的鞋袜、手套,鞋袜不宜过紧,以防摩擦伤;避免剧烈运动;避免接触洗衣粉、肥皂等化学洗涤剂。Ⅱ度手足综合征时指导患者睡觉时用枕头适当垫高上、下肢体,促进肢体静脉回流。Ⅲ度手足综合征时指导患者不要搔抓局部皮肤及撕去脱屑,给予柔软纱布保护;避免涂刺激性药物及乙醇、碘酒;局部皮肤出现水疱后要避免水疱破裂,水疱已破裂者给予清洁换药处理,直至创面痊愈;指导患者外出时避免阳光照射。

(九)放疗的护理

(1)放射性直肠炎的护理:早期为放射性黏膜炎,表现为大便次数增加、腹痛、腹泻,严重者可有血便。遵医嘱给予止泻剂,指导患者进食无刺激性、易消化饮食。后期可有肠纤维化、肠粘连、肠营养吸收不良,较严重的会出现肠穿孔。

(2)放射性膀胱炎的护理:放射性膀胱炎表现为尿频、尿急、尿痛等膀胱刺激征,指导患者多饮水,并告诉患者膀胱功能在放疗结束后可以恢复正常。

（3）指导盆腔放疗后骨盆疼痛者遵医嘱检查骨质密度。如放疗后发生盆骨疼痛,指导患者活动时避免盆骨沉重,动作缓慢,以防止发生病理性骨折。

（4）盆腔放疗者可能出现勃起障碍和性交痛,应做好配偶的思想工作,如症状不能缓解则请泌尿科或妇产科医师会诊。

三、健康指导

(一)做好大肠癌的三级预防

在肿瘤发生之前,消除或减少大肠黏膜对致癌物质的暴露,抑制或阻断上皮细胞的癌变过程。积极预防和治疗各种结肠癌的癌前病变,如结直肠息肉、腺瘤、溃疡性结肠炎等;多食新鲜蔬菜、水果等高纤维饮食。对结肠癌的高危人群进行筛查,一发现无症状的癌前病变,实现早期诊断、早期治疗,提高生存率,降低人群死亡率的目的。

(二)永久性结肠造口患者健康指导

（1）造口术后2~3个月内每1~2周扩张造口1次。若发现腹痛、腹胀、排便困难等造口狭窄表现及时就诊。

（2）有条件者参加造口患者协会,学习、交流经验和体会,使患者重拾信心。

（3）指导患者学会结肠造口自我护理方法:让患者观看护理全过程1~2次,之后让患者逐步参与到造口护理中,直至患者能够完全自我护理。指导患者选择自己不过敏的造口袋,使用前用生理盐水彻底清洁造口及周围皮肤。

（4）定时反复刺激以养成良好的排便习惯:应用定时结肠灌洗及造口栓,能定时排便、减少异味及降低对造口周围皮肤的刺激。待患者完全掌握后再独立操作。造口栓隐蔽性好,可提高患者在社交活动及性生活中的生活质量。

（5）适当掌握活动强度,6周内不要提举超过6 kg的重物,进行中等强度的锻炼(如散步),增加耐受力,避免过度增加腹压,防止人工肛门结肠黏膜脱出。

（6）气味的处理:气味较大时,可使用带有碳片的造口袋或在造口袋内放入适量清新剂。

(三)大肠癌随诊

治疗结束后每3个月体检1次,共2年;然后每6个月1次,总共5年。监测CEA,每3~6个月1次,共2年;然后每6个月1次,总共5年。3年内每年行腹、盆腔CT检查。术后1年内行肠镜检查,以后根据需要进行。

（高桂玲）

第九节　脾　脏　破　裂

一、概述

脾脏是一个血供丰富而质脆的实质性器官,脾脏是腹部脏器中最容易受损伤的器官,发生率几乎占各种腹部损伤的40%左右。它被与其包膜相连的诸韧带固定在左上腹的后方,尽管有下胸壁、腹壁和膈肌的保护,但外伤暴力很容易使其破裂引起内出血。以真性破裂多见,约占85%。根据不同的病因,脾破裂分成两大类:①外伤性破裂,占绝大多数,都有明确的外伤史,裂伤部位以脾脏的外侧凸面为多，也可在内侧脾门处，主要取决于暴力作用的方向和部位。②自发性破裂，极少见，且主要发生在病理性肿大（门静脉高压症、血吸虫病、淋巴瘤等）的脾脏。如仔细追询病史，多数仍有一定的诱因，如剧烈咳嗽、打喷嚏或突然改变体位等。

二、护理评估

(一)健康史

了解患者腹部损伤的时间、地点以及致伤源、伤情、就诊前的急救措施、受伤至就诊之间的病情变化，如果患者神志不清，应询问目击人员。患者一般有上腹火器伤、锐器伤或交通事故、工伤等外伤史或病理性（门静脉高压症、血吸虫病、淋巴瘤等）的脾脏肿大病史。

(二)临床表现

脾破裂的临床表现以内出血及腹膜刺激征为特征，并常与出血量和出血速度密切相关。出血量大而速度快的很快就出现低血容量性休克，伤情十分危急；出血量少而慢者症状轻微，除左上腹轻度疼痛外，无其他明显体征，不易诊断。随着时间的推移，出血量越来越大，才出现休克前期的表现，继而发生休克。由于血液对腹膜的刺激而有腹痛，起始在左上腹，慢慢涉及全腹，但仍以左上腹最为明显，同时有腹部压痛、反跳痛和腹肌紧张。

(三)诊断及辅助检查

创伤性脾破裂的诊断主要依赖：①损伤病史或病理性脾大病史。②临床有内出血的表现。③腹腔诊断性穿刺抽出不凝固血液。④对诊断确有困难、伤情允许的病例，采用腹腔灌洗、B型超声、核素扫描、CT或选择性腹腔动脉造影等帮助明确诊断。B型超声是一种常用检查，可明确脾脏破裂程度。⑤实验室检查发现红细胞、血红蛋白和血细胞比容进行性降低，提示有内出血。

(四)治疗原则

随着对脾功能认识的深化，在坚持"抢救生命第一，保留脾脏第二"的原则下，尽量保留脾脏的原则已被绝大多数外科医师接受。彻底查明伤情后尽可能保留脾脏，方法有生物胶黏合止血、物理凝固止血、单纯缝合修补、部分脾切除等，必要时行全脾切除术。

(五)心理、社会因素

导致脾破裂的原因均是意外，患者痛苦大、病情重，且在创伤、失血之后，处于紧张状态，患者常有恐惧、急躁、焦虑，甚至绝望，又担心手术能否成功，对手术产生恐惧心理。

三、护理问题

(一)体液不足

这与损伤致腹腔内出血、失血有关。

(二)组织灌注量减少

这与导致休克的因素依然存在有关。

(三)疼痛

这与脾部分破裂、腹腔内积血有关。

(四)焦虑或恐惧

这与意外创伤的刺激、出血及担心预后有关。

(五)潜在并发症

出血。

四、护理目标

(1)患者体液平衡能得到维持,不发生失血性休克。

(2)患者神志清楚,四肢温暖、红润,生命体征平稳。

(3)患者腹痛缓解。

(4)患者焦虑或恐惧程度缓解。

(5)护士要密切观察病情变化,如发现异常,及时报告医师,并配合处理。

五、护理措施

(一)一般护理

1.严密观察监护伤员病情变化

把患者的脉率、血压、神志、氧饱和度(SaO_2)及腹部体征作为常规监测项目,建立治疗时的数据,为动态监测患者生命体征提供依据。

2.补充血容量

建立两条静脉通路,快速输入平衡盐液及血浆或代用品,扩充血容量,维持水、电解质及酸碱平衡,改善休克状态。

3.保持呼吸道通畅

及时吸氧,改善因失血而导致的机体缺氧状态,改善有效通气量,并注意清除口腔中异物、假牙,防止误吸,保持呼吸道通畅。

4.密切观察患者尿量变化

怀疑脾破裂病员应常规留置导尿管,观察单位时间的尿量,如尿量>30 mL/h,说明病员休克已纠正或处于代偿期。如尿量<30 mL/h甚至无尿,则提示患者已进入休克或肾衰竭期。

5.术前准备

观察中如发现继续出血(48小时内输血超过1 200 mL)或有其他脏器损伤,应立即做好药物皮试、备血、腹部常规备皮等手术前准备。

(二)心理护理

对患者要耐心做好心理安抚,让患者知道手术的目的、意义及手术效果,消除紧张恐惧心理,还要尽快通知家属并取得其同意和配合,使者和家属都有充分的思想准备,积极主动配合抢救和治疗。

(三)术后护理

1.体位

术后应去枕平卧,头偏向一侧,防止呕吐物吸入气管,如清醒后血压平稳,病情允许可采取半卧位,以利于腹腔引流。患者不得过早起床活动。一般需卧床休息10~14天。以B超或CT检查为依据,观察脾脏愈合程度,确定能否起床活动。

2.密切观察生命体征变化

按时测血压、脉搏、呼吸、体温,观察再出血倾向。部分脾切除患者,体温持续2~3周在38~40℃,化验检查白细胞计数不高,称为"脾热"。对"脾热"的患者,按高热护理及时给予物理降温,并补充水和电解质。

3.管道护理

保持大静脉留置管输液通畅,保持无菌,定期消毒。保持胃管、导尿管及腹腔引流管通畅,妥善固定,防止脱落,注意引流物的量及性状的变化。若引流管引流出大量的新鲜血性液体,提示活动性出血,及时报告医师处理。

4.改善机体状况,给予营养支持

术后保证患者有足够的休息和睡眠,禁食期间补充水、电解质,避免酸碱平衡失调,肠功能恢复后方可进食。应给予高热量、高蛋白、高维生素饮食,静脉滴注复方氨基酸、血浆等,保证机体需要,促进伤口愈合,减少并发症。

(四)健康教育

(1)患者住院2～3周后出院,出院时复查CT或B超,嘱患者每月复查1次,直至脾损伤愈合,脾脏恢复原形态。

(2)嘱患者若出现头晕、口干、腹痛等不适,均应停止活动并平卧,及时到医院检查治疗。

(3)继续注意休息,脾损伤未愈合前避免体力劳动,避免剧烈运动,如弯腰、下蹲、骑摩托车等。注意保护腹部,避免外力冲撞。

(4)避免增加腹压,保持排便通畅,避免剧烈咳嗽。

(5)脾切除术后,患者免疫力低下,注意保暖,预防感冒,避免进入拥挤的公共场所。坚持锻炼身体,提高机体免疫力。

(高桂玲)

第十节　小肠破裂

一、概述

小肠是消化管中最长的一段肌性管道,也是消化与吸收营养物质的重要场所。人类小肠全长3～9 m,平均5～7 m,个体差异很大。分为十二指肠、空肠和回肠三部分,十二指肠属上消化道,空肠及其以下肠段属下消化道。

各种外力的作用所致的小肠穿孔称为小肠破裂。小肠破裂在战时和平时均较常见,多见于交通事故、工矿事故、生活事故如坠落、挤压、刀伤和火器伤。小肠可因穿透性与闭合性损伤造成肠管破裂或肠系膜撕裂。小肠占满整个腹部,又无骨骼保护,因此易于受到损伤。由于小肠壁厚,血运丰富,故无论是穿孔修补或肠段切除吻合术,其成功率均较高,发生肠瘘的概率少。

二、护理评估

(一)健康史

了解患者腹部损伤的时间、地点及致伤源、伤情、就诊前的急救措施、受伤至就诊之间的病情变化,如果患者神志不清,应询问目击人员。

(二)临床表现

小肠破裂后在早期即产生明显的腹膜炎的体征,这是因为肠管破裂肠内容物溢出至腹腔所致。症状以腹痛为主,程度轻重不同,可伴有恶心及呕吐,腹部检查肠鸣音消失,腹膜刺激征明显。

小肠损伤初期一般均有轻重不等的休克症状,休克的深度除与损伤程度有关外,主要取决于内出血的多少,表现为面色苍白、烦躁不安、脉搏细速、血压下降、皮肤发冷等。若为多发性小肠损伤或肠系膜撕裂大出血,可迅速发生休克并进行性恶化。

(三)辅助检查

1.实验室检查

白细胞计数升高说明腹腔炎症;血红蛋白含量取决于内出血的程度,内出血少时变化不大。

2.X线检查

X线透视或摄片,检查有无气腹与肠麻痹的征象,因为一般情况下小肠内气体很少,且损伤后伤口很快被封闭,不但膈下游离气体少见,且使一部分患者早期症状隐匿。因此,阳性气腹有诊断价值,但阴性结果也不能排除小肠破裂。

3.腹部B超检查

对小肠及肠系膜血肿、腹水均有重要的诊断价值。

4.CT或磁共振检查

对小肠损伤有一定诊断价值,而且可对其他脏器进行检查,有时可能发现一些未曾预料的损伤,有助于减少漏诊。

5.腹腔穿刺

有混浊的液体或胆汁色的液体,说明肠破裂,穿刺液中白细胞、淀粉酶含量均升高。

(四)治疗原则

小肠破裂一旦确诊,应立即进行手术治疗。手术方式以简单修补为主。肠管损伤严重时,则应做部分小肠切除吻合术。

(五)心理-社会因素

小肠损伤大多在意外情况下突然发生,加之伤口、出血及内脏脱出的视觉刺激和对预后的担忧,患者多表现为紧张、焦虑、恐惧。应了解其患病后的心理反应,对本病的认知程度和心理承受能力,家属及亲友对其支持情况、经济承受能力等。

三、护理问题

(一)有体液不足的危险

这与创伤致腹腔内出血、体液过量丢失、渗出及呕吐有关。

(二)焦虑、恐惧

这与意外创伤的刺激、疼痛、出血、内脏脱出的视觉刺激及担心疾病的预后等有关。

(三)体温过高

这与腹腔内感染毒素吸收和伤口感染等因素有关。

(四)疼痛

这与小肠破裂或手术有关。

(五)潜在并发症

腹腔感染、肠瘘、失血性休克。

(六)营养失调:低于机体需要量

这与消化道的吸收面积减少有关。

四、护理目标

(1)患者体液平衡得到维持,生命体征稳定。

(2)患者情绪稳定,焦虑或恐惧减轻,主动配合医护工作。

(3)患者体温维持正常。

(4)患者主诉疼痛有所缓解。

(5)护士密切观察病情变化,如发现异常,及时报告医师,并配合处理。

(6)患者体重不下降。

五、护理措施

(一)一般护理

1.伤口处理

对开放性腹部损伤者,妥善处理伤口,及时止血和包扎固定。若有肠管脱出,可用消毒或清洁器皿覆盖保护后再包扎,以免肠管受压、缺血而坏死。

2.病情观察

密切观察生命体征的变化,每15分钟测定脉搏、呼吸、血压1次。重视患者的主诉,若主诉心悸、脉快、出冷汗等,及时报告医师。不注射止痛药(诊断明确者除外),以免掩盖伤情。不随意搬动伤者,以免加重病情。

3.腹部检查

每30分钟检查1次腹部体征,注意腹膜刺激征的程度和范围变化。

4.禁食和灌肠

禁食和灌肠可避免肠内容物进一步溢出,造成腹腔感染或加重病情。

5.补充液体和营养

注意纠正水、电解质及酸碱平衡失调,保证输液通畅,对伴有休克或重症腹膜炎的患者可进行中心静脉补液,这不仅可以保证及时大量的液体输入,而且有利于中心静脉压的监测,根据患者具体情况,适量补给全血、血浆或人血清蛋白,尽可能补给足够的热量和蛋白质、氨基酸及维生素等。

(二)心理护理

关心患者,加强交流,讲解相关病情、治疗方式及预后,使患者了解自己的病情,消除患者的焦虑和恐惧,保持良好的心理状态,并与其一起制订合适的应对机制,鼓励患者,增加治疗的信心。

(三)术后护理

1.妥善安置患者

麻醉清醒后取半卧位,有利于腹腔炎症的局限,改善呼吸状态。了解手术的过程,查看手术的部位,对引流管、输液管、胃管及氧气管等进行妥善固定,做好护理记录。

2.监测病情

观察患者血压、脉搏、呼吸、体温的变化。注意腹部体征的变化。适当应用止痛药,减轻患者的不适。若切口疼痛明显,应检查切口,排除感染。

3.引流管的护理

腹腔引流管保持通畅,准确记录引流液的性状及量。腹腔引流液应为少量血性液,若为绿色或褐色渣样物,应警惕腹腔内感染或肠瘘的发生。

4.饮食

继续禁食、胃肠减压,待肠功能逐渐恢复、肛门排气后,方可拔除胃肠减压管。拔除胃管当日可进清流食,第2日进流质饮食,第3日进半流食,逐渐过渡到普食。

5.营养支持

维持水、电解质和酸碱平衡,增加营养。维生素主要是在小肠被吸收,小肠部分切除后,要及时补充维生素 C、维生素 D、维生素 K 和复合维生素 B 等维生素和微量元素钙、镁等,可经静脉、肌内注射或口服进行补充,预防贫血,促进伤口愈合。

(四)健康教育

(1)注意饮食卫生,避免暴饮暴食,进易消化食物,少食刺激性食物,避免腹部受凉和饭后剧烈活动,保持排便通畅。

(2)注意适当休息,加强锻炼,增加营养,特别是回肠切除的患者要长期定时补充维生素 B_{12} 等营养素。

(3)定期门诊随访。若有腹痛、腹胀、停止排便及伤口红、肿、热、痛等不适,应及时就诊。

(4)加强社会宣传,增进劳动保护、安全生产、安全行车、遵守交通规则等知识,避免损伤等意外的发生。

(5)普及各种急救知识,在发生意外损伤时,能进行简单的自救或急救。

(6)无论腹部损伤的轻重,都应经专业医务人员检查,以免贻误诊治。

(高桂玲)

第十一节 肠 梗 阻

肠腔内容物不能正常运行或通过肠道发生障碍时,称为肠梗阻,是外科常见的急腹症之一。

一、疾病概要

(一)病因和分类

1.按梗阻发生的原因分类

(1)机械性肠梗阻:最常见,是由各种原因引起的肠腔变窄、肠内容物通过障碍。主要原因:
①肠腔堵塞,如寄生虫、粪块、异物等。②肠管受压,如粘连带压迫、肠扭转、嵌顿性疝等。③肠壁病变,如先天性肠道闭锁、狭窄、肿瘤等。

(2)动力性肠梗阻:较机械性肠梗阻少见。肠管本身无病变,梗阻原因是神经反射和毒素刺激引起肠壁功能紊乱,致肠内容物不能正常运行。可分为:①麻痹性肠梗阻,常见于急性弥散性腹膜炎、腹部大手术、腹膜后血肿或感染等。②痉挛性肠梗阻,由于肠壁肌肉异常收缩所致,常见于急性肠炎或慢性铅中毒。

(3)血运性肠梗阻:较少见。由于肠系膜血管栓塞或血栓形成,使肠管血运障碍,继而发生肠麻痹,肠内容物不能通过。

2.按肠管血运有无障碍分类

(1)单纯性肠梗阻:无肠管血运障碍。

(2)绞窄性肠梗阻:有肠管血运障碍。

3.按梗阻发生的部位分类

高位性肠梗阻(空肠上段)和低位性肠梗阻(回肠末段和结肠)。

4.按梗阻的程度分类

完全性肠梗阻(肠内容物完全不能通过)和不完全性肠梗阻(肠内容物部分可通过)。

5.按梗阻病情的缓急分类

急性肠梗阻和慢性肠梗阻。

(二)病理生理

1.肠管局部的病理生理变化

(1)肠蠕动增强:单纯性机械性肠梗阻,梗阻以上的肠蠕动增强,以克服肠内容物通过的障碍。

(2)肠管膨胀:肠腔内积气、积液所致。

(3)肠壁充血水肿、血运障碍,严重时可导致坏死和穿孔。

2.全身性病理生理变化

(1)体液丢失和电解质、酸碱平衡失调。

(2)全身性感染和毒血症,甚至发生感染中毒性休克。

(3)呼吸和循环功能障碍。

(三)临床表现

1.症状

(1)腹痛:单纯性机械性肠梗阻的特点是阵发性腹部绞痛;绞窄性肠梗阻表现为持续性剧烈腹痛伴阵发性加剧;麻痹性肠梗阻呈持续性胀痛。

(2)呕吐:早期常为反射性,呕吐胃内容物,随后因梗阻部位不同,呕吐的性质各异。高位肠梗阻呕吐出现早且频繁,呕吐物主要为胃液、十二指肠液、胆汁;低位肠梗阻呕吐出现晚,呕吐物常为粪样物;若呕吐物为血性或棕褐色,常提示肠管有血运障碍;麻痹性肠梗阻呕吐多为溢出性。

(3)腹胀:高位肠梗阻,腹胀不明显;低位肠梗阻及麻痹性肠梗阻则腹胀明显。

(4)停止肛门排气排便:完全性肠梗阻时,患者多停止排气、排便,但在梗阻早期,梗阻以下肠管内尚存的气体或粪便仍可排出。

2.体征

(1)腹部:视诊,单纯性机械性肠梗阻可见腹胀、肠型和异常蠕动波,肠扭转时腹胀多不对称;触诊,单纯性肠梗阻可有轻度压痛但无腹膜刺激征,绞窄性肠梗阻可有固定压痛和腹膜刺激征;叩诊,绞窄性肠梗阻时腹腔有渗液,可有移动性浊音;听诊,机械性肠梗阻肠鸣音亢进,可闻及气过水声或金属音,麻痹性肠梗阻肠鸣音减弱或消失。

(2)全身:单纯性肠梗阻早期多无明显全身性改变,梗阻晚期可有口唇干燥、眼窝凹陷、皮肤弹性差、尿少等脱水征。严重脱水或绞窄性肠梗阻时,可出现脉搏细速、血压下降、面色苍白、四肢发冷等中毒和休克征象。

3.辅助检查

(1)实验室检查:肠梗阻晚期,血红蛋白和血细胞比容升高,并有水、电解质及酸碱平衡失调。绞窄性肠梗阻时,白细胞计数和中性粒细胞比例明显升高。

(2)X 线检查:一般在肠梗阻发生 4～6 小时后,立位或侧卧位 X 线平片可见肠胀气及多个液气平面。

(四)治疗原则

1.一般治疗

(1)禁食。

(2)胃肠减压:是治疗肠梗阻的重要措施之一。通过胃肠减压,吸出胃肠道内的气体和液体,从而减轻腹胀、降低肠腔内压力,改善肠壁血运,减少肠腔内的细菌和毒素。

(3)纠正水、电解质及酸碱平衡失调。

(4)防治感染和中毒。

(5)其他:对症治疗。

2.解除梗阻

解除梗阻分为非手术治疗和手术治疗两大类。

(五)常见几种肠梗阻

1.粘连性肠梗阻

粘连性肠梗阻是肠粘连或肠管被粘连带压迫所致的肠梗阻,较为常见。主要由于腹部手术、炎症、创伤、出血、异物等所致。以小肠梗阻为多见,多为单纯性不完全性梗阻。粘连性肠梗阻多采取非手术治疗,如无效或发生绞窄性肠梗阻时应及时手术治疗。

2.肠扭转

肠扭转指一段肠管沿其系膜长轴旋转而形成的闭袢性肠梗阻,常发生于小肠,其次是乙状结肠。

(1)小肠扭转:多见于青壮年,常在饱餐后立即进行剧烈活动时发病。表现为突发腹部绞痛,呈持续性伴阵发性加剧,呕吐频繁,腹胀不明显。

(2)乙状结肠扭转:多见于老年人,常有便秘习惯,表现为腹部绞痛,明显腹胀,呕吐不明显。肠扭转是较严重的机械性肠梗阻,可在短时间内发生肠绞窄、坏死,一经诊断,应急症手术治疗。

3.肠套叠

指一段肠管套入与其相连的肠管内,以回结肠型(回肠末端套入结肠)最多见。肠套叠多见于 2 岁以下婴幼儿。典型表现为阵发性腹痛、果酱样血便和腊肠样肿块(多位于右上腹),右下腹触诊有空虚感。X 线空气或钡剂灌肠显示空气或钡剂在结肠内受阻,梗阻端的钡剂影像呈"杯口状"或"弹簧状"阴影。早期肠套叠可试行空气灌肠复位,无效者或病期超过 48 小时,怀疑有肠坏死或肠穿孔者,应行手术治疗。

4.蛔虫性肠梗阻

由于蛔虫聚集成团并刺激肠管痉挛致肠腔堵塞,多见于 2～10 岁儿童,驱虫不当常为诱因。主要表现为阵发性脐部周围腹痛,伴呕吐,腹胀不明显。部分患者腹部可触及变形、变位的条索状团块。少数患者可并发肠扭转或肠壁坏死穿孔,蛔虫进入腹腔引起腹膜炎。单纯性蛔虫堵塞多采用非手术治疗,包括解痉止痛、禁食、酌情胃肠减压、输液、口服植物油驱虫等,若无效或并发肠扭转、腹膜炎时,应行手术取虫。

二、护理诊断/问题

(一)疼痛

疼痛与肠内容物不能正常运行或通过障碍有关。

(二)体液不足

体液不足与呕吐、禁食、胃肠减压、肠腔积液有关。

(三)潜在并发症

肠坏死、腹腔感染、休克。

三、护理措施

(一)非手术治疗的护理

(1)饮食:禁食,梗阻缓解 12 小时后可进少量流质饮食,忌甜食和牛奶;48 小时后可进半流食。

(2)胃肠减压,做好相关护理。

(3)体位:生命体征稳定者可取半卧位。

(4)解痉挛、止痛:若无肠绞窄或肠麻痹,可用阿托品解除痉挛、缓解疼痛,禁用吗啡类止痛药,以免掩盖病情。

(5)输液:纠正水、电解质和酸碱失衡,记录 24 小时出入液量。

(6)防治感染和中毒:遵照医嘱应用抗生素。

(7)严密观察病情变化:出现下列情况时应考虑有绞窄性肠梗阻的可能,应及早采取手术治疗。①腹痛发作急骤,为持续性剧烈疼痛,或在阵发性加重之间仍有持续性腹痛,肠鸣音可不亢进。②早期出现休克。③呕吐早、剧烈而频繁。④腹胀不对称,腹部有局部隆起或触及有压痛的包块。⑤明显的腹膜刺激征,体温升高、脉快、白细胞计数和中性粒细胞比例增高。⑥呕吐物、胃肠减压抽出液、肛门排出物为血性或腹腔穿刺抽出血性液。⑦腹部 X 线检查可见孤立、固定的肠襻。⑧经积极非手术治疗后症状、体征无明显改善者。

(二)手术前后的护理

1.术前准备

除上述非手术护理措施外,按腹部外科常规行术前准备。

2.术后护理

(1)病情观察,观察患者生命体征、腹部症状和体征的变化,伤口敷料及引流情况,及早发现术后并发症。

(2)卧位,麻醉清醒、血压平稳后取半卧位。

(3)禁食、胃肠减压,待排气后,逐步恢复饮食。

(4)防止感染,遵照医嘱应用抗生素。

(5)鼓励患者早期活动。

(高桂玲)

第十二节 原发性肝癌

原发性肝癌(primary carcinoma of the liver)是指由肝细胞或肝内胆管上皮细胞发生的恶性肿瘤,是我国常见的恶性肿瘤之一,死亡率较高,在恶性肿瘤死亡排位中占第二位。近年来发病率有上升趋势,肝癌的五年生存率很低,预后凶险。原发性肝癌的发病率有较高的地区分布性,本病多见于中年男性,男女性别之比在肝癌高发区中(3~4):1,低发区则为(1~2):1。高发区的发病年龄高峰为 40~49 岁。

一、病因及发病机制

病因及发病机制尚不清楚,根据高发区的流行病学调查结果表明,下列因素与肝癌的发病关系密切。

(一)病毒性肝炎

在我国,乙型肝炎是原发性肝癌发生的最重要病因,原发性肝癌患者中 1/3 曾有慢性肝炎病史。肝癌患者血清中乙型肝炎标志物高达 90% 以上,近年来丙型肝炎与肝癌关系也逐渐引起关注。

(二)肝硬化

原发性肝癌合并肝硬化者占 50%~90%,乙肝病毒持续感染与肝细胞癌有密切关系。其过程可能是乙型肝炎病毒引起肝细胞损害继而发生增生或不典型增生,从而对致癌物质敏感。在多病因参与的发病过程中可能有多种基因发生改变,最后导致癌变。

(三)黄曲霉毒素

在肝癌高发区,尤其南方以玉米为主粮的地方调查提示,肝癌流行可能与黄曲霉毒素对粮食的污染有关,其代谢产物黄曲霉毒素 B_1 有强烈致癌作用。

(四)饮水污染

江苏启东的流行病学调查结果发现,饮用池塘水者与饮用井水者的肝癌发病率和死亡率有明显差异,可能与池塘水的蓝绿藻产生的微囊藻毒素污染饮用水源有关。

(五)遗传因素

在高发区肝癌有时出现家族聚集现象,尤以共同生活并有血缘关系者的肝癌罹患率高,可能与肝炎病毒垂直传播有关。

(六)其他

饮酒、亚硝胺、农药、某些微量元素含量异常如铜、锌、钼等、肝吸虫等因素也被认为与肝癌有关。吸烟和肝癌的关系还待进一步明确。

二、临床表现

(一)症状

肝癌起病隐匿,早期缺乏典型症状,多在肝病随访中或体检普查中,应用血清甲胎蛋白(AFP)及 B 超检查偶然发现肝癌,此时患者既无症状,体格检查亦缺乏肿瘤本身的体征,此期称之为亚临床肝癌。一旦出现症状而来就诊者其病程大多已进入中晚期。不同阶段的肝癌,其临床表现有明显差异。

1.肝区疼痛

肝区疼痛最常见,半数以上患者呈间歇性或持续性的钝痛或胀痛,是由于肿块生长迅速,使肝包膜绷紧牵拉所致。当肿瘤侵犯膈肌时,疼痛可向右肩或右背部放射。向右后生长的肿瘤可致右腰疼痛。突然出现剧烈腹痛和腹膜刺激征提示癌结节包膜下出血或向腹腔破溃。

2.消化道症状

食欲不振、恶心、呕吐、腹泻、消化不良等,缺乏特异性。

3.全身症状

低热。发热与癌肿坏死物质吸收有关。此外还有乏力、消瘦、贫血、全身衰弱等,少数患者晚期呈恶病质。这是由于癌症所致的能量消耗和代谢障碍所致。

4.转移灶症状

如肺转移可出现咳嗽、咯血;胸膜转移可引起胸痛和血性胸腔积液;癌栓栓塞肺动脉,引起肺梗死,可突然出现严重呼吸困难和胸痛;癌栓栓塞下肢静脉,可出现下肢严重水肿;骨转移和脊柱转移,可引起局部压痛或神经受压症状;颅内转移可出现相应的神经定位症状和体征。

5.伴癌综合征

癌肿本身代谢异常,癌组织对机体发生影响而引起的内分泌或代谢异常的一组综合征称之为伴癌综合征。如自发性低血糖症、红细胞增多症,其他罕见的有高脂血症、高钙血症、类癌综合征等。

(二)体征

1.肝大

进行性肝大是常见的特征性体征之一。肝质地坚硬,表面及边缘不光滑,有大小不等结节,伴不同程度的压痛。如癌肿突出于右肋弓下或剑突下,上腹可出现局部隆起或饱满。

2.脾大

脾大多见于合并肝硬化门静脉高压患者,因门静脉或脾静脉有癌栓或癌肿压迫门静脉引起。

3.腹水

因合并肝硬化门静脉高压、门静脉或肝静脉癌栓所致。当癌肿表面破溃时可引起血性腹水。

4.黄疸

当癌肿浸润、破坏肝细胞时,可引起肝细胞性黄疸;当癌肿侵犯肝内胆管或压迫胆管时,可出现阻塞性黄疸。

5.转移灶相应体征

锁骨上淋巴结肿大,胸腔积液的体征,截瘫、偏瘫等。

(三)并发症

肝性脑病;上消化道出血;肝癌结节破裂出血;血性胸腹水;继发感染。上述并发症可由肝癌本身或并存的肝硬化引起,常为致死的原因。

三、辅助检查

(一)血清甲胎蛋白(AFP)测定

AFP是目前诊断肝细胞肝癌最特异性的标志物,是体检普查的项目之一。肝癌患者AFP阳性率 70%～90%,诊断标准为:①AFP 大于 500 μg/L 持续 4 周;②AFP 在大于 200 μg/L 的中等水平持续 8 周;③AFP 由低浓度升高后不下降。

(二)影像学检查

(1)超声显像是目前肝癌筛查的首选检查之一,有助于了解占位性病变的血供。

(2)CT 在反映肝癌的大小、形态、部位、数目等方面有突出的优点,被认为是补充超声显像检查的非侵入性诊断的首选方法。

(3)肝动脉造影是肝癌诊断的重要补充方法,对直径 2 cm 以下的小肝癌的诊断较有价值。

(4)MRI 优点是除显示如 CT 那样的横断面外,还能显示矢状位、冠状位以及任意切面。

(三)肝组织活检或细胞学检查

在超声或 CT 引导下活检或细针穿刺行组织学或细胞学检查,是目前确诊直径 2 cm 以下小肝癌的有效方法。缺点是易引起近边缘的肝癌破裂,有促进转移的危险。此方法在非侵入性操作未能确诊时考虑使用。

四、诊断要点

有慢性肝炎病史,原因不明的肝区不适或疼痛;或原有肝病症状加重伴有全身不适、明显的食欲不振和消瘦、乏力、发热;肝进行性肿大、压痛、质地坚硬、表面和边缘不光滑。对高危人群血清 AFP 的检测及影像学检查。对既无症状也无体征的亚临床肝癌的诊断主要靠血清 AFP 的检测联合影像学检查。

五、治疗要点

早期治疗是改善肝癌预后的最主要的手段,而治疗方案的选择取决于肝癌的临床分期及患者的体质。

(一)手术治疗

手术治疗首选的治疗方法,是影响肝癌预后的最主要因素,是提高生存率的关键。

(二)局部治疗

1.肝动脉化疗栓塞治疗(TACE)

TACE 为原发性肝癌非手术的首选方案,效果较好,应反复多次治疗。机制为:先栓塞肿瘤远端血供,再栓塞肿瘤近端肝动脉,使肿瘤难以建立侧支循环,最终引起病灶缺血性坏死,并在动脉内灌注化疗药物。常用栓塞剂有吸收性明胶海绵和碘化油。

2.无水乙醇注射疗法(PEI)

PEI 是肿瘤直径小于 3 cm,结节数在 3 个以内,伴肝硬化不能手术患者的首选治疗方法。在B 超引导下经皮肝穿刺入肿瘤内注入无水乙醇,促使肿瘤细胞脱水变性、凝固坏死。

3.物理疗法

局部高温疗法,如微波组织凝固技术、射频消融、高功率聚焦超声治疗、激光等。

(三)其他治疗方法

1.放射治疗

放射治疗在肝癌治疗中仍有一定地位,适用于肿瘤较局限,但不能手术者,常与其他治疗方法组成综合治疗。

2.化学治疗

化学治疗常用阿霉素(ADM)及其衍生物、顺铂(CDDP)、氟尿嘧啶(5-FU)、丝裂霉素(MMC)和甲氨蝶呤(MTX)等。主张联合用药,单一用药疗效较差。

3.生物治疗

生物治疗常用干扰素、白细胞介素、LAK细胞、TIL细胞等,作为辅助治疗之一。

4.中医中药治疗

中医中药治疗用于晚期肝癌患者和肝功能严重失代偿无法耐受其他治疗者,可作为辅助治疗之一。

5.综合治疗

根据患者的具体情况,选择一种或多种治疗方法联合使用,为中晚期患者的主要治疗方法。

六、常用护理诊断

(一)疼痛

其与肿瘤迅速增大、牵拉肝包膜有关。

(二)预感性悲哀

其与获知疾病预后有关。

(三)营养失调

其与肝功能严重损害、摄入量不足有关。

七、护理措施

(一)一般护理

1.休息与体位

给患者创造安静舒适的休息环境,减少各种不良刺激。协助并指导患者取舒适卧位。为患者创造安静、舒适环境,提高患者对疼痛的耐受性。

2.饮食护理

鼓励进食,给予高蛋白、适量热量、高维生素、易消化饮食,如出现肝性昏迷,禁食蛋白质。伴腹水患者,限制水钠摄入。如出现恶心、呕吐现象,做好口腔护理。在化疗过程中患者往往胃肠道反应明显,可根据其口味适当调整饮食。

3.皮肤护理

晚期肝癌患者极度消瘦,严重营养不良,因为疼痛影响,常拒绝体位变动,因此要加强翻身,皮肤按摩,如出现压疮,做好相应处理。

(二)病情观察

监测生命体征,观察有无肝区疼痛、发热、腹水、黄疸、呕血、便血、24小时尿量等,以及实验室各项血液生化和免疫学指标,观察有无转移征象。

(三)疼痛护理

晚期癌症患者大部分有中度至重度的疼痛,多为顽固性的剧痛,严重影响生存质量。通过询问病史、观察或运用评估工具来判断疼痛的部位、性质、程度。

1.三阶梯疗法

目前临床普遍推行WTO推荐的三阶梯疗法,其原则如下。①按阶梯给药:依药效的强弱顺序递增使用;②无创性给药:可选择口服给药,直肠栓剂或透皮贴剂给药等方式;③按时给药,而不是按需给药;④剂量个体化。按此疗法多数患者能满意止痛。

(1)第一阶梯:轻度癌痛,可用非阿片类镇痛药,如阿司匹林等。

(2)第二阶梯:中度癌痛及第一阶梯治疗效果不理想时,可选用弱阿片类药,如可卡因。

(3)第三阶梯:重度癌痛及第二阶梯治疗效果不理想者,选用强阿片类药,如吗啡。多采用口服缓释或控释剂型。癌痛的治疗中提倡联合用药的方法,加用一些辅助药以协同主药的疗效,减少其用量与不良反应,常用辅助药物有:①弱安定药,如地西泮和艾司唑仑等;②强安定药,如氯丙嗪和氟哌利多等;③抗抑郁药,如阿米替林。

向患者说明接受治疗的效果及帮助患者正确用药,对于已掌握的规律性疼痛,在疼痛发生前使用镇痛剂。疼痛减轻或停止时应及时停药。观察止痛疗效及不良反应。

2.其他方法

(1)放松止痛法:通过全身松弛可以阻断或减轻疼痛反应。

(2)心理暗示疗法:可结合各种癌症的治疗方法,暗示患者进行自身调节,告诉患者配合治疗就一定能战胜疾病。

(3)物理止痛法:可通过刺激疼痛周围皮肤或相对应的健侧达到止痛目的。

(4)转移止痛法:让患者取舒适体位,通过回忆、冥想、听音乐、看书报等方法转移注意力,减轻疼痛反应。

(四)肝动脉栓塞化疗护理

化疗是肝癌非手术治疗的首选方法,已在临床上广泛应用,是一种创伤性的非手术治疗。

1.术前护理

(1)向患者和家属解释治疗的必要性、方法、效果。

(2)评估患者的身体状况,必要时先给予支持治疗。

(3)做好各种检查,如血常规、凝血时间、肝肾功能、心电图、影像学检查等,检查股动脉和足背动脉搏动的强度。

(4)做好碘过敏试验和普鲁卡因过敏试验,如碘过敏试验阳性可用非离子型造影剂。

(5)术前 6 小时禁食禁饮。

(6)术前 0.5 小时可给予镇静剂,并测量血压。

2.术中护理

(1)准备好各种抢救用品和药物。

(2)护士应尽量陪伴在患者的身边,安慰及观察患者。

(3)注射造影剂时,应严格控制注射速度,注射完毕后应密切观察患者有无恶心、心悸、胸闷、皮疹等过敏症状,观察血压的变化。

(4)注射化疗药物后应观察患者有无恶心、呕吐,一旦出现应帮助患者头偏向一侧,备污物盘,指导患者做深呼吸,如使用的化疗药物胃肠道反应很明显,可在注入化疗药物前给予止吐药。

(5)观察患者有无腹痛,如出现轻微腹痛,可向患者解释腹痛的原因,安慰患者,转移注意力;如疼痛较剧,患者不能耐受,可给予止痛药。

3.术后护理

(1)预防穿刺部位出血:拔管后应压迫股动脉穿刺点15分钟,绷带包扎后,用沙袋(1~2 kg)

压迫6~8小时;保持穿刺侧肢体平伸24小时;术后8小时内,应每隔1小时观察穿刺部位有无出血和渗血,保持敷料的清洁干燥;一旦发现出血,应立即压迫止血,重新包扎,沙袋压迫;如为穿刺点大血肿,可用无菌注射器抽吸,24小时后可热敷,促进其吸收。

(2)观察有无血栓形成:应检查两侧足背动脉的搏动是否对称,患者有无肢体麻木、胀痛、皮肤温度降低等,出现上述症状与体征,应立即报告医师及时采取溶栓措施。

(3)观察有无栓塞后综合征:发热、恶心、呕吐、腹痛。如体温超过39 ℃,可物理降温,必要时用退热药。术中或术后用止吐药,可有效地预防和减轻恶心、呕吐的症状,鼓励患者进食,尽可能满足患者对食物的要求。腹痛是因肿瘤组织坏死、局部组织水肿而引起的,可逐渐缓解,如疼痛剧烈,可使用药物止痛。

(4)密切观察化疗后反应,及时检查肝、肾功能和血常规,及时治疗和抢救。补充足够的液体,鼓励患者多饮水、多排尿,必要时应用利尿剂。

(五)心理护理

肝癌患者的五个阶段的心理反应往往比其他癌症患者更为明显。要充分认识患者的心理反应,对部分出现过激行为,如绝望甚至自杀的患者,要给予正确的心理疏导;同时建立良好的护患关系,减轻患者恐惧。对于晚期患者,特别要维护其尊严,并做好临终护理。

(六)健康教育

1.疾病知识指导

原发性肝癌应以预防为主。临床证明,肝炎-肝硬化-肝癌的关系密切。因此,患病毒性肝炎的患者应及时正确治疗,防止转变为肝硬化,非乙型肝炎病毒携带者应注射乙型肝炎疫苗。加强锻炼,增强体质,注意保暖。

2.生活指导

禁食含有黄曲霉素的霉变食物,特别是发霉的花生和玉米,禁饮酒。肝癌伴有肝硬化者,特别是伴食管-胃底静脉曲张的患者,应避免粗糙饮食。

3.用药指导

在化疗过程中,应向患者做好解释工作,消除紧张心理,并介绍药物性质、毒副反应,使患者心中有数。①药物反应较重者,宜安排在睡前或饭后用药,以免影响进食。呕吐严重者应少食多餐,辅以针刺足三里、合谷、曲池等穴,对减轻胃肠道反应有一定作用。②注意防止皮肤破损,观察皮肤有无瘀斑、出血点,有无牙龈出血、鼻出血、血尿及便血等症状。③鼓励患者多饮水或强迫排尿,使尿液稀释。遵医嘱适量地服用碳酸氢钠以碱化尿液。④常选用1∶5 000高锰酸钾溶液坐浴,预防会阴部感染。

4.自我监测指导

出现右上腹不适、疼痛或包块者应尽早到医院检查。肝癌的疗效取决于早发现、早治疗,一旦确诊应尽早治疗,以手术为主的综合治疗可明显延长患者生命。观察肿瘤有无并发症和有无远处转移的表现,应警惕肝癌结节破裂、肝性脑病、消化道出血和感染等。手术后的癌肿患者应观察有无复发,定期复诊。化疗患者应定期检查肝肾功能、心电图、血象、血浆药物浓度等,及时了解脏器功能和有无药物蓄积。

(包文庭)

第十三节 胆 管 肿 瘤

一、疾病概述

(一)概念

胆管肿瘤包括胆囊和胆管的肿瘤。胆管良性肿瘤不常见。胆管癌发病率存在地区、性别和人群差异。在世界上大部分地区,胆管癌的发病率是比较低的。

1.胆囊息肉样病变(polypoid lesions of gallbladder)

胆囊息肉样病变是指来源于胆囊壁,并向胆囊腔内突出或隆起的局限性息肉样病变的总称。良性多见。形态多样,有球形或半球形,带蒂或基底较宽。

2.胆囊癌(carcinoma of gallbladder)

胆囊癌是指发生在胆囊的癌性病变,以胆囊体和底部多见。发病率不高。但在胆管系统恶性肿瘤中却是较常见的一种,约占肝外胆管癌的 25%。发病年龄在 50 岁以上者占 82%,其中女性发病率为男性的3～4倍。胆囊癌是为数很少的女性发病率高于男性的一种恶性肿瘤。我国胆囊癌的发生率在消化系统肿瘤中占第 6 位。

3.胆管癌(cholangiocarcinoma)

胆管癌包括肝内胆管细胞癌、肝门胆管癌和胆总管癌 3 种。肝门胆管癌和胆总管癌属肝外胆管癌,男女发病率无差异,50 岁以上多见。肝外胆管癌发病率低于胆囊癌。我国是胆管癌发病率低的国家。由于胆管癌的预后甚差,故是一个值得重视的问题。女性胆管癌发病率增长速度在所有恶性肿瘤中名列前茅,而男性的增长速度仅次于前列腺癌和肾癌,位居第 3 位。

(二)相关病理生理

1.胆囊息肉样病变

在病理上分为肿瘤性息肉和非肿瘤性息肉。肿瘤性息肉包括:腺瘤、腺癌、血管瘤、脂肪瘤、平滑肌瘤、神经纤维瘤等;非肿瘤性息肉包括:胆固醇息肉、炎性息肉、腺肌性增生等。由于术前难以确诊病变性质,故统称为胆囊息肉样病变。

2.胆囊癌

有 40%以上的胆囊癌患者合并有胆囊结石,同时胆囊结石患者中有 1.5%～6.3%发生胆囊癌。多发生在胆囊体部和底部。癌细胞浸润可使胆囊壁呈弥漫性增厚,乳头状癌突出于囊腔可阻塞胆囊颈和胆囊管而引起胆囊积液。以腺癌多见,约占胆囊癌的 85%,其次是未分化癌、鳞状细胞癌、腺鳞癌等。病理上分为肿块型和浸润型,前者表现为胆囊腔内大小不等的息肉样病变,后者表现为胆囊壁增厚与肝牢固粘连。转移方式主要为直接浸润肝实质及邻近组织器官,如十二指肠、胰腺、肝总管和肝门胆管。也可通过淋巴结转移,通常先累及胆囊周围和门静脉及胆总管淋巴结,然后转移至胰头部、肠系膜上动脉、肝动脉周围淋巴结以及腹主动脉旁淋巴结。血行转移少见。

3.胆管癌

胆管癌较少见。国外资料报道尸检发现率为 0.012%～0.85%,在胆管手术中的发现率为

0.03％～1.8％。男性略多于女性(男∶女＝1.3∶1)，发病年龄在17～90岁之间，平均发病年龄约60岁。大多数胆管癌为腺癌，约占95％，分化好；少数为低分化癌、未分化癌、乳头状癌或鳞癌。胆管癌生长缓慢，主要沿胆管壁向上、下浸润生长。肿瘤多为小病灶，呈扁平纤维样硬化、同心圆生长，引起胆管梗阻，并直接浸润相邻组织。沿肝内、外胆管及其淋巴分布和流向转移，并沿肝十二指肠韧带内神经鞘浸润是其转移的特点。亦可经腹腔种植或血行转移。

(三)危险因素

胆管肿瘤的病因尚不十分明确，但与下列因素密切相关。

1.胆石

胆石是迄今所知与胆管癌尤其是胆囊癌关系最密切的危险因素。在胆囊未切除的胆石症患者随访的队列研究中发现，随访20年后胆囊癌的累计发病率约为1％；与非胆石症者比较，胆石症者胆囊癌的相对危险度为3，有20年以上胆囊症状者的相对危险度更高达6倍。约85％的胆囊癌患者合并有胆囊结石，可能与胆囊黏膜受结石长期物理性刺激、慢性炎症及细菌代谢产物中的致癌物质等因素的作用而导致细胞异常增生有关。

2.炎症与感染

胆管癌患者常有慢性胆囊炎病史，尤其是萎缩性胆囊炎患者患癌的危险性很高。手术史、先天畸形，如胰管和胆管的异常联合与胆囊癌和肝外胆管癌有关，患癌的危险性增高20倍。

3.遗传因素

研究中发现，一级亲属中有胆石症史者不仅胆石症危险性增高，胆囊癌和肝外胆管癌的危险性也升高。

4.其他危险因素

测定肥胖程度的身体质量指数(BMI)与胆囊癌危险性之间有紧密的联系性，尤其是女性胆囊癌。肥胖也与男、女性肝外胆管癌危险性升高有关。有些研究发现妊娠次数与胆石症及胆囊癌间有正相关，也曾报道月经生育史与胆管癌有联系。吸烟、饮酒与胆管癌的关系尚不明确，有待进一步研究。

近年的流行病学调查显示胆囊癌发病与萎缩性胆囊炎、胆囊息肉样病变有一定的关系，胆囊空肠吻合术后、完全钙化的瓷化胆囊和溃疡性结肠炎等亦可能成为致癌因素。胆管癌与胆管结石、原发性硬化性胆管炎、先天性胆管扩张症、慢性炎性肠病、胆管空肠吻合术后及肝吸虫等有关。近年的研究提示，胆管癌的发生还与乙型肝炎、丙型肝炎病毒感染有关。

(四)临床表现

1.胆囊息肉样病变

常无特殊临床表现，部分患者有右上腹部疼痛或不适，偶尔有恶心呕吐、食欲减退、消化不良等轻微的症状。体格检查可有右上腹部深压痛。若胆囊管梗阻，可扪及肿大的胆囊。

2.胆囊癌

发病隐匿，早期无特异性症状，但并非无规律可循。按出现频率由高至低临床表现依次为腹痛、恶心呕吐、黄疸和体重减轻等。部分患者可因胆囊结石切除时意外发现。合并胆囊结石或慢性胆囊炎者，早期表现类似胆囊结石或胆囊炎的症状，如上腹部持续性隐痛、食欲减退、恶心、呕吐等。当肿瘤侵犯浆膜层或胆囊床时，出现右上腹痛，可放射至肩背部，胆囊管梗阻时可触及肿大的胆囊。胆囊癌晚期，可在右上腹触及肿块，并出现腹胀、体重减轻或消瘦、贫血、黄疸、腹水及全身衰竭等。少数肿瘤可穿透浆膜,导致胆囊急性穿孔、急性腹膜炎、胆管出血等。

3.胆管癌

(1)症状。①腹痛:少数无黄疸者有上腹部隐痛、胀痛或绞痛,可向腰背部放射。②寒战、高热:合并胆管炎时,体温呈持续升高达 39～40 ℃或更高,呈弛张热热型。③消化道症状:许多患者在黄疸出现之前,感上腹部不适、饱胀、食欲下降、厌油、易乏等症状。但这些并非特异性症状,常常被患者忽视。

(2)体征。①黄疸:临床上,90％的患者出现无痛性黄疸。包括巩膜黄染、尿色深黄、无胆汁大便(呈灰白色或陶土样)、皮肤黄染及全身皮肤瘙痒等;肝外胆管癌常常在相对早期时出现梗阻性黄疸,其程度可迅速进展或起伏。黄疸常在肿瘤相对小、未广泛转移时出现。②胆囊肿大:肿瘤发生在胆囊以下胆管时,常可触及肿大的胆囊,Murphy 征可呈阴性;当肿瘤发生在胆囊以上胆管和肝门部胆管时,如发生在近端胆管癌(左右肝管、肝总管),患者的肝内胆管常常扩张,胆囊不能触及,胆总管常常萎陷。③肝大:部分患者出现肝大、质硬,有触痛或叩痛;晚期可在上腹部触及肿块,可伴有腹水和下肢水肿。

(五)辅助检查

1.实验室检查

(1)胆囊癌:患者的血清癌胚抗原(CEA)或肿瘤标记物、CA125 等均可升高,但无特异性。

(2)胆管癌:患者的血清总胆红素、直接胆红素、AKP、ALP 显著升高,肿瘤标记物 CA19-9 也可能升高。

2.影像学检查

(1)胆囊息肉样病变:B 超是诊断本病的首选方法,但很难分辨其良、恶性;CT 增强扫描、常规 B 超加彩色多普勒超声、内镜超声及超声引导下经皮细针穿刺活检等可帮助明确诊断。

(2)胆囊癌:B 超、CT 检查可见胆囊壁呈不同程度增厚或显示胆囊内新生物,亦可发现肝转移或淋巴结肿大;增强 CT 或 MRI 可显示肿瘤的血供情况;B 超引导下细针穿刺抽吸活检,可帮助明确诊断。经皮肝穿刺胆管造影(percutaneous transhepatic cholangiography,PTC)在肝外胆管梗阻时操作容易,诊断价值高,对早期胆囊癌诊断帮助不大。

(3)胆管癌:B 超可见肝内、外胆管扩张或查见胆管肿瘤,作为首选检查,其诊断胆管癌的定位和定性准确性分别为 96％和 60％～80％。CT 扫描对胆管癌的诊断负荷率优于 B 超,其定位和定性准确性分别约为 72％和 60％。磁共振胰胆管成像(MRCP)目前已成为了解胆系解剖和病理情况的一种理想的检查方法,其总体诊断精度已达 97％以上,能清楚显示肝内、外胆管的影像,显示病变的部位效果优于 B 超、PTC、CT 和 MRI。

(六)主要治疗原则

1.胆囊息肉样病变

有明显症状者,排除精神因素、胃十二指肠和其他胆管疾病后,宜行手术治疗。无症状者,有以下情况需考虑手术治疗:胆囊多发息肉样变;单发息肉,直径超过 1 cm;胆囊颈部息肉;胆囊息肉伴胆囊结石;年龄超过 50 岁者,短期内病变迅速增大者,若发生恶变,则按胆囊癌处理。暂不手术的患者,应每 6 个月 B 超复查 1 次。

2.胆囊癌

首选手术治疗。化疗及放疗效果均不理想。手术方法有单纯胆囊切除术、胆囊癌根治性切除术或扩大的胆囊切除术、姑息性手术。

3.胆管癌

手术切除是本病的主要治疗手段。化疗和放疗效果均不肯定。手术方法有肝门胆管癌可行肝门胆管癌根治切除术;中、上段胆管癌在切除肿瘤后行胆总管-空肠吻合术;下段胆管癌多需行十二指肠切除术。肿瘤晚期无法手术切除者,为解除梗阻,可选择胆总管-空肠吻合术、U 形管引流术、PTBD 或放置支架引流等。

二、护理评估

(一)术前评估

1.健康史及相关因素

(1)病因与发病:发病与饮食、活动的关系,有无明显诱因,有无肝内、外胆管结石或胆囊炎反复发作史,有无类似疼痛史等,以及发病的特点、病情及其程度。

(2)既往史:有无胆管手术史、有无用药史、过敏史及腹部手术史。

2.身体状况

(1)全身:生命体征(T、P、R、BP)患者在发病过程中体温变化情况。有无伴呼吸急促、出冷汗、脉搏细速及血压升高或下降等,有无神志改变,有无巩膜及皮肤黄染及黄染的程度等。

(2)局部:腹痛的部位、性质、程度及有无放射痛等;肝区有无压痛、叩击痛;腹膜刺激征是否为阳性;腹部有无不对称性肿大等。

(3)辅助检查。①实验室检查:检测患者的血清癌胚抗原(CEA)或肿瘤标记物、CA125,血清总胆红素、直接胆红素、AKP、ALP,肿瘤标记物 CA19-9 水平。②影像学检查:B 超检查是胆囊息肉样病变首选的检查方法,胆囊癌患者 B 超、CT 检查可见胆囊壁呈不同程度增厚或显示胆囊内新生物,亦可发现肝转移或淋巴结肿大;增强 CT 或 MRI 可显示肿瘤的血供情况;B 超引导下细针穿刺抽吸活检,可帮助明确诊断。胆管癌患者 B 超可见肝内、外胆管扩张或查见胆管肿瘤,作为首选检查。MRCP 能清楚显示肝内、外胆管的影像,显示病变的部位效果优于 B 超、PTC、CT 和 MRI。

3.心理和社会支持状况

了解患者和家属对疾病的认知、家庭经济状况、心理承受程度及对治疗的期望。

(二)术后评估

1.手术中情况

了解手术方案、术中探查、减压及引流情况;术中生命体征是否平稳;肿瘤清除及引流情况;各种引流管放置位置和目的等。

2.术后病情

术后生命体征及手术切口愈合情况;T 管及其他引流管引流情况等。

3.心理-社会评估

患者及其家属对术后康复的认知和期望程度。

三、主要护理诊断(问题)

(一)焦虑

与担心肿瘤预后及病后家庭、社会地位改变有关。

（二）疼痛

与肿瘤浸润、局部压迫及手术创伤有关。

（三）营养失调

低于机体需要量与肿瘤所致的高代谢状态、摄入减少及吸收障碍有关。

四、主要护理措施

（一）减轻焦虑

根据患者的心理特点及心理承受能力提供相应的护理措施和心理支持。

（1）积极主动关心患者，鼓励患者表达内心的感受，让患者产生信赖感。

（2）说明手术的意义、重要性及手术方案，使患者积极配合检查、手术和护理。

（3）及时为患者提供有利于治疗和康复的信息，增强战胜疾病的信心。

（二）缓解疼痛

根据疼痛的程度，采取非药物和药物法止痛。

（三）营养支持

营造良好的进食环境，提供清淡饮食；对于因疼痛、恶心、呕吐而影响食欲者，餐前可适当用药控制症状，鼓励患者尽可能经口进食；不能经口进食或摄入不足者，根据其营养状况，给予肠内、外营养支持，以改善患者的营养状况，提高对手术及其他治疗的耐受性，促进康复。

五、护理效果评估

（1）患者对疾病的心理压力得到及时的调适与干预。依从性较好，并对疾病的诊治有一定的了解。

（2）患者自觉症状好转，腹痛得到有效缓解，能叙述自我缓解疼痛的方法。

（3）患者的营养状况保持良好。

（4）有效预防、处理并发症的发生。

（包文庭）

第十一章

神经外科常见病护理

第一节　神　经　鞘　瘤

神经鞘瘤(schwannoma)是由周围神经的神经鞘所形成的肿瘤。主要来源于背侧神经根,腹侧神经根多发神经纤维瘤。神经鞘瘤占成人硬脊膜下肿瘤的 25%,绝大多数肿瘤表现为单发,在椎管各节段均可发生。发病高峰期为 40～60 岁,性别无明显差异。约 2.5% 的硬脊膜下神经鞘瘤是恶性的,其中至少一半为神经纤维瘤。恶性神经鞘瘤预后较差,存活期常不超过一年。

一、专科护理

(一)护理要点

密切观察患者生命体征及心理变化,注意做好患者皮肤护理及康复功能锻炼。

(二)主要护理问题

(1)有误吸的危险:与疾病引起的呕吐、饮水呛咳等有关。

(2)营养失调:低于机体需要量,与患者头痛、呕吐、进食呛咳、吞咽困难等因素引起的营养摄入不足有关。

(3)体像紊乱:与面肌瘫痪、口角歪斜有关。

(4)感知觉紊乱:听觉:与长期肿瘤压迫有关。

(5)慢性疼痛:与长期肿瘤压迫有关。

(6)潜在并发症:角膜溃疡、口腔黏膜改变、面部出现带状疱疹、平衡功能障碍等。

(三)护理措施

1.一般护理

嘱患者取头高位,床头抬高 15°～30°,保持室内环境安静、室温适宜,尽量减少不良因素刺激,保证患者充足睡眠。在住院期间,保证患者安全,并指导进行适当的功能锻炼。

2.对症护理

(1)有误吸危险的护理。①定时为患者进行翻身叩背,促进痰液排出。痰液黏稠者,可进行雾化吸入治疗,稀释痰液。不能自行排出痰液者,应及时给予气管插管或气管切开术,必要时给予机械辅助通气。②为防止误吸,在患者床旁准备吸引装置;对于昏迷患者应取下义齿,及时清除口腔分泌物及食物残渣;患者进食时宜采取端坐位、半坐卧位或健侧卧位,并根据吞咽功能的评定选取适宜的食物如糊状食物,以防误咽、窒息。③出现呛咳时,应使患者腰、颈弯曲,身体前倾,下颌抵向前胸,以防止食物残渣再次进入气管;发生窒息时,嘱患者弯腰低头,治疗者在肩胛骨之间快速连续拍击,使残渣排出。④如患者吞咽、咳嗽反射消失,可给予留置胃管。

(2)营养失调的护理。①提供良好的进食环境,食物营养搭配合理,促进患者食欲。②可选择质地均匀,不宜松散,易通过咽和食管的食物。舌运动受限、协调性欠佳者,应避免高黏稠度食物;舌力量不足者,应避免大量糊状食物;营养失调者,必要时给予静脉补充能量,改善全身营养状况,以提高患者对手术的耐受能力。

(3)体像紊乱的护理。①患者由于出现面肌痉挛或口角歪斜等症状,担心疾病影响自身形象,易出现焦虑、抑郁等负性情绪,护士应鼓励患者以积极的心态面对疾病。巨大神经鞘瘤术后并发症包括面瘫、失明、吞咽困难等,护士应支持和鼓励患者,针对其顾虑问题进行耐心解释。嘱患者放松,进行深呼吸,减缓紧张感。②了解患者的心理状态及心理需求,有针对性地因人施教,告知患者疾病的相关知识及预后效果,使患者对治疗过程充满信心。护理人员操作时要沉着冷静,以增加患者对医护人员的信任感,从而配合医疗和护理措施的顺利进行。③为患者提供安静的休养环境。根据国际噪音标准规定,白天病区的噪音不应超过38分贝。医护人员应做到走路轻、说话轻、操作轻、关门轻。对于易发出响声的椅脚应钉橡胶垫,推车的轮轴、门窗铰链应定期滴注润滑油,夜间护理操作时尽量集中进行,减少接打电话、使用呼叫器次数,加强巡视病房,认真执行患者探视陪护管理制度。④护理人员在护理过程中,态度和蔼可亲,贯穿服务人性化、操作规范化、语言温馨化、关怀亲切化、健教个性化、沟通技巧化、满意最大化的护理理念,使患者身心愉悦,消除消极情绪。护理人员能够以幽默诙谐、通俗易懂的语言与患者及家属进行沟通,对于情绪低落、抑郁的患者,应鼓励患者树立战胜疾病的信心。

(4)感知觉紊乱的护理。①患者出现听力下降或失聪时,护士应教会患者自我保护听力功能的方法,如避免长时间接触监护仪器、人员话语、人员流动等各种噪声,尽量减少噪声的干扰,指导患者学习唇语和体语。②使患者能够保持轻松愉快的良好心态。如果经常处于急躁、恼怒的状态,会导致体内自主神经失去正常的调节功能,使内耳器官发生缺血,出现水肿和听觉障碍,加重病情。③按摩耳垂前后的处风穴(在耳垂与耳后高骨的凹陷处)和听会穴(在耳屏前下方,下颌关节突后缘凹陷处),可增加内耳的血液循环,起到保护听力的作用。④用药时应尽量避免使用耳毒性药物,如庆大霉素、链霉素、卡那霉素、新霉素等,易引起耳中毒而损害听力。⑤指导患者不宜用耳勺等挖耳朵,易碰伤耳道而引起感染。耳道有痒感时,可用甘油棉签擦拭或口服维生素B、维生素C和鱼肝油。⑥减少使用耳机、电子产品等。⑦听神经鞘瘤手术治疗后,患者听力会逐渐好转,与患者沟通时宜站在听力较好的一侧,并掌握沟通音量。必要时使用肢体语言,如眼神、手势等进行沟通。

(5)慢性疼痛的护理。①评估患者的行为、社会交往方面、经济方面、认知和情绪、对家庭的影响等方面的表现,及时了解患者思想动向,找出其受困扰问题,有针对性地进行帮助解决。②指导患者使用合适的无创性镇痛措施,如松弛术、皮肤刺激疗法(冷敷、热敷、按摩、加压、震动)、分散注意力的方法等,还可介绍一些其他的技术,如气功、生物反馈等。③选用止痛剂时,评估并决定最佳的用药途径,如口服、肌内注射、静脉给药或肛门推注等;观察用药后反应及止痛效果,可对服药前的疼痛程度与服药后进行对比,选择合适药物。④对于慢性疼痛,应鼓励患者及家属勿过分担心和焦虑,树立战胜疾病的信心。⑤协助患者在疼痛减轻时,进行适量运动。

(6)潜在并发症的观察与护理。

1)角膜炎、角膜溃疡:由于面神经、三叉神经损伤而致眼睑闭合不全、角膜反射减弱或消失、瞬目动作减少及眼球干燥,如护理不当可导致角膜炎、角膜溃疡,严重者甚至失明。护士应检查患者面部的痛、温、触觉是否减退或消失,观察角膜反射有无减弱或消失;对于眼睑闭合不全者可使用棉质、透气性好的眼罩保护眼球,或者用蝶形胶布将上、下眼睑黏合在一起,必要时行上、下眼睑缝合术;白天按时用氯霉素眼药水滴眼,晚间睡前用四环素或金霉素眼膏涂于上、下眼睑之间,以保护角膜;指导患者减少用眼和户外活动,外出时戴墨镜保护。

2)面部出现带状疱疹:是由于潜伏在三叉神经内的病毒被激发,活化后可沿感觉神经通路到达皮肤,引起该神经区病毒感染所致面部带状疱疹。感染部位为鼻部、口角、唇边等处,应予镇痛抗病毒处理,局部保持干燥。患处涂抹抗病毒药膏,保持未破水疱干燥清洁,禁止用手搔抓,以免并发细菌感染及遗留瘢痕;加强消毒隔离,防止交叉感染;遵医嘱使用抗病毒及增强免疫力的药物,疱疹一般可在 2 周内消退。带状疱疹患者饮食须注意少吃油腻食物;禁止食用辛辣食物,如酒、生姜、羊肉、牛肉及煎炸食物等;少吃酸涩、收敛制品,如豌豆、芡实、石榴、芋头、菠菜等;多进食豆制品、鱼、蛋、瘦肉等富含蛋白质的食物及新鲜的瓜果蔬菜,增强机体抵抗能力。

3)平衡功能障碍:患者术后易出现步行困难或行走偏向等感觉异常症状,护理人员在护理过程中应嘱患者勿单独外出,防止摔伤;给予必要的解释和安慰,加强心理护理;保持病区地面清洁,如地面潮湿应设置警惕标识,清除障碍物;指导患者进行平衡功能训练时应循序渐进,从卧位开始,站立平衡及行走训练,增进患者康复的信心。

3.围术期的护理

(1)术前练习。①咳嗽训练:指导患者做深呼吸,吸气时间长于呼气时间,要自然、缓慢,闭声门,然后缓缓用力咳嗽,避免用力过猛引起疼痛;进行有效咳嗽可增加肺通气量,预防术后坠积性肺炎的发生。②排尿训练:让患者放松腹部及会阴部,用温热毛巾敷下腹部或听水声,用温开水清洗会阴等,反复练习,直至可床上排尿。③翻身训练:为患者讲解轴线翻身的方法、操作程序及注意事项,使患者能够术后良好配合。

(2)术前准备:术前常规头部备皮并检查头部是否有皮囊炎、头皮是否有损伤,修剪指甲,更换衣裤,条件允许情况下进行沐浴。术前睡眠差及心理紧张者,遵医嘱给予镇静剂。

(3)术后体位:术后 6 小时内取去枕平卧位,搬动患者时注意保持脊柱水平位。每 1～2 小时翻身一次,注意保持头与身体的水平位。

(4)营养和补液:为增强机体抵抗力,鼓励多食蔬菜及水果,多饮水,保持大便通畅。

(5)伤口护理:巡视病房过程中注意观察伤口有无渗出、感染征象,保持伤口敷料完整,进行交接班记录。如术后 3～7 天出现局部搏动性疼痛,皮肤潮红、肿胀、压痛明显,并伴有体温升高,应及时通知医师,提示有感染征象。

(6)创腔引流管护理:肿瘤切除后常需在创腔内放置引流管,以便引流脑内的血性液体及组织碎屑、小血细胞凝集块等。应保持引流管通畅,准确观察量、颜色并及时记录。

二、健康指导

(一)疾病知识指导

1.概念

神经鞘瘤是发生于硬膜下各段椎管的单发肿瘤。起源于神经膜细胞,电镜下大体上表现为光滑球形肿物悬挂于脊神经上且与之分离,而不是使神经增粗。

2.主要的临床症状

神经鞘瘤系局部软组织包块，病程发展缓慢，早期可无症状，待包块长大后，局部有酸胀感或疼痛。触摸或者挤压包块时有麻痹或触电感，并向肢体远端放射。

3.神经鞘瘤的诊断

临床上可综合特殊染色体和免疫学检查、凝血象、血常规、尿常规、生化、电测听、CT、MRI、电生理检查等进行确诊。

4.神经鞘瘤的处理原则

（1）手术治疗：一旦定位诊断明确，应尽早手术切除。

（2）放射治疗：凡病理回报为恶性肿瘤者均可在术后行放射治疗，以提高治疗效果和生存质量。

（3）化学治疗：脂溶性烷化剂如卡莫司汀治疗有一定的疗效，转移癌（腺癌、上皮癌）则应用环磷酰胺、甲氨蝶呤等。

5.神经鞘瘤的预后

由于手术入路的不断改进和显微外科技术的普遍应用，进入20世纪以来，神经鞘瘤的手术效果显著提高。至20世纪90年代，神经鞘瘤的手术全切除率已达90%以上，死亡率已降至0～2%，直径2 cm以下的神经鞘瘤面神经功能保留率达86%～100%，2 cm以上的肿瘤面神经保留率在36%～59%。

（二）饮食指导

（1）高蛋白（鸡、鱼、蛋、奶等）、高维生素、高热量、高纤维素（韭菜、芹菜等）饮食。

（2）鼓励患者少量多餐，制订饮食计划，保持进餐心情愉快，增强机体耐受能力。

（三）用药指导

（1）患者服用化疗药物期间，注意观察患者有无恶心、头痛、疲乏、直立性低血压、脱发等不良反应。

（2）静脉输注化疗药物时，不可随意调节滴速。

（3）经常巡视病房，观察输液部位血管、皮肤情况，防止药液外渗。

（四）日常生活指导

（1）鼓励患者保持乐观向上态度，加强自理能力。

（2）根据气温变化增减衣物，注意保暖。

三、循证护理

查阅相关文献发现，目前对神经鞘瘤护理方面的研究多关注颅神经及周围神经鞘瘤的围术期护理，其中以听神经鞘瘤较为多见。有学者将临床护理路径应用在神经鞘瘤患者的护理中，其研究发现应用临床护理路径可明显缩短平均住院时间，减低诊疗费用，使患者得到最佳医疗护理服务。在应用临床路径时仍需考虑如果假设的标准临床路径与实际过程出现偏离，则应修改临床路径，因此对于临床护理路径在神经外科的应用仍需不断总结经验，继而修订完善路径，扩大使用病种，使其更广泛应用于临床。

（马礼俊）

第二节　室 管 膜 瘤

室管膜瘤(ependymoma)是一种少见的肿瘤,它来源于脑室与脊髓中央管的室管膜细胞或脑内白质室管膜细胞巢的中枢神经系统。其发生率占颅内肿瘤的2%～9%,约占胶质瘤的12%,好发于儿童及青年人,男性多于女性。目前,幕上室管膜瘤手术死亡率降至0～2%,幕下室管膜瘤手术死亡率为0～3%。

一、专科护理

(一)护理要点

密切观察生命体征、瞳孔、意识、肌力及病情变化,保障患者安全,同时给予疾病相关健康指导,加强患者的心理护理。

(二)主要护理问题

(1)急性疼痛:与术后切口疼痛及颅内压增高有关。

(2)营养失调:低于机体需要量:与恶心、呕吐有关。

(3)有受伤害的危险:与神经系统功能障碍引起的视力障碍、肢体运动障碍有关。

(4)焦虑:与脑肿瘤的诊断及担心手术效果有关。

(5)潜在并发症:颅内出血、颅内压增高、脑疝、感染等。

(6)知识缺乏:缺乏相关疾病知识。

(三)护理措施

1.一般护理

病室环境舒适、安静、整洁,空气流通,温度以18～20 ℃为宜。将患者妥善安置在指定床位,进行更换病服,佩戴身份识别的腕带,并向患者做好入院指导。按照护理程序进行护理评估,制订合理、切实的治疗及护理方案。

2.对症护理

(1)急性疼痛的护理:术后切口疼痛一般发生于术后24小时内,可遵医嘱给予一般止痛剂。颅内压增高所致的头痛,多发生在术后2～4日,头痛的性质多为搏动性头痛,严重时可伴有恶心、呕吐,需给予脱水、激素等药物治疗,降低颅内压,从而缓解头痛症状。也可通过聊天、阅读等分散其注意力,播放舒缓的音乐,进行有节律的按摩,深呼吸、沉思、松弛疗法或积极采取促进患者舒适的方法以减轻或缓解疼痛。

(2)营养失调的护理:因颅内压增高而导致频繁呕吐者,应注意补充营养,维持水、电解质平衡。指导患者每天进食新鲜蔬果,少食多餐,适当限制钠盐摄入。

(3)有受伤害的危险的护理:病室内应将窗帘拉开,保持光线充足、明亮,地面洁净、干燥,物品按照五常法管理,以避免发生跌倒、烫伤等危险情况。嘱患者静卧休息,活动、如厕时应有人陪伴。

(4)焦虑的护理:根据患者及家属的具体情况提供正确的心理指导,了解患者的心理状态以及心理需求,消除患者紧张、焦虑等情绪。鼓励患者正视疾病,稳定情绪,增强战胜疾病的信心。

护理人员操作时要沉着冷静,增加患者对医护人员的信任感,从而积极配合治疗。

(5)潜在并发症的观察与护理。①出血:颅内出血是最危险的并发症,一般多发生在术后24～48小时以内。表现为意识的改变,意识清醒后逐渐转为模糊甚至是昏迷。因此应严密观察病情,一旦发现患者有颅内出血的倾向,立即报告医师,同时做好再次手术的准备工作。②感染:术区切口感染多于术后3～5天发生,局部可有明显的红肿、压痛以及皮下积液。肺部感染多于术后一周左右发生,若不及时控制,可致高热、呼吸功能障碍而加重脑水肿,甚至发生脑疝。应遵医嘱合理使用抗生素,严格执行无菌技术操作,加强基础护理,提高患者机体免疫力。③中枢性高热:多出现于术后12～48小时内,同时伴有意识障碍、呼吸急促、脉搏加快等症状,可给予一般物理降温或冬眠低温疗法。

3.围术期的护理

(1)术前练习与准备:鼓励患者练习床上大小便,练习正确的咳嗽和咳痰方法,术前2周开始停止吸烟。进行术区备皮,做好血型鉴定及交叉配血试验,备血等。指导患者术前6小时开始禁食,术前4小时禁水,以防因麻醉或手术过程中呕吐引起误吸、窒息或吸入性肺炎。择期手术最好在术前1周左右,经口服或静脉提供充分的热量、蛋白质和维生素,以利于术后组织的修复和创口的愈合,提高防御感染的能力。在手术前一天或手术当日早晨,如发现患者有发热、高血压或女患者月经来潮,应延迟手术日期;手术前夜可给予镇静剂,保证其充分睡眠;进手术室前排空尿液,必要时留置导尿管。

(2)术后体位:全麻未清醒患者,取侧卧位,保持呼吸道通畅。意识清楚、血压较平稳后取头高位,抬高床头15°～30°。幕上开颅术后的患者应卧向健侧,避免头部切口处受压;幕下开颅术后的患者早期宜取无枕侧卧或侧俯卧位。

(3)营养和补液:一般术后第1日可进流质饮食,第2、3日可逐渐给半流质饮食,以后可逐渐过渡到软食和普通饮食。如患者有恶心、呕吐、消化道功能紊乱或出血,术后可禁食1～2日,同时给予静脉补液,待病情平稳或症状缓解后再逐步恢复饮食。术后1～2周为脑水肿期,术后1～2天为水肿形成期,4～7天为水肿高峰期,应适当控制输液量,成人以1 500～2 000 mL/d为宜。脑水肿期间需使用高渗脱水剂而导致排出尿液增多,应准确记录24小时液体出入量,维持水、电解质平衡。

(4)呼吸道的护理:术后要密切观察患者有无呼吸困难或烦躁不安等呼吸道梗阻情况,保持呼吸道通畅。鼓励患者进行深呼吸及有效咳嗽。如痰液黏稠,可进行雾化吸入疗法,促进呼吸道内黏稠分泌物的排出及减少黏液的滞留,从而改善呼吸状况。痰液多且黏稠不易咳出时,可给予气管切开后吸痰。

(5)病情观察及护理:密切观察患者生命体征、意识状态、瞳孔及反射、肢体活动情况等。注意观察手术切口的敷料以及引流管的引流情况,使敷料完好、引流管通畅。注意观察有无颅内压增高症状,避免情绪激动、用力咳嗽、用力排便及高压灌肠等。

二、健康指导

(一)疾病知识指导

1.概念

室管膜瘤是一种中枢神经系统肿瘤,约有65%的室管膜瘤发生于后颅窝。其肿瘤常分布在幕上、幕下、脊髓和圆锥-马尾-终丝四个部位。在美国,年龄＜15岁的儿童中,室管膜瘤的发病率为3/10万人。室管膜瘤5年生存率为62％。

2.主要的临床症状

由于肿瘤所在部位的不同,室管膜瘤患者表现的临床症状有很大的差别,典型的室管膜瘤见于侧脑室、第三脑室、第四脑室及脑内。其中第四脑室室管膜瘤较常见,肿瘤的主体多位于脑室内,少数肿瘤的主体位于脑组织内。

(1)第四脑室室管膜瘤的临床症状。①颅内压增高症状:肿瘤位于脑室内堵塞室间孔或压迫导水管,从而影响脑脊液循环,致使脑脊液滞留,从而引起脑室扩大和颅内压增高。其特点是间歇性发作,与头位的变化有关。晚期一般常呈强迫头位,头多向前屈或侧屈,可表现为剧烈的头痛、眩晕、呕吐、脉搏、呼吸改变,意识突然丧失及由于展神经核受影响而产生复视、眼球震颤等症状,称为Brun's征。②脑干症状与脑神经系统损害症状:脑干症状较少见。可出现脑桥或延髓神经核受累症状,一般多发生在颅内压增高之后,少数也有以脑神经症状为首发症状。③小脑症状:可表现为步态不稳,眼球震颤,小脑共济失调和肌张力减低等。

(2)侧脑室室管膜瘤的临床表现。①颅内压增高症状:当脑肿瘤体积增大引起脑脊液循环障碍时,可出现持续剧烈头痛、喷射状呕吐、视神经盘水肿等颅内压增高症状。②肿瘤的局部症状:早期由于肿瘤对脑组织的压迫,可出现对侧轻偏瘫、感觉障碍和中枢性面瘫等症状。

(3)第三脑室室管膜瘤的临床表现:第三脑室室管膜瘤极为少见,位于第三脑室后部。早期可出现颅内压增高并呈进行性加重,同时可伴有低热。

(4)脑内室管膜瘤的临床表现:部分室管膜瘤不长在脑室内而位于脑实质中,幕上者多见于额叶和顶叶内,肿瘤位于大脑深部临近脑室,也可显露于脑表面。

3.室管膜瘤的诊断

(1)室管膜瘤的分级:室管膜瘤根据恶性程度的不同分为4级。1级室管膜瘤包括黏液乳头型及室管膜下瘤型,常见于脊髓和Ⅳ脑室侧脑室;2级室管膜瘤包括乳头型常见于桥小脑角,蜂窝型常见于Ⅳ脑室和中线部位,透明细胞型常见于Ⅳ脑室中线部位;3级室管膜瘤间变型常见于大脑半球;4级室管膜瘤室管膜母细胞瘤型好发于各个部位。其中第4级是恶性程度最高的肿瘤。

(2)室管膜瘤的检查:颅骨X线平片、CT、MRI。

4.室管膜瘤的处理原则

(1)手术治疗:手术全切肿瘤是室管膜瘤的首选方案,首选手术全切除或次全切除肿瘤。

(2)放射疗法:对未能行肿瘤全切除的患者,术后应行放射治疗。对于成年患者,手术全部切除肿瘤,结合术后颅脑脊髓联合放射疗法已经成为治疗的金标准。

(3)化学药物治疗:成年患者术后化学药物治疗无显著效果,但对于复发或幼儿不宜行放射线治疗的患者,化学药物治疗是重要的辅助治疗手段。由于患者肿瘤所在部位难以达到而不能获得全切除,所以化学药物治疗的作用就变得更加明显和确定。

5.室管膜瘤的预后

肿瘤的恶性程度越高,其增殖指数越高,越容易转移。基质金属蛋白酶活性越高,血管内皮的生长因子的表达也越高。因此,虽然当前对室管膜瘤这类少见肿瘤的认识和治疗已经有了一些进展,但仍需要更多临床和基础学科团队共同协作,才能真正改善患者的预后。

（二）饮食指导

（1）以高热量、高蛋白、高维生素、低脂肪、易消化饮食为宜，如鲜鱼、肉、豆制品、新鲜蔬菜及水果等。进食时要心情愉快，不偏食。为防止化疗引起的白细胞、血小板等下降，宜多食动物内脏、蛋黄、黄鳝、鸡、桂圆、阿胶等食物。

（2）食物应尽量做到多样化。可采取更换食谱、改变烹调方法、增加食物的色、香、味等方法增强患者的食欲。

（3）应避免进食过热、过酸、过冷、过咸、辛辣的食物，少吃熏、烤、腌泡、油炸类食品，主食粗细粮搭配，以保证营养平衡。

（4）腹泻者在服用止泻剂的同时，应给予易消化、营养丰富的流食或半流质食物，以补充人体所需的电解质，待腹泻症状好转后可适当添加水果和蔬菜，但应少食油腻及粗纤维的食物，避免加快胃肠蠕动而不利于恢复。可多吃富含钾的食物如菠菜、香菇、香蕉、鲜枣、海带、紫菜等。

（5）便秘者可多进食维生素丰富的水果、蔬菜及谷类。

（三）预防指导

（1）避免有害物质侵袭（促癌因素），避免或尽可能少接触有害物质。如周围环境中的致癌因素，包括化学因素、生物因素和物理因素等；自身免疫功能的减弱、激素的紊乱、体内某方面代谢异常及遗传因素等。

（2）要进行适当的体育锻炼。患者可根据自身情况选择散步、慢跑、打太极拳、习剑、游泳等活动项目，运动量以不感到疲劳为度，以增强机体免疫力。

（3）勿进食陈旧、过期、变质、刺激性、产气的食物。

（四）日常生活指导

（1）保持积极、乐观的心态，避免家庭、工作、社会等方面的负性影响。培养广泛的兴趣爱好，作息时间规律。

（2）在体位变化时动作要缓慢，转头不宜过猛过急。洗澡水温不宜过热，时间不宜过长，有专人陪伴。

（3）气候变化时注意保暖，适当增减衣物，防止感冒。

三、循证护理

目前，国内护理研究领域关于室管膜瘤患者相关研究较少，大多数属于经验总结性研究及个案性研究。有学者对室管膜瘤患者研究显示，在患者放射治疗期间，照射野不可使用香水等化妆品，应避免直接受到强烈紫外线照射。有学者的研究结果对于进行放射治疗的患儿，因其年龄小，依赖感强，理解力差，要重视家长的陪伴，尤其是对放射后脑水肿要认真观察，出现抱头或哭闹等行为时要警惕颅内高压。田莉将"ROY 适应模式"应用在小脑室管膜瘤患者的术后放疗护理，其研究结果证实，应用"ROY 适应模式"能够及时发现影响患者的刺激因素如放疗反应、经济困难等，从而方便护理工作者有针对性地采取适当护理措施，为患者提供个性化照护。

（马礼俊）

第三节 椎管内肿瘤

一、椎管内肿瘤的护理评估

(一)评估是否有感觉功能障碍

1.疼痛

询问有无刺激性疼痛,疼痛的程度,是否影响休息与睡眠。由于肿瘤刺激神经后根、传导束以及硬脊膜受牵引所致。疼痛可因咳嗽、喷嚏、大便用力而加重。有"刀割样""针扎样"疼痛感。有的患者可表现为平卧疼,是因平卧后脊髓延长,改变了神经根与脊髓、脊柱的关系所致。

2.感觉异常

表现为感觉不良如麻木、蚁走感、针刺、烧灼、冷;感觉错乱如触为疼,冷为热。

3.感觉缺失

相应的神经根损害,部分感觉缺失;表现为割伤、烧伤后不知疼痛,当发现后才被意识到。

(二)评估是否有运动障碍

肢体无力,脊髓肿瘤在颈段时上肢不能高举,握物不稳,不能完成精细的动作,下肢举步无力、僵硬、易跌,甚至肌肉萎缩与瘫痪(偏瘫、全瘫、高位瘫、低位瘫)。

(三)评价是否有反射异常

肿瘤所在平面由于神经根和脊髓受压使反射弧中断而发生发射减弱或反射消失。在肿瘤所在的节段以下深反射亢进、浅反射消失,并出现病理反射。

(四)评价是否有自主神经功能障碍

1.膀胱和直肠功能障碍

可表现为尿频、尿急、排尿困难甚至尿潴留、尿失禁,大便秘结、失禁。

2.排汗异常

汗腺在脊髓的前神经元受到破坏,化学药物仍起作用,可表现为少汗和无汗。

(五)了解辅助检查的结果

1.腰穿和脑脊液检查

主要表现为以下几点。

(1)压力常较正常为低。

(2)颜色改变:呈黄色,肿瘤部位越低,颜色越深。

(3)蛋白增加:完全阻塞、梗阻部位越低,肿瘤位于硬脊膜内者,蛋白含量增高。

(4)细胞数增加:主要为淋巴细胞也有肿瘤脱落细胞。

2.X线检查

可见椎弓根间距增宽,椎间孔扩大,椎体变形、破坏及肿块。

3.脊髓造影

可以确定肿瘤平面与脊髓和硬脊膜的关系。

4.CT 检查

可见脊髓明显局限性增粗,对称型或非对称型;瘤细胞多呈等密度。

5.MRI 检查

可清晰显示肿瘤的形态、大小及邻近结构的关系,其信号可因肿瘤的性质不同而变化。

(六)个人史

询问患者一般情况,包括患者年龄、职业、民族、饮食营养是否合理,有无烟酒嗜好,有无大小便异常,睡眠是否正常,生活是否能自理,有无接受知识的能力。同时评估患者的既往健康史、过敏史、用药史。

(七)心理-社会评估

了解患者的文化程度或生活环境、宗教信仰、住址、家庭成员及患者在家中的地位和作用,了解陪护和患者的关系、经济状况及费用支付方式,了解患者及家庭成员对疾病的认识和康复的期望值,了解患者的个性特点,有助于对患者进行针对性心理指导和护理支持。

二、椎管内肿瘤的护理问题

(一)恐惧

与担心疾病预后有关。

(二)脊髓功能障碍

与肿瘤压迫有关。

(三)疼痛

与脊髓肿瘤压迫脊髓、神经有关。

(四)潜在并发症

截肢、感染。

(五)预感性悲哀

与面临截瘫有关。

三、椎管内肿瘤的术前护理措施

(一)心理护理

由于疼痛、感觉障碍、肢体活动受限或大小便障碍等,患者承受躯体和心理痛苦,产生悲观心理。①应主动关心患者、耐心倾听患者的主观感觉,并协助患者的日常生活;②向患者介绍手术经过及术后康复的病例,鼓励其以乐观的心态配合治疗与护理;③遵医嘱使用镇痛药物促进睡眠,增进食欲,可提高机体抵抗力。

(二)饮食

术前晚 10 时禁水以减少粪便形成,可避免手术区因麻醉后肛门括约肌松弛被大便污染。手术前晚清洁灌肠 1 次。

(三)体位

睡硬板床适当休息,保证充足的睡眠,以增进食欲,提高机体抵抗力;训练患者在床上大小便;肢体活动障碍者勿单独外出,以免摔倒。

（四）症状护理

1.呼吸困难

应密切注意呼吸情况,呼吸费力、节律不齐等表现提示高位颈髓肿瘤,使膈肌麻痹:①应备气管切开包和呼吸机于床旁;②遵医嘱输氧;③指导并鼓励患者有意识的深呼吸,保持呼吸次数12次/分钟,防止呼吸停止;④鼓励、指导患者有效咳嗽。

2.瘫痪

因脊髓损伤所致,表现为损伤平面以下感觉、运动障碍、被动体位。护理上要预防压疮发生;保持大小便通畅;鼓励和指导患者最大限度地自理部分生活;积极帮助指导患者功能锻炼,改善肢体营养,防止肌肉萎缩。

四、椎管内肿瘤的术后护理措施

（一）心理护理

患者可因术后的麻醉反应、手术创伤,伤口疼痛及脑水肿等出现呕吐等表现,加之伤口引流管、导尿管、静脉输液等各种管道限制了其躯体活动,而使患者产生孤独、恐惧的心理反应,护理时应注意:①及时了解并疏导患者的孤独恐惧心理;②指导患者正确配合,如呕吐时头偏向一侧,排出呕吐物,不可吞下呕吐物,避免呕吐物进入气管引起咳嗽或窒息或反流入胃内加重呕吐;③术后早期安排家人和亲友探视,必要时可陪护患者,指导其亲友鼓励、安慰患者,分担患者的痛苦,使之消除孤独感;④尽量减少插管、穿刺等物理刺激给患者造成的恐惧,并宣教各种管道的自我保护法。

（二）饮食

腰骶部肿瘤术后待肛门排气后才可进食少量流质饮食,以后逐渐增加量。应给予高蛋白、高能量、易消化多纤维的食物,并注意补充维生素及水分,以促进机体康复。

（三）体位

主要包括:①睡硬板床以保持脊柱的功能位置。②术后应平卧4～6小时后按时翻身、呈卷席样翻身,保持颈、躯干在同一个水平,以防止扭转造成损伤,受压部进行按摩。翻身时动作须轻柔、协调,切记杜绝强行的拖拉动作,减轻伤口疼痛,保持床单平整、干燥清洁;防止继发损伤。③慎用热水袋,因患者皮肤感觉障碍,易导致烫伤。④颈部手术者用沙袋置头部两侧,输氧并注意呼吸情况。腰部者用平枕置于腰部,并及时检查患侧瘫痪肢体运动感觉恢复情况。

（四）症状护理

1.便秘

便秘是由于脊髓损伤使神经功能障碍、卧床、进食不当、不适应床上排便等因素所致。促进肠蠕动的护理措施有:①合理进食,增加纤维素、水果摄入,并补充足够水分;②指导并教会患者顺肠蠕动方向自右下腹→右上腹→上腹→左上腹→左下腹由轻到重,再由重到轻按摩腹部;③指导患者病情允许时做肢体活动及做收腹活动;④督促患者养成定时排便的习惯;⑤必要时用润滑剂、缓泻剂通便,灌肠等方法解除便秘。

2.压疮

压疮发生与截瘫以下失去知觉,骨突起处皮肤持续受压有关。护理:①勤翻身,以防止局部长时间受压;②常按摩骨突部位,可改善局部血液循环;③加强支持疗法,包括增加蛋白质和维生素摄入量,适量输血,调整水电解质平衡,应用抗生素,增加受压局部的抵抗力。

(五)留置导尿管的护理

主要包括:①尿道口每天清洗消毒 2 次,女患者月经期随时保持会阴部清洁;②不长期开放导尿管,避免膀胱挛缩;③训练膀胱功能,每 4 小时开放 1 次,30 分钟/次;④膀胱高度充盈时不能完全排空膀胱,避免膀胱内压力突然降低而引起充血性出血;⑤使用气囊导尿管者每周更换导尿管,并注意无菌操作;⑥怀疑有泌尿系感染时,以 1∶5 000 呋喃西林 250 mL 膀胱冲洗,2 次/天,冲洗前排空膀胱,冲洗后保留 30 分钟再开放;⑦对尿失禁男患者用男式接尿器或尿袋接尿,女患者可用接尿器;⑧监测有无感染指针,如尿液的颜色,性质、尿道口有无红肿等;⑨鼓励多喝水,增加尿量,稀释尿液,起到自然冲洗的作用。

(六)潜在的并发症——感染

感染常与腰骶部肿瘤术后大小便失禁、伤口污染。留置导尿管和引流管等有关。护士应注意:①术前晚、术晨灌肠后应指导患者彻底排尽肠道粪便,以免术中排便污染术区;②骶部手术患者,术后 3 天给予流质饮食,有助于减少术后大便污染的机会;③大小便污染,渗湿后及时更换敷料,保持伤口敷料干燥;④术后 3~7 天出现伤口局部搏动性疼痛、皮肤潮红、肿胀、皮温升高、压痛明显并有体温升高,及时通知医师,检查伤口情况。

五、椎管内肿瘤的健康教育

(一)饮食

合理进食以提高机体抵抗力,保持大小便通畅,促进疾病康复:①多进食高热量、高蛋白(鱼,肉,鸡,蛋,牛奶,豆浆等)、富含纤维素(韭菜,麦糊,芹菜等)、维生素丰富(新鲜蔬菜、水果)饮食;②应限制烟酒、浓茶、咖啡、辛辣等刺激性食物。

(二)康复

1.出院时戴有颈托、腰托者

应注意翻身时保持头、颈、躯干一致,翻身时成卷席样,以免脊柱扭曲引起损伤。

2.肢体运动感觉障碍者

加强功能锻炼,保持肢体功能位置,用"L"形夹板固定脚踝部以防止足下垂。必要时行辅助治疗,如高压氧、针灸、理疗等帮助功能恢复。下肢运动障碍者尽量避免单独外出,以免发生摔伤等意外。

3.截瘫患者

应正视现实,树立生活的信心,学会使用轮椅,并尽早参与社会生活及从事力所能及的活动。

4.卧床者

应预防压疮发生,方法是:定时翻身、按摩(1 次/2 小时)、保持床上被服干燥、整洁、柔软、体瘦者骨突处垫气圈或柔软衣物、枕头等,防止皮肤破损。

(三)特别护理指导

1.保持大便通畅

便秘者可服果导、番泻叶等药物导泻,或使用开塞露塞肛。大便失禁者,应及时更换污染衣服,注意保持肛周会阴部皮肤清洁、干燥,可涂用湿润烧伤膏或麻油等保护肛周皮肤。

2.留置导尿管

每天清洗消毒尿道口 2 次,引流袋每天更换,导尿管应每周更换,注意引流袋低于膀胱位置,防止逆行感染。留置尿管期间定时夹闭开放尿管,锻炼膀胱收缩功能。

3.复查

告知患者定期门诊复查。

(金玉霞)

第四节　脑动静脉畸形

脑动静脉畸形是指脑血管发育障碍引起的脑局部血管数量和结构异常,并对正常脑血流产生影响。动静脉畸形是一团异常的畸形血管,其间无毛细血管,常有一支或数支增粗的供血动脉,引流动脉明显增粗曲张,管壁增厚,内为鲜红动脉血,似动脉,故称之为静脉的动脉化。动静脉畸形引起的继发性病变有出血、盗血。手术为治疗脑动静脉畸形的根本方法,目的在于减少或消除脑动静脉畸形再出血的机会,减轻盗血现象。手术方法包括:血肿清除术、畸形血管切除术、供应动脉结扎术、介入栓塞术。

一、护理措施

(一)术前护理

(1)患者要绝对卧床,并避免情绪激动,防止畸形血管破裂出血。

(2)监测生命体征,注意瞳孔变化,若双侧瞳孔不等大,表明有血管破裂出血的可能。

(3)排泄的管理:向患者宣教合理饮食,嘱其多食富含纤维素的食物,如水果、蔬菜等,以防止便秘。观察患者每天粪便情况,必要时给予开塞露或缓泻剂。

(4)注意冷暖变化,以防感冒后用力打喷嚏或咳嗽诱发畸形血管破裂出血。

(5)注意安全,防止患者癫痫发作时受伤。

(6)危重患者应做好术前准备,如剃头。若有出血,应进行急诊手术。

(二)术后护理

(1)严密监测患者生命体征,尤其注意血压变化,如有异常立即通知医师。

(2)给予患者持续低流量氧气吸入,并观察肢体活动及感觉情况。

(3)按时予以脱水及抗癫痫药物,防止患者颅内压增高或癫痫发作。

(4)如有引流,应保持引流通畅,并观察引流量、颜色及性质变化。短时间内若引流出大量血性物质,应及时通知医师。

(5)如果患者癫痫发作,应保持呼吸道通畅,并予以吸痰、氧气吸入,防止坠床等意外伤害,用床档保护并约束四肢,口腔内置口咽通气导管,配合医师给予镇静及抗癫痫药物。

(6)长期卧床、活动量较少的患者,应注意其肺部情况,及时给予拍背,促进有效咳痰,防止发生肺部感染,还须定期拍胸部 X 线片,根据胸片有重点有选择性地进行拍背。

(7)术后应鼓励患者进食高蛋白食物,以增加组织的修复能力,保证机体的营养供给。

(8)清醒患者保持头高位(床头抬高 30°),以利血液回流,减轻脑水肿。

(9)准确记录出入量,保证出入量平衡。

(10)对有精神症状的患者,适当给予镇静剂,并注意患者有无自伤或伤害他人的行为。

(11)给予患者心理上的支持,使其对疾病的痊愈有信心,从而减轻患者的心理负担。

(三)健康指导

(1)定期测量血压,复查病情,及时治疗可能并存的血管病变。

(2)保持大小便通畅。

二、主要护理问题

(1)脑出血:与手术伤口有关。

(2)脑组织灌注异常:与脑水肿有关。

(3)有受伤的危险:与癫痫发作有关。

(4)疼痛:与手术创伤有关。

(5)睡眠型态紊乱:与疾病产生的不适有关。

(6)便秘:与术后长期卧床有关。

(7)活动无耐力:与术后长期卧床有关。

（金玉霞）

第五节　面肌痉挛

面肌痉挛是指以一侧面神经所支配的肌群不自主地、阵发性、无痛性抽搐为特征的慢性疾病。抽搐多起于眼轮匝肌,临床表现:从一侧眼轮匝肌很少的收缩开始,缓慢由上向下扩展到半侧面肌,严重可累及颈肩部肌群。抽搐为阵发性、不自主痉挛,不能控制,情绪紧张、过度疲劳可诱发或加重病情。开始抽搐较轻,持续仅几秒,之后抽搐逐渐延长至几分钟,频率增多,严重者致同侧眼不能睁开,口角向同侧歪斜,严重影响身心健康。女性患者多见,左侧多见,通常在青少年出现,神经外科常用手术方法为微血管减压术(MVD)。

一、护理措施

(一)术前护理

1.心理护理

充分休息,减轻心理负担,消除心理焦虑,并向患者介绍疾病知识、治疗方法及术后患者的康复情况,以及术后可能出现的不适和应对办法,使患者对手术做好充分的准备。

2.饮食护理

营养均衡,可进食高蛋白、低脂肪、易消化食物。

3.术前常规护理

选择性备皮(即术侧耳后向上、向下、向后各备皮约 5 cm,尤适用于长发女性,可以很好地降低因外貌改变造成的不良心理应激)、配血、灌肠、禁食、禁水。

(二)术后护理

(1)密切观察生命体征、意识、瞳孔变化。

(2)观察有无继发性出血。

(3)保持呼吸道通畅,如有恶心、呕吐,去枕头偏向一侧,及时清除分泌物,避免吸入性肺炎。

(4)饮食:麻醉清醒 4 小时后且不伴恶心、呕吐,由护士亲自喂第一口水,观察有无呛咳,防止误吸。术后第一日可进流食,渐过渡至正常饮食。鼓励营养均衡,并适当摄取汤类食物,多饮水,以缓解低颅内压症状。

(5)体位:去枕平卧 4～6 小时,患者无头晕、恶心、呕吐等不适主诉,在主管医师协助下给患者垫薄软枕或毛巾垫。如术后头晕、恶心等明显低颅内压症状,要遵医嘱去枕平卧 1～2 天。术后 2～3 天可缓慢坐起,如头晕不适,立即平卧,反复锻炼至症状消失,在他人搀扶下可下床活动,注意避免跌倒。

(6)观察有无颅内感染、切口感染。观察伤口敷料,监测体温 4 次/日,了解有无头痛、恶心等不适主诉。

(7)手术效果观察:评估术后抽搐时间、强度、频率。部分患者术后面肌痉挛会立即消失,部分患者需要营养受损的神经,一段时间后可消失。

(8)对患者进行健康宣教,告知完全恢复需要 3 个月时间,加强护患配合。

(9)术后并发症护理。①低颅内压反应:因术中为充分暴露手术视野需放出部分脑脊液,所以导致低颅内压。术后根据情况去枕平卧 1～3 天,如恶心、呕吐,头偏向一侧,防止误吸。每天补液 1 500～2 000 mL,并鼓励患者多进水、汤类食物,促进脑脊液分泌。鼓励床上活动下肢,防止静脉血栓形成。②脑神经受累:因手术中脑神经根受损可致面部感觉麻木,不完全面瘫。不完全面瘫者注意口腔和眼部卫生,眼睑闭合不全者予抗生素软膏涂抹,饭后及时清理口腔,遵医嘱给予营养神经药物,并做好细致解释,健康指导。③听力下降:因术中损失相邻的听神经,所以导致同侧听力减退或耳聋。密切观察,耐心倾听不适主诉,及时发现异常。遵医嘱使用营养神经药物,并注意避免使用损害听力的药物,保持安静,避免噪声。

(三)健康指导

(1)避免情绪激动,去除不安、恐惧、愤怒、忧虑等不利因素,保持心情舒畅。

(2)饮食清淡,多吃含水分、含纤维素多的食物;多食蔬菜、水果。忌烟、酒及辛辣刺激性强的食物。

(3)定期复查病情。

二、主要护理问题

(1)知识缺乏:与缺乏面肌痉挛相关疾病知识有关。

(2)自我形象紊乱:与不自主抽搐有关。

(3)有出血的可能:与手术有关。

(4)有体液不足的危险:与体液丢失过多有关。

(5)有感染的危险:与手术创伤有关。

(金玉霞)

第六节 癫 痫

癫痫是由多种原因造成的脑神经元反复异常放电所引起的短暂中枢神经系统功能失常为特征的慢性脑部疾病,具有突然发生、反复和短暂发作的特点。大脑皮质神经元过度放电是各种癫痫发作的病理基础,任何导致大脑神经元异常放电的致病因素均可能诱发癫痫。根据病变累及大脑的部位,临床上可表现为运动、感觉、意识、行为和自主神经等不同程度的障碍。

一、护理评估

(一)病因分析

1.危险因素及可能病因

(1)家族遗传史:家系调查结果显示,特发性癫痫近亲中患病率为 2%～6%,明显高于一般人群的 0.5%～1%。患者的家族中是否有人患癫痫病?

(2)胎儿期母亲病理因素:母孕期妊娠中毒症、精神创伤、腹部外伤、接受放射线、服用药物、接触有害化学物以及感染性疾病等都增加了胎儿出生后患癫痫的危险。

(3)出生史:出生时的病理因素如各种原因引起的难产、早产、产伤等,都可能增加癫痫的危险。

(4)既往史。

1)高热惊厥史:是癫痫的一个危险因素。患癫痫者有过热性惊厥史的多于正常人,但绝不能认为高热惊厥就会发展成癫痫。并且年龄越大,发生的高热惊厥与癫痫的关系越大。询问患者多大出现的高热惊厥及每年发作次数。

2)神经系统疾病:研究表明,大部分症状性癫痫是由中枢神经系统疾病引起的。既往曾患有重度脑外伤、精神发育迟滞、脑瘫、脑肿瘤、颅内感染继发癫痫的危险性最大,脑血管病、老年期痴呆、复杂性热惊厥次之。患者以前是否患过以上疾病一定询问清楚。

3)服药史:是否服用中枢兴奋药,如戊四氮、贝美格、抗抑郁药丙米嗪等?服用抗癫痫药物种类、服法、多少年?是否服用中药?多种抗癫痫药合用可相互作用而影响其代谢,控制一种类型癫痫的同时又诱发另外一类型的癫痫发作。

4)社会经济地位:询问患者出生地、文化程度、职业、生活地的医疗资源与信息,以了解患者对疾病的认识程度。研究发现,缺乏医疗保健的农村及穷苦的人群是癫痫的高危人群。

2.诱发因素

(1)影响癫痫发作的不易改变诱因。

1)性别:男性多于女性。

2)年龄:遗传因素仅影响癫痫的预致性,其外显性受年龄的限制。如婴儿痉挛症多在 1 周岁内起病,儿童失神癫痫多在 6～7 岁时起病,肌阵挛癫痫多在青少年起病。

3)内分泌:有些患者仅在月经期或妊娠早期发作,称之为月经期癫痫、妊娠期癫痫。

4)觉醒与睡眠:癫痫的全面强直-阵挛性发作类型常在晨醒后发生,婴儿痉挛症多在醒后和睡前发作,良性中央回癫痫大多在睡眠中发作。

（2）影响癫痫发作的可以改变的诱因。

1）发热、失眠、疲劳、饥饿、便秘、饮酒、停药、闪光、感情冲动和一过性代谢紊乱等都能激发发作。过度换气对失神发作、过度饮水对癫痫的全面强直-阵挛性发作类型、闪光对肌阵挛发作均有诱发作用。

2）针对以上诱因可以提出以下问题：①你认为每次发作与什么因素有关？每次在什么状态下发作？觉醒还是睡眠？②服药是否有医师指导？能否坚持正确规律服药？有无漏服、停服？③第一次癫痫发作年龄？每次发作是否有一定规律？有无周期性？癫痫每次发作是否与月经来潮有关？每次月经来潮时间？④睡眠是否规律、睡眠质量如何？⑤饮食是否规律？有无过度饮水的习惯？排便习惯如何？⑥有无饮酒嗜好？患癫痫后是否还在饮酒及其他嗜好？⑦个性是否容易紧张、急躁、情绪化？这些情绪多在什么状态下表现？

（二）临床观察

1.部分性发作

根据发作时是否有意识障碍可分为三型：①无意识障碍，为单纯性发作；②有意识障碍及发作后不能回忆；③单纯和部分性发作均可继发为全面性强直-阵挛发作。

（1）单纯性部分发作：除具有癫痫的共性外，发作时意识始终存在，发作后能复述发作的生动细节是其主要特征。

部分运动性发作：指局部肢体抽动，多见于一侧口角、眼睑、手脚或足趾，也可涉及整个一侧面部或一个肢体远端，有时表现言语中断。杰克逊癫痫即自一侧拇指沿腕部、肘部、肩部扩展；Todd瘫痪即部分运动性发作后遗留暂时局部肢体瘫痪或无力；部分性癫痫持续状态即发作持续数小时或数日。

感觉性发作性眩晕：表现为一侧面部、肢体、躯干麻木、刺痛，并出现视、嗅、听觉异常及眩晕感、漂浮感、下沉感。

自主神经性发作：烦渴、欲排尿感、出汗、面部及全身皮肤发红、竖毛、呕吐、腹痛、瞳孔散大等，临床症状以胃肠道症状居多。

精神性发作：各种类型遗忘症，如似曾相识、似不相识、快速回顾往事、强迫思维等，病灶多在海马部；情感异常，如无名恐惧、愤怒、忧郁、欣快等；错觉，如视物变大或变小、声音变强或变弱，以及感觉本人肢体变化等。

（2）复杂部分性发作：发作起始出现精神症状或特殊感觉症状，随后出现意识障碍、自动症和遗忘症，有时发作开始即为意识障碍。

先兆或始发症状可包括单纯部分性发作的各种症状，特别是错觉、幻觉等精神症状及特殊感觉症状。复杂部分性发作是在先兆之后，患者部分性或完全性对环境接触不良，做出一些表面上似有目的的动作即自动症。先瞪视不动，然后做出无意识动作，如机械地重复动作，或出现吮吸、咀嚼、舔唇、清喉、搓手、抚面、解扣、脱衣、摸索衣裳和挪动桌椅等，甚至游走、奔跑、乘车上船，也可自动言语或叫喊、唱歌等。它是在痫性发作期或发作后意识障碍和遗忘状态下发生的行为。

（3）单纯或复杂部分性发作继发为全面性强直-阵挛发作。

2.全面性发作的特征

发作时伴有意识障碍或以意识障碍为首发症状，神经元痫性放电起源于双侧大脑半球。

（1）失神发作：典型的失神发作通常称为小发作。表现为意识短暂中断，患者停止当时的活动,呼之不应,两眼瞪视不动,状如"愣神",3～5秒,无先兆和局部症状;可伴有简单的自动性动作,如擦鼻、咀嚼、吞咽等,一般不会跌倒,手中持物可能坠落,事后对发作全无记忆,每日可发作数次至百次。

(2)肌阵挛发作:呈突然短暂的、快速的、触电样的某一肌肉或肌群收缩,发作时间短,间隔时间长,一般不伴有意识障碍,清晨欲觉醒或刚入睡时发作较频繁。

(3)阵挛性发作:仅见于婴儿,全身重复性阵挛性抽搐。

(4)强直性发作:睡眠中发作较多,表现为全身肌肉强直性肌痉挛,使头、眼、肢体固定在特殊位置,伴有颜面青紫、呼吸暂停和瞳孔散大;躯干强直性发作可造成角弓反张,伴短暂意识丧失,一般不跌倒,持续 30 秒至 1 分钟,发作后立即清醒;常伴有面色苍白、潮红、瞳孔扩大等自主神经症状。

(5)强直-阵挛发作:全面性强直-阵挛发作(GTCS)也称大发作,是最常见的发作类型之一,以意识丧失和全面对称性抽搐为特征。发作可分三期:①强直期,患者突然意识丧失,跌倒在地,全身骨骼肌呈持续性收缩;上睑抬起,眼球上蹿,喉部痉挛,发出叫声;口先强张,而后突闭,可能咬破舌尖;颈部和躯干先屈曲而后反张,上肢先上举后旋再变为内收前旋,下肢自屈曲转变为强烈伸直,强直期持续 10～20 秒后,在肢端出现细微的震颤。②阵挛期,震颤幅度增大并延及全身成为间歇性痉挛,即进入阵挛期;每次痉挛都继发短促的肌张力松弛,阵挛频率由快变慢,松弛期逐渐延长,本期持续 0.5～1 分钟;最后一次强烈阵挛后抽搐突然终止,所有肌肉松弛;在以上两期中可见心率加快、血压升高、汗液、唾液和支气管分泌物增多、瞳孔扩大等自主神经征象;呼吸暂时中断,皮肤自苍白转为发绀,瞳孔散大、对光反射及深、浅反射消失,病理反射阳性。③惊厥后期,阵挛期以后尚有短暂的强直痉挛,造成牙关紧闭和大、小便失禁;呼吸首先恢复,心率、血压、瞳孔等恢复正常,肌张力松弛,意识逐渐苏醒,自发作开始至意识恢复历时 5～10 分钟;清醒后常感到头昏、头痛、全身酸痛和疲乏无力,对抽搐全无记忆;不少患者发作后进入昏睡,个别患者在完全清醒前有自动症或暴怒、惊恐等情感反应。

(6)无张力性发作:部分或全身肌肉张力突然降低,以至头下垂、肢体下垂或全身跌倒。

(三)辅助检查

1.脑电图(EEG)

脑电图检查对癫痫的诊断及分型具有十分重要的意义。脑电图记录可以发现棘波、尖波、棘慢综合波以及暴发活动等癫痫样波。但是由于检查常规脑电图时间短,阳性率较低,必须结合诱发试验、24 小时磁带记录脑电图以及视频脑电监测,可使脑电图的阳性率显著提高。

2.长程脑电(Holter)

长程脑电即 24 小时脑电图,指患者在 24 小时正常活动下进行脑电监测,它允许患者在正常的环境中从事一些日常活动,同时进行 EEG 的记录,最好用于一天之内发作较多并有特征性的脑电图变化的患者。

3.视频脑电(V-EEG)

临床上对癫痫诊断及致痫灶定位的帮助最大。

4.电子计算机断层扫描(CT)及磁共振成像(MRI)

对发现癫痫的病因有较大意义。

5.单光子发射计算机断层扫描(SPECT)

在癫痫发作期,癫痫灶局部血流灌注明显增加,而在发作间期,癫痫灶局部血流灌注降低。

6.正电子发射断层扫描(PET)

癫痫发作间歇期癫痫灶有局部代谢量降低,而发作期则提高。

7.颅内脑电记录技术

颅内脑电记录对颅内致痫灶的定位诊断十分重要。适宜于当头皮脑电图不能提供足够的致痫灶定位信息,或与其他定位技术检查结果不一致,此时临床发作类型固定而又需要进行手术治疗者,应考虑施行经颅脑电记录。

二、常见护理问题

(一)短暂的意识障碍

缺氧、呼吸抑制所致。

(二)短暂的呼吸道不通畅

表现在痫性发作的强直期,患者全身骨骼肌呈强直收缩引起喉肌痉挛,呼吸暂停、发绀以至窒息,并发出尖声吼叫。

(三)意外伤害

1.跌伤、碰伤

痫性发作时,强直期患者突然意识丧失,全身骨骼肌呈持续性收缩、强直抽搐或失张力性发作所致。

2.舌咬伤

痫性发作时喉肌、闭口肌群、咬肌痉挛所致口先强张而后突闭,造成舌咬伤。

(四)头晕、头痛、全身酸痛、疲乏无力

由于癫痫发作时患者极度缺氧,体内大量乳酸分泌,能量耗竭,患者在痫性发作后,出现头晕、头痛、全身酸痛、疲乏无力的症状。

(五)短暂的尿失禁

癫痫发作时自主意识丧失所致。

(六)精神障碍

癫痫患者由于脑发育不全、长期反复癫痫发作所致的脑损伤、长期服用抗癫痫药物、社会-心理因素等造成患者在癫痫发作前、中、后出现精神障碍,如精神运动性发作、自动症;精神分裂症如错觉、幻觉、妄想、强迫症;发作性情感障碍,表现为焦虑、抑郁症;癫痫性人格、智能障碍,很多癫痫患者伴有人格、智能障碍,有学者报道,癫痫开始发作年龄越早,发作频率越多,智能改变越大,大发作、颞叶病灶最易引起性格和智能改变。

三、护理目标

(1)患者及家属认识到安全保护是防止意外伤害的前提。

(2)患者家属掌握发作期安全保护的方法。

(3)患者在住院期间癫痫大发作时未出现意外伤害。

(4)患者及家属认识到正确服药的意义。

(5)患者能说出所服药物的正确方法及注意事项。

(6)患者愿意学习生活技能;患者掌握了一定的生活技能。

四、护理措施

(一)安全护理

1.安全环境与设施

(1)室外环境保持安静,门窗隔音;病房应远离嘈杂的街道、闹市、噪声轰鸣的工厂和车间。探视时应限制家属人数。

(2)室内光线柔和、无刺激;地方宽敞、无障碍、墙角设计为弧形、墙壁有软壁布包装,地面铺软胶地毯;床间距应在 6 m 以上,床两侧有床挡,床挡应有床挡套包裹;有轮床应四轮内固定。危险物品远离患者,如床旁桌上不能放置暖瓶,热水杯等。

2.癫痫发作时及发作后的安全护理

(1)癫痫发作时的安全护理:当患者癫痫突然大发作时切记不要离开患者,应边采取保护措施边大声呼救他人赶来共同急救。

第一步,正确判断:当患者出现异样或突然意识丧失时,首先要迅速判断是否是癫痫发作,这段时间应在一瞬间,与此同时给予急救。

第二步,保持呼吸道通畅:解开患者的衣扣、领带、裤带,使其头偏向一侧且下颌稍向前,有分泌物者清理呼吸道分泌物;有活动性义齿取下。

第三步,安全保护:立即给患者垫牙垫,或将筷子、纱布、手绢等随时拿到的用品置于患者口腔一侧上、下臼齿之间;如患者是在动态时发作,陪伴者应抱住患者缓慢就地放倒;适度扶住患者手、脚以防自伤及碰伤;切忌紧握患者肢体及按压胸部,防止给其造成人为外伤和骨折。

第四步,遵医嘱给药对症护理。

(2)癫痫大发作后缓解期的安全护理:密切观察患者的意识状态、瞳孔恢复情况,有无头痛、疲乏或自动症;保持呼吸道通畅;给予吸氧,纠正缺氧状态;协助患者取舒适体位于床上,并加用床挡,防止坠床;室内外保持安静,减少护理治疗操作对患者的打扰,保证患者充足的睡眠、休息;保证患者床单位清洁、干燥。

3.预防性安全护理

(1)定时正确评估,预见性观察与判断是防止患者发生意外的关键。

入院时一定按评估内容仔细询问知情人(患儿父母、成人配偶等)患者癫痫发作史,根据患者癫痫病史掌握患者的临床表现,分析发作规律,预测容易发作的时间。

入院后注意观察患者的异常行为,有些精神障碍发生在痉挛发作前数小时至数天,主要表现为情感和认知改变,如焦虑、紧张、易激怒、极度抑郁、激越、淡漠、思维紊乱、语言不连贯或一段时间的愚笨等;有些精神障碍既可是癫痫发作的先兆也可单独发生,如幻觉、看见闪光、听见嗡嗡声;记忆障碍、似曾相识;思维障碍表现为思维中断、强制性思维;内脏、自主神经障碍等。护理人员通过和患者沟通交流,耐心倾听患者的表达,仔细观察其行为,预见性判断患者有无危险,并采取安全保护措施。

(2)使用防止意外发生的警示牌:通过评估,对有癫痫发作史、外伤史的患者,在室内床头显著位置示"谨防摔倒、小心舌咬伤、小心跌伤"等警示牌警示,随时提醒患者本人、家属、医务人员患者有癫痫发作的可能,时刻做好防止发生意外的准备。

（3）使用防护用具：患者到病室外活动或到相关科室做检查时要佩戴安全帽、随身携带安全卡（注明患者姓名、年龄、所住病区、诊断）；患者床旁应配有震动感应碰铃，供患者独自就寝癫痫突然发作时呼救别人之用；床旁桌抽屉中备有特制牙垫，为防止癫痫发作时舌咬伤之用。

4.对攻击性行为的护理

易激惹、易冲动及性格改变是癫痫伴发精神障碍患者最突出的特点，而且此类患者的攻击行为往往出现突然，且无目的、攻击工具随手而得，因而造成防范的困难。护理手段：①对新入院的患者询问病史、病情、既往有无攻击行为，对在病区内出现的攻击行为应认真记录，尤其对有严重攻击行为的患者应作为护理的重点并设专人看管；②严重的攻击行为仅仅起因于小小的争吵，及时处理是预防攻击行为的重要环节；发现患者间有矛盾时，为了避免冲突升级，在劝架时应表面上"偏向"容易出现攻击行为的一方，待双方情绪稳定下来之后再从心理上解决患者之间的问题；切忌当着两个患者的面讲谁是谁非；③对爱管事的病友，应教育他们讲话和气，不用暴力或不文明的方式管制病友；④发现有不满情绪时，鼓励患者讲出自己的不满而使其情绪得到宣泄，以免引发冲动行为；⑤在与患者接触交谈时，要讲究语言艺术，要设法满足其合理要求，与其建立良好的护患关系；⑥对有妄想幻觉的患者，可采取转移其注意力暂时中断妄想思维的方法，帮助患者回到现实中来，并根据妄想幻觉的内容，预防各种意外。

（二）药物治疗安全的护理

早期治疗，正确用药，控制癫痫发作，减少意外发生，提高其生活质量。癫痫是可治性疾病，大多数患者经治疗预后良好，一组癫痫患者经 20 年长期随访显示，70%～80%患者发作可在最初 5 年内缓解，其中 50%可完全停药。但由于人们对癫痫疾病认识不足，不能做到早期治疗、合理用药、常年坚持正确服药，人为造成预后不良。因此，护理人员配合医师或药剂师做好疾病知识及用药指导是非常必要的。

1.一般原则

（1）用药时机：临床上癫痫的诊断一经确立，还应确定其发作类型，并及时服用抗癫痫药物控制发作。但首次发作的患者在调查病因之前不宜过早用药，应等到下次发作再决定是否用药。

（2）用药教育：用药前应向患者及其家人说明癫痫治疗的长期性、药物毒副作用及生活中注意事项。根据所用抗癫痫药物的毒副作用，初步确定患者的用药时间和预后。

（3）用药方法。①病因明确者应进行病因治疗。②根据发作类型选择抗癫痫药物，因癫痫类型与药物治疗的关系密切。③根据血药浓度给药：由于药物吸收、分布及代谢的个体差异可影响药物的疗效，用药应采取个体化原则。多数抗癫痫药血药浓度与药效相关性明显大于剂量与药效相关性，因此应进行药物监测（TDM），即测定血药浓度，可提高用药的有效性和安全性。④坚持先单用后联合的给药方法：约 80%癫痫患者单药治疗有效，不良反应较小，故应提倡单药治疗，切勿滥用多种药物。若单用一种药物出现严重不良反应或剂量已经足量但仍不能控制发作，则需换用第二种化学结构相同的药物。若仍控制不了癫痫发作，则需联合治疗才能较好地控制发作。

（4）用药时间：长期坚持用药，抗癫痫药物控制发作后必须坚持长期服用，除非出现严重不良反应，不宜随意减量或停药，以免诱发癫痫持续状态。

（5）用药剂量：应自小剂量开始，缓慢增量至能满意控制发作而无不良反应或反应很轻的最低有效剂量。①增减药物：增药可适当地快，减药一定要慢，必须逐一增减，以利于确切评估疗效和毒副作用。②停药:应遵循缓慢和逐渐减量的原则,一般应在完全控制发作 4～5 年后根据患者情况逐渐减量,一般需要半年甚至 1 年的时间才能完全停用,绝对不能突然停药。③换药:应在第 2 种药逐渐增加至合适剂量,然后逐渐停用第 1 种抗癫痫药,同时监控血药浓度。

(6)用药配伍:合用两种或多种抗癫痫药常可使药效降低,易致慢性中毒而使发作频繁。传统抗癫痫药都经肝脏代谢,通过竞争抑制另一种药的代谢。苯妥英钠(PHP)、苯巴比妥(PB)为肝酶诱导剂,可促进其他药物在肝脏的代谢而降低血药浓度。而丙戊酸钠(VPA)抑制肝酶作用,可提高其他经肝代谢的抗癫痫药的血浓度。托吡酯胶囊抑制肝酶 CYP_2C19,非氨脂抑制肝酶 CYP_2C19 和环氧化物水解酶,从而诱导 CYP_3A,前者使 PHT、PB 和 VPA 血浓度增高,后者使卡马西平的血浓度降低。

2.服药时的注意事项

(1)抗癫痫药不能停服,如因忘记而漏服,一般可在下一次服药时补上,但对于那些短半衰期的药物如安定类,最好不要两次药物同服。

(2)缓释片不可研碎服,如丙戊酸钠缓释片、卡马西平片。

(3)饮食与服药时间:胃内食物可能会稀释或吸附药物,或与药物结合;而胃肠道的食物可影响肠黏膜毛细血管的血流量,从而影响药物的吸收。如丙戊酸钠餐后吸收延缓,宜于餐前服用;苯妥英钠与食物同服其吸收加快,卡马西平和食物同服可增加其吸收,则此两种药宜和食物同服。

(4)抗癫痫药物可加速维生素 D 的代谢,长期服用可引起软骨病、甲状腺功能低下,使儿童发育迟滞,因此长期服药期间应注意在医师指导下补充维生素 D 和甲状腺素片。

(5)服药期间定期查血常规、血红蛋白、肝功能,随时观察有无牙龈出血、牙龈炎等,及时治疗。所有抗癫痫药物都有不良反应,以剂量相关性不良反应最常见,通常发生于用药初始或增量时,与血药浓度有关;多数常见的不良反应为短暂性的,缓慢减量即可明显减少。进食时服药可减少恶心;严重的特异反应如皮疹、粒细胞缺乏症、血小板缺乏、再生障碍性贫血和肝功能衰竭等可威胁生命,几乎所有抗癫痫药物都有此可能;特异反应与剂量无关,也难以预测。约 1/4 以上的癫痫患者转氨酶轻度增高,但并不发展为肝炎或肝衰竭。

(三)手术治疗的护理

手术治疗的目的是切除引起发作的癫痫灶,可以根除癫痫、控制发作。如癫痫灶位于重要的脑功能区,不能实施完全的癫痫灶切除,通过手术方法阻断癫痫异常放电向其他脑区的扩散,也可以达到控制癫痫发作的目的。对于全面性发作,通过手术能阻断两侧半球之间的联结,减少半球之间的相互影响,可以在一定程度上减少、减轻癫痫发作。在一些原发性癫痫,双侧大脑半球的异常同步放电受脑深部结构异常起搏点的调控,此种情况无法进行癫痫灶的切除,也不能通过阻断双侧半球的联结而获益,可以经过多种手术方法的干预调整和改变大脑皮质的兴奋性从而间接控制癫痫发作。

1.手术方法

(1)切除癫痫灶的手术:脑皮质癫痫灶切除术;前颞叶切除术;选择性杏仁核、海马切除术;大脑半球切除术。

(2)阻断癫痫异常放电的传播和减弱癫痫灶相互影响的手术:胼胝体切开术;多处软膜下横纤维切断术;立体定向手术。

（3）改变大脑皮质兴奋性的手术：迷走神经刺激术；慢性脑深部电刺激术；立体定向手术。

2.手术适应证

综合考虑，以癫痫发作是否影响患者的生活质量、手术是否减少发作、改善患者的生活质量为原则。癫痫灶切除术患者的选择标准为：①局限性发作；②正规药物治疗无效，2年以上仍无缓解趋势；③癫痫发作严重影响患者的生活质量；④患者的身体和精神状态能配合完成术前评价和术后康复；⑤癫痫灶定位明确，不在脑的重要功能区，手术不会给患者带来明显残疾。其他手术方式选择患者的适应证应该是药物难于控制的癫痫发作，手术不会带来脑功能的损害，患者有接受手术治疗的愿望。在严格掌握手术适应证的基础，根据患者的不同情况选择不同的手术方法。

3.手术前护理

（1）手术前定位：精确地寻找出致痫区，明确其部位和范围；手术时尽可能做到全部切除致痫区，又不至于产生严重的神经功能障碍，才能达到癫痫手术的预期效果。

（2）术前教育：简单讲解术式和术中术后的配合。

（3）术前准备：术前一天头颅特殊备皮、依照患者血型配血、对术中、术后应用的抗生素遵医嘱做好皮试；嘱患者术前晚9点开始禁食、水、药；嘱患者注意搞好个人卫生，并在术前晨起为患者换好干净衣服。

（4）患者离开病房后为其备好麻醉床、无菌小巾、一次性吸氧管、心电监护、多导生理仪。

4.术后护理

（1）交接患者：术中是否顺利、有无特殊情况发生、术后意识状态、伤口情况、头部硬膜外及硬膜下引流情况等。

（2）安置患者于麻醉床上，使其头偏向一侧，保持呼吸道通畅，必要时吸痰，且禁食、水、药。

（3）多导生理仪、颅脑生命体征监测24小时，每2小时记录1次；并给患者持续低流量吸氧，保证脑氧供应。

（4）给予留置导尿，并记录出入量。

（5）术后并发症的观察：患者可能合并严重脑水肿、颅内血肿、感染等，引起的一系列神经系统症状。因此，术后要密切观察头颅埋电极点有无渗出液；有无头痛、高热、恶心呕吐、高颅压症状；有无痫性发作及发作次数；有无语言障碍、偏瘫；有无精神障碍等病情变化。

（6）术后观察头部硬膜外及硬膜下引流液的量、颜色、性质并定时做详细记录。

（7）术后遵医嘱给予补液、抗炎、止血、脱水、健脑、处理并发症等治疗。

5.手术治疗的问题

首先应该强调手术不是万能的，并非所有患者手术治疗后都能够达到根除发作的目的，不同的术式致残率为5%～17%、死亡率0～4%；其次，术后效果良好的患者也可能在数个月后或数年后出现复发，应该注意随访患者；第三，手术后患者应该坚持服用抗癫痫药物，根据情况在3年无癫痫发作后方可逐渐减少抗癫痫药物的用量，以至于最后停用抗癫痫药物，不可因手术后发作停止而急于停药。另外，手术治疗癫痫仍然是一项费用较高的治疗手段，癫痫的外科治疗还有很多理论和技术问题没有解决，应该在有条件的地方开展，逐渐普及，不可一哄而上。

（四）加强认知训练，增强自我照顾能力，提高生活质量

首先帮助家属和患者正视患病的事实，认识到虽患病但我不是一个弱者，建立起自我照顾的欲望；然后再对癫痫患者特别是儿童，在发病早期就开始给予认知训练，长期的、有计划的、定时做一些益智活动,培养自理能力;培训患者一些生活技巧和生存技能,并在心理上摆脱患者对家属的依赖,使患者能自立于社会。

(五)建立社会支持系统

由社区及医院医护人员组织、建立病友会、咨询网站、科普讲座班等社会团体,并定期组织活动,给家属一个互相传递信息、互相交流护理经验的场所;使患者有一个互相鼓励、互相支持的团体,勇敢面对人生。

(六)健康教育

(1)患者出院前应给其本人或家属做生活指导,培养良好的生活习惯,控制癫痫发作的可变诱因,减少癫痫发作引起的意外伤害。

1)职业选择上,有的职业不适于癫痫患者,如驾驶员、高空作业、经常外出出差、电焊工、礼花炮手、车工(操作机器、大型电器)、有强光电刺激、易疲劳、生活不规律的职业。

2)工作、生活中应减少精神、感觉刺激:最好不去舞厅、迪厅、游戏厅,避免强烈的声、光刺激;禁食对味觉、嗅觉强刺激的食品如辣椒、芥末等,禁食某些兴奋性食物和饮料如可乐、咖啡等,因可增加癫痫的发作;禁忌游泳;蒸桑拿,洗澡时间不宜过长,以防过度缺氧诱发癫痫发作。

3)改掉不良生活习惯,生活规律:禁忌酗酒;不能过度饮水,一次的饮水量不得超过200 mL;禁忌长时间观看录像而彻夜不眠;进餐、睡眠切记要定时、有规律,避免由于不良习惯造成的饥饿、睡眠不足、便秘、劳累等。另外,季节变换时一定要预防感冒。

4)外出时随身携带有姓名、住址、联系电话及病史的个人资料,以备发作时及时联系与处理。

(2)用药指导、安全知识指导等如前所述。

(3)婚育知识教育:①禁止近亲婚配和生育。②患特发性癫痫又有明显家族史的女性,婚后应劝其不生育;患特发性癫痫又有广泛异常EEG,其中同胞也有类似异常EEG者,可与正常人结婚,但应禁止生育。③婚者双方均有癫痫,或一方患癫痫,另一方有家族史,应禁止结婚。④癫痫患者可以和正常人结婚,能否生育看医师后听从医师指导。

(4)手术预后教育、手术后如何配合服药教育。另外,大脑半球切除术后的主要并发症是迟发性颅内血肿,在术后4.5~20年发生。因此,对半球切除术后的患者每年均应随访,当出现脑内积水时应尽早实施分流术。告之家属当患者出现逐渐加重的头痛、呕吐、抽搐、嗜睡等症状时应引起重视,并就医做相应的检查。

五、护理评价

(1)患者癫痫发作是否得到控制?发作次数减为多少?患者是否生活在安全的环境中?家属掌握了哪些安全保护知识?

(2)患者癫痫发作时,是否发生了跌伤、碰伤、舌咬伤等意外伤害?

(3)患者是否改掉了不良生活习惯(如改掉酗酒的恶习)?

(4)患者及家属能否认识到正确服药的重要性?其服药依从性(行为表现)如何?

(5)患者学会了哪些自我照顾技能(穿衣、做饭、买菜等)?是否能够自我照顾?

(叶肖娜)

第十二章 妇科常见病护理

第一节 痛 经

痛经是指在行经前、后或月经期出现下腹疼痛、坠胀伴腰酸及其他不适，严重影响生活和工作质量者。痛经分为原发性痛经与继发性痛经两类。前者指生殖器官无器质性病变的痛经，称功能性痛经；后者指盆腔器质性病变引起的痛经，如子宫内膜异位症等。本节仅叙述原发性痛经。

一、护理评估

(一)健康史

原发性痛经常见于青少年，多发生在有排卵的月经周期，精神紧张、恐惧、寒冷刺激及经期剧烈运动可加重疼痛。评估时需了解患者的年龄和月经史、疼痛特点及与月经的关系、伴随症状和缓解疼痛的方法等。

(二)身体状况

1.痛经

痛经是主要症状，多自月经来潮后开始，最早出现在月经来潮前 12 小时，月经第 1 日疼痛最剧烈，持续 2～3 日后逐渐缓解。疼痛呈痉挛性，多位于下腹正中，常放射至腰骶部、外阴与肛门，少数人的疼痛可放射至大脚内侧。可伴面色苍白、出冷汗、恶心、呕吐、腹泻、头晕、乏力等。痛经多于月经初潮后 1～2 年发病。

2.妇科检查

生殖器官无器质性病变。

(三)心理-社会状况

患者缺乏痛经的相关知识，担心痛经可能影响健康及婚后的生育能力，表现为情绪低落、烦躁、焦虑；伴随着月经的疼痛，常常使患者抱怨自己是女性。

(四)辅助检查

B超检查生殖器官有无器质性病变。

(五)处理要点

以解痉、镇痛等对症治疗为主，并注意对患者的心理治疗。

二、护理问题

(一)急性疼痛

与经期宫缩有关。

(二)焦虑

与反复疼痛及缺乏相关知识有关。

三、护理措施

(一)一般护理

(1)下腹部局部可用热水袋热敷。

(2)鼓励患者多饮热茶、热汤。

(3)注意休息,避免紧张。

(二)病情观察

(1)观察疼痛的发生时间、性质、程度。

(2)观察疼痛时的伴随症状,如恶心、呕吐、腹泻。

(3)了解引起疼痛的精神因素。

(三)用药护理

遵医嘱给予解痉、镇痛药,常用药物有前列腺素合成酶抑制剂如吲哚美辛(消炎痛)、布洛芬等,亦可选用避孕药或中药治疗。

(四)心理护理

讲解有关痛经的知识及缓解疼痛的方法,使患者了解经期下腹坠胀、腰酸、头痛等轻度不适是生理反应。原发性痛经不影响生育,生育后痛经可缓解或消失,从而消除患者紧张、焦虑的情绪。

(五)健康指导

进行经期保健的教育,包括注意经期清洁卫生,保持精神愉快,加强经期保护,避免剧烈运动及过度劳累,防寒保暖等。疼痛难忍时一般选择非麻醉性镇痛药治疗。

(周广秀)

第二节 闭 经

闭经是妇科常见症状,分为原发性闭经和继发性闭经两类。原发性闭经指年龄超过16岁,第二性征已发育,或年龄超过14岁,第二性征尚未发育,且无月经来潮者;继发性闭经指正常月经建立后,因病理性原因月经停止6个月,或按自身原来月经周期计算停经3个周期以上者。青春期以前、妊娠期、哺乳期以及绝经后的无月经均属生理现象。

一、护理评估

(一)健康史

原发性闭经较少见,常由于遗传性因素或先天性发育缺陷所致,评估时应注意患者生殖器官和第二性征发育情况及家族史。继发性闭经发病率高,病因复杂,评估时应详细询问患者月经史,已婚者应注意有无产后大出血、不孕及流产史。根据控制正常月经周期的四个环节,按病变部位将闭经分为下丘脑性闭经、垂体性闭经、卵巢性闭经及子宫性闭经。

1.下丘脑性闭经

最常见,以功能性原因为主。

(1)精神因素:精神创伤、紧张忧虑、环境改变、过度劳累、盼子心切或畏惧妊娠等可使内分泌调节功能紊乱而发生闭经。闭经多为一时性,可自行恢复。

(2)剧烈运动、体重下降和神经性厌食:均可诱发闭经。因初潮发生和月经维持有赖于一定比例(17%~20%)的机体脂肪,中枢神经对体重下降极为敏感。

(3)药物:一般在停药后 3~6 个月月经恢复。

2.垂体性闭经

垂体器质性病变或功能失调可影响卵巢功能而引起闭经。

(1)垂体梗死:常见于产后出血使垂体缺血坏死,出现闭经、性欲减退、毛发脱落、第二性征衰退等希恩综合征。

(2)垂体肿瘤:可引起闭经溢乳综合征。

3.卵巢性闭经

因性激素水平低落,子宫内膜不发生周期性变化而导致闭经。

(1)卵巢功能早衰:40 岁前绝经者称卵巢功能早衰,常伴有围绝经期综合征的表现。

(2)卵巢功能性肿瘤、卵巢切除或组织破坏。

(3)多囊卵巢综合征:表现为闭经、不孕、多毛、肥胖、双侧卵巢增大。

4.子宫性闭经

月经调节功能及第二性征发育正常,但子宫内膜受到破坏或对卵巢激素不能产生正常的反应而引起闭经。

(1)先天性子宫发育不良或子宫切除术后者。

(2)子宫内膜损伤:子宫腔放射治疗后、结核性子宫内膜炎、子宫腔粘连综合征,后者因人工流产刮宫过度,使子宫内膜损伤粘连而无月经产生。

5.其他内分泌功能异常

甲状腺功能减退或亢进、肾上腺皮质功能亢进、糖尿病等可引起闭经。

(二)身体状况

了解患者的闭经类型、时间及伴随症状。注意观察患者精神状态、智力发育、营养与健康状况;检查全身发育状况,测量身高、体重、四肢与躯干比例;第二性征如音调、毛发分布、乳房发育状况,挤压乳腺有无乳汁分泌;妇科检查生殖器官有无发育异常和肿瘤等。

(三)心理-社会状况

患者担心闭经对自己的健康、性生活及生育能力有影响,病程过长及治疗效果不佳会加重患者及其家属的心理压力,产生情绪低落、焦虑,反过来又加重闭经。

(四)辅助检查

1.子宫功能检查

(1)诊断性刮宫:适用于已婚妇女,必要时可在宫腔镜直视下检查。

(2)子宫输卵管碘油造影:了解子宫腔及输卵管情况。

(3)药物撤退试验:①孕激素试验可评估内源性雌激素水平;②雌、孕激素序贯疗法。

2.卵巢功能检查

通过 B 超检查、基础体温测定、宫颈黏液结晶检查、阴道脱落细胞检查、血清激素测定、诊断性刮宫,了解排卵情况及体内性激素水平。

3.垂体功能检查

如垂体兴奋试验等。

4.其他检查

B 超检查、染色体检查及内分泌检查等。

(五)处理要点

(1)全身治疗积极治疗全身性疾病,增强体质,加强营养,保持正常体重。

(2)心理治疗精神因素所致闭经,应行心理疏导。

(3)病因治疗子宫腔粘连、先天畸形、卵巢及垂体肿瘤等采取相应手术治疗。

(4)性激素替代疗法　根据病变部位及病因,给予相应激素治疗,常用雌激素替代疗法,雌、孕激素序贯疗法和雌、孕激素合并疗法。

(5)诱发排卵常用氯米芬、HCG。

二、护理问题

(一)焦虑

与担心闭经对健康、性生活及生育的影响有关。

(二)功能障碍性悲哀

与长期闭经及治疗效果不佳,担心丧失女性形象有关。

三、护理措施

(一)一般护理

1.鼓励患者增加营养

营养不良引起的闭经者,应供给足够的营养。

2.保证睡眠

工作紧张引起的闭经者,鼓励患者加强锻炼,增强体质,注意劳逸结合。如为肥胖引起的闭经,指导患者进低热量饮食,但需要富有维生素和矿物质,嘱咐患者适当增加运动量。

(二)病情观察

(1)观察患者情绪变化,有无引起闭经的精神因素,如工作、家庭、生活等情况。

(2)对有人工流产、剖宫产史的闭经患者,应监测阴道流血情况及月经变化。

(3)注意患者体重增加或减少的数据和时间,与闭经前、后的关系。

(4)观察患者甲状腺有无肿大、有无糖尿病症状。

(三)用药护理

指导患者合理使用性激素,说明性激素的作用、不良反应、用药方法及注意事项。

(四)心理护理

讲解月经的生理知识,使患者了解闭经与女性特征、生育及健康的关系,减轻心理压力,避免闭经加重。对原发性闭经者,特别是生殖器官畸形者进行心理疏导,保持心情舒畅,正确对待疾病,提高对自我形象的认识。

(五)健康指导

(1)告知患者要耐心坚持规范治疗,在医师的指导下接受全身系统检查。

(2)短期治疗效果可能不明显,要有心理准备,不要放弃治疗,树立战胜疾病的信心。

(周广秀)

第三节 外阴炎症

一、非特异性外阴炎

非特异性外阴炎是由物理、化学因素而非病原体所致的外阴皮肤或黏膜的炎症。

(一)临床表现

1.症状

外阴皮肤瘙痒、疼痛、烧灼感,于活动、性交、排尿、排便时加重。

2.体征

妇科检查见局部充血、肿胀、糜烂,常有抓痕,严重者形成溃疡或湿疹。慢性炎症可使皮肤增厚、粗糙、皲裂,甚至苔藓样变。

(二)辅助检查

血糖或尿糖检查:炎症反复发作及年龄较大者应行血糖或尿糖检查,有增高表现。

(三)评估与观察要点

1.健康史

询问患者就诊的原因,评估有无诱发因素,如白带增多、大小便刺激皮肤、经期使用透气性差的卫生巾、穿紧身化纤内裤等;评估患者是否同时罹患其他疾病,如尿瘘、粪瘘、糖尿病等;了解患者有无可能导致尿瘘、粪瘘的外科手术史等。

2.观察要点

观察局部外阴皮肤有无红肿、抓痕、溃疡、粗糙,询问患者有无外阴瘙痒、疼痛或烧灼感。

3.心理-社会状况

了解患者对症状的反应,有无烦躁不安、焦虑等心理。

(四)护理措施

1.心理护理

患者常因外阴瘙痒、疼痛或烧灼感而影响其工作、生活、睡眠,从而常常出现明显的焦虑和烦躁不安,应对患者进行心理疏导,安慰患者,向其解释疾病相关知识及治疗护理方法,鼓励其积极配合治疗并参与护理,增强其战胜疾病的信心。

2.一般护理

(1)积极寻找病因并去除:糖尿病者应及时治疗糖尿病,有效控制血糖水平;尿瘘和粪瘘患者应及时行修补术,去除局部刺激;保持会阴清洁、干燥,避免性生活,尽量避免搔抓,以防皮肤溃破导致继发感染。

(2)坐浴和止痒:教会患者坐浴的方法和相关知识,包括液体的配制(用0.1%聚维酮碘液或1:5000高锰酸钾液)、温度(41～43℃)、坐浴时间(每天2次,每次15～30分钟)及注意事项(月经期和产后或流产后7～10天内禁止坐浴,坐浴时要使会阴部全部浸没于坐浴液中)。坐浴后局部可涂抹止痒药膏止痒。

(3)饮食护理:减少辛辣食物摄入。

(五)健康指导

1.疾病知识指导

外阴溃破者要预防继发感染,使用柔软无菌会阴垫,减少摩擦和混合感染的机会。及时去除诱因,及时治疗阴道炎和糖尿病等。

2.生活指导

指导患者注意性生活卫生和个人卫生,勤换内裤,宜穿纯棉透气内裤,不宜穿化纤内裤和紧身衣。保持外阴清洁、干燥,勿用刺激性药物或擦洗外阴,勿搔抓局部皮肤。做好经期、孕期、分娩期、产褥期卫生,每天清洗外阴,更换内裤。建立健康的饮食习惯,少进辛辣食物,勿饮酒。

3.延续性护理

建立患者健康档案,使患者明确随访的时间、目的及联系方式。

二、前庭大腺炎(前庭大腺脓肿)

前庭大腺炎是指病原体侵入前庭大腺引起的炎症。

(一)临床表现

炎症多发生于一侧。初起时局部肿胀、疼痛、灼热感,行走不便,有时会致大小便困难。检查见局部皮肤红肿、发热、压痛明显,患侧前庭大腺开口处有时可见白色小点。当脓肿形成时,可触及波动感,脓肿直径可达3～6cm,患者出现发热等全身症状,腹股沟淋巴结增大。当脓肿内压力增大时,表面皮肤变薄,脓肿自行破溃,若破孔大,可自行引流,炎症较快消退而痊愈,若破孔小,引流不畅,则炎症持续不消退,并可反复急性发作。

(二)辅助检查

1.病原体检查

取前庭大腺开口处分泌物行涂片检查,或行细菌培养和药敏试验。

2.血常规和C反应蛋白

白细胞和C反应蛋白有无升高。

(三)评估与观察要点

1.健康史

询问有无诱因,有无白带增多、大便刺激皮肤等;询问性伴侣的健康情况。

2.观察要点

观察局部包块大小、是否有波动感、局部有无红肿、溃破,有无腹股沟淋巴结肿大,体温有无升高,观察患者行走步态,有无行走受限,评估局部疼痛情况等。

3.心理-社会状况

了解患者对症状的反应,有无烦躁不安、焦虑等心理。

(四)护理措施

1.心理护理

患者常因外阴局部剧烈疼痛影响其工作、生活、睡眠而常常出现明显的焦虑,应对其进行心理疏导,安慰患者,解释疾病的原因、治疗护理方法及预防措施,鼓励其积极配合治疗并参与护理,增强其战胜疾病的信心。理解患者急切的求医心理,耐心解答患者的疑问。

2.一般护理

(1)急性期应卧床休息,保持局部清洁、干燥,禁止搔抓、热水烫洗及涂刺激性药物。

(2)遵医嘱给予抗生素及止痛药,并观察疗效和有无不良反应。

3.手术护理

(1)术前护理:①告知手术的目的、意义及注意事项。②认真评估患者的心理状态,给予相应的心理护理。③坐浴,清洗外阴,做好手术区皮肤准备。

(2)术后护理:①卧床休息。②密切观察术后伤口有无出血、红肿等,动态评估患者疼痛情况和体温变化。③脓肿切开术后局部放置引流条引流,每天需更换引流条;用碘伏擦洗外阴,每天2次;伤口愈合后,使用1∶8 000呋喃西林液行坐浴,每天2次。

(五)健康指导

1.疾病知识指导

脓肿溃破者要使用柔软无菌会阴垫,减少摩擦和混合感染的机会。

2.生活指导

指导患者注意性生活卫生和个人卫生,经期和产褥期禁止性交,月经期使用消毒、透气好的卫生巾并勤更换。保持外阴清洁、干燥,做好经期、孕期、分娩期、产褥期卫生,每天清洗外阴,更换内裤,不宜穿化纤内裤和紧身衣。

3.延续性护理

建立患者健康档案,使患者明确随访的时间、目的及联系方式。

(周广秀)

第四节　阴　道　炎　症

一、滴虫阴道炎

滴虫阴道炎是由阴道毛滴虫引起的常见阴道炎症,也是常见的性传播疾病。

(一)临床表现

1.症状

阴道分泌物增多及外阴瘙痒,潜伏期为4~28天。滴虫阴道炎的主要症状是阴道分泌物增多,典型特点:稀薄脓性、黄绿色、泡沫状、有臭味及外阴瘙痒,间或有灼热、疼痛、性交痛等。若有其他细菌混合感染则分泌物呈脓性,可有臭味。瘙痒部位主要为阴道口及外阴,若尿道口有感染,可有尿频、尿痛,有时可见血尿。阴道毛滴虫能吞噬精子,并能阻碍乳酸生成,影响精子在阴道内存活,可致不孕。

2.体征

妇科检查时见阴道黏膜充血,严重者有散在出血斑点,甚至宫颈有出血斑点,形成"草莓宫颈"。后穹隆有多量白带,呈灰黄色、黄白色稀薄液体或黄绿色脓性分泌物。带虫者阴道黏膜常无异常改变。

(二)辅助检查

1.白带悬滴检查

最简便的方法是悬滴法,敏感性:60%～70%,具体方法:加温生理盐水一小滴于玻片上,于阴道侧壁取少许典型分泌物混于生理盐水中,立即在低倍光镜下寻找滴虫。若有滴虫,可见其呈波状运动而移动位置及增多的白细胞被推移。

2.培养法

对可疑患者,若多次悬滴法未能发现滴虫时,可送培养,准确性可达98%左右。

(三)评估与观察要点

1.健康史

询问既往阴道炎病史,发作与月经周期的关系,治疗经过,了解个人卫生习惯,分析感染途径,以及性伴侣的健康情况。

2.观察要点

评估患者有无外阴瘙痒、疼痛、灼热感及程度,观察阴道分泌物的量、色和性状,有无尿频、尿急、尿痛等泌尿系统感染的症状,对于病程长者评估有无不孕。

3.心理-社会状况

评估患者是否有治疗效果不佳致反复发作造成的烦躁情绪及接受盆腔检查的顾虑,性伴侣是否愿意同时治疗。

(四)护理措施

1.心理护理

患者常因治疗效果不佳致反复发作造成的烦躁情绪及接受盆腔检查的顾虑,担心性伴侣不愿意同时治疗,应对其进行心理护理,安慰患者,解释疾病的原因、治疗护理方法及预防措施,鼓励其和性伴侣积极配合治疗并参与护理,增强其战胜疾病的信心。

2.一般护理

指导患者注意个人卫生,保持外阴清洁、干燥,勿搔抓局部皮肤。治疗期间禁止性交,勤换内裤。内裤和坐浴用物应煮沸5～10分钟消毒,以避免交叉感染和反复感染。指导患者配合检查,取分泌物前24～48小时避免性交、阴道灌洗或局部用药,取分泌物前不做双合诊,窥阴器不涂润滑剂。分泌物取出后应及时送检并注意保暖,否则滴虫活动力减弱,造成辨认困难。

3.病情观察

观察白带异常及外阴瘙痒有无好转。

4.用药护理

(1)全身用药:告知患者全身用药的方法(甲硝唑或替硝唑2 g单次口服或甲硝唑0.4 g,每天2次,连服7天)和各种剂型的阴道用药方法,酸性药液(可用1:5 000高锰酸钾液或1%乳酸或0.5%醋酸液)冲洗阴道或坐浴后再阴道上药(甲硝唑栓0.2 g放入阴道,每晚一次,10次为1个疗程)的原则。

（2）用药注意事项：甲硝唑停药24小时内或替硝唑停药72小时内禁止饮酒（因为甲硝唑和替硝唑抑制乙醇在体内氧化而产生有毒的中间代谢物），局部用药前后注意清洁双手，孕20周前或哺乳期妇女禁止用药（因为甲硝唑和替硝唑可透过胎盘到达胎儿体内，可从乳汁中排泄），月经期暂停坐浴、阴道冲洗和阴道给药。

（3）观察用药不良反应：口服甲硝唑偶见胃肠道反应（如恶心、呕吐、食欲减退）、头痛、皮疹、白细胞减少等，一旦发生应报告医师并及时处理。

（4）性伴侣治疗：性伴侣应同时治疗，治疗期间禁止性交。

（5）治愈标准和停药指征：治疗后，于月经干净后查白带，连续3次未发现滴虫者为治愈。白带转阴后，再巩固1～2个疗程后可停药。

5.饮食指导

忌辛辣等刺激性食物，限烟、戒酒。

（五）健康指导

1.做好卫生宣传

积极开展普查普治，消灭传染源，禁止滴虫患者和带虫者进入游泳池，医院做好消毒隔离，以免交叉感染。

2.指导个人卫生

选择棉质且通透性好的内裤，勤换内裤，保持外阴清洁、干燥；勿自行阴道冲洗，便后擦拭应遵循从前到后的顺序，防止粪便污染外阴。提倡淋浴，少用盆浴，清洗个人的内裤用单独的盆具，患者的内裤和毛巾应煮沸消毒。

3.配偶同治

患者性伴侣应排除有无滴虫感染，阳性者应同时积极治疗，治疗期间禁止性交。

4.延续性护理

建立患者健康档案，使患者明确随访的时间、目的及联系方式，强调治愈标准和随访重要性。

二、外阴阴道假丝酵母菌病

外阴阴道假丝酵母菌病（VVC），曾称外阴阴道念珠菌阴道炎，是由假丝酵母菌引起的常见外阴阴道炎症。主要为内源性感染，假丝酵母菌为条件致病菌，除寄生在阴道外，还可寄生于口腔、肠道等部位，这3个部位的假丝酵母菌可相互传染，条件适宜即可引发感染，少数患者可通过性交、衣物等直接或间接传染，国外资料显示，约75%的女性一生中至少患过一次假丝酵母菌外阴阴道炎。

（一）临床表现

1.症状

阴道分泌物增多，典型特征：白色稠厚豆渣样或凝乳状，伴外阴瘙痒、灼痛、性交痛、尿痛。尿痛特点是排尿时尿液刺激水肿的外阴及前庭而导致疼痛。

2.体征

妇科检查可见外阴水肿，有地图样红斑，常伴有抓痕，严重者可见皮肤皲裂，表皮脱落。阴道黏膜充血、水肿，小阴唇内侧及阴道黏膜上富有白色块状物，擦除后黏膜红肿，部分患者可见糜烂或表浅溃疡。

(二)辅助检查

1.湿片检查

取少许凝乳状阴道分泌物放在盛有 10% KOH 或生理盐水的玻片上,混匀后在显微镜下找到芽孢和假菌丝,生理盐水的阳性检出率为 30%～50%,10% KOH 的阳性检出率为70%～80%。

2.假丝酵母菌培养

取分泌物前 24～48 小时避免阴道灌洗、局部用药或性交,取分泌物时窥阴器不涂润滑剂,分泌物取出后立即送检并注意保暖。

3.pH 测定

具有重要的鉴别意义,若 pH＜4.5,可能为单纯假丝酵母菌感染;若 pH＞4.5,且涂片中有大量白细胞,可能存在混合感染,尤其是细菌性阴道病的混合感染。

(三)评估与观察要点

1.健康史

询问患者末次月经,了解是否妊娠;询问发病的具体经过,过去有无类似情况,发病与月经周期的关系,治疗经过;有无诱发因素如肥胖、穿紧身化纤内裤、妊娠、糖尿病、大量应用免疫抑制剂或长期应用抗生素等。

2.观察要点

评估患者有无外阴瘙痒、灼痛、性交痛、尿痛及程度,观察阴道分泌物的量、色和性状,有无口腔及肠道真菌感染的相关表现,如口腔溃疡、腹泻、腹痛等,对于病程长、反复发作者评估有无不孕。

3.心理-社会状况

患者常因治疗效果不佳致反复发作造成的烦躁情绪及接受盆腔检查的顾虑;患病对患者日常生活、工作、家庭的影响,是否存在焦虑等心理问题;患者的文化水平和接受能力,对疾病和治疗方案的了解及接受程度。

(四)护理措施

1.心理护理

鼓励患者积极配合并坚持治疗,做好解释工作,增强其战胜疾病的信心。

2.一般护理

指导患者自我护理,保持外阴清洁、干燥,勿搔抓局部皮肤。勤换内裤,内裤和坐浴用物应煮沸 5～10 分钟消毒,注意性卫生,以避免交叉感染和反复感染。消除诱因,如治疗糖尿病,停用广谱抗生素及免疫抑制剂等。与患者共同探讨促进睡眠的方法,改善患者的睡眠质量。

3.病情观察

观察治疗后患者的症状有无好转,睡眠有无改善。

4.用药护理

(1)坐浴或阴道冲洗:用 2%～4% 碳酸氢钠溶液坐浴或阴道冲洗,改善阴道内环境,抑制假丝酵母菌生长,操作时应注意温度、浓度,以防灼伤阴道皮肤。

(2)局部用药:局部用药可选用栓剂,如咪康唑栓剂(每晚200 mg,连用 7 天,或每晚 400 mg,连用 3 天,或 1 200 mg,单次)、克霉唑栓剂(每晚 150 mg,连用 7 天,或每天早、晚各 150 mg,连用

3 天,或 500 mg,单次)、制霉菌素栓剂(每晚 10 万 U,连用 10～14 天)等,指导患者正确的阴道给药方式,坐浴或阴道冲洗后放置于阴道深处效果更佳。

(3)全身用药:不能耐受局部用药、未婚妇女、不愿采用局部治疗者,可选用口服药,指导患者正确用药,常用药物:氟康唑 150 mg,顿服;或伊曲康唑 200 mg 每天 1 次,共 3～5 天。密切观察有无药物不良反应。

(4)单纯性假丝酵母菌病治疗:可局部用药,也可全身用药。

(5)复杂性假丝酵母菌病治疗:无论局部用药或是全身用药,均应延长治疗时间。

(6)复发性假丝酵母菌病治疗:一年内发作 4 次以上称为复发性假丝酵母菌病,对此类患者应及时去除诱因,并检查是否合并滴虫阴道炎、细菌阴道病、艾滋病等其他感染性疾病。抗真菌治疗分为初始治疗和维持治疗,初始治疗达到真菌学阴性后开始维持治疗。在维持治疗前应作真菌培养确诊,治疗期间定期复查,检测疗效及药物不良反应,出现不良反应后应及时停药。

(7)妊娠期合并感染者:以局部用药为主,可选用克霉唑栓剂、制霉菌素栓剂等阴道给药,禁止口服唑类药物。

(五)健康指导

1.加强健康教育

积极治疗糖尿病,正确合理使用抗生素、雌激素,避免诱发外阴阴道假丝酵母菌病。

2.指导个人卫生

每天清洗外阴、勤换内裤,清洗个人的内裤用单独的盆具,患者的内裤和毛巾应煮沸消毒。

3.性伴侣治疗

无需对性伴侣进行常规治疗,但是患者性伴侣应排除有无假丝酵母菌感染,阳性者应同时积极治疗。性交时应使用避孕套,以防传染。

4.延续性护理

建立患者健康档案,使患者明确随访的时间、目的及联系方式,强调治愈标准和随访重要性。

三、细菌性阴道病

细菌性阴道病(BV)是阴道内正常菌群失调所致的一种混合性感染,但临床及病理特征无炎症改变,多发生在性活跃期的妇女。

(一)临床表现

1.症状

10%～40%的患者无临床症状,有症状者主要表现为阴道分泌物增多,有鱼腥臭味,性交后加重,可伴有轻度外阴瘙痒或烧灼感。

2.体征

妇科检查见阴道分泌物呈灰白色,均匀一致,稀薄,常黏附于阴道壁,黏度低,易将分泌物从阴道壁拭去,阴道黏膜无充血等炎症表现。

(二)辅助检查

(1)线索细胞阳性:线索细胞即阴道脱落的表层细胞,取少许阴道分泌物放于玻片上,加一滴生理盐水混合,高倍显微镜下寻找线索细胞,细菌性阴道病患者的线索细胞可达 20%以上。

(2)胺臭味试验阳性:胺遇碱会释放腥臭味的氨气,故取少许阴道分泌物放于玻片上,加入

1~2 滴 10% KOH,会产生烂鱼肉样腥臭味。

(3)阴道分泌物 pH>4.5。

(三)评估与观察要点

1.健康史

询问患者有无诱因,有无白带增多及烂鱼肉样腥臭味等,了解病程及治疗情况。

2.观察要点

评估患者有无外阴瘙痒、烧灼感及程度,观察阴道分泌物的量、色和性状。

3.心理-社会状况

评估患者对疾病的心理反应,患病对其日常生活、工作、家庭的影响,是否存在焦虑等心理问题;患者的文化水平和接受能力,对疾病和治疗方案的了解及接受程度。

(四)护理措施

1.心理护理

做好解释工作,鼓励患者积极配合治疗。

2.一般护理

指导患者自我护理,勤换内裤,保持外阴清洁、干燥,勿搔抓局部皮肤,注意性卫生,治疗期间性交宜使用避孕套,停用碱性女性护理液。

3.病情观察

观察治疗后患者的症状有无好转。

4.用药护理

一般可选择全身用药和局部用药,主要用抗厌氧菌药物。

(1)坐浴或阴道冲洗:用 1:5 000 高锰酸钾溶液或 1% 乳酸或 0.5% 醋酸等酸性溶液坐浴或阴道冲洗,改善阴道内环境,抑制致病菌生长,操作时应注意温度、浓度,以防损伤。

(2)局部用药:局部用药可选用栓剂,如甲硝唑栓剂(每晚 1 次,连用 7 天)、克林霉素软膏(每次 5 g,连用 7 天)等,指导患者正确的阴道给药方式,坐浴或阴道冲洗后阴道用药效果更佳。

(3)全身用药:不能耐受局部用药、未婚妇女、不愿采用局部治疗者,可选用口服药,指导患者正确用药,常用药物:甲硝唑 400 mg,每天 2 次,共 7 天;或克林霉素 300 mg,每天 2 次,共 7 天。密切观察有无药物不良反应。

(4)无需对性伴侣进行常规治疗。

(5)妊娠期合并感染者:细菌性阴道病可导致胎膜早破、早产等不良妊娠结局,故有症状的孕妇及无症状的有早产高危的孕妇均需进行细菌性阴道病的筛查及治疗,由于本病在妊娠期有合并上生殖道感染的可能,治疗方案以口服用药为主。

(五)健康指导

1.指导个人卫生

每天清洗外阴、勤换内裤,保持外阴清洁、干燥,不穿化纤内裤和紧身衣,忌用肥皂擦洗外阴,不宜经常使用药液清洗阴道。

2.性伴侣治疗

无需对性伴侣进行常规治疗。

3.注意性卫生

避免不洁的性行为。

4.延续性护理

建立患者健康档案,告知患者治疗后无症状者不需常规随访,但症状持续或症状重复出现时应及时复诊,接受治疗,使患者明确随访的时间、目的及联系方式,强调随访重要性。

(周广秀)

第五节　盆腔炎性疾病

盆腔炎性疾病(PID)是指女性上生殖道及其周围组织的炎症,主要有子宫内膜炎、输卵管炎、输卵管卵巢脓肿、盆腔腹膜炎。最常见的是输卵管炎。引起盆腔炎的病原体有两个来源,来自外界的病原体如淋病奈瑟菌、沙眼衣原体、结核分枝杆菌、铜绿假单胞菌和原寄居于阴道内的菌群包括厌氧菌及需氧菌。初潮前、绝经后或未婚者很少发生盆腔炎。盆腔炎大多发生在性活跃期,有月经的妇女。炎症可局限于一个部位,也可以同时累及几个部位,单纯的子宫内膜炎或卵巢炎较少见。盆腔炎有急性和慢性两类。

一、病因

(一)急性盆腔炎

1.宫腔内手术操作后感染

如子宫颈检查、子宫输卵管造影术、刮宫术、输卵管通液术等,由于手术消毒不严格引起的感染或术前适应证选择不当引起炎症发作或扩散。长期放置宫内节育器后也有继发感染形成慢性炎症的可能,以及慢性盆腔炎急性发作。

2.产后或流产后感染

分娩后或流产后产道损伤、组织残留于宫腔内,或手术无菌操作不严格,均可发生急性盆腔炎。

3.其他原因

经期卫生不良,使用不洁的卫生垫、经期性交、不洁性生活史、早年性交、多个性伴侣、性交过频者可导致性传播疾病的病原体入侵,邻近器官炎症蔓延均可导致炎症。

(二)慢性盆腔炎

常为急性盆腔炎未能彻底治疗,或患者体质较差病程迁延所致,但亦可无急性盆腔炎病史。慢性盆腔炎病情较顽固,当机体抵抗力较差时,可有急性发作,严重影响妇女健康、生活、工作。

二、病理

(一)子宫内膜炎及子宫肌炎

子宫内膜充血、水肿、有炎性渗出物,严重者内膜坏死、脱落形成溃疡。可发生于产后、流产后或剖宫产后,因胎盘、胎膜残留或子宫复旧不良,极易感染,严重者宫颈管粘连形成宫腔积脓。也见于绝经后雌激素低下的老年妇女,由于内膜菲薄,易受细菌感染。

现代护理实践与操作常规

（二）输卵管炎与输卵管积水

输卵管炎多为双侧性，输卵管呈轻度或中度肿大，伞端可部分或完全闭锁，并与周围组织粘连。输卵管炎症较轻时，伞端及峡部粘连闭锁，浆液性渗出物积聚形成输卵管积水。有时输卵管积脓变为慢性，脓液逐渐被吸收，浆液性液体继续自管壁渗出充满管腔，亦可形成输卵管积水。积水输卵管表面光滑，管壁甚薄，形成腊肠或呈曲颈的蒸馏瓶状，可游离或与周围组织有膜样粘连。

（三）输卵管卵巢炎及输卵管卵巢囊肿

输卵管发炎时波及卵巢，输卵管与卵巢相互粘连形成炎性肿块，或输卵管伞端与卵巢粘连并贯通，液体渗出形成输卵管卵巢囊肿，也可由输卵管卵巢脓肿的脓液被吸收后由渗出物替代而形成。

（四）盆腔结缔组织炎

内生殖器急性炎症或阴道、宫颈有创伤时，病原体经淋巴管进入盆腔结缔组织而引起组织充血、水肿及中性粒细胞浸润。开始局部增厚，质地较软，边界不清，以后向两侧盆壁呈扇形浸润，若组织化脓则形成盆腔腹膜外脓肿，可自发破入直肠或阴道。若由宫颈炎症蔓延至宫骶韧带处，会使纤维组织增生、变硬，若蔓延范围广泛，可使子宫固定，宫颈旁组织也增厚，形成"冰冻骨盆"。

（五）盆腔腹膜炎

盆腔内器官发生严重感染时往往蔓延到盆腔腹膜。发炎的腹膜充血、水肿，并有少量含纤维素的渗出液，形成盆腔脏器粘连。当有大量的脓性渗出液积聚于粘连的间隙内，可形成散在小脓肿；积聚于直肠子宫陷凹处则形成盆腔脓肿，较多见。脓肿可破入直肠而使症状突然减轻，也可破入腹腔引起弥漫性腹膜炎。

（六）败血症及脓毒血症

当病原体毒性强、数量多、患者抵抗力降低时常发生败血症。多见于严重的产褥感染、感染性流产及播散性淋病。发生 PID 后若身体其他部位发现多处炎症病灶或脓肿者，应考虑有脓毒血症存在，需经血培养证实。

（七）肝周围炎

肝周围炎（Fitz-hugh-Curtis 综合征）是指肝包膜炎症而无肝实质损害的肝周围炎。淋病奈瑟菌及衣原体感染均可引起。由于肝包膜水肿，吸气时右上腹疼痛。肝包膜上有脓性或纤维渗出物，早期在肝包膜与前腹壁腹膜之间形成松软粘连，晚期形成琴弦样粘连。5%～10%输卵管炎可出现此综合征，临床表现为继下腹痛后出现右上腹痛，或下腹疼痛与右上腹疼痛同时出现。

三、临床表现

（一）急性盆腔炎

1.症状

轻者无症状或症状轻微，常见症状为下腹痛、发热、阴道分泌物增多，重者可有寒战、高热、头痛、食欲缺乏。若有脓肿形成可有下腹部包块及局部压迫刺激症状。

2.体征

患者呈急性面容，体温升高，心率加快，腹胀，小腹伴有压痛、反跳痛及肌紧张，肠鸣音减弱或消失。妇科检查阴道可充血，大量脓性分泌物从宫颈外流；宫颈充血、水肿、举痛明显；宫体增大，有压痛，活动受限；子宫两侧压痛明显，若有脓肿形成则可触及包块且压痛明显。急性盆腔炎发展可引起弥漫性腹膜炎、败血症、感染性休克,严重者可危及生命。

(二)慢性盆腔炎

1.症状

全身症状多不明显,有时出现低热、乏力。由于病程较长,部分患者可有神经衰弱症状。当患者抵抗力下降时,易急性发作。慢性炎症形成的瘢痕粘连以及盆腔充血,常引起腰骶部酸痛、下腹部坠胀、隐痛。常在月经前后、劳累、性交后加重。慢性炎症导致盆腔淤血,患者出现经量增多;输卵管粘连堵塞可致不孕。卵巢功能损害时可致月经失调。

2.体征

子宫后倾、后屈,活动受限或粘连固定。输卵管积水或输卵管卵巢囊肿,盆腔一侧或两侧可触及囊性肿物,活动受限。盆腔结缔组织炎时,子宫一侧或两侧有片状增厚、压痛,宫骶韧带常增粗、变硬,有触痛。输卵管炎症时子宫一侧或两侧触及呈索条状的增粗输卵管,伴有轻度压痛。

四、治疗要点

盆腔炎性疾病的治疗原则是及时给予足量的抗生素,必要时手术治疗。对慢性盆腔炎可采用支持疗法、物理治疗、药物治疗和手术治疗等措施控制炎症、消除病灶。

五、护理措施

(一)手术护理

为需手术治疗的患者做好术前准备、术中配合和术后护理。患者出现高热时宜采取物理降温;若有腹胀应行胃肠减压;遵医嘱输液并给予足量有效抗生素。注意纠正电解质紊乱和酸碱失衡状况;观察输液反应等。

(二)减轻不适

必要时,按照医嘱给予镇静镇痛药物缓解患者的不适。

(三)指导随访

对于接受抗生素治疗的患者应在 72 小时内随诊以确定疗效。若此期间症状无改善,则需进一步检查,重新进行评估,必要时行腹腔镜或手术探查。对沙眼衣原体及淋病奈瑟菌感染者,可在治疗后 4~6 周复查病原体。

(周广秀)

第六节 外阴、阴道创伤

外阴、阴道部位置虽较隐蔽,但损伤并不少见。此处组织薄弱、神经敏感、血管丰富,受伤后损害重,较疼痛。解剖上前为尿道口,后为肛门,易继发感染,使病情复杂化。

一、护理评估

(一)健康史

1.病因评估

(1)分娩:分娩是导致外阴、阴道创伤的主要原因。

（2）外伤：如骑跨在自行车架上或自高处跌落骑跨于硬物上，外阴骤然触于锐器上，创伤有时可伤及阴道，甚至穿过阴道损伤尿道、膀胱或直肠。

（3）幼女受到强暴所致软组织受损。

（4）初次性交可使处女膜破裂：绝大多数可自行愈合，偶可见裂口延至小阴唇、阴道或伤及穹隆，引起大量阴道流血。

2.身心状况

（1）症状：疼痛为主要症状，程度可轻可重，患者常坐卧不安，行走困难，随着局部肿块的逐渐增大，疼痛也越来越严重，甚至出现疼痛性休克；水肿或血肿导致局部肿胀，也是常见症状；少量或大量血液自阴道或外阴创伤处流出。

（2）体征：患者出血多，可出现脉搏快、血压低等出血性休克或贫血的体征。妇科检查外阴肿胀出血，形成外阴血肿时，可见外阴部有紫蓝色肿块突起，有明显压痛。

（3）心理-社会状况：由于是意外事件，且创伤又涉及女性最隐蔽部位，患者及家属常表现出明显的忧虑和担心。

二、辅助检查

出血多者红细胞计数及血红蛋白值下降，合并感染者，可见白细胞增高。

三、护理诊断及合作性问题

（一）疼痛

与外阴、阴道的创伤有关。

（二）恐惧

与突发创伤事件，担心预后对自身的影响有关。

（三）感染

与伤口受到污染，未得到及时治疗有关。

四、护理目标

（1）患者疼痛缓解，舒适感增加。

（2）患者无感染发生或感染被及时发现和控制，体温、血象正常。

五、护理措施

（一）一般护理

患者平卧、给氧。做好血常规检查，建立静脉通道，配血，必要时输血。

（二）心理护理

对患者及家属表示理解，护士应使用亲切温和的语言给予安慰，鼓励他们面对现实，积极配合治疗。

（三）病情监测

密切观察患者生命体征及尿量变化，并准确记录；严密观察患者血肿的大小及其变化，有无活动性出血；术后观察患者阴道及外阴伤口有无出血，有无进行性疼痛加剧或阴道、肛门坠胀等再次血肿的症状。

(四)治疗护理

1.治疗原则

根据不同情况,给予相应处理,原则是止痛、止血、抗休克和抗感染。

2.治疗配合

(1)预防和纠正休克:立即建立静脉通道,做好输血、输液准备,遵医嘱及时给予患者止血药、镇静药、镇痛药;做好手术准备。

(2)配合护理:对损伤程度轻,血肿小于 5 cm 的患者,采取正确的体位,避免血肿受压;及时给予患者止血、止痛药;24 小时内可冷敷,降低局部神经敏感性和血流速度,有利于减轻患者的疼痛和不适;还可以用丁字带、棉垫加压包扎,预防血肿扩散。24 小时后热敷或外阴部烤灯,促进血肿或水肿的吸收。保持外阴清洁,每天外阴冲洗 3 次,大小便后立即擦洗。血肿较大者,需手术切开血肿行血管结扎术后消炎抗感染。

(3)术前准备:需要急诊手术的应进行皮肤、肠道的准备。

(4)术后护理:术后常需外阴加压包扎或阴道填塞纱条,患者疼痛较重,应积极止痛。外阴包扎松解或阴道纱条取出后,注意观察患者阴道及外阴伤口有无再次血肿的症状。保持外阴清洁,遵医嘱给予抗生素预防感染。

(五)健康指导

减少会阴部剧烈活动,避免疼痛;合理膳食;保持心情平静。保持局部清洁、干燥;遵医嘱用药;发现异常,及时就诊。

(六)护理评价

评价护理目标是否达到,护理措施的实施情况,健康指导是否落实到位,有无新的护理问题出现。

(周广秀)

第七节 卵 巢 肿 瘤

卵巢肿瘤是女性生殖系统常见肿瘤之一,可发生于任何年龄。由于卵巢位于盆腔深部,卵巢肿瘤早期无症状,又缺乏早期诊断的有效方法,患者就医时,恶性肿瘤多为晚期,预后差。其死亡率已居妇科恶性肿瘤的首位,严重地威胁着妇女生命和健康。

一、分类

卵巢肿瘤的分类方法较多,世界卫生组织(WHO)1973 年制订的卵巢肿瘤组织学分类方法,将卵巢肿瘤分为卵巢上皮性肿瘤、性索间质肿瘤、生殖细胞肿瘤和转移性肿瘤。

二、常见肿瘤及病理特点

(一)卵巢上皮性肿瘤

卵巢上皮性肿瘤是最常见的卵巢肿瘤,占卵巢肿瘤的 2/3,来源于卵巢表面的生发上皮。可分良性、交界性、恶性3 种。交界性肿瘤是一种低度潜在恶性肿瘤,无间质浸润,生长缓慢,转移率低,复发迟。

1.浆液性囊腺瘤

约占卵巢良性肿瘤的25%。多为单侧,分单纯性和乳头状两种。前者中等大小,囊壁光滑。单房,囊内为淡黄色清亮液体,后者多房,囊壁上有乳头状物生长,穿透囊壁可发生腹腔种植。镜下可见囊壁内为单层立方上皮或柱状上皮,间质内见砂粒体。

2.浆液性囊腺癌

最常见的卵巢恶性肿瘤,占40%～50%。多为双侧,实性或囊实性,表面光滑,或有乳头状生长,有出血坏死。镜下见瘤细胞大小不一,复层,排列紊乱,并向间质浸润。恶性度高,预后差。

3.黏液性囊腺瘤

约占卵巢良性肿瘤的20%。常为单侧多房,表面光滑,灰白色,囊壁较厚,内为胶冻状黏液,可长成巨大卵巢肿瘤。镜下见囊壁内衬单层柱状上皮,产生黏液,可见杯状细胞和嗜银细胞。如囊壁破裂,瘤细胞可广泛种植于腹膜上,继续生长并分泌黏液,形成结节状,称腹膜黏液瘤。

4.黏液性囊腺癌

约占卵巢恶性肿瘤的10%,由黏液性囊腺瘤恶变而来,多为单侧,表面光滑,实性或囊实性。镜下见腺体密集,间质较少,瘤细胞复层排列,有间质浸润。预后较好。

(二)卵巢生殖细胞肿瘤

为来源于生殖细胞的一组肿瘤,其发生率仅次于上皮性肿瘤,多见于儿童及青少年。

1.畸胎瘤

通常由2～3个胚层组织组成,这些组织可以是成熟的,或不成熟,肿瘤可以是囊性,也可以是实性。其恶性程度与组织分化程度有关。

(1)成熟畸胎瘤:又称皮样囊肿,是最常见的卵巢良性肿瘤。可发生于任何年龄。单侧为主,中等大小,圆形或椭圆形,表面光滑呈灰白色,囊腔内充满油脂及毛发,有时可见牙齿或骨组织。

(2)未成熟畸胎瘤:由分化程度不同的未成熟的胚胎组织组成,多为原始神经组织。多为实性,转移及复发率均较高,预后差。

2.无性细胞瘤

属中度恶性肿瘤。单侧居多,中等大小,实性,表面光滑,切面呈淡棕色。间质中常有淋巴浸润。对放疗极敏感。

3.内胚窦瘤

又称卵黄囊瘤,较罕见。瘤体较大,单侧,圆形或卵圆形。切面实性为主,灰黄色,常有出血坏死。瘤细胞可产生甲胎蛋白(AFP)。生长迅速,早期即出现转移,故恶性度极高,预后差。

(三)卵巢性索间质肿瘤

来源于原始性腺中的性索及间质,占卵巢恶性肿瘤的5%～8%。本组肿瘤多具有内分泌功能,可分泌性激素。

1.颗粒细胞瘤

占性索间质肿瘤的80%左右,为低度恶性肿瘤,任何年龄均可发生,45～55岁常见。多为单侧,圆形或卵圆形,大小不一,表面光滑。切面组织脆而软,伴有出血坏死灶。一般预后良好,5年生存率达80%以上。

2.卵泡膜细胞瘤

为实质性的良性肿瘤,单侧,大小不一,呈圆形或卵圆形,切面灰白色,瘤细胞呈短梭形,胞浆中含有脂质,排列呈漩涡状。可分泌雌激素,故有女性化作用。

3.纤维瘤

为良性肿瘤,多发生于中年妇女,常为单侧,中等大小,实性,表面光滑。切面灰白色,质地坚硬,纤维组织呈编织状排列。可伴有胸腔积液或腹水,称为梅格斯综合征,肿瘤切除后,胸腔积液、腹水可自然消退。

4.支持细胞-间质细胞瘤

支持细胞-间质细胞瘤又称睾丸母细胞瘤,是一种能分泌男性激素的肿瘤,为低度恶性,罕见,多发生于 40 岁以下的妇女。单侧,实性、较小,表面光滑,有时呈分叶状,切面灰白色。镜下可见不同程度的支持细胞及间质细胞。患者常有男性化症状。5 年存活率为 70%～90%。

(四)卵巢转移性肿瘤

占卵巢肿瘤的 5%～10%。身体各部位的肿瘤均可能转移到卵巢,以乳腺、胃肠道、子宫的肿瘤最多见。库肯勃瘤是来自胃肠道的卵巢转移癌,呈双侧性、实性、中等大小、表面光滑。镜下可见印戒细胞。恶性度高,预后极差。

三、恶性肿瘤的分期

采用国际妇产科联盟(FIGO,2000 年)的手术病理分期(表 12-1)。

表 12-1　原发性卵巢恶性肿瘤的手术病理分期(FIGO,2000 年)

期别	肿瘤累及范围
Ⅰ期	肿瘤局限于卵巢
ⅠA	肿瘤局限于一侧卵巢,包膜完整,表面无肿瘤,腹水或腹腔冲洗液中未查见恶性细胞
ⅠB	肿瘤局限于两侧卵巢,包膜完整。表面无肿瘤。腹水或腹腔冲洗液中未查见恶性细胞
ⅠC	肿瘤局限于单侧或两侧卵巢,伴有以下任何一项者:包膜破裂、卵巢表面有肿瘤、腹水或腹腔冲洗液中查见恶性细胞
Ⅱ期	肿瘤累及一侧或双侧卵巢,伴盆腔内扩散
ⅡA	蔓延和(或)转移到子宫和(或)输卵管,腹水或冲洗液中无恶性细胞
ⅡB	蔓延到其他盆腔组织,腹水或冲洗液中无恶性细胞
ⅡC	ⅡA 或ⅡB 病变,但腹水或冲洗液中查见恶性细胞
Ⅲ期	一侧或双侧卵巢肿瘤,镜检证实有盆腔外的腹膜转移和(或)区域淋巴结转移,肝表面转移为Ⅲ期
ⅢA	淋巴结阴性,组织学证实盆腔外腹膜表面有镜下转移
ⅢB	淋巴结阴性,腹腔转移灶直径≤2 cm
ⅢC	腹膜转移灶直径>2 cm 和(或)腹膜后区域淋巴结阳性
Ⅳ期	远处转移(胸腔积液有癌细胞,肝实质转移)

四、临床表现

(一)症状

卵巢肿瘤早期多无自觉症状,常在妇科检查或做 B 超时发现。随着肿瘤的增大,出现腹胀不适、尿频、便秘、心悸、气急等压迫症状,腹部触及肿块。如为恶性肿瘤,腹部肿块短期内迅速增大,出现腹胀、腹水;若肿瘤压迫神经、血管或向周围组织浸润,可引起腹痛、腰痛、下肢疼痛及水肿。晚期可出现恶病质。

(二)体征

妇科检查在子宫一侧或双侧扪及囊性或实质性肿物,良性肿瘤包块多囊性、表面光滑、活动与子宫不相连;恶性肿瘤包块多为双侧、实性、表面高低不平、固定不动,子宫直肠陷凹可触及大小不等的结节。

(三)卵巢良、恶性肿瘤的鉴别

见表 12-2。

表 12-2　卵巢良性肿瘤与恶性肿瘤的鉴别

	卵巢良性肿瘤	卵巢恶性肿瘤
病史	生长缓慢,病程长,多无症状,生育期多见	生长迅速,病程短,幼女、青春期或绝经后妇女多见
体征	多为单侧,囊性,表面光滑,活动,一般无腹水	多为双侧,实性或囊性表面不规则,固定,直肠陷凹可触及结节,常伴腹水,且为血性,可查见癌细胞
一般情况	良好,多无不适	逐渐出现恶病质
B超	边界清楚,液性暗区,有间隔光带	肿块边界不清,液性暗区,光点杂乱

五、常见并发症

(一)破裂

有外伤性破裂和自发性破裂两种。外伤性破裂可因腹部受到重击、分娩、性交、妇科检查及穿刺引起,自发性破裂则可由肿瘤生长过快所致或恶性肿瘤浸润穿透囊壁。其症状轻重与破口大小、流入腹腔囊液的性质、数量有关。轻者仅有轻度腹痛,重者致剧烈腹痛伴恶心、呕吐,有时导致内出血、腹膜炎。

(二)感染

多继发于蒂扭转或破裂后,也可由邻近器官感染蔓延所致。主要表现为发热、腹痛,肿块压痛、腹肌紧张,白细胞升高。

(三)恶变

恶变早期多无症状,若肿瘤短时间内迅速增大,应疑有恶变。若出现腹水,已属晚期。因此,确诊为卵巢肿瘤者应尽早手术。

六、治疗原则

(一)良性肿瘤

一经确诊,即应手术治疗。可根据患者的年龄、有无生育要求及对侧卵巢情况决定手术范围。年轻、单侧良性肿瘤可行卵巢肿瘤剥出术、卵巢切除术或患侧附件切除术。围绝经期妇女可行全子宫及双附件切除术。

(二)恶性肿瘤

以手术为主,辅以化疗、放疗。

1.手术

手术是恶性卵巢肿瘤的首选方法。首次手术尤为重要。疑为恶性肿瘤者,应尽早剖腹探查。早期患者一般做全子宫、双附件加大网膜切除及盆腔、腹主动脉旁淋巴结清扫术。晚期可行肿瘤细胞减灭术。

2.化疗

为主要的辅助治疗方法。卵巢恶性肿瘤对化疗比较敏感,可用于预防肿瘤复发、消除残留病灶,或已无法施行手术的晚期患者。常用的化疗药物有顺铂、环磷酰胺、多柔比星、氟尿嘧啶、放线菌素 D 等。多采用联合化疗。

3.放疗

常作为手术后的辅助治疗,无性细胞瘤对放疗最敏感;颗粒细胞瘤中度敏感,上皮性癌也有一定的敏感性。

七、护理评估

(一)健康史

卵巢肿瘤病因不清楚,一般认为与遗传和家族史有关,20%～25%卵巢恶性肿瘤患者有家族史;此外,还与饮食习惯(如长期食用高胆固醇食物)及内分泌因素有关。所以需评估患者年龄、生育史、有无其他肿瘤疾病史及卵巢肿瘤的家族史。了解有无相关的内分泌、饮食等高危因素。

(二)身体状况

1.症状

卵巢肿瘤体积较小或发病初期常无症状。产生激素的卵巢肿瘤在发病初期可以引起月经紊乱。随着卵巢肿瘤体积增大,患者会有肿胀感,继续长大可出现尿频、便秘等压迫症状。晚期卵巢肿瘤患者出现消瘦、贫血、恶病质表现。

2.体征

评估患者妇科检查的结果,注意有无腹围增大、有无腹水、卵巢肿瘤的性质、肿瘤的部位及其大小等情况。

(三)心理-社会状况

卵巢肿瘤性质确定之前,患者及家属多表现为紧张不安和焦虑,既想得到确切的结果,又怕诊断为恶性肿瘤。而一旦确诊为恶性,因手术和反复化疗影响其正常生活、疾病可能导致死亡等原因,患者表现为悲观、抑郁甚至绝望的情绪。

(四)辅助检查

1.B超检查

可了解肿块的位置、大小、形态和性质,与子宫的关系,并可鉴别卵巢肿瘤、腹水或结核性包裹性积液。

2.细胞学检查

腹水或腹腔冲洗液找癌细胞,可协助诊断及临床分期。

3.腹腔镜检查

可直接观察肿块的部位、形态、大小、性质,并可行活检或抽取腹腔液进行细胞学检查。

4.肿瘤标志物检查

卵巢上皮性癌患者血清中癌抗原(CA125)水平升高,黏液性卵巢癌时癌胚抗原(CEA)升高,卵巢绒癌时绒毛膜促性腺激素(HCG)升高;甲胎蛋白(AFP)则对内胚窦瘤、未成熟畸胎瘤有诊断意义;颗粒细胞瘤、卵泡膜细胞瘤患者体内雌激素水平升高。睾丸母细胞瘤患者尿中 17-酮、17-羟类固醇升高。

八、护理诊断

(1)疼痛:与卵巢肿瘤蒂扭转或肿瘤压迫有关。

(2)营养失调,低于机体需要量:与恶性肿瘤、治疗不良反应及产生腹水有关。

(3)预感性悲哀:与卵巢癌预后不佳有关

九、护理目标

(1)患者疼痛减轻或消失。

(2)患者营养摄入充足。

(3)患者能正确面对疾病,焦虑程度减轻。

十、护理措施

(一)心理护理

护理人员应有同情心,关心体贴患者,建立良好的护患关系,详细了解患者的疑虑和需求,认真听取患者的诉说,并对患者所提出的各种疑问给予明确答复;鼓励患者尽可能参与护理计划,鼓励家属参与照顾患者,让患者能感受到来自多方面的关爱,尤其是确定肿瘤是良性者,要及时将诊断结果告诉患者,消除其紧张焦虑心理,从而增强战胜疾病的信心。

(二)饮食护理

疾病及化疗通常会使患者营养失调。应鼓励患者进食高蛋白、高维生素、营养素全面且易消化的饮食。进食不足和全身营养状况极差者,遵医嘱静脉补充高营养液及成分输血等,保证治疗效果。

(三)病情观察

术后注意观察切口及阴道残端有无渗血、渗液并及时更换敷料与会阴血垫。对切口疼痛者遵医嘱应用镇痛剂。对行肿瘤细胞减灭术者,术后一般放置腹膜外引流管与腹腔化疗管各1根。对留置的化疗管末端用无菌纱布包扎,固定于腹壁,防止脱落,以备术后腹腔化疗所用。引流管接负压引流袋,固定好,保持引流通畅,记录引流量与引流液性质。

(四)接受各种检查和治疗的护理

1.手术后一般护理

见腹部手术后护理。一般术后第2日血压稳定后取半卧位,利于腹腔及阴道分泌物的引流,减少炎症与腹胀发生。对行肠切除患者应暂禁食,根据医嘱行持续胃肠减压,保持通畅,记录引流量及性质。对未侵及肠管者,于第2日可给流质饮食,同时服用胃肠动力药,促进肠蠕动恢复,3日后根据肠蠕动恢复情况改半流质饮食或普通饮食,保持大便通畅。卧床期间,做好皮肤护理,避免压疮。鼓励床上活动,叩背,及时清除痰液,防止肺部并发症,待病情许可后,协助患者离床活动。

2.腹腔插管化疗的护理

卵巢癌患者术中往往发现盆腹腔各脏器浆膜表面广泛播散粟粒样或较大的植入病灶,经肿瘤减灭术后仍存散在病灶,术后腹腔插管化疗可使化疗药物与病灶直接接触,使局部药物浓度升高,而体循环的药物浓度较低。腹腔化疗能提高疗效并减少因化疗引起的全身反应。化疗方案根据组织学分类而定,多在腹部切口拆除缝线后行第1个疗程,或术中腹腔即放置化疗药,待1个月后再行第2个疗程。腹腔灌注化疗药物时应严格无菌操作,防止感染,注药前先注入少量生理盐水,观察注药管是否通畅,有无外渗。灌注药液量多时,应先将液体适当加温,避免药液过凉,导致患者寒战。灌注完毕,注药管末端包扎,嘱患者翻身活动,使药物在腹腔内均匀分布。

3.并发症观察与护理

同腹部手术后并发症观察与护理。

(五)健康教育

1.预防

30岁以上妇女,应每年进行1次妇科检查。高危人群不论年龄大小,最好每半年接受1次检查,以排除卵巢肿瘤。

2.出院指导

对手术后患者出院前应进行康复指导,对单纯一侧附件切除的患者也可因性激素水平波动而出现停经、潮热等症状。让患者了解这些症状,有一定心理准备,必要时可在医师指导下接受雌激素补充治疗,以缓解症状。对行卵巢癌根治术后患者应根据病理报告的组织学类型、临床分期和组织学分级,告知家属,并讲清后期化疗的必要性,化疗既可用于预防复发,也可用于手术未能全部切除者。化疗多需8～10个疗程,一般为每月1次,化疗应在医院进行,以便随时进行各系统化疗不良反应的监测,护士应督促、协助患者克服实际困难,正确指导患者减轻化疗反应,顺利完成治疗计划。

3.做好随访

未手术的患者3～6个月随访1次,观察肿瘤的大小变化情况。良性肿瘤术后按一般腹部手术后1个月常规进行复查。恶性肿瘤术后易于复发,应长期随访。术后1年每月1次;术后第2年每3个月1次;术后3～5年每3～6个月1次;以后可每年1次。

十一、结果评价

(1)患者能说出应对疼痛的方法,自述疼痛减轻。

(2)患者合理膳食,能维持体重。

(3)患者能正常与人交往,树立正确自我形象。

(包文庭)

第八节　子宫肌瘤

子宫平滑肌瘤简称子宫肌瘤,是女性生殖器官中最常见的一种良性肿瘤。主要由子宫平滑肌组织增生而成,其间还有少量的纤维结缔组织。多见于30～50岁女性。由于肌瘤生长速度慢,对机体影响不大。所以,子宫肌瘤的临床报道发病率远比真实的要低。

一、病因

确切病因仍不清楚。好发于生育年龄女性,而且绝经后肌瘤停止生长,甚至萎缩、消失,发生子宫肌瘤的女性常伴发子宫内膜的增生。所以,绝大多数的人认为子宫肌瘤的发生与女性激素有关,特别是雌激素。雌激素可以使子宫内膜增生,使子宫肌纤维增生肥大,肌层变厚,子宫增大,而且肌瘤组织经过检验,其中雌激素受体和雌二醇的含量比正常子宫肌组织高。所以,目前认为子宫肌瘤与长期和大量的雌激素刺激有关。

二、病理

(一)巨检

肌瘤为实质性球形结节,表面光滑,与周围肌组织有明显界限。外无包膜,但是肌瘤周围的肌层受压可形成假包膜。肌瘤切开后,切面呈漩涡状结构,颜色和质地与肌瘤成分有关,若含平滑肌较多,则肌瘤质地较软,颜色略红;若纤维结缔组织多,则质地较硬、颜色发白。

(二)镜检

肌瘤由皱纹状排列的平滑肌纤维相互交叉组成,切面呈漩涡状,其间掺有不等量的纤维结缔组织。细胞大小均匀,呈卵圆形或杆状,核染色质较深。

三、分类

(一)按肌瘤生长部位分类

子宫体肌瘤(90%)与子宫颈肌瘤(10%)。

(二)按肌瘤生长方向与子宫肌壁的关系分类

1.肌壁间肌瘤

最多见,占总数的60%~70%。肌瘤全部位于肌层内,四周均被肌层包围。

2.浆膜下肌瘤

占总数的20%。肌瘤向子宫浆膜面生长,突起于子宫表面,外面仅有一层浆膜包裹。这种肌瘤还可以继续向浆膜面生长,仅留一细蒂与子宫相连,成为带蒂的浆膜下肌瘤,活动度大。蒂内有供应肌瘤生长的血管,若因供血不足,肌瘤易变性、坏死;若发生蒂扭转,可出现急腹痛。若因扭转而造成断裂,肌瘤脱落至腹腔或盆腔,可形成游离性肌瘤。有些浆膜下肌瘤生长在宫体侧壁,突入阔韧带,形成阔韧带肌瘤。

3.黏膜下肌瘤

占总数的10%~15%。肌瘤向宫腔内生长,并突出于宫腔,仅由黏膜层覆盖,称黏膜下肌瘤。黏膜下肌瘤使宫腔变形、增大,易形成蒂。在宫腔内就好像长了异物一样,可刺激子宫收缩,在宫缩的作用下,黏膜下肌瘤可被挤压出宫颈口外,或堵于宫颈口处,或脱垂于阴道。

各种类型的肌瘤可发生在同一子宫,称为多发性子宫肌瘤(图12-1)。

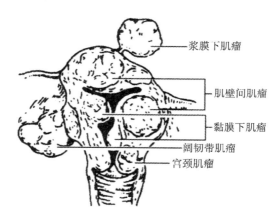

图12-1 各型子宫肌瘤示意图

四、临床表现

(一)症状

多数患者无明显症状,只是偶尔在进行盆腔检查时发现。肌瘤临床表现的出现与肌瘤的部位、生长速度及是否发生变性有关。而与其数量及大小关系不大。

1.月经改变

最常见的症状。主要表现为月经周期缩短,经期延长,经量过多,不规则阴道出血。其中以黏膜下肌瘤最常见。其次是肌壁间肌瘤。浆膜下肌瘤及小的肌壁间肌瘤对月经影响不明显。若肌瘤发生坏死、溃疡、感染,则可出现持续或不规则阴道流血或脓血性白带。

2.腹部包块

常为患者就诊的主诉。当肌瘤增大超过妊娠3个月子宫大小时,可在下腹部扪及肿块,质硬,无压痛,清晨膀胱充盈将子宫推向上方时更加清楚。

3.白带增多

子宫肌瘤使宫腔面积增大,内膜腺体分泌增多,加之盆腔充血,所以患者白带增多。若为黏膜下肌瘤脱垂于阴道,则表面易感染、坏死,产生大量脓血性排液及腐肉样组织排出,伴臭味。

4.腰酸、腹痛、下腹坠胀

常为腰酸或下腹坠胀,经期加重。通常无腹痛,只是在发生一些意外情况时才会出现:如浆膜下肌瘤蒂扭转时,可出现急性腹痛;妊娠期肌瘤发生红色变性时,可出现腹痛剧烈伴发热、恶心,黏膜下肌瘤被挤出宫腔时,可因宫缩引起痉挛性疼痛。

5.压迫症状

大的子宫肌瘤使子宫体积增大,可对周围的组织器官产生一定的压迫症状。如前壁肌瘤压迫膀胱可出现尿频、尿急;宫颈肌瘤可引起排尿困难、尿潴留,后壁肌瘤可压迫直肠引起便秘、里急后重;较大的阔韧带肌瘤压迫输尿管可致肾盂积水。

6.不孕或流产

肌瘤压迫输卵管使其扭曲管腔不通,或使宫腔变形,影响受精或受精卵着床,导致不孕、流产。

7.继发性贫血

长期月经过多、不规则出血,部分患者可出现继发性贫血,严重时全身乏力,面色苍白、气短、心悸。

(二)体征

肌瘤较大时,可在腹部触及质硬。表面不规则,结节状物质。妇科检查时,肌壁间肌瘤子宫增大,表面不规则,有单个或多个结节状突起。浆膜下肌瘤外面仅包裹一层浆膜,所以质地坚硬,呈球形块状物,与子宫有细蒂相连,可活动;黏膜下肌瘤突出于宫腔,像孕卵一样,所以整个子宫均匀增大,有时宫口扩张,肌瘤位于宫口内或脱出于阴道,呈红色、实质、表面光滑,若感染则表面有渗出液覆盖或溃疡形成,排液有臭味。

五、治疗原则

根据患者的年龄、症状、有无生育要求及肌瘤的大小等情况综合考虑。

（一）随访观察

若肌瘤小（子宫＜孕2月）：且无症状，通常不需治疗，尤其近绝经年龄患者，雌激素水平低落，肌瘤可自然萎缩或消失，每3～6个月随访1次；随访期间若发现肌瘤增大或症状明显时，再考虑进一步治疗。

（二）药物治疗（保守治疗）

肌瘤在2个月妊娠子宫大小以内，症状不明显或较轻，近绝经年龄及全身情况不能手术者，均可给予药物对症治疗。

1.雄性激素

常用药物有丙酸睾酮。可对抗雌激素，使子宫内膜萎缩，直接作用于平滑肌，使其收缩而减少出血，并使近绝经期的患者提早绝经。

2.促性腺激素释放激素类似物（GnRH-a）

常用药物有亮丙瑞林或戈舍瑞林。可抑制垂体及卵巢的功能，降低雌激素水平，使肌瘤缩小或消失。适用于肌瘤较小、经量增多或周期缩短、围绝经期患者。不宜长期使用，以免因雌激素缺乏导致骨质疏松。

3.其他药物

常用药物有米非司酮。作为术前用药或提前绝经使用。但不宜长期使，以防其拮抗糖皮质激素的不良反应。

（三）手术治疗

为子宫肌瘤的主要治疗方法。若肌瘤≥2.5个月妊娠子宫大小或症状明显出现贫血者，应手术治疗。

1.肌瘤切除术

适用于年轻要求保留生育功能的患者，可经腹或腹腔镜切除肌瘤，突出宫内或脱出于阴道内的带蒂的黏膜下肌瘤也可经阴道或经宫腔镜下摘除。

2.子宫切除术

肌瘤较大，多发，症状明显，年龄较大，无生育要求或已有恶变者可行子宫全切。50岁以下，卵巢外观正常者，可保留卵巢。

六、护理评估

（一）健康史

了解患者一般情况，评估月经史、婚育史，是否有不孕、流产史；询问有无长期使用雌激素类药物。如果接受过治疗，还应了解治疗的方法及所用药物的名称、剂量、用法及用药后的反应等。

（二）身体状况

1.症状

了解有无月经异常、腹部肿块、白带增多或贫血、腹痛等临床表现，了解出现症状的时间及具体表现。

2.体征

了解妇科检查结果，子宫是否均匀或不规则增大、变硬，阴道有无子宫肌瘤脱出等情况。了解B超检查所示结果中肌瘤的大小、个数及部位等。

（三）心理-社会状况

患者及家属对子宫肌瘤缺乏认识,担心肿瘤为恶性,对治疗方案的选择犹豫不决,对需要手术治疗而焦虑不安,担心手术切除子宫可能会影响其女性特征,影响夫妻生活。

七、护理诊断

(1)营养失调。低于机体需要量:与月经改变、长期出血导致贫血有关。

(2)知识缺乏:缺乏子宫肌瘤疾病发生、发展、治疗及护理知识。

(3)焦虑:与月经异常,影响正常生活有关。

(4)自我形象紊乱:与手术切除子宫有关。

八、护理目标

(1)患者获得子宫肌瘤及其健康保健知识。

(2)患者贫血得到纠正,营养状况改善。

(3)患者出院时,不适症状缓解。

九、护理措施

（一）心理护理

评估患者对疾病的认知程度,尊重患者,耐心解答患者提出的问题,告知患者和家属子宫肌瘤是妇科最常见的良性肿瘤,手术或药物治疗都不会影响今后日常生活和工作,让患者消除顾虑,纠正错误认识,配合治疗。

（二）缓解症状

对出血多需住院的患者,护士应严密观察并记录其生命体征变化情况,协助医师完成血常规及凝血功能检查、备血、核对血型、交叉配血等。注意收集会阴垫,评估出血量。按医嘱给予止血药和子宫收缩剂,必要时输血、补液、抗感染或刮宫止血。巨大子宫肌瘤者常出现局部压迫症状,如排尿不畅者应予以导尿;便秘者可用缓泻剂缓解不适症状。带蒂的浆膜下肌瘤发生扭转或肌瘤红色变性时应评估腹痛的程度、部位、性质,有无恶心、呕吐、体温升高征象。需剖腹探查时,护士应迅速做好急诊手术前准备和术中术后护理。保持患者的外阴清洁干燥,如黏膜下肌瘤脱出宫颈口者,应保持其局部清洁,预防感染,为经阴道摘取肌瘤者做好术前准备。

（三）手术护理

经腹或腹腔镜下行肌瘤切除或子宫切除术的患者按腹部手术患者的一般护理,并要特别注意观察术后阴道流血情况。经阴道黏膜下肌瘤摘除术常在蒂部留置止血钳 24～48 小时,取出止血钳后需继续观察阴道流血情况,按阴道手术患者进行护理。

（四）健康教育

1.保守治疗的患者

需定期随访,护士要告知患者随访的目的、意义和随访时间。应 3～6 个月定期复查,期间监测肌瘤生长状况、了解患者症状的变化,如有异常及时和医师联系,修正治疗方案。对应用激素治疗的患者,护士要向患者讲解用药的相关知识,使患者了解药物的治疗作用、使用剂量、服用时间、方法、不良反应及应对措施,避免擅自停药和服药过量引起撤退性出血和男性化。

2.手术后的患者

出院后 1 个月门诊复查,了解患者术后康复情况,并给予术后性生活、自我保健、日常工作恢复等健康指导。任何时候出现不适或异常症状,需及时随诊。

十、结果评价

(1)患者能叙述子宫肌瘤保守治疗的注意事项或术后自我护理措施。

(2)患者面色红润,无疲倦感。

(3)患者出院时,能列举康复期随访时间及注意问题。

(包文庭)

第九节 子 宫 颈 癌

　　子宫颈癌又称宫颈浸润癌,是除乳腺癌以外最常见的妇科恶性肿瘤。虽然它的发病率很高,但是宫颈癌有较长的癌前病变阶段,加上近 40 年来国内外已经普遍开展宫颈细胞防癌普查,使宫颈癌和癌前病变得以早期诊断和早期治疗,宫颈癌的发病率和死亡率也随之不断下降。

一、分类及病理

　　宫颈癌的好发部位是位于宫颈外口处的鳞-柱状上皮交界区。根据发生癌变的组织不同,宫颈癌可分为:鳞状细胞浸润癌,占宫颈癌的 80%～85%;腺癌,占宫颈癌的 15%～20%;鳞腺癌,由鳞癌和腺癌混合构成,占宫颈癌的 3%～5%,少见,但恶性度最高,预后最差。

　　本节原位癌、浸润癌指的都是鳞癌。

　　鳞癌与腺癌在外观上并无特殊差别,因为鳞状细胞与柱状细胞都可侵入对方领域,所以,两者均可发生在宫颈阴道部或宫颈管内。

(一)巨检

　　在发展为浸润癌以前,鳞癌肉眼观察无特殊异常,类似一般的宫颈糜烂(主要是环绕宫颈外口有较粗糙的颗粒状糜烂区,或有不规则的溃破面,触之易出血),随着浸润癌的出现,子宫颈可以表现为以下 4 种不同类型(图 12-2)。

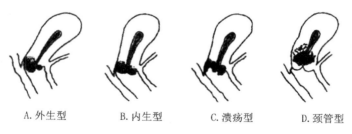

A. 外生型　　　　B. 内生型　　　　C. 溃疡型　　　　D. 颈管型

图 12-2　子宫颈癌类型(巨检)

　　1.外生型

　　外生型又称增生型或菜花型,癌组织开始向外生长,最初呈息肉样或乳头状隆起,继而又发展为向阴道内突出的大小不等的菜花状赘生物,质地脆,易出血。

　　2.内生型

　　内生型又称浸润型,癌组织向宫颈深部组织浸润,宫颈变得肥大而硬,甚至整个宫颈段膨大像直筒一样。但宫颈表面还比较光滑或是仅有浅表溃疡。

3.溃疡型

不论外生型还是内生型,当癌进一步发展时,肿瘤组织发生坏死脱落,可形成凹陷性溃疡,有时整个子宫颈都为空洞所代替,形如火山口样。

4.颈管型

癌灶发生在宫颈外口内,隐蔽在宫颈管,侵入宫颈及子宫峡部供血层以及转移到盆壁的淋巴结。不同于内生型,后者是由特殊的浸润性生长扩散到宫颈管。

(二)显微镜检

1.宫颈上皮内瘤样病变(CIN)

在移行带区形成过程中,未分化的化生鳞状上皮代谢活跃,在一些物质(精子、精液组蛋白、人乳头瘤病毒等)的刺激下,可发生细胞分化不良、排列紊乱,细胞核异常、有丝分裂增加,形成宫颈上皮内瘤样病变,包括宫颈不典型增生和宫颈原位癌。这两种病变是宫颈浸润癌的癌前病变。

通过显微镜下的观察,宫颈癌的进展可分为以下几个阶段。

(1)宫颈不典型增生:指上皮底层细胞增生活跃、分化不良,从正常的1～2层增生至多层,甚至占据了大部分上皮组织,而且细胞排列紊乱,细胞核增大、染色加深、染色质分布不均,出现很多核异质改变,称为不典型增生。又可分为轻、中、重3种不同程度。重度时与原位癌不易区别。

(2)宫颈原位癌:鳞状上皮全层发生癌变,但是基底膜仍然保持完整,称原位癌。不典型增生和原位癌均局限于上皮内,所以合称子宫颈上皮内瘤样病变(CIN)。

2.宫颈早期浸润癌

原位癌继续发展,已有癌细胞穿过鳞状上皮基底层进入间质,但浸润不深<5 mm,并未侵犯血管及淋巴管,癌灶之间孤立存在未出现融合。

3.宫颈浸润癌

癌继续发展,浸润深度>5 mm,且侵犯血管及淋巴管,癌灶之间呈网状或团块状融合。

二、转移途径

以直接蔓延和淋巴转移为主,血行转移极少见。

(一)直接蔓延

最常见。癌组织直接侵犯邻近组织和器官,向下蔓延至阴道壁。向上累及到子宫腔;向两侧扩散至主韧带、阴道旁组织直至骨盆壁;向前、后可侵犯膀胱、直肠、盆壁等。

(二)淋巴转移

癌组织局部浸润后侵入淋巴管形成瘤栓,随淋巴液引流进入局部淋巴结,在淋巴管内扩散。淋巴转移一级组包括宫旁、宫颈旁、闭孔、髂内、髂外、髂总、骶前淋巴结;二级组包括腹股沟深浅淋巴结、腹主动脉旁淋巴结。

(三)血行转移

极少见,晚期可转移至肺、肝或骨骼等。

三、临床分期

采用国际妇产科联盟(FIGO,2000年)修订的宫颈癌临床分期,大体分为5期(表12-3)。

表 12-3　子宫颈癌的临床分期(FIGO,2000 年)

期别	肿瘤累及范围
0 期	原位癌(浸润前癌)
Ⅰ期	癌灶局限于宫颈(包括累及宫体)
Ⅰ_A 期	肉眼未见癌灶,仅在显微镜下可见浸润癌。
Ⅰ_{A1} 期	间质浸润深度≤3 mm,宽度≤7 mm
Ⅰ_{A2} 期	间质浸润深度>3 至≤5 mm,宽度≤7 mm
Ⅰ_B 期	肉眼可见癌灶局限于宫颈,或显微镜下可见病变>Ⅰ_{A2} 期
Ⅰ_{B1} 期	肉眼可见癌灶最大直径≤4 cm
Ⅰ_{B2} 期	肉眼可见癌灶最大直径>4 cm
Ⅱ期	癌灶已超出宫颈,但未达盆壁。癌累及阴道,但未达阴道下 1/3。
Ⅱ_A 期	无宫旁浸润
Ⅱ_B 期	有宫旁浸润
Ⅲ期	癌肿扩散至盆壁和(或)累及阴道下 1/3,导致肾盂积水或无功能肾
Ⅲ_A 期	癌累及阴道下 1/3,但未达盆壁
Ⅲ_B 期	癌已达盆壁,或有肾盂积水或无功能肾
Ⅳ期	癌播散超出真骨盆,或癌浸润膀胱黏膜及直肠黏膜
Ⅳ_A 期	癌播散超出真骨盆或癌浸润膀胱黏膜或直肠黏膜
Ⅳ_B 期	远处转移

四、临床表现

(一)症状

早期,可无症状;随着癌细胞的进展,可出现以下表现。

1.阴道流血

由癌灶浸润间质内血管所致,出血量根据病灶大小、受累间质内血管的情况而定。年轻患者常表现为接触性出血,即性生活后或妇科检查后少量出血。也有表现为经期延长、周期缩短、经量增多等。年老患者常表现为绝经后不规则阴道流血。

一般外生型癌出血较早,量多;内生型癌出血较晚,量少。一旦侵犯较大血管可引起致命大出血。

2.阴道排液

一般发生在阴道出血之后,白色或血性,稀薄如水样或米泔样。初期量不多、有腥臭;晚期,癌组织坏死、破溃,继发感染则出现大量脓性或米汤样恶臭白带。

3.疼痛

为癌晚期症状。当宫旁组织明显浸润,并已累及盆壁、神经,可引起严重的腰骶部或坐骨神经痛。盆腔病变严重时,可以导致下肢静脉回流受阻,引起下肢肿胀和疼痛。

4.其他

(1)邻近器官受累症状。①压迫或侵犯膀胱、尿道及输尿管:排尿困难、尿痛、尿频、血尿、尿闭、膀胱阴道瘘、肾盂积水、尿毒症等。②累及直肠:里急后重、便血、排便困难、便秘或肠梗阻、直肠阴道瘘。③宫旁组织受侵:组织增厚、变硬、弹性消失,可直达盆壁,子宫固定不动,可形成"冰冻盆腔"。

（2）恶病质：晚期癌症，长期消耗，出现身心交瘁、贫血、低热、消瘦、虚弱等全身衰竭表现。

（二）体征

早期宫颈癌局部无明显病灶，宫颈光滑或轻度糜烂与一般宫颈炎肉眼难以区别。随着病变的发展，类型不同，体征也不同。外生型宫颈上有赘生物呈菜花状、乳头状，质脆易出血。内生型宫颈肥大、质硬、如桶状，表面可光滑。晚期癌组织坏死脱落可形成溃疡或空洞。阴道受累时，阴道壁变硬弹性减退，有赘生物生长。若侵犯宫旁组织，三合诊检查可扪及宫颈旁组织增厚、变硬、呈结节状，甚至形成冰冻骨盆。

五、治疗原则

以手术治疗为主，配合放疗和化疗。

（一）手术治疗

适用于Ⅰ$_A$期～Ⅱ$_A$期无手术禁忌证患者。根据临床分期不同，可选择全子宫切除术、子宫根治术和盆腔淋巴结清扫术。年轻患者可保留卵巢及阴道。

（二）放射治疗

适用于各期患者，主要是年老、严重并发症、或Ⅲ期以上不能手术的患者。分为腔内和体外照射两种方法。早期以腔内放射为主、体外照射为辅；晚期则以体外照射为主、腔内放射为辅。

（三）手术加放射治疗

适用于癌灶较大，先行放疗局限病灶后再行手术治疗；或手术后疑有淋巴或宫旁组织转移者，放疗作为手术的补充治疗。

（四）化疗

用于晚期或有复发转移的患者，也可用于手术或放疗的辅助治疗，目前多主张联合化疗方案。

六、护理评估

（一）健康史

详细了解年轻患者有无接触性出血、年老患者绝经后阴道不规则流血情况。评估患者有无患病的高危因素存在，如慢性宫颈炎的病史及是否有 HPV、巨细胞病毒等的感染；婚育史、性生活史、高危男子性接触史等。

（二）身体状况

1.症状

详细了解患者阴道流血的时间、量、质、色等，有无妇科检查或性生活后的接触性出血；阴道排液的性状、气味；有无邻近器官受累的症状；有无疼痛，疼痛的部位、性质、持续时间等。全身有无贫血、消瘦、乏力等恶病质的表现。

2.体征

评估妇科检查的结果，如宫颈有无异常、有无糜烂和赘生物，宫颈是否出血、肥大、质硬、宫颈管外形呈桶状等。

（三）心理-社会状况

子宫颈癌确诊早期，患者常因无症状或症状轻微，往往对诊断表示怀疑和震惊而四处求医，希望否定癌症诊断;当诊断明确,患者会感到恐惧和绝望,害怕疼痛和死亡,迫切要求治疗,以减轻痛苦、延长寿命。另外,恶性肿瘤对患者身体的折磨会给患者带来巨大的心理应激,而且手术范围大,留置尿管的时间长,疾病和手术对身体的损伤大,恢复时间长,患者很长时间不能正常地生活、工作。

(四)辅助检查

宫颈癌发展过程长尤其是癌前病变阶段,所以应该积极开展防癌普查,提倡"早发现、早诊断,早治疗"。早期宫颈癌因无明显症状和体征,需采用以下辅助检查。

1.宫颈刮片细胞学检查

普查宫颈癌的主要方法,也是早期发现宫颈癌的主要方法之一。注意在宫颈外口鳞-柱上皮交界处取材,防癌涂片用巴氏染色。结果分 5 级:Ⅰ级正常、Ⅱ级炎症、Ⅲ级可疑癌、Ⅳ级高度可疑癌、Ⅴ级癌。巴氏Ⅲ级及以上细胞,需行活组织检查。

2.碘试验

将碘溶液涂于宫颈和阴道壁,观察其着色情况。正常宫颈阴道部和阴道鳞状上皮含糖原丰富,被碘溶液染成棕色或深赤褐色。若不染色为阳性,说明鳞状上皮不含糖原。瘢痕、囊肿、宫颈炎或宫颈癌等鳞状上皮不含糖原或缺乏糖原,均不染色,所以本试验对癌无特异性。碘试验主要识别宫颈病变危险区,以便确定活检取材部位,提高诊断率。

3.阴道镜检查

宫颈刮片细胞学检查Ⅲ级或以上者,应行阴道镜检查,观察宫颈表面上皮及血管变化,发现病变部位,指导活检取材,提高诊断率。

4.宫颈和宫颈管活组织检查

确诊宫颈癌和癌前病变的金标准。

可在宫颈外口鳞-柱上皮交界处 3、6、9、12 点 4 处取材或碘试验不着色区、阴道镜病变可疑区取材做病理检查。宫颈活检阴性时,可用小刮匙刮取宫颈管组织送病理检查。

七、护理诊断

(1)排尿异常:与宫颈癌根治术后对膀胱功能影响有关。

(2)营养失调:与长期的阴道流血造成的贫血及癌症的消耗有关。

(3)焦虑:与子宫颈癌确诊带来的心理应激有关。

(4)恐惧:与宫颈癌的不良预后有关。

(5)自我形象紊乱:与阴道流恶臭液体及较长时间留置尿管有关。

八、护理目标

(1)患者能接受诊断,配合各种检查、治疗。

(2)出院时,患者排尿功能恢复良好。

(3)患者能接受现实,适应术后生活方式。

九、护理措施

(一)心理护理

多陪伴患者,经常与患者沟通,了解其心理特点,与患者、家属一起寻找引起不良心理反应的原因,教会患者缓解心里应激的措施,学会用积极的应对方法,如寻求别人的支持和帮助、向别人倾诉内心的感受等,使患者能以最佳的心态接受并积极配合治疗。

(二)饮食与营养

根据患者的营养状况、饮食习惯协助制订营养食谱,鼓励患者进食高能量、高维生素及营养素全面的饮食,以满足机体的需要。

(三)阴道、肠道准备

术前 3 天需每天行阴道冲洗 2 次,冲洗时动作应轻柔,以免损伤子宫颈脆性癌组织引起阴道大出血。肠道按清洁灌肠来准备。另外,术前教会患者进行肛门、阴道肌肉的缩紧与舒张练习,掌握锻炼盆底肌肉的方法。

(四)术后帮助膀胱功能恢复

由于手术范围大,可能损伤支配膀胱的神经,膀胱功能恢复缓慢,所以,一般留置尿管 7～14 天,甚至 21 天。

1.盆底肌肉的锻炼

术前教会患者进行盆底肌肉的缩紧与舒张练习,术后第 2 天开始锻炼,术后第 4 天开始锻炼腹部肌肉,如抬腿、仰卧起坐等。有资料还报道改变体位的肌肉锻炼有利排尿功能的恢复,锻炼的强度应逐渐增加。

2.膀胱肌肉的锻炼

在拔除尿管前 3 天开始定时开放尿管,每 2～3 小时放尿 1 次,锻炼膀胱功能,促进排尿功能的恢复。

3.导残余尿

在膀胱充盈的情况下拔除尿管,让患者立即排尿,排尿后,导残余尿,每天 1 次。如残余尿连续 3 次在 100 mL 以下,证明膀胱功能恢复尚可,不需再留置尿管;如残余尿超过 100 mL,应及时给患者再留置尿管,保留 3～5 天后,再行拔管,导残余尿,直至低于 100 mL 以下。

(五)保持负压引流管的通畅

手术创面大,渗出多,同时淋巴回流受阻,术后常在盆腔放置引流管,应密切注意引流管是否通畅,引流液的量、色、质,一般引流管于 48～72 小时后拔除。

(六)出院指导

(1)定期随访:护士应向出院患者和家属说明随访的重要性及随访要求。第 1 年内,出院后 1 个月首次随访,以后每 2～3 个月随访 1 次;第 2 年每 3～6 个月随访 1 次;第 3～5 年,每半年随访 1 次;第 6 年开始每年随访 1 次。如有不适随时就诊。

(2)少数患者出院时尿管未拔,应教会患者留置尿管的护理,强调多饮水、外阴清洁的重要性,勿将尿袋高于膀胱口,避免尿液倒流,继续锻炼盆底肌肉、膀胱功能,及时到医院拔尿管、导残余尿。

(3)康复后应逐步增加活动强度,适当参加社交活动及正常的工作等,以便恢复原来的角色功能。

十、结果评价

(1)患者住院期间能以积极态度配合诊治全过程。

(2)出院时,患者无尿路感染症状,拔管后已经恢复正常排尿功能。

（3）患者能正常与人交往,正确树立自我形象。

（包文庭）

第十节 子宫内膜癌

子宫内膜癌发生于子宫体的内膜层,又称子宫体癌。绝大多数为腺癌,故亦称子宫内膜腺癌。多见于老年妇女,是女性生殖器三大恶性肿瘤之一,仅次于子宫颈癌,居第 2 位,近年来我国该病的发病率有上升趋势。腺癌是一种生长缓慢,发生转移也较晚的恶性肿瘤。但是,一旦蔓延至子宫颈,侵犯子宫肌层或子宫外,其预后极差。

一、病因
确切病因尚不清楚,可能与下列因素相关。

(一)体质因素
易发生于肥胖、高血压、糖尿病、绝经延迟、未孕或不育的妇女。这些因素是子宫内膜癌的高危因素。

(二)长期持续的雌激素刺激
在长期持续雌激素刺激而又无孕激素拮抗的情况下,可发生子宫内膜增生症(单纯型或复杂型,伴有或不伴不典型增生),子宫内膜癌发病的危险性增高。临床常见于无排卵性疾病、卵巢女性化肿瘤等。

(三)遗传因素
约 20% 的癌患者有家族史。

二、病理

(一)巨检
病变多发生于子宫底部内膜,尤其是两侧宫角。根据病变形态及范围分为两种类型。

1.局限型

肿瘤局限于部分子宫内膜,常发生在宫底部或宫角部,呈息肉状或菜花状,表面有溃疡,容易出血,易侵犯肌层。

2.弥漫型

癌肿累及大部分或全部子宫内膜,呈菜花状,可充满宫腔或脱出子宫颈口外。癌组织表面灰白色或淡黄色。质脆,易出血、坏死或有溃疡形成,侵入肌层少。晚期癌灶可侵入深肌层或宫颈,若阻塞宫颈管引起宫腔积脓。

(二)镜检

1.内膜样腺癌

最常见,占子宫内膜癌的 80%~90%,腺体异常增生,癌细胞大而不规则,核大深染。分裂活跃。

2.腺癌伴鳞状上皮分化

腺癌中含成团的分化良好的良性鳞状上皮称为腺角化癌,恶性为鳞腺癌,介于两者之间为腺癌伴鳞状上皮不典型增生。

3.浆液性腺癌

占有10%。复杂乳头样结构、裂隙样腺体、明显的细胞复层、芽状结构形成和核异型。恶性程度很高,常见于年老的晚期患者。

4.透明细胞癌

肿瘤呈管状结构,镜下见多量大小不等、背靠背排列的小管,内衬透明的鞋钉状细胞。

三、转移途径

多数生长缓慢:局限于内膜或宫腔内时间较长,也有极少数发展较快,短期内出现转移。

(一)直接蔓延

癌灶沿子宫内膜向上蔓延生长,经子宫角达输卵管,向下蔓延累及宫颈、阴道;向肌层浸润,可穿透浆膜而延及输卵管、卵巢,并广泛种植于盆腔腹膜、子宫直肠陷凹及大网膜。

(二)淋巴转移

为内膜癌的主要转移途径。其转移途径与肿瘤生长的部位有关。宫底部的癌灶可沿阔韧带上部的淋巴管网转移到卵巢,再向上到腹主动脉旁淋巴结。子宫角及前壁的病灶可经圆韧带转移到腹股沟淋巴结。子宫后壁的病灶可沿骶韧带至直肠淋巴结。子宫下段及宫颈管的病灶与宫颈癌的淋巴转移途径相同。

(三)血行转移

少见,出现较晚,主要转移到肺、肝、骨等处。

四、临床分期

现广泛采用国际妇产科联盟(FIGO,2000年)规定的手术病理分期(表12-4)。

表12-4　子宫内膜癌临床分期(FIGO,2000年)

期别	肿瘤累及范围
0期	原位癌(浸润前癌)
Ⅰ期	癌局限于宫体
ⅠA	癌局限于子宫内膜
ⅠB	癌侵犯肌层≤1/2
ⅠC	癌侵犯肌层>1/2
Ⅱ期	癌累及宫颈,无子宫外病变
ⅡA	仅宫颈黏膜腺体受累
ⅡB	宫颈间质受累
Ⅲ期	癌扩散于子宫外的盆腔内,但未累及膀胱、直肠
ⅢA	癌累及浆膜和(或)附件和(或)腹腔细胞学检查阳性
ⅢB	阴道转移
ⅢC	盆腔淋巴结和(或)腹主动脉淋巴结转移
Ⅳ期	癌累及膀胱及直肠(黏膜明显受累),或有盆腔外远处转移
ⅣA	癌累及膀胱和(或)直肠黏膜
ⅣB	远处转移,包括腹腔内转移和(或)腹股沟淋巴结转移

五、临床表现

(一)症状

极早期的患者无明显症状,随着病程进展后出现下列症状。

1.阴道流血

不规则阴道流血为最常见的症状,量一般不多。绝经后患者主要表现为间歇性或持续性出血,量不多;未绝经者则表现为月经紊乱:经量增多,经期延长,或经间期出血。

2.阴道排液

少数患者述阴道排液增多,为癌肿渗出液或感染坏死所致。早期多为浆液性或浆液血性白带,晚期合并感染则为脓性或脓血性,有恶臭。

3.疼痛

通常不引起疼痛。晚期癌肿侵犯盆腔或压迫神经,可引起下腹部及腰骶部疼痛,并向下肢放射。若癌肿累及宫颈,堵塞宫颈管致使宫腔积脓时,可出现下腹胀痛或痉挛样疼痛。

4.全身症状

晚期可出现贫血、消瘦、乏力、发热、恶病质、全身衰竭等症状。

(二)体征

早期妇科检查无明显异常。随着病情发展,可有子宫增大、质地变软。有时可见癌组织自宫颈口脱出,质脆,易出血。若并发宫腔积脓,子宫明显增大、有压痛。若周围有浸润,子宫常固定,宫旁、盆腔内可触及不规则结节状物。

六、治疗原则

主要治疗方法为手术、放疗及药物治疗。早期以手术为主,晚期则采用放射、药物等综合治疗。

七、护理评估

(一)健康史

了解患者一般情况,评估高危因素,如老年、肥胖、高血压、糖尿病、不孕不育、绝经期推迟及用雌激素替代治疗等,了解有无家族肿瘤史;了解患者疾病诊疗过程及用药情况。

(二)身体状况

1.症状

评估阴道流血、排液、疼痛及有无肿瘤转移的临床表现。

2.体征

了解妇科检查的结果,如有子宫增大、变软,是否可以触及转移性结节或肿块,有无明显触痛等情况。

(三)心理-社会状况

子宫内膜癌多发生于绝经后妇女,因子女工作忙,疏于对患者的关心,使患者在精神上有较强的失落感;或因未婚、婚后不孕等易产生孤独感;加上恶性肿瘤的发生,更增加了患者的恐惧心理。

(四)辅助检查

根据病史、临床表现及辅助检查作出诊断。

1.分段诊刮

确诊子宫内膜癌最可靠的方法。先刮宫颈管,再刮宫腔,刮出物分瓶标记送病理检查。刮宫时操作要轻柔,特别是刮出豆渣样组织时,应立即停止操作,以免子宫穿孔或癌肿扩散。

2.B超

子宫增大,宫腔内可见实质不均的回声区,形态不规则,宫腔线消失。若肌层中有不规则回声紊乱区,则提示肌层有浸润。

3.宫腔镜检查

可直接观察病变大小、形态,并取活组织病理检查。

4.细胞学检查

用宫腔吸管或宫腔刷取宫腔分泌物找癌细胞,阳性率可达90％。

5.其他

CT、MRI、淋巴造影检查及血清CA125检查等。

八、护理诊断

(1)焦虑:与住院及手术有关。

(2)知识缺乏:缺乏子宫内膜癌相关的治疗、护理知识。

九、护理目标

(1)患者获得有关子宫内膜癌的治疗、护理知识。

(2)患者焦虑减轻,主动参与诊治过程。

十、护理措施

(一)心理护理

帮助患者熟悉医院环境,为患者提供安静、舒适的休息环境。告知患者子宫内膜癌的病程发展慢,是女性生殖系统恶性肿瘤预后较好的一种,以缓解或消除心理压力,增强治病的信心。

(二)生活护理

(1)卧床休息,注意保暖。鼓励患者进食高蛋白、高热量、高维生素、易消化饮食。进食不足或营养状况极差者,遵医嘱静脉补充营养。

(2)严密观察生命体征、腹痛、手术切口、血象变化;保持会阴清洁,每天用0.1％苯扎溴铵溶液会阴冲洗,正确使用消毒会阴垫,发现感染征象及时报告医师,并遵医嘱及时使用抗生素和其他药物。

(三)治疗配合

对于采用不同治疗方法的患者,实施相应的护理措施。手术患者注意术后病情观察,记录阴道残端出血的情况,指导患者适度地活动。孕激素治疗过程中注意药物的不良反应,指导患者坚持用药。化疗患者要注意骨髓抑制现象,做好支持护理。

(四)健康教育

1.普及防癌知识

大力宣传定期防癌普查的重要性,定期进行防癌检查;正确掌握使用雌激素的指征;绝经过渡期妇女月经紊乱或不规则流血者,应先除外子宫内膜癌;绝经后妇女出现阴道流血者警惕子宫内膜癌的可能;注意高危因素,重视高危患者。

2.定期随访

手术、放疗、化疗患者应定期随访。随访时间:术后 2 年内,每 3～6 个月 1 次;术后 3～5 年内,每6～12个月 1 次。随访中注意有无复发病灶,并根据患者康复情况调整随访时间。随访内容:盆腔检查、阴道脱落细胞学检查、胸片(6 个月至 1 年)。

十一、结果评价

(1)患者能叙述子宫内膜癌治疗和护理的有关知识。

(2)患者睡眠良好,焦虑缓解。

(包文庭)

第十一节　侵蚀性葡萄胎与绒毛膜癌

侵蚀性葡萄胎是指葡萄胎组织侵入子宫肌层引起组织破坏或转移至子宫以外,是继发于葡萄胎之后,具有恶性肿瘤行为,但恶性程度不高,多发生在葡萄胎清除后 6 个月内。绒毛膜癌(choriocarcinoma,CC)是一种高度恶性肿瘤,可继发于正常或异常妊娠之后,早期即可通过血行转移至全身,破坏组织及器官,引起出血坏死。

侵蚀性葡萄胎病理特点为大体可见子宫肌层内有大小不等、深浅不一的水泡状组织。病灶接近子宫浆膜层时,表面可见紫蓝色结节。镜下可见侵入子宫肌层的水泡状组织的形态和葡萄胎相似,绒毛结构及滋养细胞增生和分化不良。绒毛膜癌原发于子宫,肿瘤常位于子宫肌层内,也可突向子宫腔或穿破浆膜,病灶为单个或多个,与周围组织分界清,质地软而脆,暗红色,伴出血坏死。镜下表现为滋养细胞极度不规则增生,肿瘤中不含间质和自身血管,无绒毛或水泡状结构。

一、护理评估

(一)健康史

详细询问患者月经史、生育史及避孕情况,有无妊娠史;如果是葡萄胎清官术后患者,应详细了解第一次刮宫情况,包括刮宫时间、水泡大小、刮宫量及病理检查结果;了解葡萄胎排空后的随访情况,流产、足月产、异位妊娠后的恢复情况。

(二)身体状况

1.症状

(1)不规则阴道流血:在葡萄胎清宫术、流产或分娩后,出现持续不规则的阴道流血,量多少不定,可继发贫血。

(2)假孕症状:由于肿瘤分泌的 HCG 及雌、孕激素的作用,表现为乳房增大,乳头及乳晕着色,甚至有初乳样分泌,外阴、阴道、子宫颈着色,生殖道质地变软。

(3)腹痛:一般无腹痛。若病灶穿破子宫浆膜层时,可引起急性腹痛。

(4)转移灶症状:侵蚀性葡萄胎及绒毛膜癌主要转移途径是血行播散,出现肺转移、阴道转移、肝转移、脑转移。

2.体征

子宫增大,质地软,形态不规则,有时可触及两侧或一侧卵巢黄素化囊肿。如肿瘤穿破子宫导致腹腔内出血,可有腹部压痛及反跳痛。

(三)心理-社会状况

患者对疾病的预后产生无助感,恐惧化疗和手术。常因子宫切除造成生育无望而绝望,迫切希望得到其亲人的理解和帮助。

(四)辅助检查

1.血β-HCG测定

在葡萄胎排空后9周或流产、足月产、异位妊娠后4周持续阳性。

2.B超检查

子宫肌层内可见无包膜的强回声团块等。

3.胸部X线检查

最初X线征象为肺纹理增粗,典型表现为棉絮状或团块状阴影。

4.MRI检查

可发现肺、脑、肝等部位的转移病灶。

5.组织病理学检查

观察侵犯范围、有无绒毛结构,可区别葡萄胎、侵蚀性葡萄胎及绒毛膜癌(表12-5)。

表 12-5　葡萄胎、侵蚀性葡萄胎、绒毛膜癌的鉴别

项目	葡萄胎	侵蚀性葡萄胎	绒毛膜癌
病史	无	多发生在葡萄胎清宫术后6个月以内	常发生在各种妊娠后12个月以上
绒毛结构	有	有	无
浸润深度	蜕膜层	肌层	肌层
组织坏死	无	有	有
肺转移	无	有	有
肝、脑转移	无	少	较易
HCG测定	＋	＋	＋

(五)处理要点

以化疗为主,手术和放疗为辅。年轻未生育者尽可能不切除子宫,以保留生育能力。

如不得已切除子宫者仍可保留正常的卵巢。需手术治疗者一般主张先化疗,待病情基本控制后再行手术,对肝、脑有转移的重症患者,除以上治疗外,可加用放疗治疗。

二、护理问题

(一)有感染的危险

与阴道流血、化疗导致机体抵抗力降低,晚期患者长期卧床有关。

(二)预感性悲哀

与担心疾病预后有关。

(三)潜在并发症

阴道转移、肺转移、脑转移。

三、护理措施

(一)一般护理

保持病室空气清新,温度适宜,定期进行病房消毒。嘱患者卧床休息,鼓励患者进高蛋白质、高维生素、易消化的饮食。

(二)病情观察

除观察患者阴道流血及腹痛情况外,还应注意有无咯血、呼吸困难等肺转移症状,及有无头痛、呕吐、视力障碍、偏瘫等脑转移征象。发现异常情况,立即报告医师并配合抢救工作。

(三)对症护理

1.预防感染

(1)监测体温、血常规的变化,对全血细胞减少或白细胞数减少的患者遵医嘱少量多次输新鲜血或行成分输血,并进行保护性隔离。

(2)限制探陪人员,嘱患者少去公共场所,以防感染。

(3)遵医嘱应用抗生素。

2.有转移病灶患者的护理

(1)阴道转移患者的护理:①禁止做不必要的阴道检查,密切观察阴道出血情况;②备血并准备好各种抢救器械和物品;③如破溃大出血,应立即通知医师并配合抢救。

(2)肺转移患者的护理:①卧床休息,有呼吸困难者给予半卧位,并吸氧;②对大咯血患者,应严密观察有无窒息及休克,如发现异常应立即通知医师,给予头低侧卧位,轻叩背部,排出积血,保持呼吸道通畅。

(3)脑转移患者的护理:①采取相应的护理措施,预防跌倒、吸入性肺炎、压疮等情况;②积极配合医师治疗,按医嘱补液,给予止血剂、脱水剂、吸氧、化疗等;③配合医师做好 HCG 测定、腰椎穿刺、CT 等检查。

(四)心理护理

主动与患者交谈,鼓励其宣泄内心的痛苦。耐心讲解疾病有关知识、治疗方法与治疗效果,列举治疗成功的病例,帮助患者树立战胜疾病的信心。

(五)健康指导

指导患者严密随访。第 1 年每月随访 1 次,1 年后每 3 个月随访 1 次共 3 年,以后每年 1 次共 5 年。随访内容及避孕指导同葡萄胎的相关内容。

(包文庭)

第十三章　产科常见病护理

第一节　早　产

妊娠满 28 周至不满 37 足周(196～258 日)间分娩者称早产。此时娩出的新生儿称早产儿,出生体重为 1 000～2 499 g,各器官发育尚不够成熟。早产占分娩总数的 5%～15%。常见的原因有母体、胎儿和胎盘三方面的因素。孕妇合并子宫畸形、宫颈内口松弛、子宫肌瘤、急慢性疾病及妊娠并发症时,易诱发早产;前置胎盘、胎盘早剥、胎儿畸形、胎膜早破、羊水过多、多胎等,亦可致早产。

临床表现主要是子宫收缩,最初为不规律宫缩,并常伴有少许阴道流血或血性分泌物,以后可发展为规律宫缩,与足月临产相似。胎膜早破的发生较足月临产多。以往有流产、早产史或本次妊娠期有阴道流血史的孕妇,容易发生早产。诊断并不困难,若子宫收缩较规律,间隔 5～6 分钟,持续 30 秒钟以上,伴以进行性宫口扩张 2 cm 以上时,可诊断为早产临产。处理原则主要是通过休息和药物治疗控制宫缩,尽量维持妊娠至足月。如早产已不可避免时,则应尽可能地预防新生儿合并症,以提高早产儿的存活率。

一、护理评估

(一)病史

详细评估孕妇的健康史及孕产史,注意孕妇有无可致早产的病因存在,并详细询问、记录孕妇既往出现的症状及接受治疗的经过。

(二)身心状况

妊娠晚期出现子宫收缩,5～10 分钟一次,持续 30 秒以上并伴有阴道血性分泌物,宫颈管缩短及宫口进行性扩张,即可诊断为先兆早产。如宫口≥4 cm 或胎膜早破,则早产已不可避免。

有的孕妇因不了解先兆早产的临床表现及早产的危害性,即使出现先兆早产征象,也不能及时到医院接受检查和治疗,只是到了早产不可避免时,才匆匆来医院就诊。

由于事发突然,孕妇尚未做好迎接新生命到来的准备,且担心胎儿提早娩出能否存活,往往感到恐惧、焦虑或愧疚,怀疑是否因为自己的过失而造成早产。

(三)诊断检查

通过全身检查及产科检查,核实孕周,评估胎儿体重、胎方位等,监测宫缩的强度及频率,监测胎心音变化,观察产程进展,确定早产的进程。

二、护理诊断

(一)知识缺乏

其与不了解先兆早产的征象和早产对新生儿的危害性有关。

(二)焦虑

其与担心早产儿的预后有关。

(三)有新生儿受伤的危险

其与早产儿发育不成熟有关。

(四)自尊紊乱

其与认为自己应对早产的发生负责而又无法阻止早产有关。

三、护理目标

(1)孕妇能陈述先兆早产的临床表现及早产对新生儿的危害性,出现早产征象能及时就诊。

(2)孕妇自诉焦虑、恐惧感减轻。

(3)早产儿不存在因护理不当而发生的并发症。

(4)孕妇不再自责,能平静地面对所发生的一切,积极配合医疗与护理。

四、护理措施

(一)一般护理

取左侧卧位卧床休息,以减少自发性宫缩,提高子宫血流量,改善胎盘功能,增加胎儿营养。多食用粗纤维食物,防止便秘,以免腹压增加而导致早产。同时避免吃不洁或刺激性强的食物,以防发生腹泻,诱发早产。

(二)病情观察

孕妇良好的身心状况可减少早产的发生,突然的精神创伤亦可诱发早产。故应随时观察、了解孕妇的精神状态和心理障碍,以便及早对症护理。此外,应注意孕妇有无腹痛或腹痛加重、阴道流血增多或出现阴道流水等,如有异常应及时通知医师,并协助处理。

(三)对症护理

若胎膜早破早产已不可避免,应尽快采用合理的治疗方案,充分估计胎儿的成熟度,避免发生呼吸窘迫综合征,估计短时间内不能分娩者,可选用剖宫产结束分娩。经阴分娩者,应考虑使用产钳和会阴切开术助产,以缩短产程,减少分娩过程中对胎头的压迫,以防早产儿颅内出血。同时充分做好早产儿保暖和复苏的准备,临产后慎用镇静剂,避免发生新生儿呼吸抑制。产程中孕妇应吸氧,新生儿出生后立即结扎脐带,防止过多母血进入新生儿血液循环,造成循环负荷过重。

(四)治疗护理

先兆早产的治疗主要是抑制宫缩,故应熟悉药物的用法、作用及不良反应。常用的抑制宫缩药物有如下几类。

1.β肾上腺素受体激动剂

其作用为激动子宫平滑肌中的 β_2 受体,抑制子宫平滑肌收缩,减少子宫的活动而延长妊娠期。但其不良反应较多,常使母儿双方的心率增快,孕妇血压下降、恶心、呕吐、血糖增高等,应予以注意。常用药物有利托君、沙丁胺醇等。

2.硫酸镁

其镁离子直接作用于子宫肌细胞,拮抗钙离子对子宫的活性,从而抑制子宫收缩。用药过程中应注意孕妇呼吸(不少于 16 次/分钟)、膝反射(存在)及尿量(不少于 25 mL/h)等。

3.其他

为避免早产儿发生呼吸窘迫综合征,在分娩前给予孕妇糖皮质激素如地塞米松等。可促进胎肺成熟。

五、评价

为减轻孕妇精神紧张,可安排时间与孕妇进行交谈、聊天,分散孕妇的注意力,也可指导孕妇采用放松疗法,如缓慢的深呼吸、全身肌肉放松,以增加睡意,保证充足的睡眠。加强营养,以增强体质。嘱孕妇避免诱发宫缩的活动,如保持平静的心情,勿抬举重物、性生活等。宫颈内口松弛者应于孕 14～16 周行子宫内口缝合术,防止早产的发生。

(周广秀)

第二节　前置胎盘

妊娠 28 周后,胎盘附着于子宫下段,甚至胎盘下缘达到或覆盖宫颈内口,其位置低于胎先露部,称为前置胎盘(placenta previa)。前置胎盘是妊娠晚期严重并发症,也是妊娠晚期阴道流血最常见的原因。其发病率国外报道 0.5%,国内报道 0.24%～1.57%。

一、病因

目前尚不清楚,高龄初产妇(年龄＞35 岁)、经产妇及多产妇、吸烟或吸毒妇女为高危人群。其病因可能与下述因素有关。

(一)子宫内膜病变或损伤

多次刮宫、分娩、子宫手术史等是前置胎盘的高危因素。上述情况可损伤子宫内膜,引起子宫内膜炎或萎缩性病变,再次受孕时子宫蜕膜血管形成不良、胎盘血供不足,刺激胎盘面积增大延伸到子宫下段。前次剖宫产手术瘢痕可妨碍胎盘在妊娠晚期向上迁移。增加前置胎盘的可能性。据统计发生前置胎盘的孕妇,85%～95%为经产妇。

(二)胎盘异常

双胎妊娠时胎盘面积过大,前置胎盘发生率较单胎妊娠高 1 倍;胎盘位置正常而副胎盘位于子宫下段接近宫颈内口;膜状胎盘大而薄,扩展到子宫下段,均可发生前置胎盘。

(三)受精卵滋养层发育迟缓

受精卵到达子宫腔后,滋养层尚未发育到可以着床的阶段,继续向下游走到达子宫下段,并在该处着床而发育成前置胎盘。

二、分类

根据胎盘下缘与宫颈内口的关系,将前置胎盘分为 3 类(图 13-1)。

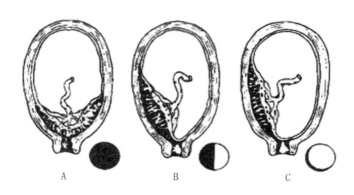

图 13-1　前置胎盘的类型
A.完全性前置胎盘;B.部分性前置胎盘;C.边缘性前置胎盘

(1)完全性前置胎盘(complete placenta previa)又称中央性前置胎盘(central placentaprevia),胎盘组织完全覆盖宫颈内口。

(2)部分性前置胎盘(partial placental previa)宫颈内口部分为胎盘组织所覆盖。

(3)边缘性前置胎盘(marginal placental previa)胎盘附着于子宫下段,胎盘边缘到达宫颈内口,未覆盖宫颈内口。

胎盘位于子宫下段,与胎盘边缘极为接近,但未达到宫颈内口,称为低置胎盘。胎盘下缘与宫颈内口的关系可因宫颈管消失、宫口扩张而改变。前置胎盘类型可因诊断时期不同而改变,如临产前为完全性前置胎盘,临产后因口扩张而成为部分性前置胎盘。目前临床上均依据处理前最后一次检查结果来决定其分类。

三、临床表现

(一)症状

前置胎盘的典型症状是妊娠晚期或临产时,发生无诱因、无痛性反复阴道流血。妊娠晚期子宫下段逐渐伸展,牵拉宫颈内口,宫颈管缩短;临产后规律宫缩使宫颈管消失成为软产道的一部分。宫颈外口扩张,附着于子宫下段及宫颈内口的胎盘前置部分不能相应伸展而与其附着处分离,血窦破裂出血。前置胎盘出血前无明显诱因,初次出血量一般不多,剥离处血液凝固后,出血自然停止;也有初次即发生致命性大出血而导致休克的。由于子宫下段不断伸展,前置胎盘出血常反复发生,出血量也越来越多。阴道流血发生的迟早、反复发生次数、出血量多少与前置胎盘类型有关。完全性前置胎盘初次出血时间早,多在妊娠 28 周左右,称为"警戒性出血"。边缘性前置胎盘出血多发生于妊娠晚期或临产后,出血量较少。部分性前置胎盘的初次出血时间、出血量及反复出血次数,介于两者之间。

(二)体征

患者一般情况与出血量有关,大量出血呈现面色苍白、脉搏增快微弱、血压下降等休克表现。腹部检查:子宫软,无压痛,大小与妊娠周数相符。由于子宫下段有胎盘占据,影响胎先露部入盆,故胎先露高浮,易并发胎位异常。反复出血或一次出血量过多,使胎儿宫内缺氧,严重者胎死宫内。当前置胎盘附着于子宫前壁时,可在耻骨联合上方听到胎盘杂音。临产时检查见宫缩为阵发性,间歇期子宫完全松弛。

四、处理原则

处理原则是抑制宫缩、止血、纠正贫血和预防感染。根据阴道流血量、有无休克、妊娠周数、胎位、胎儿是否存活、是否临产及前置胎盘类型等综合作出决定。

(一)期待疗法

应在保证孕妇安全的前提下尽可能延长孕周,以提高围生儿存活率。适用于妊娠<34周、胎儿体重<2 000 g、胎儿存活、阴道流血量不多、一般情况良好的孕妇。

尽管国外有资料证明,前置胎盘孕妇的妊娠结局住院与门诊治疗并无明显差异,但我国仍应强调住院治疗。住院期间密切观察病情变化,为孕妇提供全面优质护理是期待疗法的关键措施。

(二)终止妊娠

1.终止妊娠指征

孕妇反复发生多量出血甚至休克者,无论胎儿成熟与否,为了母亲安全应终止妊娠;期待疗法中发生大出血或出血量虽少,但胎龄达孕36周以上,胎儿成熟度检查提示胎儿肺成熟者;胎龄未达孕36周,出现胎儿窘迫征象,或胎儿电子监护发现胎心异常者;出血量多,危及胎儿;胎儿已死亡或出现难以存活的畸形,如无脑儿。

2.剖宫产

剖宫产可在短时间内娩出胎儿,迅速结束分娩,对母儿相对安全,是处理前置胎盘的主要手段。剖宫产指征应包括:完全性前置胎盘,持续大量阴道流血;部分性和边缘性前置胎盘出血量较多,先露高浮,短时间内不能结束分娩;胎心异常。术前应积极纠正贫血、预防感染等,备血,做好处理产后出血和抢救新生的准备。

3.阴道分娩

边缘性前置胎盘、枕先露、阴道流血不多、无头盆不称和胎位异常,估计在短时间内能结束分娩者,可予试产。

五、护理

(一)护理评估

1.病史

除个人健康史外,在孕产史中尤其注意识别有无剖宫产术、人工流产术及子宫内膜炎等前置胎盘的易发因素。此外妊娠中特别是孕28周后,是否出现无痛性、无诱因、反复阴道流血症状,并详细记录具体经过及医疗处理情况。

2.身心状况

患者的一般情况与出血量的多少密切相关。大量出血时可见面色苍白、脉搏细速、血压下降等休克症状。孕妇及其家属可因突然阴道流血而感到恐惧或焦虑,既担心孕妇的健康,更担心胎儿的安危,可能显得恐慌、紧张、手足无措。

3.诊断检查

(1)产科检查:子宫大小与停经月份一致,胎儿方位清楚,先露高浮,胎心可以正常,也可因孕妇失血过多致胎心异常或消失。前置胎盘位于子宫下段前壁时,可于耻骨联合上方听见胎盘血管杂音。临产后检查,宫缩为阵发性,间歇期子宫肌肉可以完全放松。

(2)超声波检查:B型超声断层相可清楚看到子宫壁、胎头、宫颈和胎盘的位置,胎盘定位准确率达 95％以上,可反复检查,是目前最安全、有效的首选检查方法。

(3)阴道检查:目前一般不主张应用。只有在近临产期出血不多时,终止妊娠前为除外其他出血原因或明确诊断决定分娩方式前考虑采用。要求阴道检查操作必须在输血、输液和做好手术准备的情况下方可进行。怀疑前置胎盘的个案,切忌肛查。

(4)术后检查胎盘及胎膜:胎盘的前置部分可见陈旧血块附着呈黑紫色或暗红色,如这些改变位于胎盘的边缘,而且胎膜破口处距胎盘边缘<7 cm,则为部分性前置胎盘。如行剖宫产术,术中可直接了解胎盘附着的部分并确立诊断。

(二)护理诊断

1.潜在并发症

出血性休克。

2.有感染的危险

与前置胎盘剥离面靠近子宫颈口、细菌易经阴道上行感染有关。

(三)预期目标

(1)接受期待疗法的孕妇血红蛋白不再继续下降,胎龄可达或更接近足月。

(2)产妇产后未发生产后出血或产后感染。

(四)护理措施

根据病情须立即接受终止妊娠的孕妇,立即安排孕妇去枕侧卧位,开放静脉,配血,做好输血准备。在抢救休克的同时,按腹部手术患者的护理进行术前准备,并做好母儿生命体征监护及抢救准备工作。接受期待疗法的孕妇的护理措施如下。

1.保证休息

减少刺激孕妇需住院观察,绝对卧床休息,尤以左侧卧位为佳,并定时间断吸氧,每天 3 次,每次 1 小时,以提高胎儿血氧供应。此外,还需避免各种刺激,以减少出血可能。医护人员进行腹部检查时动作要轻柔,禁做阴道检查和肛查。

2.纠正贫血

除采取口服硫酸亚铁、输血等措施外,还应加强饮食营养指导,建议孕妇多食高蛋白及含铁丰富的食物,如动物肝脏、绿叶蔬菜和豆类等,一方面有助于纠正贫血,另一方面还可以增强机体抵抗力,同时也促进胎儿发育。

3.监测生命体征

及时发现病情变化严密观察并记录孕妇生命体征,阴道流血的量、色,流血事件及一般状况,检测胎儿宫内状态。按医嘱及时完成实验室检查项目,并交叉配血备用。发现异常及时报告医师并配合处理。

4.预防产后出血和感染

(1)产妇回病房休息时严密观察产妇的生命体征及阴道流血情况,发现异常及时报告医师处理,以防止或减少产后出血。

(2)及时更换会阴垫,以保持会阴部清洁、干燥。

(3)胎儿分娩后,及早使用宫缩剂,以预防产后大出血;对新生儿严格按照高危儿处理。

5.健康教育

护士应加强对孕妇的管理和宣教。指导围孕期妇女避免吸烟、酗酒等不良行为,避免多次刮宫、引产或宫内感染,防止多产,减少子宫内膜损伤或子宫内膜炎。对妊娠期出血,无论量多少均应就医,做到及时诊断、正确处理。

(五)护理评价

(1)接受期待疗法的孕妇胎龄接近(或达到)足月时终止妊娠。

(2)产妇产后未出现产后出血和感染。

(周广秀)

第三节 胎 盘 早 剥

妊娠 20 周后或分娩期,正常位置的胎盘在胎儿娩出前部分或全部从子宫壁剥离,称胎盘早期剥离,简称胎盘早剥。其原因尚不明,与以下因素有关:血管病变、妊娠高血压综合征、慢性高血压、机械性因素如外伤、脐带过短、羊水过多、破膜时宫内压骤减、双胎第一胎娩出后或子宫静脉压突然升高等。

一、护理评估

(一)病史

详细询问患者的健康史及孕产史,注意收集与胎盘早剥有关的诱发因素,了解本次妊娠的经过,尤其是阴道出血、腹痛等情况。

(二)身心状况

重点评估阴道流血出现的时间、量、性质,患者目前的情况,是否有少尿、无尿、休克、凝血功能障碍的表现,腹痛的性质、有无伴随症状,子宫的张力、有无压痛、子宫大小与妊娠月份是否相符,宫底有无上升的征象,胎心、胎动情况,并通过详细的全身及腹部检查判断母儿目前的状况。

随着出血的增多、腹痛的加剧和周围医护人员为此所进行的一系列抢救措施,无时不在提示孕妇:其自身特别是腹中胎儿存在生命的威胁,因此,孕妇除表现出紧张、焦虑、烦躁不安、恐慌、哭泣外,更盼望自己及胎儿能通过医务人员的抢救和自身的配合而得到良好的结局。

(三)诊断检查

(1)B 型超声检查:可确定有无胎盘早剥及估计剥离面的大小及胎儿的状况(有无胎动及胎心搏动)。B 超可显示胎盘和子宫壁之间出现液性暗区,界限不太清楚;绒毛膜板向羊膜腔凸出;暗区内有时出现光点反射(积血机化)。

(2)除血、尿常规外,还应查血小板计数、出凝血时间、纤维蛋白原等与凝血功能有关的项目。血常规可帮助了解患者的贫血程度及有无感染征象;尿常规可了解肾功能及有无妊高征;凝血功能检查可了解患者的凝血功能。

二、护理诊断

(一)腹痛

其与胎盘剥离面积有关。若剥离面积＞1/3,孕妇突然发生持续性腹痛、腰酸背痛,疼痛程度与胎盘后积血量成正比。

(二)出血性休克

如果剥离面>1/2,无论内出血或外出血都多,可致出血性休克,甚至发生凝血机制障碍,出血不止。

(三)有胎儿受伤的危险

其与胎盘功能障碍有关

(四)焦虑

其与预感到个体健康受到威胁有关,与已经或预感到将要失去胎儿有关。

(五)知识缺乏

其与对胎盘早剥的认识有限有关

三、护理目标

(1)纠正休克:输新鲜血,输液。

(2)及时终止妊娠:一旦确诊,必须即时终止妊娠。

(3)减轻孕妇的焦虑、恐惧感。

四、护理措施

(一)一般护理

轻型者的护理原则与正常分娩基本相同;重型者应根据孕妇的具体情况,如子宫内出血量较多、有休克表现,应采用平卧位,以利于纠正休克,暂禁食。

(二)病情观察

应严密观察阴道流血量与产程进展,测量子宫底高度,从孕妇入院开始应在子宫底处作一标记,观察子宫底是否升高,如有升高提示内出血量增多,同时要经常听胎心音,有条件的应持续胎心音监护。重型孕妇子宫内隐性出血多见,应严密观察生命体征变化,详细记录,观察阴道出血量,注意有无出血不凝或仅有较软的凝血块,预防 DIC 的发生,观察尿量,预防急性肾衰竭。重型孕妇因发病急、症状重,孕妇及家属情绪紧张、恐惧,故应沉着有序地工作,安慰患者,但对其家属应说明危险性及可能发生的并发症。

(三)治疗护理

轻型经阴道分娩者要采取尽量缩短产程的措施,可先行人工破膜,缩减子宫容积,压迫胎盘,使之不继续剥离;破膜后腹部加压沙袋,以腹带包扎腹部,以减少出血,必要时静脉滴注催产素,要注意点滴的速度,开始 15 滴/分,以后根据宫缩强度调节,如需要阴道检查,应准备检查物品、备血、输液后检查。重型者阴道流血量与孕妇贫血不成比例。血液多积聚于胎盘与子宫壁之间,孕妇处于休克状态,应立即抢救休克,输液、输血、氧气吸入,同时做剖宫产的术前准备。

五、评价

再次妊娠要做好孕期保健及宣教,积极防治妊高征,对合并慢性高血压和慢性肾炎等高危妊娠者应加强管理,妊娠期避免腹部外伤。

(周广秀)

第四节　胎膜早破

临产前胎膜自然破裂称为胎膜早破。为常见的分娩并发症,其发病率占分娩总数的2.7%～17%。常发生于宫颈内口松弛、胎膜发育不良、头盆不称、胎位异常致使羊膜腔内压力不均;羊水过多或多胎妊娠使羊膜腔内压力过高;妊娠后期性生活或机械性刺激易致绒毛-羊膜感染。

一、护理评估

(一)健康史

详细询问病史,了解诱发胎膜早破的原因,确定胎膜破裂的时间、妊娠周数,是否有宫缩及感染的征象。

(二)生理状况

1.症状和体征

孕妇主诉突然出现阴道流液或无控制的"漏尿",少数孕妇仅感觉到外阴较平时湿润,窥阴器检查见混有胎脂的羊水自子宫颈口流出,即可作出诊断。

2.辅助检查

(1)阴道酸碱度测定:正常阴道液pH为4.5～5.5,羊水pH为7.0～7.5。胎膜破裂后,阴道液pH升高(pH≥6.5)。pH诊断胎膜早破的敏感度为90%,血液、尿液、宫颈黏液、精液及细菌污染可出现假阳性。

(2)阴道液涂片:取阴道液涂于玻片上,干燥后显微镜下观察,出现羊齿状结晶,用0.5%硫酸尼罗蓝染色,显微镜下见橘黄色胎儿上皮细胞,用苏丹Ⅲ染色见黄色脂肪小粒,均可确定为羊水,准确率达95%。

(3)胎儿纤连蛋白(fFN)测定:胎儿纤连蛋白是胎膜分泌的细胞外基质蛋白。当宫颈及阴道分泌物内胎儿纤连蛋白含量>0.05 mg/L时,胎膜抗张能力下降,易发生胎膜早破。

(4)胰岛素样生长因子结合蛋白-1(IGFBP-1):检测人羊水中胰岛素样生长因子结合蛋白-1,特异性强,不受血液、精液、尿液和宫颈黏液的影响。

(5)羊膜腔感染检测:①羊水细菌培养。②羊水涂片革兰氏染色检查细菌。③羊水白细胞IL-6≥7.9 ng/mL,提示羊膜腔感染。④血C反应蛋白>8 mg/L,提示羊膜腔感染。⑤降钙素原轻度升高表示感染存在。

(6)羊膜镜检查:可直视胎儿先露部,看见头发或其他胎儿部分,看不到前羊膜囊即可诊断为胎膜早破。

(7)B超检查羊水量减少可协助诊断。

(三)高危因素

1.母体因素

反复阴道流血、阴道炎、长期应用糖皮质激素、腹部创伤、腹腔内压力突然增加(剧烈咳嗽、排便困难)、吸烟、药物滥用、营养不良、前次妊娠发生早产胎膜早破史、妊娠晚期性生活频繁等。

2.子宫及胎盘因素

子宫畸形、胎盘早剥、子宫颈功能不全、子宫颈环扎术后、子宫颈锥切术后、子宫颈缩短、先兆早产、子宫过度膨胀(羊水过多、多胎妊娠)、头盆不称、胎位异常(臀位、横位)、绒毛膜羊膜炎、亚临床宫内感染等。

(四)心理-社会因素

孕妇突然发生不可自控的阴道流液,可能惊惶失措,担心会影响胎儿及自身的健康,有些孕妇可能开始设想胎膜早破会带来的种种后果,甚至会产生恐惧心理。

二、护理诊断

(一)焦虑、恐惧

其与不了解早破水的原因与治疗、担心胎儿的安危有关。

(二)有胎儿受伤的危险

其与可能发生的早产、脐带脱垂、胎儿宫内感染有关。

(三)有感染的危险

其与胎膜早破、细菌上行进入宫腔有关。

(四)潜在并发症

胎膜早破的潜在并发症为早产和脐带脱垂。

三、护理目标

(1)减轻孕妇的焦虑、恐惧感。

(2)胎儿的危险性降低。

(3)产妇不发生感染。

(4)不因护理不当而发生早产和脐带脱垂。

四、护理措施

(一)一般护理

胎膜破裂后孕妇应立即住院,绝对卧床休息。及时听胎心,有条件的单位应行胎心率电子监护。若先露部尚未接触,应抬高床尾,以免脐带脱垂;若先露部已入盆,则可取半卧位,禁止灌肠。

鼓励孕妇进高蛋白、高热量、富含维生素、易消化的饮食,以增加体力及机体抵抗力。破膜后孕妇一般精神较为紧张,恐惧羊水流出不利于胎儿顺利娩出,尤其不足月孕妇担心能否成活,往往多虑、心绪不佳,鉴于此应消除孕妇的种种顾虑,增加信心,使其积极配合各项治疗,达到顺利分娩的目的。

(二)对症护理

密切监护胎心变化及阴道排液情况,如发现胎心异常、阴道排液混浊且混有胎粪,应立即给氧,每分钟氧流量为 5 升,50％葡萄糖液 60 mL 加维生素 C 500 mg 静脉注射,并协助医师行阴道检查有无脐带脱垂。若脐带脱垂、宫口未开全,孕妇应立即取膝胸卧位,用脐带还纳器或用纱布包裹脐带缓缓送回宫腔,在阴道内填塞纱布条防止脐带再脱出,应将情况通知家属,待胎心好转后即行剖宫产术。

(三)治疗护理

应保持外阴清洁,每天用 0.1％新洁尔灭擦洗外阴,并用消毒会阴垫。尽量减少肛诊或阴道检查。若胎膜早破发生于妊娠 36 周以上者,超过 24 小时尚未临产,应予针刺引产或静脉滴注催产素引产;若胎膜早破发生于妊娠 36 周以下者,应力争给予保守治疗。胎膜早破常可引起子宫收缩,可应用子宫收缩抑制剂,如 β-肾上腺素能受体兴奋剂,如利托君、硫酸沙丁胺醇或静脉滴注硫酸镁,以抑制子宫收缩。预防和控制感染,对破膜后 12～24 小时内是否加用抗生素有争论,即使加用抗生素亦应注意不宜使用过久,以免产生耐药性。每天测体温,如体温升高,白细胞数 $\geq 15 \times 10^9 /$L;流出的羊水有臭味或子宫有压痛;监测胎心率加快 ≥ 160 次/分钟,羊水细菌培养 $\geq 10^8 /$mL;胎膜早破伴有感染,且有胎儿宫内感染可能,无论足月或不足月均应立即终止妊娠。

五、评价

分娩结束后除进行产褥期护理外,应给予抗生素预防和控制感染。应重视并加强孕期卫生指导,及时矫正异常胎位,孕期避免负重及腹部撞击。妊娠后期禁止性交。骨盆狭窄、胎位不正的孕妇,在预产期前住院待产。

(周广秀)

第五节 胎儿窘迫

胎儿窘迫是指孕妇、胎儿、胎盘等各种原因引起的胎儿宫内缺氧,影响胎儿健康甚至危及生命。胎儿窘迫是一种综合征,主要发生在临产过程。也可发生在妊娠后期。发生在临产过程者,可以是妊娠后期的延续和加重。

一、病因

胎儿窘迫的病因涉及多方面,可归纳为三大类。

(一)母体因素

妊娠妇女患有高血压疾病、慢性肾炎、妊娠高血压综合征、重度贫血、心脏病、肺源性心脏病、高热、吸烟、产前出血性疾病和创伤、急产或子宫不协调性收缩、缩宫素使用不当、产程延长、子宫过度膨胀、胎膜早破等;或者产妇长期仰卧位,镇静药、麻醉药使用不当等。

(二)胎儿因素

胎儿心血管系统功能障碍、胎儿畸形,如严重的先天性心血管疾病、母婴血型不合引起的胎儿溶血、胎儿贫血、胎儿宫内感染等。

(三)脐带、胎盘因素

脐带因素有长度异常、缠绕、打结、扭转、狭窄、血肿、帆状附着;胎盘因素有植入异常、形状异常、发育障碍、循环障碍等。

二、病理生理

胎儿窘迫的基本病理生理变化是缺血、缺氧引起的一系列变化。缺氧早期或者一过性缺氧时。机体主要通过减少胎盘和自身耗氧量代偿,胎儿则通过减少对肾与下肢血供等方式来保证心脑血流量,不产生严重的代偿障碍及器官损害。缺氧严重则可引起严重的并发症。缺氧初期通过自主神经反射兴奋交感神经,使肾上腺儿茶酚胺及皮质醇分泌增多,引起血压上升及心率加快。此时胎儿的大脑、肾上腺、心脏及胎盘血流增加,而肾、肺、消化系统等血流减少,出现羊水减少、胎儿发育迟缓等。若缺氧继续加重,则转为兴奋迷走神经,血管扩张,有效循环血量减少,主要器官的功能由于血流不能保证而受损,于是胎心率减慢。缺氧继续发展下去可引起严重的器官功能损害,尤其可以引起缺血缺氧性脑病甚至胎死宫内。此过程基本是低氧血症至缺氧,然后至代谢性酸中毒,主要表现为胎动减少、羊水少、胎心监护基线变异差、出现晚期减速甚至呼吸抑制。由于缺氧时肠蠕动加快,肛门括约肌松弛引起胎粪排出。此过程可以形成恶性循环,更加重母体及胎儿的危险。不同原因引起的胎儿窘迫表现过程可以不完全一致,所以应加强监护、积极评价、及时发现高危征象并积极处理。

三、临床表现

胎儿窘迫的主要表现为胎心音改变、胎动异常及羊水胎粪污染或羊水过少,严重者胎动消失。根据其临床表现,胎儿窘迫可以分为急性胎儿窘迫和慢性胎儿窘迫。急性胎儿窘迫多发生在分娩期,主要表现为胎心率加快或减慢;CST 或者 OCT 等出现频繁的晚期减速或变异减速;羊水胎粪污染和胎儿头皮血 pH 下降,出现酸中毒。羊水胎粪污染可以分为三度:Ⅰ度羊水呈浅绿色;Ⅱ度羊水呈黄绿色,浑浊;Ⅲ度羊水呈棕黄色,稠厚。慢性胎儿窘迫发生在妊娠末期,常延续至临产并加重,主要表现为胎动减少或消失、NST 基线平直、胎儿发育受限、胎盘功能减退、羊水胎粪污染等。

四、处理原则

急性胎儿窘迫者,应积极寻找原因并给予及时纠正。若宫颈未完全扩张、胎儿窘迫情况不严重者,给予吸氧,嘱产妇左侧卧位,若胎心率变为正常,可继续观察;若宫口开全、胎先露部已达坐骨棘平面以下3 cm者,应尽快助产经阴道娩出胎儿;若因缩宫素使宫缩过强造成胎心率减慢者。应立即停止使用,继续观察,病情紧迫或经上述处理无效者立即剖宫产结束分娩。慢性胎儿窘迫者,应根据妊娠周、胎儿成熟度和窘迫程度决定处理方案。首先应指导妊娠妇女采取左侧卧位,间断吸氧,积极治疗各种并发症或并发症,密切监护病情变化。若无法改善,则应在促使胎儿成熟后迅速终止妊娠。

五、护理评估

(一)健康史

了解妊娠妇女的年龄、生育史、内科疾病史如高血压疾病、慢性肾炎、心脏病等;本次妊娠经过,如妊娠高血压综合征、胎膜早破、子宫过度膨胀(如羊水过多和多胎妊娠);分娩经过,如产程延长(特别是第二产程延长)、缩宫素使用不当。了解有无胎儿畸形、胎盘功能的情况。

(二)身心状况

胎儿窘迫时,妊娠妇女自感胎动增加或停止。在窘迫的早期可表现为胎动过频(每 24 小时大于20 次);若缺氧未纠正或加重,则胎动转弱且次数减少,进而消失。胎儿轻微或慢性缺氧时,胎心率加快(>160 次/分钟);若长时间或严重缺氧。则会使胎心率减慢。若胎心率<100 次/分钟则提示胎儿危险。胎儿窘迫时主要评估羊水量和性状。

孕产妇夫妇因为胎儿的生命遭遇危险而产生焦虑,对需要手术结束分娩产生犹豫、无助感。对于胎儿不幸死亡的孕产妇夫妇,其感情上受到强烈的创伤,通常会经历否认、愤怒、抑郁、接受的过程。

(三)辅助检查

1.胎盘功能检查

出现胎儿窘迫的妊娠妇女一般 24 小时尿 E_3 值急骤减少 30％～40％,或于妊娠末期连续多次测定在每 24 小时 10 mg 以下。

2.胎心监测

胎动时胎心率加速不明显,基线变异率＜3 次/分钟,出现晚期减速、变异减速等。

3.胎儿头皮血血气分析

胎儿头皮血 pH＜7.20。

六、护理诊断/诊断问题

(一)气体交换受损(胎儿)

与胎盘子宫的血流改变、血流中断(脐带受压)或血流速度减慢(子宫-胎盘功能不良)有关。

(二)焦虑

与胎儿宫内窘迫有关。

(三)预期性悲哀

与胎儿可能死亡有关。

七、预期目标

(1)胎儿情况改善,胎心率在 120～160 次/分钟。

(2)妊娠妇女能运用有效的应对机制控制焦虑。

(3)产妇能够接受胎儿死亡的现实。

八、护理措施

(1)妊娠妇女左侧卧位,间断吸氧。严密监测胎心变化,一般每 15 分钟听 1 次胎心或进行胎心监护,注意胎心变化。

(2)为手术者做好术前准备,如宫口开全、胎先露部已达坐骨棘平面以下 3 cm 者,应尽快阴道助产娩出胎儿。

(3)做好新生儿抢救和复苏的准备。

(4)心理护理。①向孕产妇提供相关信息,包括医疗措施的目的、操作过程、预期结果及孕产妇需做的配合;将真实情况告知孕产妇,有助于其减轻焦虑,也可帮助产妇面对现实。必要时陪伴产妇,对产妇的疑虑给予适当的解释。②对于胎儿不幸死亡的父母亲,护理人员可安排一个远离其他婴儿和产妇的单人房间,陪伴他们或安排家人陪伴他们,勿让其独处;鼓励其诉说悲伤,接纳其哭泣及抑郁的情绪,陪伴在旁提供支持及关怀;若他们愿意,护理人员可让他们看看死婴并同意他们为死产婴儿做一些事情,包括沐浴、更衣、命名、拍照或举行丧礼,但事先应向他们描述死婴的情况,使之有心理准备。解除"否认"的态度而进入下一个阶段,提供足印卡、床头卡等作为纪念,帮助他们使用适合自己的压力应对技巧和方法。

九、结果评价

(1)胎儿情况改善,胎心率在 120～160 次/分钟。

(2)妊娠妇女能运用有效的应对机制来控制焦虑,叙述心理和生理上的感受。

(3)产妇能够接受胎儿死亡的现实。

(周广秀)

第六节 产 力 异 常

产力包括子宫收缩力、腹壁肌和膈肌收缩力及肛提肌收缩力,其中以子宫收缩力为主。在分娩过程中,子宫收缩的节律性、对称性及极性不正常或强度、频率有所改变,称为子宫收缩力异常。临床上分为子宫收缩乏力和子宫收缩过强两类,每类又分为协调性子宫收缩和不协调性子宫收缩。

一、子宫收缩乏力

(一)原因

1.精神因素

精神过度紧张使大脑皮质功能紊乱,睡眠少、临产后进食少以及体力消耗过多,均可导致宫缩乏力。多见于初产妇,尤其是高龄初产妇。

2.头盆不称或胎位异常

胎先露部下降受阻,不能紧贴子宫下段及宫颈,因而不能引起反射性子宫收缩,导致继发性子宫收缩乏力。

3.子宫因素

子宫发育不良、子宫畸形、子宫过度膨胀(如双胎、羊水过多、巨大儿等)、子宫肌纤维变性或子宫肌瘤等,均可引起宫缩乏力。

4.内分泌失调

临产后,产妇体内的雌激素、催产素、前列腺素、乙酰胆碱等分泌不足,孕激素下降缓慢,子宫对乙酰胆碱的敏感性降低等均可导致子宫收缩乏力。

5.对产妇的处理不当

如过早过量使用镇静止痛药物,对产妇的饮食、休息护理不当、对膀胱充盈未予处理等,也可导致宫缩乏力。

(二)临床分类及表现

按发生时间分为原发性和继发性两种。原发性宫缩乏力是指产程开始子宫收缩乏力,宫口不能如期扩张,胎先露不能如期下降,以致产程不能进展或进展极慢。继发性宫缩乏力是指产程开始收缩正常,只是在产程进展到某阶段子宫收缩转弱,产程由正常进展变为停滞不前或进展缓慢。

按生理机制分为协调性和不协调性两种。

1.协调性子宫收缩乏力(低张性宫缩乏力)

子宫收缩具有正常的节律性、对称性和极性,但收缩力弱,宫腔压力低(<15 mmHg),持续时间短,间歇时间长而不规律,宫缩<2次/10分钟。子宫收缩达高峰时,子宫体不隆起和变硬,用

手指压宫底部肌壁仍可出现凹陷,导致产程延长或停滞。产妇多无不适感,可因产程延长或滞产使产妇休息差,进食少,而出现脱水、电解质紊乱、尿潴留等表现。由于宫腔内压力低,对胎儿的影响不大。

2.不协调性子宫收缩乏力(高张性宫缩乏力)

子宫收缩的极性倒置,宫缩不起自两侧子宫角部,宫缩的兴奋点来自子宫的一处或多处,节律不协调。宫缩时下段强、上段弱,宫缩间歇子宫壁不能完全放松,收缩不协调,影响子宫有效地收缩和缩复,致使宫口不能扩张,胎先露不能下降,属无效宫缩。产妇自觉下腹部持续疼痛、拒按、烦躁不安,可出现脱水、电解质紊乱、肠胀气、尿潴留等表现,胎心音听诊不清或不规律。

3.产程曲线异常

(1)第一产程。①潜伏期延长:从临床开始至宫口开大 3 cm 为潜伏期。初产妇正常约需 8 小时,超过 16 小时称潜伏期延长。②活跃期延长:从宫口开大 3 cm 至宫口开全为活跃期。初产妇正常约需 4 小时,超过 8 小时称活跃期延长。③活跃期停滞:进入活跃期后,宫颈口不再扩张达 2 小时以上,称活跃期停滞。④胎头下降延缓或阻滞:活跃晚期至宫口开大 9～10 cm,初产妇胎头正常平均每小时下降约 1.2 cm。若胎头下降速度小于每小时 1 cm 称胎头下降延缓;胎头停留在原处不下降达 1 小时以上,称胎头下降停滞。

(2)第二产程。①第二产程延长:第二产程初产妇>2 小时、经产妇>1 小时尚未分娩者,称第二产程延长。②第二产程停滞:第二产程胎头下降无进展达 1 小时或以上,称第二产程停滞。

(3)第三产程:从胎儿娩出后至胎盘娩出称第三产程,正常需 5～15 分钟。若胎儿娩出 30 分钟后胎盘仍未娩出称胎盘滞留。

(4)滞产:总产程>24 小时称滞产。

(三)对母儿的影响

1.对产妇的影响

因产程延长、产妇休息不好、进食少、精神疲惫与体力消耗,可出现疲乏无力、肠胀气、尿潴留等,重者可引起脱水及酸中毒、低血钾,加重宫缩乏力。因第二产程延长、胎头持续压迫膀胱或直肠,可导致组织缺血、水肿、坏死而形成生殖道瘘。因子宫收缩乏力不利于胎盘剥离娩出,及子宫血窦关闭易发生产后出血。产程进展慢或滞产、多次肛查或阴道检查、胎膜早破、产后出血等均可增加感染的机会。

2.对胎儿、新生儿的影响

因产程延长、子宫收缩不协调而致胎盘血液循环受阻、供氧不足,或因胎膜早破、脐带受压或脱垂易发生胎儿窘迫,造成新生儿窒息或死亡。又因产程延长、手术机会增多,易引起新生儿产伤、新生儿窒息及颅内出血等。

(四)处理原则

对协调性宫缩乏力,首先应寻找原因并针对原因给予相应处理。若发现头盆不称、胎位异常、估计胎儿不能从阴道分娩者,应及时行剖宫产。估计能从阴道分娩者,则为孕妇提供休息的条件,补充营养、水及电解质,纠正酸中毒,加强子宫收缩。根据产程进展和胎先露的下降情况,作出恰当的处理。

不协调性宫缩乏力的处理原则是调整宫缩,恢复子宫收缩的极性。给予哌替啶 100 mg 肌内注射,使孕妇充分休息后多数能恢复为协调性宫缩。若经过上述处理不协调性宫缩未能纠正或伴有胎儿窘迫或头盆不称者,均应行剖宫产术。若不协调宫缩已被控制但子宫收缩仍弱,则可采用协调性宫缩乏力时加强子宫收缩的方法。

(五)护理评估

1.病史

通过询问或查阅产前检查记录评估待产妇的年龄、身高、健康史、孕产史、骨盆测量值、胎儿大小、头盆关系、羊水多少等。临产后重点评估待产妇的休息、睡眠、进食及排泄情况、精神状态、是否高度紧张和恐惧,评估宫缩开始的时间、频率、强度及其对宫缩的耐受程度,评估产妇及家属对分娩方式和新生儿的期望情况。

2.身心状况

通过一般体格检查,评估产妇的体重、血压、脉搏、呼吸、神志、精神状态、皮肤弹性等。通过手法触摸或用胎儿电子监护仪监测评估宫缩的节律性、持续时间、间歇时间及宫缩的强度。评估待产妇的自觉症状及行为表现,注意产妇有无烦躁不安、呼痛不已、疲乏无力、肠胀气、尿潴留、焦虑、恐惧等表现。评估胎儿宫内状况,注意观察胎心音的变化情况,评估产程的进展情况。

协调性宫缩乏力者,产程刚开始时孕妇无特殊不适,精神好,进食正常,睡眠可,当产程延长或产程进展缓慢,则出现焦虑情绪、睡眠差、进食少,甚至出现肠胀、排尿困难等。孕妇及家属对阴道分娩失去信心,通常要求剖宫产以及早结束分娩。

不协调性宫缩乏力者,于临床开始就因腹痛而呼叫不已,烦躁不安。不肯进食,休息差,孕妇显得疲乏无力,拒绝触摸宫缩。胎心音过快或偏慢或不规则,CST检查出现重度变异减速或出现晚减。检查发现产程进展缓慢甚至停滞,孕妇及家属显得紧张、焦虑和恐惧。

3.辅助检查

(1)尿液检查:可出现尿酮(+)。

(2)生化检查:可出现 K^+、Na^+、Ca^{2+}、Cl^- 值的改变,二氧化碳结合力降低。

(六)护理诊断

1.疼痛

其与宫缩不协调、子宫肌纤维间歇期不完全放松有关。

2.疲乏

其与产程延长、进食休息差、孕妇体力消耗及水电解质紊乱等有关。

3.有胎儿受伤的危险

其与产程延长及不协调性宫缩致胎盘血液循环受阻有关。

4.有体液不足的危险

其与进食少、产程延长致脱水有关。

5.有感染的危险

其与产程延长或停滞、多次肛查或阴道检查、破水时间长等有关。

6.焦虑/恐惧

其与产程延长或停滞致分娩压力增加有关。

7.潜在并发症——产后出血

其与宫缩乏力不利胎盘剥离娩出及子宫血窦关闭有关。

（七）护理目标

（1）促进待产妇的身心舒适。

（2）维持水电解质平衡。

（3）增进母体与胎儿的健康。

（4）不发生感染及产后出血。

（八）护理措施

1.预防子宫收缩乏力的发生

（1）加强孕期保健:对孕妇进行产前教育,使其了解妊娠、分娩的生理过程,使其掌握临产的征象,避免过早住院待产。定期产前检查,发现异常及时处理。

（2）加强分娩期护理:为孕妇提供一舒适、安静的待产环境,允许家人陪伴,以减轻孕妇的焦虑和恐惧心理。护理人员应多陪伴孕妇,并多与其交谈,鼓励她们说出心中的感受,及时回答她们所提出的问题,随时将产程进展的情况及胎儿宫内状况告知孕妇与家属,使孕妇心中有数,对分娩充满信心,并鼓励家属为产妇提供心理支持。注意观察待产妇的进食、休息、大小便情况。嘱其进食易消化、富含营养、高热量的半流质食物,并多饮水;督促孕妇2~4小时解小便1次,并观察尿量的多少,以免膀胱充盈影响宫缩;指导孕妇宫缩时使用腹部按摩法、放松以及深呼吸等技巧以减轻宫缩痛。定时听诊胎心音,触摸宫缩,肛查了解宫口扩张、先露下降的情况。及时正确地描绘产程图,发现异常及时报告医师。

2.配合治疗,积极处理

若为协调性宫缩乏力,应协助医师寻找病因,再针对病因进行恰当处理。有明显头盆不称者,应做好剖宫产的术前准备。无头盆不称拟定经阴道分娩者,应积极改善孕妇的全身状况,遵医嘱给予哌替啶(潜伏期)或安定(活跃期)镇静休息;进食少者可遵医嘱给予葡萄糖、维生素C静脉滴注,伴酸中毒时应补充碳酸氢钠溶液。排尿困难者先行诱导法,无效则采用导尿术以排空膀胱,促进子宫收缩。经镇静、纠酸补液2~4小时后,宫缩未加强,初产妇宫颈开大<4 cm且胎膜未破,可给予肥皂水灌肠,促进肠蠕动,排出粪便及积气,刺激宫缩。如经过上述处理宫缩仍弱,可选用下列方法加强宫缩。

（1）人工破膜:宫口开大3 cm或以上、无头盆不称、胎头已衔接者,可行人工破膜。破膜后,胎头直接紧贴子宫下段及宫颈,引起反射性子宫收缩,从而加速产程进展。注意破膜时需检查有无脐带先露,且应在宫缩间歇进行,并观察羊水的性状及羊水量,同时做好记录。破膜后立即听胎心音,现有学者主张胎头未衔接者也可行人工破膜,认为破膜后可促进胎头下降入盆,对此种情况,破膜后术者的手指应停留在阴道内,经过1~2次宫缩,待胎头入盆后再将手指取出,并可参考Bishop提出的宫颈成熟度评分法(表13-1)估计加强宫缩措施的效果。若孕妇得分在3分及3分以下,人工破膜的效果均不好,应采用其他方法;4~6分的成功率为50%;7~9分的成功率约为80%;9分以上均为成功。

（2）遵医嘱静脉推注安定10 mg:安定能使宫颈平滑肌松弛,软化宫颈,促进宫颈扩张。静脉推注安定时应注意速度要慢,一般是3~5分钟推完。

（3）静脉滴注催产素。应注意其禁忌证:①头盆不称。②不协调性宫缩乏力。③胎位异常。④骨盆狭窄。⑤子宫有手术瘢痕。⑥胎儿宫内窘迫。

静脉滴注催产素时需专人守护,随时调节浓度;宜从小剂量开始使用,即催产素1~2 U加入

500 mL液体中,从8滴/分钟开始,根据宫缩进行调整,通常不超过30滴/分钟;对不敏感者可逐渐增加催产素的剂量,但通常不超过5 U/500 mL液体,维持宫缩间隔2～3分钟,持续时间40～60秒。密切观察宫缩、胎心音、孕妇的血压及一般情况,若出现不协调性宫缩或出现胎心音异常、孕妇出现水中毒等表现时则应停药。经过上述处理后,一般宫缩加强,产程进展顺利,若在观察处理的过程中出现胎儿宫内窘迫,虽经上述处理后宫缩已转为正常,但产程进展不佳,应做好剖宫产的术前准备。若第三产程出现继发性宫缩乏力,无头盆不称应给予静脉滴注催产素加强宫缩,等待自然分娩或行阴道助产术。第二产程中预防产后出血,当胎儿前肩娩出时,即给予催产素10～20 U肌内注射或静脉滴注,待胎盘娩出后可加大宫缩剂的剂量,以预防产后出血。在产程观察中应尽量减少肛查次数或避免不必要的阴道检查,需做阴道检查时应严格无菌操作。凡破膜时间＞12小时、总产程＞24小时、肛查或阴道操作多者,应按医嘱给予抗生素预防感染。

表13-1　Bishop宫颈成熟度评分法

指标	分数			
	0	1	2	3
宫口开大(cm)	0	1～2	3～4	5～6
宫颈管消退(%)(未消退为2 cm)	0～30	40～50	60～70	80～100
先露位置(坐骨棘水平＝0)	-3	-2	-1～0	+1～+2
宫颈硬度	硬	中	软	
宫口位置	后	中	前	

对不协调性宫缩乏力者,遵医嘱给予哌替啶100 mg或吗啡10～15 mg肌内注射,使孕妇充分休息。耐心细致地向孕妇解释疼痛的原因,指导孕妇采用放松技巧、深呼吸、按摩下腹部等方法减轻疼痛,增加舒适感。将处理方法及时告诉孕妇,并做好解释工作,争取孕妇及家属的配合。多数孕妇经镇静处理后均能恢复为正常宫缩。若宫缩仍不协调或伴胎儿窘迫、头盆不称等情况,应及时通知医师,并做好剖宫产手术和抢救新生儿的准备工作。若宫缩已恢复协调性但不强,则采用协调性宫缩乏力时加强子宫收缩的方法。

(4)提供心理支持,减轻焦虑、恐惧心理:帮助孕妇及家属了解引起宫缩乏力的原因及其对母亲与胎儿的影响,以缓解其焦虑;解释目前发生的状况和处理及有关的治疗护理计划,给予精神上的支持;鼓励待产妇及家属表达出担心及关心的事情,提供减轻疼痛的方法,有利于待产妇身心放松、焦虑减轻、节省体力,以应付分娩过程。

(九)评价

(1)待产妇能重新获得有效的宫缩型态。

(2)待产妇自觉疼痛、焦虑、恐惧感减轻,舒适度增加。

(3)待产妇的水电解质平衡,母婴平安度过分娩。

(4)产妇的体温、脉搏、呼吸、血压及血象正常,未发生感染及产后出血。

二、子宫收缩过强

(一)分类

1.协调性子宫收缩过强

子宫收缩的节律性、对称性和极性正常,仅子宫收缩力过强、过频。若产道无梗阻,宫颈在短时间内迅速开全,分娩在短时间内结束,总产程不足 3 小时,称为急产。经产妇多见。

2.不协调性子宫收缩过强

(1)强直性子宫收缩:并非子宫肌组织功能异常,几乎均是由外界因素引起的宫颈内口以上部分的子宫肌层出现强直性痉挛性收缩。

(2)子宫痉挛性狭窄环:指子宫壁某部肌肉痉挛性不协调性收缩所形成的环状狭窄,持续不放松。多在子宫上下段交界处,也可在胎体某一狭窄部,以胎颈、胎腰处常见(图 13-2)。

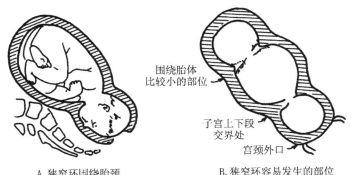

A.狭窄环围绕胎颈　　　　　B.狭窄环容易发生的部位

图 13-2　子宫痉挛性狭窄环

(二)临床表现

1.协调性子宫收缩过强

产妇往往有痛苦面容,大声叫喊。宫缩 1~2 分钟一次,持续时间达 60 秒或更长。听诊胎心音可出现加快、减慢或不规则等胎儿缺氧的表现。

2.强直性子宫收缩

产妇出现持续性腹痛、烦躁不安、拒按。胎方位触诊不清,胎心音听不清,有时可在脐下或平脐处见一环状凹陷,即病理性缩复环,有压痛,可随宫缩而上升,还可出现血尿。

3.子宫痉挛性狭窄环

产妇出现持续性腹痛、烦躁不安、宫颈扩张缓慢,胎先露部下降停滞,胎心音时快时慢。阴道检查可触及狭窄环,特点是此环不随宫缩上升。

(三)对母儿的影响

1.对母体的影响

子宫收缩过强、过频、产程过快,易引起软产道损伤,若有梗阻则可发生子宫破裂,危及母体生命。接产时来不及消毒易发生产褥感染。产后子宫肌纤维缩复不良可导致产后出血、胎盘滞留。子宫痉挛性狭窄环虽不是病理性缩复环,但因产程延长、产妇疲乏无力也容易导致产妇衰竭,手术产的机会增多。

2.对胎儿及新生儿的影响

强烈而过频的子宫收缩影响子宫胎盘血液循环,易发生胎儿窘迫、新生儿窒息甚至胎死宫内。胎儿娩出过快或产程停滞可引起新生儿颅内出血,如来不及消毒即分娩易发生新生儿感染。分娩时若新生儿坠地可导致骨折、外伤。

(四)处理原则

1.急产

凡有急产史的孕妇,在预产期前 1~2 周不宜外出,可提前往院待产。产程发动时即应做好接生准备,并积极预防母儿并发症。

2.强直性子宫收缩

一旦确诊立即给予宫缩抑制剂,若属梗阻性应立即行剖宫产术。

3.子宫痉挛性狭窄环

仔细寻找原因,及时给予纠正,解除痉挛,根据母儿情况决定分娩方式。

(五)护理评估

1.病史

认真查阅产前检查记录,了解骨盆及胎儿的大小,注意有无头盆不称及妊娠并发症等情况。仔细询问分娩发动的时间、宫缩频率、强度及孕妇的自我感受,注意评估孕妇的精神状态、产程中有无阴道操作及应用催产素等病史,如有催产素的使用,应评估其所用的剂量、每分钟滴数、有无应用禁忌证等。

2.身心状态

急产者,因孕妇毫无思想准备,突感腹部阵痛难忍显得束手无策,大声叫喊;尤其是在周围没有医务人员及家人的情况下,孕妇极感恐惧、无助,担心胎儿及自身的安危。不协调性宫缩过强使孕妇持续性腹痛,疼痛难忍,显得烦躁不安。因宫颈扩张缓慢、产程长、大声叫喊、躁动等导致体力消耗,使产妇往往出现衰竭的表现。如产道梗阻或不恰当地使用催产素,下腹部可出现病理性收缩环,孕妇出现自解小便困难或血尿等先兆子宫破裂的征象。

3.诊断检查

(1)一般检查:测体温、脉搏、呼吸、血压及孕妇的一般情况。

(2)产科检查:发现宫缩持续时间长,间歇时间短,松弛不良,宫缩时宫内压力高,宫体硬。胎方位不清,胎心音时快时慢或听不清。如产道有梗阻,可在腹部见到一环状凹陷,可随子宫收缩而上升,膀胱充盈,子宫下段有压痛。

(3)肛查或阴道检查:协调性宫缩过强,产程进展快,胎头下降迅速;不协调性宫缩过强,宫颈口扩张缓慢,胎头不下降,产程停滞。痉挛性子宫收缩过强,经阴道检查可触及狭窄环,此环不随宫缩而上升。

(4)实验室检查:尿常规检查可出现肉眼或镜下血尿,生化检查可出现电解质紊乱。

(六)护理诊断

1.疼痛

其与宫缩过强有关。

2.焦虑

其与担心胎儿及自身的安危有关。

3.有胎儿及新生儿受伤的危险

其与宫缩过强、胎盘血液循环受阻、胎儿缺氧、胎儿娩出过快或产程停滞致新生儿颅内出血、急产来不及接生使新生儿坠地等有关。

4.有组织损伤的危险

其与产程过快致软产道裂伤、强直性子宫收缩致子宫破裂有关。

5.有感染的危险

其与产程过快来不及消毒有关。

6.潜在并发症——出血性休克

其与强直性子宫收缩致子宫破裂有关。

（七）护理目标

（1）待产妇能应用减轻疼痛的常用技巧来减轻疼痛。

（2）待产妇及家属的焦虑程度减轻或缓解。

（3）不因护理不当而出现胎儿及新生儿损伤。

（4）不因护理不当而出现母体并发症。

（八）护理措施

1.预防宫缩过强所致的母儿损伤

（1）有急产史的孕妇提前2周住院待产，嘱其不要外出，以防院外分娩造成损伤和意外。加强巡视，一旦出现产兆应立即转入待产室，并嘱其卧床休息，需解大小便时先查宫口开大及胎先露下降的情况，不可随意去厕所，以防分娩在厕所造成意外伤害。

（2）持续评估宫缩，密切观察产程进展。常规监测宫缩的强度、频率、胎心率及母体生命体征的变化，密切观察产程进展情况，若发现异常及时通知医师，并协助医师做好恰当处理。如属急产，教会产妇在宫缩时做深呼吸动作，可减缓分娩，提早做好接生及抢救新生儿的准备。分娩时尽可能做会阴侧切，以防会阴扩张不充分而发生撕裂，产后仔细检查产道，有损伤时予以及时缝合。新生儿按医嘱给予维生素 K_1 肌内注射，预防颅内出血。发现不协调性宫缩时，应立即停滴催产素或停止阴道检查等一切刺激；按医嘱给予宫缩抑制剂或镇静剂，以抑制宫缩或缓解痉挛；根据宫缩恢复的情况、胎儿宫内的情况、宫口开大的情况等选择适当的分娩方式，可经阴道分娩者做好阴道助产及新生儿抢救的准备，需剖宫产者应尽快完善术前准备。

2.缓解疼痛，减轻焦虑

采取支持性措施，促进孕妇舒适，为孕妇提供舒适的待产环境。嘱其左侧卧位并给予吸氧，以提高血氧含量，减轻胎儿缺氧。多陪伴孕妇并多与其交谈，以分散其注意力，随时向孕妇及家属解释目前的产程进展、胎儿宫内状况及治疗护理计划，以减轻其焦虑的程度。指导其深呼吸或采用放松技巧、按摩下腹部及腰骶部以减轻疼痛。帮助孕妇及时拭干身上的汗液，换上干净衣服，以促进其舒适感。

3.预防感染

对来不及消毒即分娩的产妇，产后常规给予抗生素预防感染，新生儿应尽早肌内注射破伤风抗毒素。产后密切观察子宫复旧、生命体征及伤口的情况，发现异常及时处理。

（九）评价

（1）待产妇及时恢复正常的宫缩型态。

（2）待产妇能正确应用减轻疼痛的技巧，其疼痛、焦虑的程度减轻，自诉舒适感增加。

（3）产妇生命体征正常，未出现感染及产后出血征象。

（4）产妇分娩经过顺利，母婴平安。

（周广秀）

第十四章

儿科常见病护理

第一节 急性阑尾炎

急性阑尾炎是儿童常见的急腹症,可发生于任何年龄,新生儿及婴幼儿阑尾炎也有报道。临床表现多变易被误诊,若能正确处理,绝大多数患儿可以治愈,但如延误诊断治疗,可引起严重并发症,甚至造成死亡。

一、临床特点

(一)腹痛

多起于脐周或上腹部,呈阵发性加剧,数小时后腹痛转移至右下腹,右下腹压痛是急性阑尾炎最重要的体征,压痛点常在脐与右髂前上棘连线中、外 1/3 交界处,也称麦氏点,需反复 3 次测得阳性体征才能确诊。盆腔阑尾炎、腹膜后阑尾炎及肥胖小儿压痛不明显。穿孔时腹痛突然加剧。

(二)呕吐

早期常伴有呕吐,吐出胃内容物。

(三)发热

早期体温正常,数小时后渐发热,一般在 38 ℃左右,阑尾穿孔后呈弛张型高热。

(四)局部肌紧张及反跳痛

肌紧张和反跳痛是壁腹膜受到炎性刺激的一种防御反应,提示阑尾炎已到化脓、坏疽阶段。右下腹甚至全腹肌紧张及反跳痛,提示伴有腹膜炎。阑尾坏疽或穿孔引起腹膜炎时,患儿行走时喜弯腰,卧床时爱双腿卷曲。阑尾脓肿时除高热外,炎症刺激直肠可引起里急后重、腹泻等直肠刺激症状。并发弥散性腹膜炎时可出现腹胀。

(五)腹部肿块

腹壁薄的消瘦患儿可在右下腹触及索条状的炎性肥厚的阑尾。阑尾脓肿时可在右下腹触及一包块。

(六)直肠指检

阑尾脓肿时直肠前壁触及一痛性肿块,右侧尤为明显。

(七)辅助检查

(1)血常规:多数有白细胞总数及中性粒细胞比例升高。

(2)末梢血 C 反应蛋白(CRP)测定>8 mg/L。

（3）腹部 B 超：有时可见水肿的阑尾、腹腔渗出液、阑尾脓肿包块。

二、护理评估

（一）健康史

了解患儿有无慢性阑尾炎史及胃肠道疾病史，询问腹痛出现的时间、部位，有无呕吐、发热等。

（二）症状、体征

评估腹部疼痛的部位、性质、程度及伴随症状，有无反跳痛及阵发性加剧，麦氏点有无压痛，有无恶心、呕吐及发热。

（三）社会-心理

评估患儿及家长对突然患病并需立即进行急诊手术的认知程度及心理反应。

（四）辅助检查

根据血常规、C 反应蛋白、腹部 B 超结果评估疾病的严重程度。

三、常见护理问题

（一）疼痛

与阑尾的炎性刺激及手术创伤有关。

（二）体温过高

与阑尾的急性炎症有关。

（三）体液不足

与禁食、呕吐、高热及术中失血、失液有关。

（四）合作性问题

感染、粘连性肠梗阻。

四、护理措施

（一）术前

（1）监测体温、心率、血压，评估疼痛的部位、程度、性质、持续时间及伴随症状。

（2）患儿取半卧位，在诊断未明确前禁用止痛剂，以免掩盖病情。

（3）开放静脉通路，遵医嘱及时补液、应用抗生素，并做好各项术前准备。

（4）与患儿及家长进行交谈，消除或减轻对疾病和手术恐惧、紧张、焦虑的心情。

（二）术后

（1）术后麻醉清醒、血压稳定后取半卧位，以促进腹部肌肉放松，有助于减轻疼痛，同时使腹膜炎性渗出物流至盆腔，使炎症局限。

（2）咳嗽、深呼吸时用手轻按压伤口。遵医嘱准确使用止痛剂后需观察止痛药物的效果。

（3）指导家长多安抚患儿，讲故事、唱儿歌，以分散患儿注意力。

（4）监测体温，体温＞39 ℃时给物理降温或药物降温，并观察降温的效果。

（5）监测血压、心率、尿量，评估黏膜和皮肤弹性，观察有无口渴。

（6）肠蠕动恢复后，开始进少量水，若无呕吐再进流质饮食、软食，并逐渐过渡到普通饮食。

（7）保持伤口敷料清洁、干燥，观察伤口有无红肿、渗出，疼痛有无加重。

（8）观察肠蠕动恢复情况及腹部体征有无变化，鼓励并协助患儿床上活动，术后 24 小时后视病情鼓励早期下床活动,以防止肠粘连。若患儿术后体温升高或体温一度下降后又趋上升,并伴有腹痛、里急后重、大便伴脓液或黏液,应考虑为盆腔脓肿的可能。

(三)健康教育

(1)患儿及家长对手术易产生恐惧、忧虑,并担心手术预后,护理人员应热情接待患儿,耐心讲解疾病的发生、发展过程及主要治疗手段等,以减轻患儿及家长的顾虑,积极配合医护人员。

(2)在术前准备阶段,认真向患儿及家长讲解术前各项准备的内容如备皮、皮试、禁食、禁水、术前用药的目的、注意事项,以取得患儿及家长配合。

(3)术后康复过程中,护理人员应始终将各项术后护理的目的、方法向患儿及家长说明,共同实施护理措施,以取得良好的康复效果。

五、出院指导

(1)饮食:适当增加营养,指导家长注意饮食卫生,给易消化的食物如稀饭、面条、肉末、鱼、蛋、新鲜蔬菜、水果等,饮食要定时定量,避免过饱。

(2)伤口护理:保持伤口的清洁干燥,勤换内衣,伤口发痒时忌用手抓,以防破损、发炎。

(3)鼓励适度的活动,以促进伤口愈合,预防肠粘连,但应避免剧烈活动,以防止伤口裂开。

(4)注意个人卫生,保持室内通风、清洁,防止感冒、腹泻等疾病的发生。

(5)如患儿出现腹痛、腹胀、发热、呕吐或伤口红、肿、痛等情况需及时去医院就诊。

(尹永超)

第二节 肠 套 叠

肠套叠是指肠管的一部分及其相邻的肠系膜套入邻近肠腔内的一种肠梗阻。以4月龄至2岁以内小儿多见,冬春季发病率较高。

一、临床特点

(一)腹痛

表现为阵发性哭闹,20～30分钟发作一次,发作时脸色发白、拒奶、手足乱动、呈异常痛苦的表情。

(二)呕吐

在阵发性哭闹开始不久,即出现呕吐,开始时呕吐物为奶汁或其他食物,呕吐次数增多后可含有胆汁。

(三)血便

血便是肠套叠的重要症状,一般多在套叠后8～12小时排血便,多为果酱色黏液血便。

(四)腹部肿块

在右侧腹或右上腹季肋下可触及一腊肠样肿块,但腹胀明显时肿块不明显。

(五)右下腹空虚感

右下腹空虚感是因回盲部套叠使结肠上移,故右下腹较左侧空虚,不饱满。

（六）肛门指诊

指套上染有果酱样血便,若套叠在直肠,可触到子宫颈样套叠头部。

（七）其他

晚期患儿一般情况差,精神萎靡,反应迟钝,嗜睡甚至休克。若伴有肠穿孔则情况更差,腹胀明显,有压痛、肠鸣音减弱,腹壁水肿,发红。

（八）辅助检查

(1)空气灌肠:对高度怀疑肠套者,可选此检查,确诊后,可直接行空气灌肠整复。

(2)腹部 B 超:套叠肠管肿块的横切面似靶心样同心圆。

(3)腹部立位片:腹部见多个液平面的肠梗阻征象。

二、护理评估

（一）健康史

了解患儿发病前有无感冒、突然饮食改变及腹泻、高热等症状。询问以前有无肠套史。

（二）症状、体征

询问腹痛性质、程度、时间、发作规律和伴随症状及诱发因素,有无腹部肿块及血便。评估呕吐情况,有无发热及脱水症状。

（三）社会-心理

评估家长对小儿喂养的认知水平和对疾病的了解程度,以及对预后是否担心。

（四）辅助检查

分析辅助检查结果,了解腹部 B 超、腹部 X 线立位片等结果。

三、常见护理问题

（一）体温过高

与肠道内毒素吸收有关。

（二）体液不足

与呕吐、禁食、胃肠减压、高热、术中失血失液有关。

（三）舒适的改变

与腹痛、腹胀有关。

（四）合作性问题

肠坏死、切口感染、粘连性肠梗阻。

四、护理措施

（一）术前

(1)监测生命体征,严密观察患儿精神、意识状态、有无脱水症状及腹痛性质、部位、程度,观察呕吐次数、量及性质。呕吐时头侧向一边,防止窒息,及时清除呕吐物。

(2)开放静脉通路,遵医嘱使用抗生素,纠正水、电解质紊乱。

(3)术前做好禁食、备皮、皮试等准备,禁用止痛剂,以免掩盖病情。

（二）术后

(1)术后患儿回病房,去枕平卧 4~6 小时,头侧向一边,保持呼吸道通畅,麻醉清醒后可取平卧位或半卧位。

（2）监测血压、心率、尿量，评估皮肤弹性和黏膜湿润情况。

（3）监测体温变化，由于肠套整复后毒素的吸收，应特别注意高热的发生，观察热型及伴随症状，及早控制体温，防止高热惊厥。出汗过多时，及时更换衣服，以免受凉。发热患儿每 4 小时一次监测体温，给予物理降温或药物降温，并观察降温效果，保持室内通风。

（4）观察肠套整复术后有无阵发性哭闹、呕吐、便血，以防再次肠套。

（5）禁食期间，做好口腔护理，根据医嘱补充水分和电解质溶液。

（6）密切观察腹部症状，有无呕吐、腹胀、肛门排气，观察排便情况并记录、保持胃肠减压引流通畅，观察引流液量、颜色、性质。

（7）肠蠕动恢复后，饮食以少量多餐为宜，逐步过渡，避免进食产气、胀气的食物，并观察进食后有无恶心、呕吐、腹胀情况。

（8）观察伤口有无渗血、渗液、红肿，保持伤口敷料清洁、干燥，防止大小便污染伤口。

（9）指导家长多安抚患儿、分散注意力，避免哭闹。

（三）健康教育

（1）陌生的环境，对疾病相关知识的缺乏及担心手术预后，患儿及家长易产生恐惧、焦虑，护理人员应热情、耐心介绍疾病的发生、发展过程及主要的治疗方法、手术目的及必要性，排除顾虑，给予心理支持，使其积极配合治疗。

（2）认真做好各项术前准备，向患儿及家长讲解备皮、禁食、皮试、术前用药的目的及注意事项，取得家长的理解和配合。

（3）术后康复过程中，指导家长加强饮食管理，防止再次发生肠套叠。

五、出院指导

（1）饮食：合理喂养，添加辅食应由稀到稠，从少量到多量，从一种到多种，循序渐进。注意饮食卫生，预防腹泻，以免再次发生肠套叠。

（2）伤口护理：保持伤口清洁、干燥，勤换内衣，伤口未愈合前禁止沐浴，忌用手抓伤口。

（3）适当活动，避免上下举逗孩子。

（4）如患儿出现阵发性哭闹、呕吐、便血或腹痛、腹胀，伤口红肿等情况及时去医院就诊。

（尹永超）

第三节　先天性巨结肠

先天性巨结肠（又称赫希施普龙病）是一种较为多见的肠道发育畸形。主要是因结肠的肌层、黏膜下层神经丛内神经节细胞缺如，引起该肠段平滑肌持续收缩，呈痉挛状态，形成功能性肠梗阻。而近端正常肠段因粪便滞积，剧烈蠕动而逐渐代偿性扩张、肥厚形成巨大的扩张段。

一、临床特点

（1）新生儿首次排胎粪时间延迟，一般于生后 48～72 小时才开始排便，或需扩肛、开塞露通便后才能排便。

（2）顽固性便秘：大便几天一次，甚至每次都需开塞露塞肛或灌肠后才能排便。

（3）呕吐、腹胀：由于是低位性、不全性、功能性肠梗阻，故呕吐、腹胀出现较迟，腹部逐渐膨隆呈蛙腹状，一般为中度腹胀，可见肠型，肠鸣音亢进，儿童巨结肠左下腹有时可触及粪石块。

（4）全身营养状况：病程长者可见消瘦、贫血貌。

（5）直肠指检：直肠壶腹部空虚感，在新生儿期，拔出手指后有爆发性肛门排气、排便。

（6）辅助检查。①钡剂灌肠造影：显示狭窄的直肠、乙状结肠、扩张的近端结肠，若肠腔内呈鱼刺或边缘呈锯齿状，表明伴有小肠结肠炎。②腹部 X 线立位平片：结肠低位肠梗阻征象，近端结肠扩张。③直肠黏膜活检：切取一小块直肠黏膜及肌层做活检，先天性巨结肠者神经节细胞缺如，异常增生的胆碱能神经纤维增多、增粗。④肛管直肠测压法或下消化道动力测定：当直肠壶腹内括约肌处受压后正常小儿和功能性便秘小儿，其内括约肌会立即出现松弛反应。但巨结肠患儿未见松弛反应，甚至可见压力增高，但对两周内的新生儿此法可出现假阴性结果。

二、护理评估

（一）健康史

了解患儿出现便秘腹胀的时间、进展情况及家长对患儿排便异常的应对措施。评估患儿生长发育有无落后，询问家族中有无类似疾病发生。

（二）症状、体征

询问有无胎便延迟排出，顽固性便秘时间；有无呕吐及呕吐的时间、性质、量；腹胀程度，有无消瘦、贫血貌。

（三）社会-心理

评估较大患儿是否有自卑心理、有无因住院和手术而感到恐惧，了解家长对疾病知识的认识程度和经济支持能力，了解家长对患儿的关爱程度和对手术效果的认知水平。

（四）辅助检查

直肠黏膜活检神经节细胞缺如支持本病诊断。了解钡剂灌肠造影、腹部立位 X 线平片、肛管直肠测压、下消化道动力测定结果。

三、常见护理问题

（一）舒适的改变

与腹胀、便秘有关。

（二）营养失调：低于机体需要量

与食欲缺乏、肠道吸收功能障碍有关。

（三）有感染的危险

与手术切口、机体抵抗力下降有关。

（四）体液不足

与术中失血失液、禁食、胃肠减压有关。

（五）合作性问题

巨结肠危象。

四、护理措施

（一）术前

（1）给予高热量、高蛋白质、高维生素和易消化的无渣饮食，禁食有渣的水果及食物，以利于灌肠。

（2）巨结肠灌肠的护理彻底灌净肠道积聚的粪便，为手术做好准备。在灌肠过程中，操作应轻柔、肛管应插过痉挛段，同时注意观察患儿的反应，洗出液的颜色，保持出入液量平衡，灌流量每次 100 mL/kg 左右。

（3）肠道准备手术晨灌肠排出液必须无粪渣。手术前日、手术日晨予甲硝唑口服或保留灌肠。

（4）做好术前禁食、备皮、皮试、用药等术前准备。

（二）术后

（1）患儿回病房后，去枕平卧 4～6 小时，头侧向一边，保持呼吸道通畅，防止术后呕吐或舌后坠引起窒息。

（2）监测心率、血压、尿量，评估黏膜和皮肤弹性，根据医嘱补充水分和电解质溶液。

（3）让患儿取仰卧位，两大腿分开略外展，向家长讲明肛门夹钳固定的重要性，必要时用约束带约束四肢，使之基本制动，防止肛门夹钳戳伤肠管或过早脱落。

（4）术后需禁食 3～5 天和胃肠减压，禁食期间，做好口腔护理，每日 2 次，并保持胃肠减压引流通畅，观察引流液的量、颜色和性质，待肠蠕动恢复后可进流质并逐步过渡为半流质饮食，限制粗糙食物，饮食宜少量多餐。

（5）观察腹部体征变化，注意有无腹胀、呕吐、伤口有无渗出，肛周有无渗血、渗液，随时用无菌生理盐水棉球或 PVP 碘棉球清洁肛周及肛门夹钳，动作应轻柔。清洁用具需每日更换。

（6）指导家长如何保持患儿肛门夹钳的正确位置，使夹钳位置悬空、平衡。更换尿布时要轻抬臀部，避免牵拉夹钳。

（7）肛门夹钳常在术后 7～10 天自然脱落，脱落时观察钳子上夹带的坏死组织是否完整，局部有无出血。

（8）对留置肛管者，及时清除从肛管内流出的粪便，保护好臀部皮肤，防止破损。

（9）观察患儿排便情况，肛门狭窄时指导家长定时扩肛。

（10）观察有无夹钳提早或延迟脱落、有无结肠小肠炎，闸门综合征等并发症的发生。

（三）健康教育

（1）耐心介绍疾病的发生、发展过程，手术的必要性及预后等，以排除患儿及家长的顾虑。

（2）向患儿及家长讲解各项术前准备（备皮、禁食、皮试、术前用药）的目的和注意事项，以取得患儿及家长的配合。

（3）向患儿及家长讲解巨结肠灌肠的目的，灌肠时间及注意事项，以及进食无渣饮食的目的。

（4）解释术后注意保持肛管和肛门夹钳位置固定的重要性，随时清除粪便，保持肛门区清洁及各引流管引流通畅，以促使患儿早日康复。

五、出院指导

（1）饮食适当增加营养，3～6 个月内给予高蛋白、高热量、低脂、低纤维、易消化饮食，以促进患儿的康复。限制粗糙食物。

（2）伤口护理：保持伤口清洁，敷料干燥。小婴儿忌用手抓伤口。如发现伤口红肿及时就诊。

（3）出院后密切观察排便情况，若出现果酱样伴恶臭大便，则提示可能发生小肠结肠炎，应及时去医院诊治。

(4)肛门狭窄者要定时扩肛,教会家长正确的扩肛方法,并定期到医院复查。

(尹永超)

第四节　腹股沟斜疝

小儿腹股沟疝均是斜疝,几乎没有直疝,在腹股沟或阴囊有一可复性肿块,它与腹膜鞘状突未完全闭合或腹股沟解剖结构薄弱有关,而腹内压增高是其诱发因素,如剧烈哭闹、长期咳嗽、便秘和排尿困难。可发生在任何年龄,右侧多于左侧。

一、临床特点

(1)腹股沟部有弹性的可复性不痛肿物,哭闹或用力排便时明显,安静平卧或轻轻挤压肿块能消失,随着腹压的增大,肿块逐渐增大并渐坠入阴囊。

(2)斜疝嵌顿时,肿块变硬、疼痛,伴呕吐、哭闹不安,无肛门排气排便。晚期则有发热、肿块表皮红肿、便血及触痛加剧。

(3)局部无肿块时指检可感皮下环宽松,可触到增粗的精索,咳嗽时手指可在内环感到冲动感。

(4)辅助检查。①B超:可鉴别腹股沟肿块为肠管或液体。②骨盆部立位X线片:阴囊部肿块有气体或液平面可诊断为斜疝,在鉴别嵌顿疝时有诊断价值。

二、护理评估

(一)健康史

了解腹股沟部第一次出现肿块的时间、肿块的性状及和腹内压增高的关系,询问出现肿块的频率,有无疝嵌顿史。

(二)症状、体征

评估腹股沟部有无肿块,肿块的大小及导致肿块改变的相关因素。观察肿块表皮有无红肿、触痛。评估有否疝嵌顿的表现。

(三)社会-心理

评估较大患儿是否因手术而感到情绪紧张,评估家长对此疾病知识和治疗的了解程度和心理反应。

(四)辅助检查

了解B超和骨盆部X线立位片的检查结果。

三、常见护理问题

(一)焦虑

与环境改变、害怕手术有关。

(二)疼痛

与疝嵌顿、腹部切口有关。

（三）合作性问题

阴囊血肿或水肿。

（四）知识缺乏

缺乏本病相关知识。

四、护理措施

（一）术前

（1）避免哭闹和剧烈咳嗽，哭闹或剧烈咳嗽时可抬高臀部。保持大便通畅，防止斜疝嵌顿。

（2）注意冷暖及饮食卫生，防止感冒及腹泻。

（3）做好禁食、备皮、皮试等术前准备。

（二）术后

（1）术后去枕平卧 4～6 小时，头侧向一边，防止呕吐引起窒息。

（2）监测生命体征，保持呼吸道通畅。

（3）给予高蛋白、高热量、高维生素、适当纤维素、易消化饮食，保持大便通畅。

（4）观察切口有无渗血、渗液、红肿，保持切口敷料清洁干燥，防止婴儿大小便污染。注意观察腹股沟、阴囊有无血肿、水肿及其消退情况。

（5）指导家长多安抚小患儿，分散其注意力，避免哭闹。

（三）健康教育

（1）对陌生的环境，疾病相关知识的缺乏及担心，患儿及家长易产生恐惧、焦虑心理，护理人员应耐心介绍疾病的发展过程、治疗方法和手术的目的及重要性，以排除顾虑，给予心理支持，使其积极配合。

（2）认真做好各项术前准备，向患儿及家长讲解备皮、禁食、皮试、术前用药的目的及注意事项，以取得理解和配合。

（3）避免哭闹和剧烈咳嗽，保持大便通畅，避免增加腹压，防止术侧斜疝复发嵌顿。单侧斜疝术后需注意另一侧腹股沟有无斜疝发生。

五、出院指导

（1）饮食：适当增加营养，给易消化的饮食，多吃新鲜水果蔬菜。

（2）伤口护理：保持伤口的清洁、干燥，小婴儿的双手用干净的手套套住或予以约束，伤口痒时切忌用手抓伤口，以防伤口发炎，伤口未愈合前忌过早浸水洗浴。

（3）注意观察腹股沟、阴囊红肿消退情况，观察腹股沟有无肿物突出。

（尹永超）

第五节　室间隔缺损

室间隔缺损（ventricular septal defect，VSD）是左右心室之间有缺损，是先天性心脏病最常见的类型，可分为流入道型、膜周型、流出道型、肌部 4 种。室间隔缺损可单独存在，也可与肺动脉狭窄、房间隔缺损、动脉导管未闭、大动脉错位等并存。

一、临床特点

(一)症状

小型室间隔缺损可无症状。缺损大者左向右分流增多,肺循环血量增多,体循环血量减少,影响生长发育,患儿多消瘦、乏力、多汗,易患肺部感染,易导致心力衰竭。

(二)体征

胸骨左缘第3~4肋间可闻及Ⅲ~Ⅳ级全收缩期杂音,分流量大者,于心杂音最响处可扪及震颤,伴肺动脉高压时心杂音可减轻,第二心音亢进,若伴有主动脉瓣脱垂,则可在心前区听到连续性杂音。

(三)辅助检查

(1)X线胸部片:缺损小者,改变不明显。缺损大者,即提示左、右心室增大,肺动脉段明显突出,肺门充血。

(2)心电图:缺损小者可无异常,缺损大示左心室肥大或左、右心室肥大。

(3)超声心动图:左心房、左心室内径增宽,多普勒彩色血流显像可直接见到分流的位置、方向和区别分流大小。

(4)心导管检查:并发肺动脉高压的年长患儿需要心导管检查,以确定肺高压和肺血管阻力升高的程度、对纯氧吸入和血管扩张剂的反应性。

二、护理评估

(一)健康史

评估患儿活动耐受力、饮食状况、体重增加情形,有无反复发生呼吸道感染,有无发绀及心力衰竭史。了解平常是否服用药物及其药名、服用目的、剂量、时间等。询问母亲妊娠史。

(二)症状、体征

评估患儿有无因心功能不全造成的活动度减少,身高及体重是否符合其年龄的正常范围,评估皮肤颜色在休息和活动时有无差异,评估呼吸频率、节律、深度,有无发绀、发绀的程度和分布及有无心力衰竭表现。

(三)社会-心理

评估家长及患儿的心理状态,了解其心理反应及对疾病的认知,了解经济状况及社会支持系统。

(四)辅助检查

了解胸片、心电图、超声心动图、心导管检查结果,判断疾病的严重程度。

三、常见护理问题

(一)活动无耐力

与组织缺氧有关。

(二)组织灌注量改变

与体液灌注不足有关。

(三)清理呼吸道无效

与术前肺充血、反复呼吸道感染、气管插管、术后疼痛有关。

（四）疼痛

与手术切口、引流管刺激有关。

（五）有感染的危险

与肺充血、术后各种侵入性管道、机体抵抗力下降有关。

（六）合作性问题

肺动脉高压危象。

四、护理措施

（一）术前

（1）耐心向家长解释预防感染的重要意义，对患儿进行保护性隔离，限制探视人数，保证室内空气新鲜，温度适宜，评估患儿体温变化。

（2）监测和记录呼吸、脉搏、血压、体温，评估肝脏大小，观察有无颈静脉怒张，及时判断有无心力衰竭发生。伴有肺动脉高压患儿需要间歇低流量给氧，口服地高辛之前要测心率，并观察用药效果及有无洋地黄中毒症状。

（3）饮食护理：室间隔缺损伴肺动脉高压婴儿吸吮力较弱，容易喘、呛咳，需耐心喂养，少量多餐，奶嘴适中，避免过度疲劳及呛咳。喂奶后应拍背排气，吐奶时立即侧卧，避免吸入肺部。儿童应提供高热量、高蛋白、低盐、低脂饮食，若服用利尿剂或洋地黄时，应多吃富含钾的食物，如香蕉、柑橘、菠菜、新鲜肉类等，并观察药物疗效及不良反应。

（二）术后

（1）严密监测生命体征，定时评估患儿全身各系统情况，密切观察血压、心率、心律、肝脏大小、CVP 及尿量。密切观察血管活性药、利尿剂等药物疗效及不良反应。

（2）呼吸道护理：术前伴肺动脉高压患儿，术后呼吸道护理尤其重要，密切评估肺部呼吸音及气体交换情况，保持呼吸道通畅。吸痰前后充分给氧，每次抽吸时间不超过 15 秒。持续监测氧饱和度，动脉血气，评估有无缺氧的症状、体征。每 2～4 小时实施胸部物理治疗，鼓励患儿咳嗽、深呼吸，可以用手护住伤口以减轻咳嗽引起的不适。

（3）疼痛护理：评估引起患儿疼痛的原因、疼痛性质及程度。鼓励患儿诉说疼痛。指导患儿采用精神放松法，分散注意力，如听音乐、玩玩具等，缓慢深呼吸。注意保护好引流管，防止牵拉、移位引起疼痛、不适，必要时使用镇痛药并评估效果。

（4）预防感染：评估各种侵入性管道处有无感染的体征，监测体温。随时观察伤口敷料情况，并保持伤口敷料清洁干燥。保持心包、纵隔、胸腔引流管通畅，术后 48 小时内勤挤管，观察记录引流液量及性状，引流量超过 100 mL/h 或 >3 mL/(kg·h) 且连续超过 3 小时时，要怀疑手术后出血可能，需立即通知医师。

（5）肺动脉高压危象的观察：肺动脉高压危象（PHC）是一种综合征，一般发生在术后 72 小时内，多见于大量左向右分流合并肺动脉高压术后的新生儿和婴儿，临床表现为患儿极度烦躁、四肢湿冷、心率增快、呼吸急促、肝脏进行性增大或变硬、少尿等，动脉血气示低氧血症或高碳酸血症或代谢性酸中毒等，须密切监测肺动脉压力、中心静脉压、生命体征、末梢循环、尿量，在心脏术后 24～48 小时，持续的肌松和镇静是一项重要的预防措施，遵医嘱使用肌松、镇静药，避免患儿剧烈哭闹。

（6）饮食护理：术后当天禁食，拔除气管插管后 12～24 小时可进食，从流质开始逐渐恢复到半流质；少量多餐；吞咽功能较弱、插管时间较长者可先予鼻饲牛奶过渡，＜3 月龄患儿给 2∶1 牛奶逐渐过渡到全奶。

（三）健康教育

（1）评估患儿及家长的知识层次、对疾病的认知程度，耐心向家长解释预防感染的重要意义、术前准备和术后治疗过程。利用图片或带患儿熟悉监护环境，提高认知，取得理解和主动配合。让康复患儿现身说法，增强患儿及家长信心。

（2）示教患儿翻身、有效咳嗽、深呼吸，训练床上排尿排便以及用呼吸机期间如何表达需求。

五、出院指导

（1）饮食：手术后 1 个月内应少量多餐，摄入低脂、高蛋白食物，以促进伤口愈合。

（2）伤口护理：一般伤口愈合约需 2 个月，应避免剧烈运动及撞击伤口，衣服宽松，伤口敷料保持清洁干燥。睡眠姿势应保持平卧，避免侧卧，以防胸骨移位。

（3）活动：逐渐增加活动量，以患儿不劳累为宜。培养正常人格，促进正常发展。

（4）用药指导：部分患儿手术后需继续服药，要帮助家长掌握服药注意事项及药物的不良反应，如需服用洋地黄糖浆，应使用 1 mL 针筒，精确给药，每次服用前需测心率或脉搏 1 分钟。

（5）出现下列症状、体征如发热、心慌、气短、咳嗽、发绀、水肿等应及时复诊。

（尹永超）

第六节　房间隔缺损

房间隔缺损（atrial septal defect，ASD）为心房间隔在胎儿期发育不全所致，出生后在心房内造成左向右分流。按病理解剖可分为继发孔（第二孔）缺损及原发孔（第一孔）缺损，以继发孔为多见。目前大多数继发孔房间隔缺损已可以经介入方法治愈。

一、临床特点

（一）症状

小儿时期并无任何症状，常在体检时发现。缺损较大时易反复发作肺部感染，表现为咳嗽、气促等症状。年长儿可有乏力、倦怠，活动后易感气急和心悸。

（二）体征

胸骨左缘 2～3 肋间闻及 Ⅱ～Ⅲ 级柔和的喷射性收缩期杂音，肺动脉瓣区第二音增强亢进，固定分裂，部分患儿缺损大者在三尖瓣区可闻及舒张中期杂音。

（三）辅助检查

（1）X 线检查：右心房、右心室扩大，肺动脉段突出，肺血管纹理增多，部分病例可见肺门舞蹈症。

（2）心电图：电轴右偏，完全性或不完全性右束支传导阻滞。右心室增大，部分病例可见右心房肥大。

（3）超声心动图：右心房、右心室扩大，室间隔与左心室后壁呈同向运动，剑突下及胸骨旁四腔切面可见房间隔中断。

(4)右心导管检查:对不典型病例,若治疗需要时,可用本检查协助诊断。

二、护理评估

(一)健康史

评估患儿饮食和形态、体重增加情形,有无反复发生呼吸道感染,有无活动后气急、发绀及心力衰竭史。了解平常是否服用药物及其药名等。询问患儿母亲妊娠史。

(二)症状、体征

评估患儿有无因心功能不全造成的活动度减少,身高及体重是否符合其年龄的正常范围,评估呼吸、心率、心律有无异常。

(三)社会-心理

了解患儿及家长对疾病的了解程度以及患病的感受,患儿家庭经济状况及社会支持情况。

(四)辅助检查

了解 X 线胸片、心电图、超声心动图、心导管检查结果。

三、护理问题

(一)活动无耐力

与心功能不全有关。

(二)组织灌注量改变

与体液灌注不足有关。

(三)清理呼吸道无效

与反复呼吸道感染、气管插管、术后疼痛有关。

(四)有感染的危险

与术后置入各种侵入性管道及机体抵抗力下降有关。

(五)合作性问题

心律失常。

四、护理措施

(一)术前

(1)预防感染:耐心向家长解释预防感染的重要意义,对患儿进行保护性隔离,限制探视人数,评估患儿体温变化。

(2)饮食护理:给患儿进食高蛋白、高热量、高维生素、易消化的饮食。分流量大的患儿由于气急,进食易疲劳,宜少量多餐。

(3)给予最大限度休息,保证充足的睡眠。

(二)术后

1.心律失常的观察与护理

严密监测生命体征变化,密切观察心率、心律变化,观察有无房室传导阻滞等心律失常症状。维持水电解质及酸碱平衡,各种护理操作要轻柔,减少对患儿的刺激。维持患儿体温及血流动力学稳定,监测恶性心律失常的出现。

2.呼吸道护理

评估肺部呼吸音及气体交换情况,保持呼吸道通畅。持续监测氧饱和度,动脉血气,评估有无缺氧的症状。每2~4小时实施胸部物理治疗,鼓励患儿咳嗽,可以用手护住伤口以减轻咳嗽引起的不适。

3.疼痛护理

评估引起患儿疼痛的原因,疼痛性质、程度。鼓励患儿诉说疼痛。指导患儿采用精神放松法分散注意力,如听音乐、玩玩具、缓慢深呼吸等;注意保护好引流管,防止牵拉、移位引起疼痛、不适;必要时使用镇痛药并评估效果。

4.预防感染

评估各种侵入性管道处有无感染的体征,监测体温。随时观察伤口敷料情况,并保持伤口敷料清洁干燥。保持心包、纵隔、胸腔引流管通畅,术后48小时内勤挤管,观察并记录引流液量及性状,引流量超过100 mL/h或>3 mL/(kg·h)且连续超过3小时的,要怀疑手术后出血可能,需立即通知医师。

5.饮食护理

术后当天禁食,拔除气管插管后12~24小时经口进食,从流质开始逐渐过渡到半流质,注意少量多餐,逐渐增加营养。

(三)健康教育

(1)向父母和学龄前患儿介绍环境,以口头教育、书面教育、观看照片、录像、参观监护室等方法,使其熟悉环境及设备。解释术前准备的意义和配合要点,可将某些仪器用在洋娃娃或小布偶身上操作,更能使患儿减少焦虑。鼓励患儿表达感觉,告诉患儿术后通常在监护室1~2天,父母会一直在外面等候。有条件的医院可设立探视时间,父母的出现可给患儿情绪上的支持,以减少患儿分离性焦虑。

(2)患儿清醒后告诉患儿所处的监护室环境,嘱患儿用手语表达需求。进一步向患儿解释各种生命管道的意义,并鼓励配合咳痰、进餐、排泄及各种治疗。

(3)指导患儿饮食应少量多餐,重视优质蛋白食物的补充,以促进康复。

五、出院指导

(1)活动:患儿可逐渐恢复身体活动,3个月至半年后仍需避免剧烈活动,如跑、跳等。

(2)饮食:以高蛋白、高热量、易消化的均衡饮食为主,切忌暴饮暴食。

(3)出现发热、心悸、气短、咳嗽、水肿等异常情况,应立即到医院就诊。

(尹永超)

第七节　动脉导管未闭

动脉导管未闭(patent ductus arteriosus,PDA)是因动脉导管在成长发育过程中没有关闭(约90％的婴儿在出生2周内即自动关闭),使左心室血液进入主动脉后,有一部分由动脉导管进入肺循环,多见于女性。

一、临床特点

（一）症状

未闭的动脉导管直径小，左向右分流小，小儿可无症状，常在体格检查时发现心脏杂音。导管粗大者分流量大，婴儿期可因左心力衰竭而产生急性呼吸困难，有些患儿可表现为反复呼吸道感染，如扩大的肺动脉压迫喉返神经易引起声音嘶哑。

（二）体征

胸骨左缘第 2 肋间可闻及连续机器样杂音，以收缩末期明显。在胸骨左缘第 2 肋间肺动脉区能扣及震颤，这是由于主动脉血流进入肺动脉所致，震颤呈持续性或出现在收缩期。四肢血压脉压增大，周围血管征阳性。若肺动脉压力升高超过主动脉压力，右向左分流可形成差异性发绀。

（三）辅助检查

（1）X 线检查：分流小者，心影正常；分流量大者，多见左心室增大（左心房也可增大），主动脉结增宽，可有漏斗征，肺动脉段突出，肺血增多，有"肺门舞蹈症"。

（2）超声心动图：左心房、左心室增大，肺动脉与降主动脉之间有交通。

（3）心电图：心电图正常或左心房、左心室增大，或双室增大。

一般超声心动图检查能准确判定导管的解剖和分流，无需行心导管检查，除非超声心动图提示有严重肺动脉高压，应进行心导管检查，了解有无手术指征。

二、护理评估

（一）健康史

评估活动耐受力、进食、体重增加情形。了解平常是否服用药物及其药名等。询问家长在患儿出生时是否有早产或缺氧现象，有无反复呼吸道感染、有无心力衰竭史。

（二）症状、体征

评估有无活动量减少、呼吸困难、呼吸道感染；有无心力衰竭表现；有无差异性青紫。评估四肢血压，有无脉压增大。

（三）社会-心理

评估患儿情绪、认知、心理行为反应，家庭经济状况，社会支持情况，患儿及家长对疾病的了解程度。

（四）辅助检查

了解胸片、超声心动图、心导管等辅助检查结果。

三、常见护理问题

（一）有感染的危险

与肺充血及肺水肿有关。

（二）清理呼吸道无效

与伤口疼痛、咳嗽无力、痰多有关。

（三）有血压升高的危险

与术后体循环血量增多、疼痛反射有关。

（四）疼痛

与手术切口、引流管刺激有关。

（五）知识缺乏

缺乏术后康复知识。

四、护理措施

（一）术前

1.预防感染

耐心向家长解释预防感染的重要意义。对患儿进行保护性隔离，限制探视人数，保证室内空气新鲜，每日通风 2 次，每次 15～30 分钟，评估患儿体温变化，监测血常规，尤其是白细胞计数。

2.饮食护理

给患儿进食高蛋白、高热量、高维生素、易消化饮食。分流量大的患儿由于气急，进食易疲劳，宜少量多餐。注意休息。

（二）术后

1.呼吸道护理

听诊双肺呼吸音，评估呼吸频率、节律，咳嗽是否有效、痰液性质、量。了解肺部情况。按时雾化吸入、吸痰，每 4 小时一次胸部物理疗法。鼓励患儿在深呼吸后进行有效咳嗽，咳嗽时用手压住伤口以减轻咳嗽时引起的疼痛。

2.预防高血压危象

严密监测体温、脉搏、呼吸、特别是血压的变化，遵医嘱予降压药、镇静药，并观察药物疗效，保证患儿安静、舒适。

3.疼痛护理

评估引起患儿疼痛的原因、疼痛性质、程度，鼓励患儿诉说疼痛。指导患儿采用精神放松法分散注意力，如听音乐、玩玩具等，缓慢深呼吸。注意保护好引流管，防止牵拉、移位引起疼痛、不适，必要时使用镇痛药并评估效果。

4.定时挤压引流管，保持引流通畅，及时观察、记录引流液量及性质

如引流量＞3 mL/（kg·h）且连续超过 3 小时的，要怀疑手术后出血可能；如进食后引流液为乳白色牛奶状，要怀疑术后乳糜胸的可能，需立即通知医师。更换引流袋要严格无菌操作。观察切口敷料渗出情况，保持敷料清洁干燥。

5.饮食护理

术后当天禁食，拔除气管插管后 12～24 小时可进流质，逐渐恢复到半流质，少量多餐，逐渐恢复到正常饮食。

（三）健康教育

（1）根据患儿及家长的知识层次鼓励提问，结合书面与口头教育，使家长及较大儿童了解疾病相关知识及手术的必要性，解释术前准备的必要性，取得理解及主动配合。

（2）指导术后如何增加营养，少量多餐，注意婴儿有无呛咳等情况。

（3）解释术后短时间声音嘶哑是因为喉返神经局部水肿所致，不必紧张，1～2 个月会恢复。

五、出院指导

（1）患儿在院期间就应开始制订出院指导，探讨他们的家庭关系，了解家长对患儿将来的期望，帮助其情绪上的调适，避免过度保护，渐渐恢复患儿身体活动。

（2）饮食指导：采用低脂、少刺激、高蛋白饮食，少量多餐，促进伤口愈合。

（3）伤口护理：伤口在 1 周内保持干燥，2 周后可淋浴，避免用力摩擦。伤口愈合需 1～2 个月，适当限制活动量，避免剧烈活动及碰撞伤口。

（4）预防感染：接受拔牙等治疗时，遵医嘱预防性应用抗生素，以预防感染性心内膜炎，若患儿伴有心功能不全，则出院后仍需继续接受药物治疗。

（5）病情观察：如患儿出现不明原因发热、胸痛、呼吸困难或乏力等症状，应立即到医院复诊。

（6）复查：手术后 3 个月复查 X 线胸片、心电图、心脏超声，观察心脏功能恢复情况。

（尹永超）

第八节　法洛四联症

法洛四联症（tetralogy of fallot，TOF）是小儿最常见的发绀型先天性心脏病，其发病率占先天性心脏病的 10% 左右，病理改变包括 4 部分：室间隔缺损；肺动脉狭窄（包括右心流出道梗阻）；主动脉骑跨；右心室肥厚。

一、临床特点

（一）症状

在生后 3 个月左右出现发绀，缺氧。活动后有气促、易疲劳、蹲踞等，常有缺氧发作，表现为呼吸加快、加深，烦躁不安，发绀加重，持续数分钟至数小时。严重者可表现为神志不清、惊厥或偏瘫，甚至死亡。

（二）体征

胸骨左缘 2～4 肋间可闻及粗糙收缩期杂音，部分伴有收缩期震颤。发绀严重者胸骨上部两侧及背部可闻及连续性杂音，为支气管血管与肺血管间的侧支循环引起。肺动脉第二音减弱。

（三）辅助检查

（1）X 线检查：心影呈靴形，上纵隔增宽，肺动脉段凹陷，心尖上翘，25% 患儿有右位主动脉弓，肺纹理减少，右心房、右心室肥厚。

（2）心电图：电轴右偏，右心房、右心室肥大。

（3）超声心动图：显示主动脉骑跨及室间隔缺损，右心室流出道肥厚、肺动脉狭窄，右心室右心房肥厚。

（4）心导管造影：确定本病的 4 个畸形和程度，了解是否合并冠状动脉畸形、降主动脉侧支循环形成及其他畸形存在。

（5）血常规：红细胞增多，一般在 $(5.0\sim9.0)\times10^{12}$，血红蛋白 170～200 g/L，红细胞容积 53%～80%。

二、护理评估

（一）健康史

评估患儿活动力、睡眠、进食状态、体重增加情况，有无明显的生长发育迟缓。了解平常是否服用药物及药名，患儿出现发绀时间，有无晕厥、精神呆滞，甚至抽搐等。询问患儿母亲妊娠史。

（二）症状、体征

评估患儿有无发绀及发绀的程度、分布,有无杵状指、有无特别的喜好姿势如蹲踞、屈膝等,评估呼吸形态、心功能状况。

（三）社会-心理

缺氧限制了患儿正常生活,如学习、游戏、活动、社会交往等,影响了社会适应能力的发展,应评估患儿的心理状态及社会适应能力,了解患儿家长对疾病的认识程度,了解亲子关系、经济状况及社会支持系统。

（四）辅助检查

了解血常规、胸片、超声心电图、心导管检查结果。

三、常见护理问题

（一）活动无耐力

与缺氧及心功能不全有关。

（二）焦虑恐惧

与对预后的不确定,治疗情境有关。

（三）有晕厥的危险

与肺动脉狭窄有关。

（四）营养失调:低于机体需要量

与组织缺氧使胃肠功能障碍、喂养困难有关。

（五）有脑血栓的危险

与血液黏稠有关。

（六）有感染的危险

与术后置入各种侵入性管道及机体抵抗力下降有关。

（七）合作性问题

低心脏排血量、心包压塞。

四、护理措施

（一）术前

1.心理护理

患儿及家长长期受疾病的折磨,手术复杂,危险性大,并发症多,患儿及家长往往产生恐惧、焦虑心理,应多与患儿及家长沟通,了解他们的心理特点,加强心理疏导,并介绍患儿父母认识其他类似的心脏疾病家庭,相互交流,减轻焦虑恐惧心理。

2.营养支持

进食高蛋白、高热量、高维生素、易消化食物,以增强机体对手术的耐受力。婴儿喂养时应少量多餐,可采用膝胸位,有助于增加吸吮力。有些病情较重患儿常食欲缺乏,应予以鼓励,并耐心喂养。

3.脑血管栓塞和缺氧发作的预防

监测生命体征,密切观察患儿的意识与行为。鼓励多饮水,尤其夏季要补足水分。如有腹泻、呕吐或出汗过多时,应及时补充液体纠正脱水,以防血液黏稠形成血栓。注意休息,控制活动量,小婴儿要耐心喂养,避免剧烈的活动及剧烈哭闹,防止缺氧发作,必要时给氧。

(二)术后

1.严密监测患儿生命体征,评估患儿全身各系统状况

观察心率、心律、血压、中心静脉压、尿量的变化,随时评估周围循环的情况如皮肤颜色、湿度、温度、动脉搏动及口唇、甲床毛细血管和静脉充盈情况。观察有无低心脏排血量发生,血管活性药应严格控制浓度、速度,并保持通畅,以改善心肌功能,减少心脏前、后负荷,并观察用药效果及有无不良反应。

2.呼吸道护理

保持呼吸道通畅,及时吸出呼吸道分泌物。每次吸痰前、后给予高浓度吸氧使肺膨隆 1～2 分钟,防止发生缺氧。吸痰次数不要过频,每次吸引时间控制在 10 秒之内。

3.胸腔引流管的护理

患儿术前低氧血症、侧支循环丰富以及术中抗凝及血液稀释等均可致术后出血,故术后应严密观察引流液的量及性质,避免受压、打折,保持引流管通畅,定时挤压引流管,以防凝血块堵塞,如引流量＞3 mL/(kg•h)且连续超过 3 小时的,要怀疑手术后出血可能,需立即通知医师。

4.并发症观察预防

(1)低心脏排血量:患儿术后需常规应用血管活性药,用以改善和支持循环,要根据患儿血压及中心静脉压的情况调节输液速度,同时观察低心脏排出量改善情况,严格控制出入液量。尿量是反应心排血量的敏感指标,为患儿留置导尿,每小时测量一次尿量、比重、pH 值等。

(2)心律失常的观察:密切观察心率、心律变化,维持电解质平衡,充分供氧,保证充足的血容量和冠状动脉灌注,避免心肌缺氧。

(3)出血:胸腔引流不畅会造成术后早期的心包压塞,血液或血块压迫心脏会造成舒张期充盈受损,静脉压增高、颈静脉怒张、脉压缩小、动脉血压明显下降,对扩容几乎无反应。心包压塞需外科紧急探查以排除心包腔内积血并控制出血。

5.给予情绪上的支持

患儿常由于术后疼痛、分离性焦虑等因素而表现不合作情形,护士应了解患儿引起这种改变的原因,给予精神上的支持,多安抚患儿。与监护室外等候的父母不断沟通,提供资讯。

6.饮食护理

拔除气管插管 24 小时后,尤其小婴儿,先予鼻饲牛奶过渡。拔管 48 小时后可改经口进食,先流质饮食,逐渐恢复到半流质。如插管时间长,先予鼻饲牛奶过渡。恢复期的婴儿,母乳喂养是最佳的选择。

(三)健康教育

(1)利用口头教育、书面教育、观看照片、录像,参观监护室等方法,让患儿及家长熟悉环境及设备。鼓励患儿多饮水,以防血液过度黏稠。向患儿及父母说明术前准备的意义和配合要点,鼓励患儿及家长提问,协助减轻焦虑。还应告知患儿及家长有关术后治疗的事项及其目的,以取得患儿及家长配合。

(2)术前训练目的是预防手术后并发症,包括有效咳嗽、深呼吸、翻身及体位引流。可用个别指导、集体训练的形式和游戏的方法进行,使其掌握要领,配合治疗、护理。①咳嗽训练:主要练习仰卧咳痰,嘱患儿用腹肌深吸气后,再利用腹肌动作咳嗽,或让患儿在深吸气后发"啊哈"音,有

助于掌握。②深呼吸训练：主要练习腹式呼吸，用吹气球和桌上吹纸玩具等方法教患儿练习腹式呼吸。③示范肺部叩击及体位引流：告诉患儿叩击并非拍打，而是一种特殊的轻敲法。④练习床上翻身及用尿壶或便盆在床上排尿、排便等。⑤上呼吸机手语训练：如叫阿姨用手轻拍床，想大便伸大拇指，想小便伸小拇指，想喝水示指弯向拇指做成杯口状，有痰伸示指，刀口疼握拳。

（3）术后患儿清醒后，告诉患儿所处的监护室环境，嘱患儿用手语表达需求。进一步向患儿解释各种生命管道的意义，鼓励尽量配合咳痰、进餐、排泄及各种治疗。

五、出院指导

（一）活动与休息

活动量由少到多，逐渐适应学习生活，避免剧烈运动。少去公共场所，以防交叉感染。

（二）出院后用药问题

患儿出院后一般还需继续用药，需让父母掌握遵医嘱服药的重要性，提高用药依从性，并注意观察用药后反应。服用地高辛应监测脉搏，以便及时发现洋地黄中毒。服用利尿剂时应多吃含钾高的食物和橘子、香蕉等水果。

（三）饮食护理

应适当增加营养，少量多餐，不宜过饱，更不可暴饮暴食，以免加重心脏负担。

（四）伤口护理

手术切口处避免用力摩擦及碰撞。睡眠宜取平卧位，避免侧卧，防止胸骨移位。

（五）病情观察与复查

若发现患儿有不明原因发热、胸痛、水肿、气急等异常应立即与医师联系。遵医嘱定期来院复查。

（尹永超）

第九节　完全性大动脉错位

完全性大动脉错位（D-transposition of great arteries，D-TGA）是常见的发绀型先天性心脏病，其发病率占先天性心脏病的 7%～9%，本病是指主动脉与肺动脉干位置互换，主动脉接受体循环的静脉血，而肺动脉干接受肺静脉的动脉血即氧合血，大多伴 VSD、ASD、PDA 或其他复杂畸形，使体循环血液在心脏内相互混合，否则患儿难以存活。如不接受手术治疗 80%～90% 的患儿将于 1 岁内死亡。

一、临床特点

（一）缺氧及酸中毒

多属单纯性 D-TGA，两个循环系统之间缺乏足够的交通。无 VSD 或仅有小的 VSD 存在，两个循环间血液混合不充分，生后不久即出现发绀和呼吸困难，吸氧后并无改善。

（二）充血性心力衰竭

多为 D-TGA 伴有较大的 VSD。由于循环间有较大的交通，血液混合较充分，发绀及酸中毒不明显，症状出现较晚，出生后数周或数月内可有心力衰竭表现，易发生肺部感染。

(三)肺血减少

多为 D-TGA 伴有 VSD 及肺动脉瓣狭窄或解剖左心室(功能右心室)流出道狭窄的病例,症状出现迟,发绀较轻,出现心力衰竭及肺充血的症状较少,自然生存时间最长。

(四)辅助检查

1.超声心动图

大动脉短轴可见主动脉瓣口移至右前方与右心室相连,肺动脉瓣口在左后方与左心室相连。四腔切面可显示房间隔或室间隔连续性中断,胸骨上主动脉长轴和胸骨旁主动脉长轴可发现未闭动脉导管。

2.右心导管及造影

右心导管检查显示右心室压力增高,收缩压与主动脉收缩压相似,右心室血氧含量增高,心导管可自右心室进入主动脉,导管也可从右心室经室间隔缺损进入左心室而进入肺动脉,肺动脉压力和血氧含量显著增高。心室造影可显示主动脉起源于右心室,肺动脉起源于左心室。主动脉瓣位置高于肺动脉,与正常相反,主动脉位于正常时的肺动脉处,而肺动脉位于右后侧接近脊柱。

二、护理评估

(一)健康史

了解母亲妊娠史,询问患儿发绀出现的时间及进展情况,有无气促及气促程度。询问家族中有无类似疾病发生。

(二)症状、体征

评估发绀、呼吸困难的程度,有无心力衰竭。

(三)社会-心理

了解家长对疾病知识的认识程度和经济支持能力,了解家长对患儿的关爱程度和对手术效果的认知水平。评估较大患儿是否有自卑心理,有无因住院和手术而感到恐惧。

(四)辅助检查

了解 X 线检查及心电图、超声心动图、心导管及造影结果,了解血气分析及电解质测定结果。

三、常见护理问题

(一)气体交换功能受损

与大血管起源的异常,使肺循环的氧合血不能有效地进入体循环有关。

(二)有发生心力衰竭的危险

与心脏长期负荷过重有关。

(三)有低心排血量的危险

与手术致心肌损害使心肌收缩力减弱,术后严重心律失常有关。

(四)有出血的危险

与大血管吻合口渗血、术中止血不彻底、肝素中和不良有关。

(五)有感染的危险

与手术切口、各种引流管及深静脉置管、机体抵抗力下降有关。

（六）合作性问题

切口感染。

四、护理措施

（一）术前

（1）密切观察生命体征、面色、口唇的发绀情况及 SpO_2。

（2）对伴有 PDA 的患儿，为了防止导管关闭，遵医嘱微泵内泵入前列腺素 E，以保持动脉导管的通畅。

（3）吸氧的观察：对伴有 PDA 的患儿，术前仅靠 PDA 分流含氧量高的血到体循环以维持生命，因此应予低流量吸氧，Flow 0.5～1 L/min，用呼吸机辅助呼吸时选择 21％氧浓度，使 SpO_2 维持在 60％～70％即可。

（4）根据血气分析的结果，遵医嘱及时纠正酸中毒。

（5）做好术前禁食、备皮、皮试等各项术前准备。

（二）术后

（1）患儿回监护室后，取平卧位，接人工呼吸机辅助呼吸，按呼吸机护理常规进行。

（2）持续心肺监护：密切监测心率、心律、血压、各种心内压。收缩压和左心房压应维持在正常低限水平，并观察是否有良好的末梢循环。术后常规做床边全导联心电图，注意 ST 段、T 波、Q 波的改变，并与术前心电图比较。

（3）严格控制出入液量：手术当日，严格控制输液速度，以 5 mL/(kg·h) 泵入，密切注意各心内压力、血压、心率的情况，及时调整。同时密切注意早期的出血量，如术后连续 3 小时＞3 mL/(kg·h) 或任何1 小时＞5 mL/kg，应及时报告医师。维持尿量 1 mL/(kg·h)。每小时总结一次出入液量，保持其平衡。

（4）正确应用血管活性药物：术后常规静脉泵入血管活性药物，根据心率、血压和心内压调节输入量。在更换药物时动作要快，同时具备两条升压药物静脉通路，并密切观察血压、心率的变化。药物必须从中心静脉内输入，以防外渗。

（5）加强呼吸道管理：每 2 小时翻身、拍背（未关胸者除外）及气管内吸痰，动作轻，保持无菌，加强对通气回路的消毒，每 48 小时更换呼吸机管道。

（6）观察切口有无渗血、渗液和红肿，保持切口敷料清洁、干燥，以防切口感染。

（7）饮食：呼吸机使用期间，禁食 24～48 小时，待肠蠕动恢复、无腹胀情况时予鼻饲牛奶。呼吸机撤离后 12～24 小时无腹胀者予鼻饲牛奶，从少到多，从稀到浓，并密切观察有无腹胀、呕吐及大便的性状。指导家长合理喂养，喂奶时注意患儿体位以防窒息。

（三）健康教育

（1）护理人员应热情、耐心介绍疾病的发生、发展过程及主要的治疗方法、手术目的及必要性，排除家长顾虑，给予心理支持，使其积极配合治疗。

（2）认真做好各项术前准备，向患儿及家长讲解备皮、禁食、皮试、术前用药的目的及注意事项，取得家长的理解和配合。

（3）在术后康复过程中，指导家长加强饮食管理，掌握正确的喂养方法。

五、出院指导

（1）合理喂养：少量多餐，不宜过饱。多吃含蛋白质和维生素丰富的食物。

(2)适当活动:避免上下举逗孩子,手术后 3 个月内要限制剧烈活动,小学生 6 个月内不宜参加剧烈的体育活动。

(3)切口护理:保持切口清洁,1 周内保持干燥,2 周后方可淋浴,避免用力摩擦。

(4)防止交叉感染:因手术后体质较弱,抵抗力差,故不宜去公共场所。

(5)出院时如有药物带回,应按医嘱定时服用,不得擅自停服或加服。

(6)按医嘱定期复查。

(尹永超)

第十五章　急诊科常见病护理

第一节　有机磷农药中毒

一、疾病介绍

有机磷杀虫药是一种被广泛地应用于农、林业的主要农药之一,工作中防护不当、农作物残留、污染食物和意外服用均可导致急性中毒。我国每年农药中毒患者在5万～10万之间,其中有机磷农药中毒占70%,死亡率在10%左右。有机磷农药中毒是医院急诊科的一种常见急症,病情危重、变化快、并发症多、死亡率高。

(一)定义

有机磷农药中毒是短期内大量有机磷农药进入人体,抑制了胆碱酯酶的活性,造成组织中乙酰胆碱大量积聚,出现以毒蕈碱样、烟碱样和中枢神经系统症状为主要表现的全身性疾病。

按有机磷农药对人体的毒性可分四类:①剧毒类,如甲拌磷(3911)、对硫磷(1605)、内吸磷(1059)等。②高毒类,如敌敌畏、甲基对硫磷、氧乐果、甲胺磷等。③中毒类,如乐果、敌百虫、碘依可酯等。④低毒类,如马拉硫磷、辛硫磷等。

有机磷农药是目前农业使用最广的杀虫药,对人畜具有一定毒性,大多呈油状(敌百虫为白色结晶),淡黄或棕色,有大蒜味,不溶于水而易溶于有机溶剂中,在碱性或高温条件下易分解失效。但敌百虫易溶于水,在碱性溶液中则变为毒性更强的敌敌畏。

(二)病因

1.生产性中毒

生产过程中,操作者手套破损,衣服和口罩污染,或生产设备密闭不严,化学物质泄露,杀虫药经皮肤或呼吸道进入人体引起中毒。

2.使用性中毒

喷洒杀虫药时,防护措施不当致使药液污染皮肤或吸入空气中杀虫药而引起中毒。另外,配药浓度过高或用手直接接触杀虫药原液也可引起中毒。

3.生活性中毒

主要由于误服或自服杀虫药,饮用被杀虫药污染的水源或食入污染的食品所致。滥用有机磷杀虫药治疗皮肤病或驱虫也可发生中毒。

(三)发病机制

有机磷农药主要是抑制神经系统胆碱酯酶活性。使乙酰胆碱大量堆积,作用于效应细胞的胆碱能受体,产生相应的临床表现。此外,有机磷农药亦直接作用于胆碱能受体。有的毒物经氧化后毒性增强,如对硫磷(1605)氧化为对氧磷,其抑制胆碱酯酶的活性增强300倍,内吸磷氧化为亚砜,其抑制胆碱酯酶的活性增强5倍;敌百虫侧链脱氧化后为敌敌畏。毒物及其代谢产物排泄较快,多在24小时内排泄。主要经尿液以代谢产物排出,少数以原药排出。

(四)临床表现

1.病史

生产性中毒,接触史较明确,非生产性中毒有的隐瞒服农药史,有的为误服,有的间接接触或摄入,要注意询问陪伴人员:患者近来情绪、生活、工作情况,现场有无药瓶、呕吐物气味等。

2.症状和体征

有机磷的毒性强,吸收后6～12小时血浓度达最高峰,病情发展迅速,表现复杂。

(1)毒蕈碱样症状:主要是副交感神经末梢兴奋所致,表现为平滑肌收缩和腺体分泌增加。临床表现有恶心、呕吐、腹痛、多汗,尚有流泪、流涕、流涎、腹泻、尿频、大小便失禁、心跳减慢和瞳孔缩小。支气管痉挛和分泌物增加,咳嗽、气急,严重患者出现肺水肿。

(2)烟碱样症状:又称N样症状,是由于乙酰胆碱在横纹肌神经肌肉接头处过度蓄积,持续刺激突触后膜上烟碱受体所致。临床表现为:颜面、眼睑、舌、四肢和全身横纹肌发生肌纤维颤动,甚至强直性痉挛,伴全身紧缩和压迫感。后期出现肌力减退和瘫痪。严重时并发呼吸肌麻痹,引起周围性呼吸衰竭。乙酰胆碱还可刺激交感神经节,促使节后神经纤维末梢释放儿茶酚胺,引起血压增高、心跳加快和心律失常。

(3)中枢神经系统表现:中枢神经系统受乙酰胆碱刺激后可出现头晕、头痛、疲乏、共济失调、烦躁不安、谵妄、抽搐、昏迷等症状。

(4)中毒程度分级可分为:①轻度中毒。有头痛、头晕、恶心、呕吐、腹痛、胸闷、乏力、出汗、视力障碍。全血胆碱酯酶活力降低至正常值的50%～70%。②中度中毒。除上述症状外,尚有肌束颤动、瞳孔中度缩小、呼吸困难、精神恍惚、语言不清。血胆碱酯酶活力降低至正常值的30%～50%。③重度中毒。瞳孔极度缩小、心率快、呼吸困难、口唇发绀、肺水肿、呼吸衰竭、二便失禁、血压下降、抽搐、昏迷。血中胆碱酯酶活力在30%以上。

为便于掌握上述分度的重点,一般以只有轻度副交感神经兴奋症状和中枢神经症状者列为轻度中毒,有肌肉束颤动即属中度中毒;出现肺水肿、昏迷或呼吸抑制时则属重度中毒。若诊断有困难,可用阿托品作诊断性治疗;阿托品1 mg加于50%葡萄糖液20 mL静脉注射。若是有机磷农药中毒,症状有所好转;若不是,则出现颜面潮红、口干、口渴等不适感觉。

(五)治疗要点

1.现场急救

迅速协助患者迅速脱离中毒环境,脱去被污染的衣服,如病情及条件许可时,抢救人员可用肥皂水或清水清洗被污染的皮肤、毛发、指(趾)甲,忌用热水。如是敌百虫中毒者禁用肥皂水,眼部污染者可用2%碳酸氢钠(敌百虫除外)或生理盐水或清水连续冲洗数日。现场还应注意搜查患者周围有无药瓶及其药物名称。对于神志不清的患者,在抢救的同时,应向第一个发现患者的人了解当时的情况,主要是了解中毒情况。

2.院内急救

(1)洗胃:洗胃是有机磷农药中毒患者抢救的关键。

洗胃时应注意的几个问题:①洗胃的时间和原则。急性有机磷口服中毒者,洗胃必须遵循及早洗、充分洗、彻底洗的原则。不应该受洗胃4～6小时排空时间的限制,超过洗胃时间者,仍应争取洗胃。因有机磷农药中毒后,使胃排空时间延缓,但由于吸收入血的有机磷农药仍不断弥散到胃肠道,故洗胃仍有效。②胃管的选择及插管方法。插管前应清除口腔内异物,采用经口插粗胃管。以利于灌洗。此方法减少痛苦,同时防止了鼻黏膜出血。在确认胃管存胃内以后,首先抽净高浓度毒液,然后灌洗。③洗胃液的选择。先采用温清水洗胃,待确认毒物后再选择合适的洗胃液。但要注意,服用敌百虫的患者不能用碳酸氢钠溶液洗胃,会增强毒性。乐果、内吸磷、对硫磷等中毒禁用高锰酸钾溶液洗胃,因可被氧化成毒性更强的物质。④体位与灌洗胃。洗胃采用左侧头低位,以利于毒物排出,每次灌洗胃以300～500 mL为限,如灌入量过多,液体可以从口、鼻腔内涌出,有引起窒息的危险。同时还易产生胃扩张,使胃内压上升,增加毒物的吸收。突然胃扩张又易兴奋迷走神经,引起反射性心搏骤停的危险。因此要掌握好每次的灌入量。最后以洗出液无色、无有机磷气味和进出液颜色一致为标准。

(2)对所有中毒的患者尽早建立静脉通道,遵医嘱尽早使用解毒剂:①抗胆碱药。阿托品是目前最常使用的抗胆碱药,具有阻断乙酰胆碱对副交感神经和中枢神经系统毒蕈碱受体的作用,能缓解毒蕈碱样症状,对抗呼吸中枢抑制有效。及早、适量、反复、正确使用阿托品是抢救成功的另一关键。用量应根据患者病情和个体差异。原则是早期、足量、反复和快速达阿托品化。②胆碱酯酶复能剂。临床常用解磷定、氯解磷定,足量重复使用复能剂是逆转呼吸肌麻痹的关键,早期用药,抢救过程中应边洗胃边应用,24小时内给药为黄金时间。复能剂与阿托品有协同作用,合用时阿托品用量减少,同时要警惕过量中毒的问题。

3.血液灌流的护理

对服毒量大,而且时间长者,经过一般抢救处理后仍昏迷或清醒后再度出现嗜睡甚至昏迷者,应尽早进行血液灌流。血液灌流除了可吸附毒素外,还可通过对炎症介质的清除作用,起到有效防治急性有机磷农药中毒的目的。血液灌流时,护理应加强生命体征监测,监测水、电解质、酸碱平衡状态和血糖等变化,合理应用肝素,观察有无出血征象,监测凝血功能,同时要防止空气栓塞发生。

4.做好急诊监护

(1)抗休克补液:密切监测血压、心率等生命体征变化及周围循环状态。严格记录液体出入量,动态监测中心静脉压。对低血容量患者,使用输液泵保持匀速。观察患者的尿量、颜色,对意识障碍患者,监测意识、呼吸、瞳孔、定向力及情绪变化。

(2)肺水肿的预防及处理:中毒患者需要输液,在输液过程中要观察患者的各种生命体征是否发生变化,注意患者的呼吸节律变化,控制输液的流速,防止肺水肿等并发症的发生。

二、护理评估与观察要点

(一)护理评估

(1)意识状况,生命体征,皮肤黏膜,瞳孔,循环,泌尿,血液,呼吸系统等症状。

(2)毒物的接触史。详细询问患者及陪同人员,明确毒物的种类、剂量、中毒的途径及时间。对意识障碍的患者,应询问陪同人员发现时间、当时情况以及身边有无其他异常情况(如药瓶等)。

（3）中毒的相应症状，有无出现中毒综合征：毒蕈碱样症状，烟碱样症状，中枢神经系统症状。

（4）各项检查及化验结果，如血常规、电解质、动脉血气分析、凝血功能检测等。

（5）药物治疗的效果及不良反应。

（6）洗胃的效果及不良反应。

（7）心理及社会支持状况。

（二）观察要点

1.现存问题观察

有机磷农药可通过皮肤、黏膜、消化道、呼吸道侵入人体，中毒机制是抑制胆碱酯酶活性，造成组织中乙酰胆碱积聚，而产生中毒症状，有机磷农药中毒病情变化极快。因此，严密观察病情和生命体征，特别是要注意患者的神志、瞳孔、心率、呼吸、血压的变化，保持呼吸道通畅，注意观察患者颜面、皮肤、口唇的颜色变化，加强口腔、皮肤的护理，严密观察有无阿托品化和阿托品中毒的现象。

2.并发症的观察

（1）阿托品中毒：急性有机磷农药中毒在治疗过程中容易出现阿托品中毒，尤其是从基层医院转运来的急性有机磷农药中毒患者多见。均因阿托品用药不合理所致。有机磷农药中毒致死有60%是阿托品中毒引起的，所以护理人员严密观察阿托品化指标和中毒症状。阿托品化指标为口干、皮肤干燥、心率80～100次/分钟。如出现心动过速（≥120次/分钟）、烦躁、谵妄、手有抓空感、高热，重者甚至昏迷，应考虑有阿托品中毒。在护理作中要注意阿托品注射前后症状、体征的观察，并详细记录。

注：①阿托品化。患者瞳孔较前散大，皮肤干燥、口干、颜面潮红、肺部湿啰音消失及心率加快。②阿托品中毒：患者出现瞳孔散大、神志不清、烦躁不安、抽搐、昏迷和尿潴留等症状。

（2）中间综合征（IMS）：患者出现以呼吸肌麻痹致呼吸衰竭为主的综合征，称为中间综合征。中间综合征患者往往在短时间内出现呼吸衰竭、呼吸骤停而死亡。因此一旦出现中间综合征，应立即报告医师，及时准确给药、呼吸气囊手法通气或人工呼吸，做好气管插管、连接呼吸机等准备。观察痰液的颜色、量，吸痰时严格执行无菌技术。同时要注意观察患者的一般情况，如生命体征、血气分析、通气指标改变的影响。

（3）反跳现象：患者病情好转，神志清醒后，因某种原因使患者病情忽然加重，神志再次转为昏迷、心率降低、出汗、瞳孔缩小，即出现反跳现象。在治疗过程中，应观察患者的皮肤湿润度、瞳孔及心率的变化。

（4）急性呼吸衰竭：重度有机磷农药中毒者出现口唇发绀、呼吸浅短或牙关紧闭，即出现了急性呼吸衰竭中毒。要及时应用抗胆碱药和复能剂，在洗胃中严密观察患者生命体征，心率、呼吸、经皮血氧饱和度等情况，若出现呼吸浅短，应停止洗胃，立即应用特效解毒剂阿托品和复能剂，待心率、呼吸平稳后再洗。如果呼吸已停止，应立即行气管插管、机械通气后再用小型胃管经鼻腔插胃管洗胃。

（5）肺部感染：急性有机磷农药中毒患者因腺体分泌物增多致坠积、洗胃时造成误吸，可导致肺部感染。因此洗胃时灌入胃的洗胃液不超过300 mL，以免引起呕吐，吸尽胃管内液体后再拔出胃管，以免将胃内容物漏出于口腔及咽部。吸痰时，吸口腔、咽喉部、气管的吸痰管分开。定期给患者翻身拍背，对清醒患者鼓励咳嗽、排痰，防止肺部再感染。

三、急诊救治流程

有机磷农药中毒的急诊救治流程详见图 15-1。

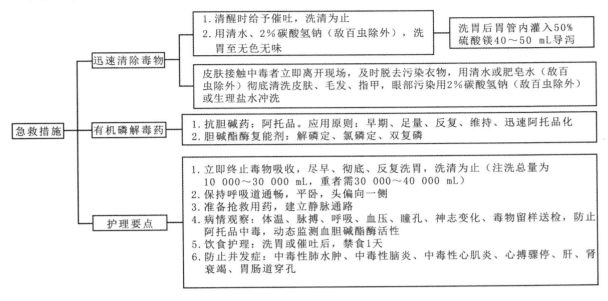

图 15-1　有机磷农药中毒的急诊救治流程

（高　朋）

第二节　强酸、强碱中毒

一、疾病概论

(一)病因及发病机制

强酸、强碱为腐蚀性化学物。强酸主要指硫酸、硝酸及盐酸等。急性中毒多为经口误服或意外吸入,皮肤接触或被溅洒,引起局部腐蚀性烧伤,组织蛋白凝固和全身症状。强碱是指氢氧化钠、氢氧化钾、氧化钠和氧化钾等。急性中毒多为误服或意外接触,引起局部组织碱烧伤,与组织蛋白结合形成碱性蛋白盐,使脂肪组织皂化出现全身症状。

(二)临床表现

口服中毒者发生口咽、喉头、食管及胃黏膜烧伤,从而出现剧烈灼痛,呕吐血性内容物,并可出现喉头水肿、痉挛、吞咽困难,严重者出现胃穿孔。幸存患者可遗留食管及胃部瘢痕收缩引起的狭窄等。吸入中毒者出现呛咳、咯痰、喉及支气管痉挛,呼吸困难、肺炎及肺水肿等。

(三)救治原则

(1)对强酸口服中毒者立即服用氢氧化铝凝胶或 7.5% 氢氧化镁混悬液,并可服用生蛋清或牛奶,同时加服植物油,严禁洗胃、催吐。对强碱口服中毒者立即用食醋、3%～5% 醋酸或 5% 稀盐酸,大量橘汁或柠檬汁等中和,同时禁用催吐与洗胃。

(2)对强酸吸入中毒者,用 2% 碳酸氢钠溶液雾化吸入,大量肾上腺皮质激素预防肺水肿,抗生素预防感染。

(3)皮肤接触首先脱掉污染衣物,用大量清水冲洗,对强酸者可用 2‰碳酸氢钠溶液反复冲洗;对强碱者用 2‰醋酸溶液湿敷。皮肤损伤时,按烧伤处理。

二、护理评估

(一)病史

有强酸强碱类毒物接触史或误服史。

(二)症状及体征

皮肤接触强酸强碱类毒物后即发生灼伤、腐蚀、坏死和溃疡形成。严重碱灼伤可引起体液丢失而发生休克。眼部接触强酸强碱类烟雾或蒸气后,可发生眼睑浮肿、结膜炎症和水肿、角膜混浊甚至穿孔,严重时可发生全眼炎以致失明。口服强酸强碱后患者口、咽、喉头、食管、胃均有剧烈灼痛,腐蚀性炎症,严重者可发生穿孔。强酸强碱烟雾吸入后,患者发生呛咳、胸闷、呼吸加快。如短时间内吸入高浓度烟雾,可引起肺水肿和喉头痉挛,可迅速因呼吸困难和窒息而死亡。

(三)心理-社会评估

尤其对于自杀者应评估自杀原因。

三、护理诊断

(一)有窒息的危险

窒息与吸入中毒引起的肺水肿和喉头痉挛有关。

(二)有休克的危险

休克与患者碱灼伤引起的体液大量丢失有关。

(三)绝望

与导致患者自杀的诱因有关。

(四)有感染的危险

感染与患者皮肤灼伤后屏障破坏有关。

(五)有再次自杀的危险

再次自杀与导致患者自杀的诱因未解除有关。

四、护理目标

(1)患者未发生窒息或发生窒息能被及时发现并得到妥善处理。

(2)患者发生休克的临床指标得到重点监测,液体补充及时有效。

(3)患者愿意表达内心的感受,再次自杀的危险性减小。

(4)患者未发生感染。

五、护理措施

(1)对强酸、强碱类毒物中毒的患者,清洗毒物时首先以清水为宜,并要求冲洗时间稍长,然后选用合适的中和剂继续冲洗。强酸中毒可用 2‰～5‰碳酸氢钠、1‰氨水、肥皂水、石灰水等中和;强碱中毒用 1‰醋酸、3‰硼酸、5‰氯化钠、10‰枸橼酸钠等中和。

(2)口服强酸、强碱的患者禁止洗胃,可给予胃黏膜保护剂缓慢注入胃内,注意用力不要过大,速度不要过快,防止造成穿孔。

（3）严密观察生命体征的变化,准确记录出入液量,谨防休克的发生。

（4）保持呼吸道畅通,防止窒息的发生。

（5）耐心听取患者的诉说,在患者需要时陪伴患者,充分利用患者的社会及家庭支持系统。

六、护理评价

（1）患者是否发生窒息或发生窒息能否被及时发现并得到妥善处理。

（2）患者发生休克的临床指标是否得到重点监测,液体补充是否及时有效。

（3）患者是否愿意表达内心的感受,再次自杀的危险性是否减小。

（4）患者是否发生感染。

（高　　朋）

第三节　急性一氧化碳中毒

一、疾病介绍

(一)定义

急性一氧化碳中毒是指人体短时间内吸入过量一氧化碳所造成的脑及全身其他组织缺氧性疾病,严重者可引起死亡。

(二)病因

1.职业性中毒

职业性中毒如矿山采掘放炮、煤矿瓦斯爆炸、火灾现场、钢铁冶炼、化肥生产、制造甲醇、丙酮等都可产生大量的一氧化碳,若通风防护不当,吸入可致中毒。

2.生活性中毒

日常生活中,煤炉产生的气体中一氧化碳含量达 $6\%\sim30\%$ 。室内门窗紧闭,火炉无烟囱或烟囱堵塞、漏气都可引起一氧化碳中毒。

(三)发病机制

一氧化碳被人体吸入进入血液后,85%与血红蛋白(Hb)结合形成稳定的碳氧血红蛋白。由于一氧化碳与血红蛋白的亲和力约比氧和血红蛋白的亲和力大 240 倍,其解离又比氧合血红蛋白慢 3 600 倍。因此,血液中一氧化碳与氧竞争 Hb 时,大部分血红蛋白成为碳氧血红蛋白。碳氧血红蛋白携氧能力差,引起组织缺氧,而碳氧血红蛋白解离曲线左移,血氧不易释放更加重组织缺氧。此外,一氧化碳还可与还原型细胞色素氧化酶的二价铁结合,抑制该酶活性,影响组织细胞呼吸与氧化过程,阻碍对氧利用。脑和心脏(对缺氧最敏感的器官)最易遭受损害。脑内小血管迅速麻痹扩张。脑内 ATP 无氧情况下耗尽,钠泵运转不灵,钠离子蓄积于细胞内而诱发脑细胞内水肿。

(四)临床表现

一般有明确的一氧化碳吸入史,中毒的程度与吸入时间的长短、吸入的浓度、机体对一氧化碳的敏感性、耐受性密切相关。一氧化碳急性中毒的临床表现根据碳氧血红蛋白形成的程度可分为 3 级。

1.轻度中毒

血液中碳氧血红蛋白占 10%～20%,患者有头痛、眩晕、心悸、恶心、呕吐、四肢无力,可有短暂的晕厥,还可诱发心绞痛发生,及时吸入新鲜空气后症状会迅速消失。

2.中度中毒

血液中碳氧血红蛋白占 30%～40%,除上述症状外,患者还可昏睡或浅昏迷,瞳孔对光反应迟钝,皮肤和黏膜出现典型樱桃红色,应及时抢救。呼吸新鲜空气或氧气后可较快清醒,各种症状数小时内消失,一般不留后遗症。

3.重度中毒

血液中碳氧血红蛋白达到 50%以上,患者呈深昏迷,各种反射消失,瞳孔散大,血压下降,呼吸不规则,皮肤黏膜苍白或发绀,中毒性肝炎、休克、急性肾功能不全,患者可数小时甚至数天不能清醒,死亡率高。

4.迟发性脑病(神经精神后发症)

急性一氧化碳中毒患者在清醒后,经过 2～60 天的"假愈期",可出现下列临床表现:①精神意识障碍,出现幻视、幻听、忧郁、烦躁等精神异常,少数可发展为痴呆。②锥体外系神经障碍,出现震颤麻痹综合征,部分患者逐渐发生表情缺乏,肌张力增加,肢体震颤及运动迟缓。③锥体系神经损害及大脑局灶性功能障碍,可发生肢体瘫痪、大小便失禁,失语,失明等。

(五)治疗要点

1.现场急救

(1)迅速脱离中毒现场:迅速将患者转移到空气新鲜的地方,卧床休息,保暖;保持呼吸道通畅。

(2)转运:清醒的患者。保持无障碍呼吸,有条件者应持续吸氧;昏迷中的患者,除持续吸氧外,应注意呼吸道护理,避免呼吸道异物阻塞。

2.院内救护

纠正缺氧:迅速纠正缺氧状态。吸入高浓度氧气可加速 COHb 解离,增加一氧化碳的排出。目前高压氧舱治疗效果最好。呼吸停止时,应及早进行人工呼吸,或用呼吸机维持呼吸。危重患者可考虑血浆置换。

3.进一步治疗

首先建立静脉通道,遵医嘱用药,防止并发症的发生。

(1)20%甘露醇:严重中毒后,脑水肿可在 24～48 小时发展到高峰。脱水疗法很重要。目前最常用的是 20%甘露醇静脉快速滴注,也可注射呋塞米脱水。

(2)能量合剂:常用药物有三磷酸腺苷、辅酶 A、细胞色素 C 和大量维生素 C 等,促进脑细胞功能恢复。

(3)血管扩张剂:常用的有 1%普鲁卡因 500 mL 静脉滴注,川芎嗪注射液 80 mg 溶于 250 mL 液体内静脉滴注等,防治迟发性脑病。

4.做好急诊监护

(1)应密切观察患者的生命体征,包括体温、脉搏、呼吸、血压、面色、神志、瞳孔的变化,尤其是中、重度中毒以呼吸困难、呼吸肌麻痹为主者,所以需要密切观察患者呼吸的频率、深浅度的变化;严密观察患者有无呕吐现象,观察患者的血压、神志意识及瞳孔的变化,监测水、电解质平衡,纠正酸中毒,并预防吸入性肺炎或肺部继发感染。

(2)防治并发症和后发症,加强昏迷期间的护理。保持呼吸道通畅,必要时行气管切开。定时翻身以防发生压疮和肺炎。注意营养,必要时鼻饲。高热者可采用物理降温方法,如头部用冰帽,体表用冰袋,使体温保持在 32 ℃左右。如降温过程中出现寒战或体温下降困难时,可用冬眠药物;严重中毒患者清醒后应继续高压氧治疗,绝对卧床休息,密切监护 2～3 周,直至脑电图恢复正常为主,预防迟发性脑病。

二、护理评估与观察要点

(一)护理评估

(1)病史评估:一氧化碳接触史。

(2)身体评估:生命体征、意识状态、瞳孔大小、头痛程度。

(3)实验室及其他检查:脑电图可见弥漫性低波幅慢波,与缺氧性脑病进展相平行。

(4)高压氧治疗的效果。

(5)有无焦虑等心理改变。

(二)观察要点

1.现存问题观察

一氧化碳中毒的后果是严重的低氧血症,从而引起组织缺氧,吸入氧气可加速碳氧血红蛋白解离,增加一氧化碳的排出。严密观察患者意识、瞳孔变化,生命体征,重点是呼吸和体温,缺氧情况。尿量改变,准确记录出入量。氧浓度过高肺表面活性物质相对减少,易出现肺不张。应严格执行给氧浓度和给氧时间,根据病情随时调整用氧流量,清醒者可间歇给氧。一氧化碳中毒 6 小时内给予高压氧治疗,可减少迟发性脑病的发生,并能促进昏迷患者觉醒。

2.并发症的观察

(1)吸入性肺炎及肺水肿:常于中毒 2～4 天发生肺水肿、肺炎、清除呼吸道分泌物及呕吐物,严密观察体温、心率、血压等变化。应用抗生素控制感染,合并肺水肿时,控制液体滴速,给予强心利尿,准确记录出入液量。

(2)脑水肿:中毒严重者,脑水肿一般在 24～48 小时发展到高峰,应密切观察患者有无呕吐现象。呕吐时是否为喷射状。并及时认真听取患者的主诉,一旦发现患者瞳孔不等大,呼吸不规则,抽搐等提示脑疝形成,应给予及时抢救处理。输液过程中密切观察体液的速度和量,观察是否有药液外渗,避免输液量过快、过多,防止发生急性脑水肿。应用脱水剂后观察膀胱充盈情况,对于昏迷不能自行排尿者,给予留置导尿,并要准确记录出入量,注意尿量及颜色的变化。

(3)心律失常:保证持续氧气吸入,纠正缺氧状态,应用抗心律失常药及营养心肌药物,严密监测心率(律)、血压变化,迅速处理危急情况。

(4)急性肾衰竭:严密观察尿量及液体出入量,纠正休克及缺氧,必要时给予利尿药,血液透析时做好相应护理。

三、急诊救治流程

急性一氧化碳中毒急诊救治流程详见图 15-2。

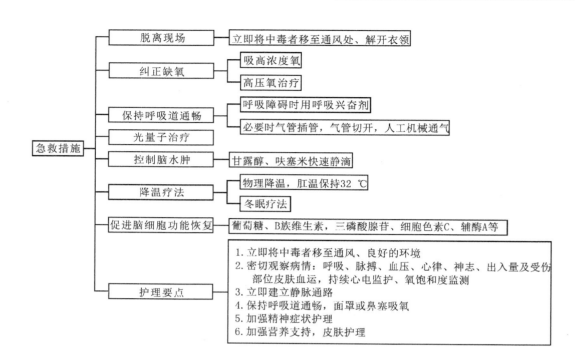

图 15-2 急性一氧化碳中毒急诊救治流程

（刘　佳）

第四节　急性酒精中毒

急性酒精中毒是由于服用过量的乙醇或酒类饮料引起的中枢神经系统兴奋及抑制状态。绝大多数乙醇在胃、十二指肠和空肠的第一段吸收，十二指肠和空肠为最主要的吸收部位。乙醇进入空胃，通常30～90分钟内能完全被吸收入血。乙醇吸收入血后迅速分布于全身各组织和体液，并通过血-脑脊液屏障进入大脑。进入体内的乙醇90％以上都是经肝氧化脱氢分解，最终变成二氧化碳和水。肝代谢主要是依靠肝内的乙醇代谢酶，不同个体酶的水平及活性不同。

一、中毒机制

乙醇的主要毒理作用是抑制中枢神经系统。首先从大脑皮质开始，选择性抑制网状结构上行激动系统，使较低功能失去控制，而呈现一时性兴奋状态，在短时间内自我控制能力减退；然后，皮质下中枢、脊髓和小脑功能受到抑制，出现共济失调等运动障碍，分辨力、记忆力、洞察力、注意力减退甚至消失，视觉、语言、判断力失常；最后抑制延髓血管运动中枢和呼吸中枢，呼吸中枢麻痹是重度酒精中毒者死亡的主要原因。

二、护理评估

（一）病史

有大量饮酒或摄入含乙醇的饮料史。

（二）临床表现

与乙醇的浓度、饮酒量、饮酒速度和是否空腹有关。急性中毒的主要症状和体征是中枢神经系统抑制、循环系统和呼吸系统功能紊乱。临床大致可分为以下 3 期。

1.兴奋期

血乙醇含量在 200~990 mg/L,患者出现眩晕和欣快,易感情用事,说话滔滔不绝,言辞动作常粗鲁无理、喜怒无常,不承认自己饮酒过量,自制力很差,有时则寂静入睡。

2.共济失调期

血乙醇含量达 1 000~2 999 mg/L。患者动作笨拙、步态不稳、言语含糊不清、语无伦次,似精神错乱。

3.昏迷期

血乙醇含量达 3 000 mg/L 以上。患者由兴奋转为抑制,常昏睡不醒、呼吸慢并带鼾声、体温偏低、面色苍白、皮肤发绀、口唇微紫、脉搏细速,常呈休克状态,瞳孔正常或散大,严重者昏迷、抽搐和大小便失禁,最后发生呼吸麻痹致死。

(三)辅助检查

(1)乙醇检测:呼气中乙醇浓度与血清乙醇浓度相当。

(2)动脉血气分析:可有轻度代谢性酸中毒。

(3)血清电解质检测:可见低钾血症、低镁血症、低钙血症。

(4)血清葡萄糖检测:可有低血糖症。

(5)心电图检查:可见心律失常和心肌损害。

三、病情诊断

根据患者大量饮酒或摄入含乙醇的饮料史,临床表现为急性中毒的中枢神经抑制症状、呼气中有酒味,参考实验室检查,可作出急性酒精中毒的诊断。

四、急救护理

(一)紧急救护

1.清除毒物

轻度醉酒一般不需作驱毒处理。饮酒量过大者,如神志尚清可予以催吐,但应严防误吸;如神志已模糊者应考虑洗胃。对来诊时已处于严重状态者,应早期进行血液透析治疗。

2.解除中枢抑制作用

可用内啡肽拮抗药纳洛酮 0.4~0.8 mg,静脉注射,可每半小时左右重复注射,多数患者数次应用后可清醒。同时可用10%高渗葡萄糖液 500 mL 加胰岛素 8~16 U 静脉滴注,加维生素 C、B 族维生素,促进乙醇氧化。

(二)一般护理

1.卧床休息

采取侧卧位,以防呕吐致窒息和吸入性肺炎,同时要注意保暖。

2.加强病情观察

如患者出现昏迷、呼吸慢而不规则、脉搏细弱、皮肤湿冷、大小便失禁、抽搐等异常情况,要及时进行处理。

3.加强饮食指导

鼓励多饮水,绿豆汤、西瓜汁等都有较好的解酒作用,也可给予浓茶醒酒。

4.加强药物应用的护理

注意观察用药效果,如吗啡、氯丙嗪等中枢抑制剂,同时做好液体出入量记录。

5.对症治疗

保持呼吸道通畅、给氧;呼吸中枢抑制时,及时插管,机械辅助呼吸,慎用呼吸兴奋剂;及时解痉镇静,发生抽搐可用地西泮5～10 mg肌内注射或静脉注射,忌用巴比妥类;防止脑水肿、水电解质紊乱和酸碱平衡失调;纠正低血糖;注意防治呼吸道感染和吸入性肺炎。

6.健康指导

(1)生活指导:加强酒精中毒引起不良后果的宣传,倡导适量饮酒,严禁嗜酒的生活习惯。

(2)健康指导:加强宣传和教育,尤其是注意防止意外伤害及意外事故的发生:①意外伤害,如醉酒后可因落水、高坠、吸入呕吐物窒息而死;若冬季昏睡倒在室外,则易被冻伤甚则冻死,应予预防并避免。②意外事故,如酒后驾车肇事、打架斗殴、伤人毁物、工伤事故及其他暴力犯罪等,而且必须承担相关法律责任,应予以预防并及时制止。

(刘　佳)

第五节　中　暑

一、中暑的病因、发病机制与分类

中暑,广义上它类似于热病,泛指高温高湿环境对人体的损伤。按严重程度递增顺序可细分为热昏厥、热痉挛、热衰竭和热射病(也就是狭义的中暑概念)。其他还有先兆中暑、轻症中暑等概念,因较含糊或与许多夏季感染性疾病的早期表现难以鉴别,仅用热昏厥、热痉挛、热衰竭和热射病等诊断已可描述各种中暑类型,故本节不做介绍。

民间喜欢将暑天发生的大部分疾病往中暑上套,事实上很多仅为病毒或细菌感染的早期表现(如感冒、胃肠炎等),需注意鉴别。同时民间还盛传中暑不能静脉补液的谬论,需注意与患者沟通解释。2010年7月,"中暑"已被列入了国家法定职业病目录。

(一)病因及发病机制

下丘脑通过调节渴感、肌张力、血管张力、汗腺来平衡产热与散热。

1.散热受限

散热机制有3种:出汗、传导对流、辐射。辐射为通过红外线散射,正常时占散热的65%,其与传导对流方式相比优点在于基本不耗能,但在高温环境下失效。而出汗在正常时占散热的20%,在高温环境下则成为主要散热方式,但需消耗水、电解质与能量,并在高湿环境性能下降,100%相对湿度时完全失效。

(1)环境因素:高温高湿环境如日晒、锅炉房,厚重、不透气的衣物。一般温度大于32 ℃或湿度大于70%就有可能发生。

(2)自身体温调节功能下降:①自身出汗功能下降。肥胖、皮肤病如痂皮过厚、汗腺缺乏、皮肤血供不足、脱水、低血压、心脏病导致的心排血量下降如充血性心力衰竭导致皮肤水肿散热不良及老年人或体弱者等。②抑制出汗。酗酒、抗胆碱能药如阿托品等、抗精神病药物、三环抗抑郁药、抗组胺药、单胺氧化酶抑制剂、缩血管药和β受体抑制剂等。③脱水。饮水不足、利尿剂、泻药等。④电解质补充不足。

2.产热过多

强体力活动时多见于青壮年或健康人,或药物如苯环利定、麦角酸二乙酰胺、苯异丙胺、可卡因、麻黄素类和碳酸锂等的使用。

3.脱水、电解质紊乱

中暑时因大量出汗、呼吸道水分蒸发和摄入水分不足造成大量失水,同时电解质丢失。但是往往丢水大于丢钠造成高渗性脱水。不同类型的脱水之间也可相互转化,如若伤员单纯补充饮用淡水会导致低渗性脱水。

(二)不同的中暑类型

1.热昏厥

脑血供不足。皮肤血管扩张及血容量不足导致突然低血压,脑及全身血供不足而意识丧失,多为体力活动后。此时皮肤湿冷,脉弱。收缩压低于 13.3 kPa(100 mmHg)。

2.热痉挛

低钠血症。为大量出汗而脱水、电解质损失,血液浓缩,然后单纯饮淡水导致稀释性低钠血症,引起骨骼肌缓慢的、痛性痉挛、颤搐,一般持续 1～3 分钟。由于体温调节、口渴机制正常,此时血容量尚未明显不足,生命体征一般尚稳定,如体温多正常或稍升高,皮肤多湿冷。

3.热衰竭

脱水、电解质缺乏。脱水、电解质缺乏造成发热、头晕、恶心、头痛、极度乏力,但体温调节系统尚能工作,治疗不及时会转变为热射病。与热射病在表现上的主要区别在于没有严重的中枢神经系统紊乱。此时口渴明显,肛温>37.8 ℃,皮肤湿,大量出汗,脉细速,可有轻度的中枢神经症状(头痛、乏力、焦虑、感觉错乱、歇斯底里),高通气(为了排出热量)而导致呼吸性碱中毒。其他症状还有恶心、呕吐、头晕、眼花、低血压等及热晕厥及热痉挛的症状。治疗关键是补液。

4.热射病

体温调节功能失调。为在热衰竭基础上再进一步发展,体温调节功能失调而引起的高热及中枢神经系统症状在内的一系列症状体征,在热衰竭的症状基础上会有典型的热射病三联症:超高热,标志性特点,肛温>41 ℃。意识改变是标志性特点,神志恍惚并继发突发的癫痫、谵妄或昏迷;无汗,在早期可能有汗,但很快会进展到无汗。除以上 3 点外还有以下表现:血压先升后降,高通气导致呼吸性碱中毒,伴随心、肝、凝血、肾等损伤。热射病可分为两型:经典型以上症状在数天时间内慢慢递增,多见于湿热环境或老年、慢性病伤员,此型无汗;劳累型以上症状可迅速发生,多为青壮年,伴有体力活动,但可能还会继续出汗。治疗关键是降温补液并处理并发症。

二、现场评估与救护

(1)病史、查体。了解发病原因:①环境,包括环境温度与湿度、通风情况、持续时间、动作强度、身体状况及个体适应力等。②症状,如口干、乏力、恶心、呕吐、头晕、眼花、神志恍惚等。③测量生命体征,如肛温、脉搏和血压等。

(2)评估体温:接诊可能为中暑的伤员后首先评估体温,如体温是否 39 ℃以上。

若否,并考虑可能为热晕厥时。通过平卧位、降温、补充水分(肠内,必要时静脉)可恢复,必要时需观察监护以发现某些潜在的疾病。

体位治疗:平卧位,可将腿抬高,保证脑血供。

若否,并考虑可能为热痉挛时。通过阴凉处休息、补充含电解质及糖分的饮料可恢复,在恢复工作前一般需休息1～3天并持续补充含钠饮料直到症状完全缓解。同时可通过被动伸展运动、冰敷或按摩来缓解痉挛。

口服补液方法:神志清时,饮用冷的含电解质及糖分的饮料(稀释的果汁、牛奶、市场上卖的运动饮料或稀盐汤等)来补充。

若是,则可能为热衰竭或热射病。

(3)评估意识状态:若意识改变,可能为热射病,否则为热衰竭。

(4)若为热衰竭,马上开始静脉补液。

补液方法:严重时需要静脉输液来补充等张盐水,0.9%生理盐水、5%葡萄糖或林格液均可。2～4小时内可补充1 000～2 000 mL液体;并根据病情判断脱水的类型,判断后续补液种类。严重的低钠血症可静脉滴注最高3%的高张盐水。有横纹肌溶解风险时可加用甘露醇或碱化尿液,监测出入量,留置导尿管,维持尿量50 mL/h以上,来预防肾衰竭。神志清时也可口服补液。

(5)若为热射病,在气道管理、维持呼吸、维持循环的基础上马上降温到39 ℃(蒸发降温),处理并发症。

评估气道、保持呼吸道通畅,维持呼吸:注意气道的开放,必要时气管插管;置鼻胃管,可用于神志不清时补液及预防误吸。给氧,高流量给氧如100%氧气吸入直到体温降到39 ℃。

降温方法:脱离湿热环境,防止病情加重。置于凉快、通风的地点(室内、树荫下);松开去除衣物,尽量多的暴露皮肤。①蒸发法降温:用冷水(15 ℃)喷到全身,并用大风量风扇对着伤员吹。其他方法还有腋窝、颈部、腹股沟、腘窝等浅表动脉处放置降温物品如冰袋等,以及冷水洗胃或灌肠,但效果不及蒸发法。有条件地使用降温毯。必要时可将身体下巴以下或仅四肢浸入冷水,直到体温降到39 ℃就停止浸泡,这对降温非常有效,但很可能会导致低血压及寒战,甚至可考虑使用肌松药来辅助降温。②寒战的控制:氯丙嗪25～50 mg静脉注射或静脉滴注,或地西泮5～10 mg静脉注射,减少产热,注意血压呼吸监护。目标是迅速(1小时内)控制体温。

非甾体类解热镇痛药应禁用(如阿司匹林、吲哚美辛、对乙酰氨基酚等),因中暑时NSIAD类药已无法通过控制体温调节中枢来达到降温效果,反而会延误其他有效治疗措施的使用。但可考虑使用糖皮质激素。

补液方法:参见热衰竭。但在神志障碍时口服补液要慎用,防止误吸。

三、进一步评估与救护

(一)辅助检查

辅助检查主要用来了解电解质及评估脏器损伤。血电解质(热痉挛:低钠;热射病:高钠、低钠、低钾、低钙、低磷均可能)、肾功能(肌酐、尿素氮升高,高尿酸)、血气分析(呼碱、代酸、乳酸酸中毒)、尿常规(比重)、血常规(白细胞增多、血小板减少)、心肌酶学、转氨酶、出凝血时间(PT延长,DIC)、心电图(心肌缺血,ST-T改变),必要时血培养。评估肾衰竭、心力衰竭、呼吸窘迫、低血压、血液浓缩、电解质平衡、凝血异常的可能。

(二)评估脱水的类型

根据病情判断是等渗、高渗还是低渗性脱水。中暑时多为高渗性脱水,但若伤员单纯饮用淡水会导致低渗性脱水。

（三）鉴别是否为药物或其他疾病引

比如恶性综合征，如抗精神病药物引起的高烧、强直及昏迷；恶性高热，如麻醉药引起；血清素综合征，如选择性5羟色胺再吸收抑制剂与单胺氧化酶抑制剂合用引起；抗胆碱能药、三环抗抑郁药、抗组胺药、吸毒、甲亢毒症、持续长时间的癫痫、感染性疾病引起的发热。

（四）注意病情进展

热衰竭伤员体温进一步升高并出汗，停止时会转为热射病。

（五）各种并发症的处理

呼吸衰竭如低氧、气道阻力增加时若考虑ARDS，需呼吸机PEEP模式支持人工呼吸。监测血容量及心源性休克的可能，血流动力学监测如必要时漂浮导管测肺动脉楔压、中心静脉压等，低血压、心力衰竭时补液、使用血管活性药物如多巴酚丁胺。持续的昏迷癫痫需进一步查头颅CT、腰穿、气管插管、呼吸机支持。凝血异常如紫癜、鼻衄、呕血或DIC等，监测出凝血血小板等，考虑输注血小板及凝血因子，若考虑DIC早期给予肝素。少尿、无尿、肌酐升高、肌红蛋白尿等肾衰竭表现：补液维持足够尿量，必要时透析治疗。

若在急性期得到恰当及时治疗，没有意识障碍或血清酶学升高的伤员多数能在1～2天内恢复。

四、健康教育

最重要的是预防。教育公众，中暑是可预防的。避免长时间暴露于湿热环境，使用遮阳设备，多休息。在进入湿热环境前及期间多饮含电解质及糖分的冷饮如稀释的果汁、市场上卖的运动饮料或1％稀盐汤、非碳酸饮料来补充水分电解质。特别是告知一些老年人不要过分限制食盐摄入。避免含咖啡因的饮料，因其会兴奋导致产热增多。教育高危人群：体力劳动者、运动员、老年、幼儿、孕妇、肥胖、糖尿病、酗酒、心脏病等及使用吩噻嗪类、抗胆碱能类等药时的人都是高危人群，不要穿厚重紧身衣物，认识中暑的早期症状体征。告知中暑伤员，曾经中暑过，以后也容易中暑，如对热过敏，起码4周内避免再暴露。暑天有条件地使用空调降温。在暑天不能把儿童单独留在车内。

（刘　佳）

第六节　淹　溺

一、疾病概论

淹溺又称溺水，是指人淹没于水中，水和水中污泥、杂草堵塞呼吸道或反射性喉、支气管痉挛引起通气障碍而窒息。如跌入粪池、污水池和化学物品池中，可引起皮肤和黏膜损伤及全身中毒。

（一）病因及发病机制

1.病因

淹溺最常见的原因是溺水，造成淹溺的主要因素包括以下几点。

（1）游泳时或意外事件时落入水中，可发生淹溺。如游泳中换气过度，体内二氧化碳排出过多，引起呼吸性碱中毒，导致手足抽搐；疲劳过度、水温过低等原因可引起腓肠肌痉挛而发生淹溺。

（2）水下作业时潜水用具发生故障，发生潜水病，或潜水时间过长、过度疲劳，而使体内血氧饱和度过低，引起意识障碍而发生淹溺。

（3）人不慎跌入粪池、污水池、化学物质储存池中，造成淹溺，并引起皮肤和黏膜损伤及全身中毒。

2.发病机制

（1）人淹没于水中，多因紧张、惊恐、寒冷等因素的强烈刺激，反射性地引起喉头和支气管痉挛，声门紧闭，造成缺氧。

（2）由于缺氧，淹溺者被迫进行深呼吸。吸入的水愈多，肺顺应下降愈明显，最终出现呼吸衰竭，产生低氧血症、高碳酸血症及呼吸性酸中毒，并可伴有代谢性酸中毒。低氧血症及组织缺氧最终导致肺水肿甚至脑水肿。

（3）如呼吸道吸入淡水，水可迅速经肺泡被吸收入血液循环，使血容量增加，血液稀释而发生血、电解质平衡失常，红细胞破裂引起血管内溶血，血钾浓度增高，血钠、血钙、血氯浓度降低，血浆蛋白减少。如海水进入呼吸道和肺泡，引起血容量减少，造成血液浓缩，血钠、血氯、血钙、血镁浓度增加。高钙血症可引起心动过缓和传导阻滞，甚至心脏停搏；高镁血症可抑制中枢神经和周围神经，扩张血管，而血容量减少又使血压下降，动脉血氧分压降低，机体缺氧，引起脑水肿、代谢性酸中毒，最终导致心力衰竭、循环障碍。两者的病理特点比较见表 15-1。

表 15-1 淡水淹溺与海水淹溺病理特点比较

项目	淡水淹溺	海水淹溺
血液总量	增加	减少
血液渗透压	降低	增加
电解质变化	钾离子增加，钠、钙、镁减少	钠、钙、镁、氯增加
心室纤颤发生率	常见	少见
主要死因	急性肺水肿、脑水肿、心力衰竭、心室纤颤	急性肺水肿、脑水肿、心力衰竭

（二）临床表现

患者从水中被救上岸后，主要表现有：①神志不清。②皮肤发绀、四肢冰冷。③呼吸、心跳微弱或已停止，血压测不到。④口旁、鼻内充满泡沫状液体。⑤胃扩张。

（三）救治原则

（1）立即清理口、鼻中的污泥、水草等杂物，保持呼吸道畅通。若呼吸道被水阻塞，要立即取俯卧位，头偏向一侧，腹下垫高，救护者用手按压其背部；或救护者一腿跪地一腿屈膝，将淹溺者腹部置于救护者屈膝的腿上，头部向下并偏向一侧，救护者用手按压其背部，可使呼吸道和胃部的积水倒出；也可将淹溺者扛在救护者的肩上，肩顶住淹溺者的腹部，上下抖动以达到排水的目的。注意排水时间不可过长，倒出口、咽、气管内的水分即可，以免延误抢救的时机。如为海水淹溺，高渗性液体使血浆渗入肺部，此时应取低头仰卧位，以利水分引流。

（2）呼吸、心脏停搏者立即行心肺脑复苏。

（3）输氧：几乎所有的患者都存在低氧血症。可吸入高浓度氧或进行高压氧治疗，如有条件可使用人工呼吸机。

（4）复温：如患者体温过低，根据情况做好体外或体内复温措施。

（5）维持水、电解质平衡：淡水淹溺者，适当限制入水量，并积极补充氯化钠溶液；海水淹溺者，因血容量低，不宜过分限制入水量，并注意补液，纠正低血容量；根据患者病情，酌情补充碳酸氢钠。以纠正代谢性酸中毒。

（6）防治并发症：如肾上腺糖皮质激素可防治肺水肿、脑水肿、ARDS 及溶血等。如合并急性肾功能不全、心律失常、心功能不全、DIC 等，应及时做出相应处理。

二、护理评估

（一）病史

淹溺最常见于儿童、青少年。应详细了解淹水的时间、水温、被救起的方式、现场处理情况等。

（二）身心状况

1.症状与体征

患者常有意识障碍，牙关紧闭，呼吸、心脏搏动微弱或停止。皮肤黏膜苍白或发绀，四肢发冷，口腔、鼻腔内可充满泡沫、泥沙、水草等，上腹部膨胀、隆起伴胃扩张。复苏过程中可出现各种心律失常、心力衰竭、急性呼吸窘迫综合征、脑水肿、DIC 及急性肾衰竭等，病程中常合并肺部感染。淹溺发生在寒冷水中，可出现低温综合征。

2.心理与社会

患者苏醒后，常可出现焦虑、恐惧、失眠，甚至出现短时记忆丧失。

（三）辅助检查

1.血常规

淡水淹溺者可出现血红蛋白下降。

2.血气分析

可出现低氧血症、高碳酸血症、呼吸性酸中毒合并代谢性酸中毒。

3.电解质

淡水淹溺者可出现血清钠、血清氯降低，血清钾增高；海水淹溺者，血清钠、血清氯、血清镁、血清钙可增高。

4.胸部 X 线检查

可见肺不张或肺水肿，肺野可见大片絮状炎性渗出物。

三、护理诊断

（一）液体量过多

液体量过多与淹溺者吸入的水可迅速经肺泡进入血液循环，使血容量增加有关。

（二）意识障碍

意识障碍与低氧血症、脑组织缺氧、肺水肿、脑水肿有关。

（三）潜在并发症

心脏停搏与心肌严重缺氧、电解质紊乱、心律失常有关。

四、护理目标

(1)清除患者体内过多体液,恢复正常呼吸。

(2)患者意识清楚,反应正常,生活自理。

(3)患者未发生心脏停搏,或心脏停搏经心肺脑复苏后恢复正常。

五、护理措施

(一)一般护理

(1)迅速清除呼吸道异物。

(2)吸氧:对于心肺复苏有效者,给予高流量氧气吸入。

(3)迅速建立静脉通道,并保持输液畅通。

(4)加强基础护理:对昏迷患者要注意皮肤护理,定时翻身,以预防压疮;呼吸道分泌物较多者,应吸痰、翻身、拍背,以利排痰;定时清洁口腔。可留置胃管,用于胃肠减压和防止呕吐。

(二)急救护理

(1)立即行心肺脑复苏,直至出现自主呼吸和心律。如心脏搏动、呼吸未恢复者,继续行人工呼吸和胸外心脏按压,边转运边抢救。

(2)注意患者的神志变化,昏迷患者要观察瞳孔的大小、对光反射,注意有无散大、固定。

(3)监测每小时尿量。出入水量相差过多时应通知医师,便于及时发现肾脏损害和心力衰竭。

(4)严密观察生命体征的变化。随时采取应急措施,做好观察记录。

(5)对于神志已经清醒,肺部检查正常,但还存在缺氧、酸中毒或低温者,应注意保温,并继续留在观察室,以防止病情反复和恶化。对于淹溺的危重患者,呼吸、心脏搏动没有恢复或已恢复但不稳定者,应送重症监护治疗病房(ICU)抢救。对于心电监护的心律、血压、血氧饱和度的变化随时通知医师,及时处理。

(6)对复苏成功者,要观察 24～48 小时,防止患者出现病情反复。

(三)心理护理

患者清醒后,精神可能受到极大刺激和创伤,甚至留下遗忘症、惊恐等精神症状。针对患者的具体情况,护士应针对患者的具体情况,给予患者精心的心理护理。培养患者的自理能力,使心理重新康复。

六、护理评价

(1)患者肺水肿消退,呼吸频率、节律正常,低氧血症被纠正。

(2)患者神志清楚,思维敏捷,恐怖心理消除。

(3)未发生心脏停搏,或经复苏术后心律恢复正常,生命体征平稳。

(刘 佳)

第七节　烧　伤

一、现场急救

(一)及时脱离致伤源

1.火焰烧伤

火焰烧伤见表15-2。

表 15-2　火焰烧伤脱离致伤源

灭火	应尽快离开火区,扑灭身上的火焰
	迅速卧地滚动或用衣、被等覆盖灭火
	也可跳进附近水池或清河沟内灭火
煤气泄漏	应立即关闭煤气开关
	帮助伤者离开密闭和通风不良现场,避免或减轻吸入性损伤
	切忌打火、开灯及敲打玻璃,以防发生爆炸
汽油烧伤	凝固汽油烧伤应立即用湿布数层或湿被、湿衣物
	覆盖创面,使之与空气隔绝,时间要长,以免复燃
注意事项	火焰烧伤后切忌喊叫、站立奔跑、或用手扑打灭火,以防呼吸道和双手烧伤,创面冲洗后不要涂以中药、甲紫、香灰等有色物质,也不要涂抹牙膏、蛋清、泡菜水等,更不能涂以活血化瘀中药,以免诱发急性肾衰竭

2.热液烫伤

热液烫伤见表15-3。

表 15-3　热液烫伤脱离致热源

脱离方法	首先帮助伤者迅速脱离致热源
	迅速跳入就近冷水池中或剪开被浸湿衣服
	若为四肢小面积烧伤,可将患处浸泡在冷水中或用流动自来水冲洗,多需 0.5~1 小时,以减轻疼痛和局部损害
注意事项	不宜脱衣物,应小心剪开
	流动水冲洗时冲力不宜过大

3.化学烧伤

化学烧伤见表15-4。

4.电烧伤

电烧伤见表15-5。

5.热压伤

热压伤脱离致熟源见表15-6。

表 15-4　化学烧伤脱离致热源

生石灰烧伤	先用干布将生石灰粉末去除干净
	再用流动清水冲洗,以防生石灰遇水产热,使创面加深
沥青烧伤	用水降温后,可用汽油或松节油清洗

生石灰烧伤	先用干布将生石灰粉末去除干净
	再用流动清水冲洗,以防生石灰遇水产热,使创面加深
磷烧伤	应立即扑灭火焰,脱去污染的衣服,隔绝空气
	先用干布擦掉磷颗粒,可在夜间或暗室内用镊子将颗粒清除
	再用大量清水冲洗创面及其周围的正常皮肤
	浸入流水中洗刷更好
	冲洗至少要半小时以上
	冲洗后创面忌暴露和用油质敷料包扎,可用湿布覆盖创面
	四肢可用水浸泡,使磷与空气隔绝以防燃烧
石炭酸烧伤	因石炭酸不溶于水,所以应先用肥皂水冲洗后再用清水冲洗
硫酸烧伤	脱去被污染衣物
	防止硫酸烧伤范围扩大
	立即用大量流动清水冲洗
注意事项	迅速脱离现场,脱去被化学物质浸渍的衣服,注意保护未被烧伤的部位
	无论何种化学物质烧伤均用大量流动清水冲洗2小时以上,禁用中和剂
	流动水冲洗强调大量、现场进行
	头面部烧伤时,应首先注意眼,优先予以冲洗,还要注意耳、鼻、口的冲洗,冲洗要彻底,禁用手或手帕揉擦五官

表 15-5　电烧伤脱离致热源

电火花、电弧烧伤	立即切断电源,或用不导电的物体拨离电源,呼吸心搏骤停者进行心肺复苏
电击伤	触电时应立即切断电源,使伤员脱离电源
	为争取时间,可利用现场附近的绝缘物品挑开或分离电器、电线
注意事项	不可用手拉伤员或电器、电线,以免施救者触电
	切断电源和灭火后,发现伤员出现昏迷休克、呼吸不规则、呼吸、心跳停止,应立即进行现场抢救
	心跳、呼吸恢复后迅速将伤员转送到最近的医疗单位进行处理

表 15-6　热压伤脱离致熟源

脱离方法	切断运转机械电源
	降温:可用大量流动冷水冲淋高温机械及受压部位
	想办法尽快解除压力,必要时可拆卸或切割机器
注意事项	热压伤一般受伤时间长,应注意安抚患者情绪
	切割机器会产热,应注意局部降温

(二)急救护理措施

急救护理措施见表 15-7。

(三)转送护理措施

1.现场转送

(1)经现场急救以后,应急送到就近的医院进行抗休克及创面处理。

表 15-7　急救护理措施

判断伤情	首先检查危及伤员生命的合并伤:如大出血、窒息、开放性气胸、严重中毒、骨折、脑外伤等
	初步估计烧伤面积和深度
	询问受伤经历
脱离现场	一般伤员经灭火后,应及时脱离现场,转移至安全地带及就近的医疗单元
补液治疗	如急救现场不具备输液条件,烧伤后一般可口服烧伤饮料或淡盐水,也要少量多次,如出现腹胀或呕吐,应即停用,切忌大量饮用白开水、饮料、牛奶等不含盐的非电解质液
	烧伤较重者,如条件允应快速建立静脉通道,给予静脉补液,对于重度烧伤患者应开放两条静脉通道,确保液体按时足量输入
	烧伤急救时,创面仅清水冲洗,不宜涂敷药物、甲紫、蛋清、中药
创面护理	灭火后应开始注意防止创面污染,可用烧伤制式敷料或其他急救包、三角巾等进行包扎,或身边干净床单、衣服等进行简单覆盖创面
	寒冷季节应注意保暖
疼痛护理	评估患者疼痛情况
	对轻度烧伤患者,可遵医嘱予以口服止痛片或肌内注射哌替啶
	大面积烧伤患者,由于外周循环差和组织水肿,肌内注射不易吸收,可将哌替啶稀释后静脉缓慢推注
	老人、婴幼儿、合并吸入性损伤或颅脑损伤者禁用哌替啶和吗啡
	对所用的药物名称、剂量、给药途径和时间必须详细记录
心理护理	与患者及家属交谈,观察中,了解心理需求及心理反应
	针对个体情况进行针对性的心理护理
	介绍治疗疾病相关知识,消除患者不必要的担心
	指导患者自我放松

(2)不要向较远的大医院或专科医院转送,以免耽误抢救时机。有临床资料显示,烧伤后是否能得到及时的液体复苏与休克的发生率息息相关,而病员是否平稳度过休克期与病员的死亡率呈正相关关系。原则上,在决定后送或转院时一定要病员的休克基本稳定,不能因为转送病员延误休克的救治。如果早期救治困难,可请上级医院会诊。

2.经初步处理后转送上级医院

经初步处理后转送上级医院见表 15-8。

(四)急诊科救治护理措施

1.轻、中度烧伤患者的急诊救治护理措施

轻、中度烧伤患者的急诊救治护理措施见表 15-9。

2.严重烧伤患者的急诊救治护理措施

严重烧伤患者的急诊救治护理措施见表 15-10。

二、创面处理

烧伤创面早期处理的目的是清洁创面,尽量去除污染,防治感染,保护创面。

对于轻度烧伤的病员,早期可采用彻底清创法。清创后,创面根据部位及深度可采用包扎疗法或暴露疗法。

对于重度烧伤患者,根据入院时休克的程度决定清创的时间。一般应该在休克控制后进行清创术。烧伤早期多采用简单清创,基本要求是床旁、无需麻醉、迅速(10～30分钟),尽量减轻对病员的创伤打击。

三、烧伤患者的入院早期处理

(一)轻度烧伤或无休克的中度烧伤救治及护理

轻度烧伤或无休克的中度烧伤救治及护理见表 15-11。

表 15-8　转送护理

转送 禁忌证	患者休克未得到纠正 呼吸道烧伤未得到适当处理 患者有合并伤或并发症,途中有发生危险的可能 转送距离超过 150 km,应特别慎重
转送 时机	烧伤面积 29% 以下者,休克发生率低,与入院时间无明显关系,随时转送均可 烧伤面积 30%～49% 的患者,最好能在伤后 8 小时内送到指定的医院,否则最好在当地医院抗休克治疗后在转送,或在转送途中进行补液治疗 烧伤面积 50%～69% 的患者,最好能在伤后 4 小时内送到指定医院,或就地抗休克使患者情况相对稳定后 24 小时后再转送 烧伤面积在 70%～100% 的患者,在伤后 1～2 小时到附近医院,否则应在原单位积极抗休克治疗,等休克控制后,于 48 小时后再转送 小孩、老年人代偿能力差,休克发生早,面积不大也可发生休克,一般可参照成人转送时机增加一个档次 对每一位烧伤患者,最合适的后送时机应依具体情况(烧伤深度、烧伤面积、吸入性损伤、复合伤、中毒等)及转送条件等综合而定
转送 前的 护理	将伤员姓名、性别、年龄、受伤原因、受伤时间、烧伤面积以及病情、处理等基本情况,电话或书面告知接收医院,以便做好急救准备 建立静脉通道:烧伤面积较大的患者或转送路途较远者,应进行持续性静脉补液 创面处理:妥善包扎创面,敷料稍厚,吸水性强,短期不至于渗透 保持呼吸道通畅:头面颈部深度烧伤或伴有吸入性损伤者,估计在转送途中发生呼吸道梗阻的患者,应备氧气袋和气管切开包,亦可先行气管插管或气管切开 安置保留尿管:烧伤较严重的患者应留置尿管,以便观察尿量,了解休克情况及调整途中补液速度 处理复合伤:患者若有复合伤或骨折时,应给予提前处理 使用抗生素:一般轻患者遵医嘱口服抗生素,不能口服或估计口服吸收不良时,遵医嘱予以肌内注射或静脉滴入抗生素
转送途 中护理	选择合适的工具:若汽车长途转送,车速不易太快,力求平稳减少颠簸。若飞机转送患者,起飞和降落时,使头部保持低平位。搬动患者上下楼梯应头部向下,以维持脑部的血液供应,在车厢中头部应在车头方向 严密观察病情变化:密切观察神志、脉搏、呼吸、尿量等,详细记录输液量、尿量和用药的剂量、时间等。头面颈部烧伤未做气管切开或插管的患者,特别应注意观察呼吸的变化。已有气管切开或插管的患者应保持气道通畅 有效补液:病情较轻的患者,可给少量多次口服烧伤饮料或含盐饮料。严重烧伤患者途中应按计划有效补液 镇静、止痛:途中要有良好的镇静、镇痛,但应注意防止过量,头面颈烧伤未做气管切开的患者,转送途中禁用冬眠药物 转送途中注意防寒、防暑、防尘、防震,战时则应注意防空 有复合伤或中毒的伤员,应注意全身情况及局部和伤肢包扎固定等,上有止血带的患者,要按时进行松解与处理 达到终点时,陪同的医护人员应向接收单位医师、护士介绍患者病情及治疗经过,并送交各项治疗护理记录单

表 15-9　急诊救治护理措施

了解病史	简要询问患者或现场目击者,以了解受伤原因、受伤时间及环境.与烧伤因子接触的时间,现场处理措施
判断伤情	初步评估烧伤面积和深度,成人烧伤面积 15% 以上、小孩 5%~10% 以上或伴有休克者,应建立静脉通道补液
	检查有无复合伤或中毒,以便向医师汇报及做应急处理
饮食护理	视病情需要进食进水
	给予静脉补液或口服烧伤饮料或含盐饮料
	禁饮大量白开水等其他不含盐的非电解质饮料
	无恶心、呕吐者,可酌情进食,先进流质,再半流质,再普食
药物的护理	评估患者疼痛情况
	遵医嘱给予镇痛、镇静药物
	破伤风抗毒素(TAT)皮试阴性者遵医嘱给予肌内注射,阳性者做脱敏注射或肌内注射破伤风免疫球蛋白
创面处理	生命体征平稳者,尽早协助医师行清创
	根据患者创面情况清创后采取暴露或包扎疗法
未住院患者的健康指导	嘱患者回家后保持创面清洁干燥
	可以用红外线仪、或其他辅助干燥设备促进创面干燥
	肢体受伤患者应予以抬高患肢,减轻肢体肿胀
	遵医嘱口服抗生素 3~5 日,预防和控制创面感染
	嘱患者进食营养丰富清淡易消化的食物,禁辛辣刺激性食物
	采取包扎疗法的患者,敷料如有浸湿,应及时到门诊换药,3~5 日后来医院拆除外层包扎敷料,改为半暴露疗法
	保持室内清洁,干燥,禁扫地
	如有不适及时就诊,定期门诊随访

表 15-10　急诊救治护理措施

了解病史	简要询问患者或现场目击者,了解受伤原因、受伤时间及环境,与烧伤因子接触的时间了解有无高坠伤、恶心、呕吐、昏迷
	了解进饮进食量,呕吐物的量、性状、颜色
	了解现场处理措施
判断伤情	初步评估烧伤面积和深度,以决定输液的量、速度,为抢救做好准备
	检查有无复合伤或中毒
	检查鼻毛、眉毛、睫毛、头发有无烧焦,有无声嘶等
迅速建立静脉通道补液	一般可先采取浅表静脉穿刺输液,宜选择粗大血管
	对于全身大面积烧伤患者,静脉穿刺困难,可协助医师行静脉切开或深静脉置管
严密监护	重危患者必要时需行心电监护,中心静脉压监测
	监测生命体征、电解质、酸碱度等
	准确记录出入量、治疗措施、病情发展等
	抽血进行电解质、血常规、凝血常规、血型等检查。
	有条件者进行血气分析
	注意观察有无复合伤、中毒或吸入性损伤
	声音嘶哑、呼吸困难患者应给予氧气吸入,及时吸痰,保持气道通畅,必要时配合医师行气管插管或气管切开术
	四肢、躯干深度环形烧伤应配合医师行切开减压术

了解病史	简要询问患者或现场目击者,了解受伤原因、受伤时间及环境,与烧伤因子接触的时间了解有无高坠伤、恶心、呕吐、昏迷
	了解进饮进食量,呕吐物的量、性状、颜色
	了解现场处理措施
创面护理	保持创面清洁,避免污染
	一般在休克控制后、全身情况改善,病情相对平稳后进行创面处理。
	评估患者疼痛情况
用药护理	必要时在补足血容量的情况下,遵医嘱给予镇痛、镇静药物
	对破伤风抗毒素(TAT)皮试阴性者,遵医嘱给予肌内注射,阳性者做脱敏注射或肌内注射破伤风免疫球蛋白
	遵医嘱应用抗生素、激素等药物
饮食护理	休克期患者在没有恶心、呕吐的情况下,可适当给予流质饮食
	口渴者给予烧伤饮料或含盐液体
办理入院	协助办好入院手续
	通知病房接收患者,将患者安置在烧伤重症监护室

表 15-11　轻度或无休克的中度烧伤救治及护理

了解病史询问伤情	详细了解病史,受伤原因、受伤时间及环境,与烧伤因子接触的时间,烧伤后的处理与经过
	了解患者年龄、职业、体重
	询问药物过敏史及用药史
清洁卫生	脱去患者的脏衣服及鞋袜,去掉创面污染的敷料
	头面部烧伤者应剃头及胡须,会阴部烧伤者应剃去阴毛
	安置患者于清洁的病床上,清洁患者未受伤的皮肤
判断伤情	估计烧伤面积和深度
	检查有无复合伤或中毒,并判断其严重程度
药物护理	未注射破伤风抗毒素者,行破伤风皮试,结果阴性者给予注射,阳性者做脱敏注射或注射破伤风免疫球蛋白
	遵医嘱使用抗生素
	观察药物疗效及不良反应
静脉补液	根据烧伤面积和深度,遵医嘱建立静脉通道补液
创面护理	用红外线仪照射创面,保持创面干燥
	协助医师行清创术
体位	根据烧伤的部位和面积采取不同的体位
	颈部烧伤患者,应采取高肩仰卧使,充分暴露创面
	肢体烧伤患者,应抬高患肢,减轻肿胀
	定时协助床上翻身,防止创面受压,促进创面愈合
疼痛护理	提供安静舒适的环境
	评估患者疼痛情况
	遵医嘱给予镇痛药物
饮食护理	视病情需要饮水、进食
	可口服烧伤饮料或含盐的饮料,忌口服白开水等不含盐的非电解质饮料
	可酌情进食营养丰富、清淡易消化的食物

(二)严重烧伤患者的救治及护理

1.严重烧伤救治及护理常规

严重烧伤救治及护理常规见表15-12。

表15-12　严重烧伤救治及护理常规

了解病史 询问伤情	详细了解病史、受伤原因、受伤时间及环境,与烧伤因子接触的时间,烧伤后的处理与经过
	询问有无高坠伤、恶心、呕吐、昏迷
	询问进饮进食量,呕吐物的量、性状、颜色
	了解年龄、职业,测量体重(不能测者要询问伤前体重)
	询问药物过敏史及用药史
保持呼 吸道通畅	保持呼吸道通畅,怀疑吸入性损伤者取高肩仰卧位
	对头面部深度烧伤或有呼吸困难者、声音嘶哑者,给予氧气吸入
	备气管切开包及吸痰用物,协助医师行气管切开或气管插管,及时吸出气道分泌物
检查有 无合并伤	有重物压伤及高坠伤史的患者,应检查有无颅脑损伤、内脏破裂、骨折、胸部损伤等
	对危及生命的大出血,应立即通知医师,进行紧急抢救措施
疼痛护理	评估患者疼痛情况
	在血容量补足的前提下,必要时遵医嘱给予镇痛药物
	提供安静舒适的环境
	做好心理护理
严密监护	持续心电监护
	监测生命体征、尿量
	观察神志、皮肤温度、末梢循环
	抽血进行电解质、尿素氮、肌酐、血常规、凝血、血型等检查
安置保留尿管	尿量是反映复苏效果最直接、最可靠的指标之一
	留置尿管,准确记录每小时尿量及24小时总量
	成人尿量维持在30~50 mL/h,婴幼儿、童尿量应维持在1 mL/(kg·h)
	严重电烧伤和大面积深度烧伤,有严重血红蛋白尿和肌红蛋白尿者,成人尿量应维持在50~100 mL/h
药物的护理	遵医嘱行抗生素皮试,静脉滴注抗生素
	注射破伤风者,行破伤风皮试,结果阴性者给予注射,阳性者做脱敏注射或注射破伤风免疫球蛋白
	遵医嘱应用激素,如地塞米松治疗
	遵医嘱应用预防消化道溃疡的药物,如西咪替丁、雷尼替丁、法莫替丁等
	观察药物疗效及不良反应
饮食护理	休克期患者在没有恶心、呕吐的情况下,可适当给予流质饮食
	口渴者给予烧伤饮料或含盐液体
	严重烧伤或进口进食困难者可行管喂或胃肠外营养
创面护理	持续红外线仪照射创面,保持创面干燥
	一般在休克控制,病情相对平稳后进行
	清创时重新核对烧伤的面积和深度

2.严重烧伤患者的补液护理

严重烧伤患者的补液护理见表15-13。

表 15-13　严重烧伤患者的补液护理

建立静脉 通道补液	迅速建立有效静脉通道补液,一般先采取表浅静脉穿刺
	不宜在环形烧伤肢体的远端进行静脉穿刺
	电击伤肢体表浅静脉多已烧毁,故不宜做静脉穿刺
	穿刺部位尽量远离创面
	对于全身大面积烧伤,表浅静脉穿刺补液困难者,应协助医师行静脉切开或深静脉置管补液
液体疗法 的原则	一般应遵循先晶后胶,先盐后糖,先快后慢的原则
	晶体和胶体比例为(1~2)∶1
	胶体液以血浆为首选
	伤后第一个 24 小时内不宜输全血,合并显性失血者除外
	若需用全血,尽量不用库存血
	血浆代用品宜限制在 1 500 mL 以内,多采用低分子右旋糖酐
	电解质溶液用 0.9%氯化钠溶液、碳酸氢钠等
	若非内环境紊乱,一般以补等渗液为主
液体疗法 的监测	根据烧伤面积及深度,按休克补液计划调整补液量
	监测患者的血压、脉搏、呼吸、尿量、神志、末梢循环等调节补液量

(刘　佳)

第八节　电　击　伤

一、疾病概论

当超过一定极量的电流或电能量(静电)通过人体引起组织不同程度损伤或器官功能障碍时,称为电击伤,俗称触电。电流通过中枢神经系统和心脏时,可引起心室颤动或心搏骤停、呼吸抑制,甚至造成死亡(或假死);电流局限于某一肢体时,可造成该肢体致残。

(一)病因及发病机制

1.病因

电击的常见原因是人体直接接触电源,或在高压电和超高压电场中,电流或静电电荷经空气或其他介质电击人体。电击引起的致伤原因主要为以下几点。

(1)主观因素:不懂用电常识,违章进行用电操作,如在电线上挂晒衣物、违规布线、带电操作等。

(2)客观因素:工作环境差或没有采取必要的安全保护措施。常见的电击多为 110~220 V 交流电所致。如电器漏电、抢救触电者时抢救者用手去拉触电者等;各种灾害,如火灾、水灾、地震、暴风雨等造成电线断裂或高压电源故障,引起电击或雷电引起电击。

2.发病机制

人体本身也有生物电,当外界电流通过人体时,人体便成为电路中导体的一部分。电击对人体的影响取决于电流的性质和频率、强度、电压、接触的部位、接触的时间、接触部位的电阻及通过人体的途径等。

（1）电流的性质和频率：电流分为交流电和直流电，人体对两种电流的耐受程度不同，通常情况下，对人体而言，交流电比直流电危险，交流电低频对心脏的损害极强。

（2）电流的强度：电流的强度越大，对人体组织受到的损伤就越大。一般认为 2 mA 以下的电流仅产生轻微的麻木感；50 mA 以上的电流，如通过心脏可引起心室颤动或心搏骤停，还可引起呼吸肌痉挛而致呼吸停止；100 mA 以上的电流通过脑部，可造成意识丧失。

（3）电压的高低：高压电较低压电危险性更大。＜36 V 的电压称为安全电压，目前家用及工业用电器设备电压多≥220 V，如通过心脏能引起心室颤动；1 000 V 以上高压电击时，可以造成呼吸肌麻痹、呼吸停止、心搏骤停。高压电还可引起严重烧伤。

（4）电阻大小：人体可看作由各种电阻不同的组织组成的导体，电阻越小，通过的电流越大。人体组织电阻由大到小依次为：骨骼、皮肤、脂肪、肌肉、血管和神经。当电流通过血管、神经、肌肉，则造成严重危害。

（5）电流通过的途径与时间：如电流流经心脏，则可引起心室颤动，甚至心搏骤停；如果电流经头部流至足底，多为致命电损伤。

（二）临床表现

1.全身症状

轻度触电者有一时性麻木感，并可伴有心悸、头晕、面色苍白、惊慌、四肢软弱无力；重者可出现抽搐、昏迷或休克，并可出现短暂心室颤动，严重者呼吸、心脏停搏。

2.局部表现

局部表现主要为电灼伤。低电压的皮肤烧伤较明显，高压放电时，灼伤处可立刻出现焦化或炭化，并伴组织坏死。

3.体征

轻者无体征，重者有抽搐、昏迷、休克、呼吸及心跳停止等体征。

（三）救治原则

1.立即帮助触电者脱离电源

应立即关闭电闸、切断电路；如不可能关闭电闸断电，则应迅速用木棍、竹竿、皮带等绝缘物品拨开电线或使触电者脱离用电器等。

2.心肺脑复苏

呼吸停止者，立即进行口对口人工呼吸。也可采用压胸式人工呼吸；心脏停搏者，同时进行心脏按压，如无效可考虑开胸心脏按压；如电流进出口为两上肢，心脏多呈松弛状态，可使用肾上腺素或 10％氯化钙；如电流进出口分别为上下肢，则心脏多呈收缩状态，选用阿托品为宜。同时可应用高渗葡萄糖、甘露醇，以减轻脑水肿。

3.防治各种并发症

及时发现和处理水、电解质和酸碱平衡紊乱，防治休克、肝肾功能不全等。

4.局部治疗

保持创面清洁，预防感染，可酌情给予抗生素治疗，并可行破伤风类毒素预防破伤风；清除坏死组织，局部包扎止血、骨折固定，如病变较深，可行外科探查术。

二、护理评估

(一)病史

电击伤发生在人体成为电路回流的一部分或受到附近电弧热效应的影响的情况下,主要包括以下几点。

1.闪电击伤

闪电时,患者当时所处的位置为附近最高的物体或靠近1个高的物体(如1棵大树)。

2.高电压交流电击伤

常于身上有导体接触头顶上方的高压电时(如导电的钓鱼竿),也可见于误入带电导体附近。

3.低电压交流电击伤

可见于用牙齿咬电线、在自身接地的同时接触带电的用电器或其他带电物品。

4.直流电击伤

少见,如无意中接触电力火车系统的带电铁轨。

(二)身心状况

1.症状与体征

(1)电击伤:表现为局部的电灼伤和全身的电休克。临床上可分为3型。①轻型:触电后立即弹离电流,表现为惊慌、呆滞、四肢软弱、心动过速、呼吸急促、局部灼伤疼痛等。②重型:意识障碍、心率增快、节律不整、呼吸不规则,可伴有抽搐、休克,有些患者可出现假死状态。③危重型:昏迷、心跳及呼吸停止、瞳孔扩大。

(2)电热灼伤:损伤主要为电流进口、出口和经过处的组织损伤,触电的皮肤可呈现灰白色或焦黄色。早期可无明显的炎性反应,24～48小时后周围组织开始发红、肿胀等炎症反应,1周左右损伤组织出现坏死、感染,甚至发生败血症。

(3)闪电损伤:被闪电击中后,常出现心跳、呼吸立即停止。皮肤血管收缩,可出现网状图案。

(4)并发症和后遗症:电击伤后24～48小时常出现严重室性心律失常、神经源性肺水肿、胃肠道出血、弥散性血管内凝血等。约半数电击伤者出现单侧或双侧鼓膜破裂。电击数日至数月可出现神经系统病变、视力障碍。孕妇可发生死胎和流产。

2.心理与社会

部分患者于电击伤后可出现恐惧、失眠等。

(三)辅助检查

1.常规检查

常规检查可行血、尿常规检查,血、电解质检查,肝、肾功能检查。血清肌酸磷酸激酶(CPK)升高反映肌肉损伤,见于严重的低电压和高电压电击伤。

2.X线检查

X线检查可了解电击伤后有无骨折、内脏损伤。

3.心电图

心电图可有心肌损害、心律失常,甚至出现心室纤颤及心脏停搏。

4.脑电图

意识障碍者可行脑电图检查,但脑电图检查对于早期治疗方案的制订并不起决定性作用。

三、护理诊断

(一)皮肤完整性受损

与电伤引起的皮肤灼伤有关。

(二)意识障碍

与电击伤引起的神经系统病变有关。

(三)潜在并发症:心律失常

与电流流经心脏,引起心电紊乱有关。

四、护理目标

(1)患者皮肤清洁、干燥,受损皮肤愈合。

(2)患者意识清楚,反应正常,生活自理。

(3)患者心律失常未发生,或发生心律失常后得到及时控制。

五、护理措施

(一)一般护理

(1)迅速将患者脱离电源。

(2)吸氧:对于重症中暑者给予鼻导管吸氧,危重病例行面罩吸氧,必要时给予高压氧治疗。

(3)体位:如患者已昏迷,则应头偏向一侧或颈部伸展,并定时吸痰,保持呼吸道畅通。

(4)迅速建立静脉通道,并保持输液畅通。

(二)急救护理

(1)密切观察患者的神志、瞳孔、生命体征、尿量(尿量应维持在 30 mL/h 以上)、颜色、尿相对密度的变化。对于血压下降者,立即抢救,做好特护记录。

(2)心电监护:进行心电监护(包括心律、心率及血氧饱和度等)和中心静脉压监测,应维持48～72 小时。如出现心室纤颤者,及时给予电除颤及用药物配合除颤,并可应用利多卡因、溴苄胺等药物,同时给予保护心肌的药物。

(3)观察电击局部的创面,注意创面的色泽及有无异常分泌物从创口流出,保持创面清洁,定期换药,防治感染。

(4)严密观察电击局部肢体有无肿胀、疼痛、触痛、活动障碍及血运情况,警惕出现局部肢体缺血坏死。如发现异常立即报告医师,及时做出处理。

(5)保护脑组织:在患者头部及颈、腋下、腹股沟等大血管处放置冰袋,将体温降至 32 ℃。可应用甘露醇、高渗葡萄糖、糖皮质激素、纳洛酮等预防和控制脑水肿,给予脑活素、三磷酸腺苷、辅酶 A 等促进脑细胞代谢的药物。

(三)心理护理

患者清醒后,精神可能受到极大刺激和创伤,甚至留下遗忘症、惊恐等精神症状,并可出现白内障或视神经萎缩,也可能致残。针对患者的具体情况,护士要给予患者精心的心理护理,培养患者的自理能力,同时做好营养支持,使受到严重损伤机体得以重新康复。

六、护理评价

(1)患者受伤皮肤无感染,伤口如期愈合。

（2）患者心律失常未发生，或发生心律失常后得到及时控制，生命体征平稳。

（3）患者意识清楚，反应敏捷，恐惧感消失，能认识电击伤的原因，并有预防触电及安全用电的知识。

（刘　佳）

第九节　头 皮 损 伤

头皮损伤是因外力作用使头皮完整性或内皮发生改变，是颅脑损伤中最常见的一种。头皮分为5层：由外及里依次为皮肤、皮下组织、帽状腱膜、帽状腱膜下层、骨膜层。其中浅部3层紧密连接，不易分离；深部两层之间连接疏松，较易分离。头皮血液供应丰富，且动、静脉伴行，由颈内、外动脉的分支供血，左右各五支在颅顶汇集，各分支间有广泛的吻合支，其抗感染及愈合能力较强。

各层解剖特点：①皮肤。厚而致密，内含大量汗腺、皮脂腺、毛囊，具有丰富的血管，外伤时易致出血。②皮下组织。由致密的结缔组织和脂肪组织构成，前者交织成网状，内有血管、神经穿行。③帽状腱膜。前连额肌，后连枕肌，两侧达颞肌筋膜，坚韧、富有张力。④帽状腱膜下层。它是位于帽状腱膜与骨膜之间的疏松结缔组织，范围较广，前至眶上缘，后达上项线，其间隙内的静脉经静脉导管与颅内静脉窦相通，是颅内感染和静脉窦栓塞的途径之一。⑤骨膜层。由致密结缔组织构成，骨膜在颅缝处贴附紧密，其余部位贴附疏松，故骨膜下血肿易被局限。

一、临床表现

（一）头皮血肿的临床表现

按照血肿出现在头皮的层次分为以下几种。

1.皮下血肿

血肿位于皮肤表层与帽状腱膜层之间，因受皮下纤维隔限制，血肿不易扩散，体积小、张力高、压痛明显，有时因周围组织肿胀隆起，中央反而凹陷，易被误认为凹陷性颅骨骨折，需通过颅骨 X 线片作鉴别。

2.帽状腱膜下血肿

血肿位于帽状腱膜与骨膜之间。头部受到斜向暴力，头皮发生了剧烈滑动，撕裂该层间的血管所致。由于该层组织疏松，出血易于扩散，严重时血肿边界可与帽状腱膜附着缘一致，覆盖整个穹隆部，蔓延至全头部，似戴一顶有波动的帽子。小儿及体弱者，可导致休克或贫血。

3.骨膜下血肿

除婴儿因产伤或胎头吸引助产所致外，一般都伴有颅骨线形骨折。出血来源多为板障出血或因骨膜剥离而致，血液集聚在骨膜与颅骨表面之间。除非骨折线跨越两块颅骨时，血肿周界多于骨缝，很少有骨膜下血肿超过骨缝者。血肿的张力大，波动不明显。

（二）头皮裂伤的临床表现

头皮裂伤多为锐器或钝器伤造成，是常见的开放性头皮损伤，由于头皮血管丰富，出血较多，可引起失血性休克。裂口的大小、深度不一，创缘不规则，重者可有组织缺损。头皮裂伤较浅时，因断裂血管受头皮纤维隔的牵拉,断端不能收缩,出血量反较帽状腱膜全层裂伤者多。

(三)头皮撕脱伤的临床表现

头皮撕脱伤多因发辫受机械力牵拉,使大块头皮自帽状腱膜下层或连同颅骨骨膜一起被撕脱所致。表现为头皮缺失、头皮动脉断裂、创面广泛性出血、大范围颅骨外露,可导致失血性或疼痛性休克。

二、治疗要点

(一)头皮血肿的治疗

1.手术治疗

较小的头皮血肿,一般在1～2周可自行吸收,无须特殊处理,早期可给予加压冷敷以减少出血和疼痛,24～48小时后改用热敷以促进血肿吸收,切忌用力揉搓。

2.手术治疗

适应证包括巨大的帽状腱膜下血肿者,帽状腱膜下血肿的婴幼儿患者,较小的帽状腱膜下血肿、反复加压包扎血肿难以自行吸收者。对有血液病、有明显出血倾向者,手术治疗应慎重。

(二)头皮裂伤的治疗

处理时须着重检查有无颅骨和脑损伤。现场急救可局部压迫止血,争取在24小时之内实施清创缝合。缝合前应剃净伤处头发,冲洗消毒伤口,实施清创缝合后,注射破伤风抗毒素。如发现脑脊液或脑组织外溢,需按开放性脑损伤处理。

(三)头皮撕脱伤的治疗

头皮撕脱伤急救时,除加压包扎止血、防止休克外,应保留撕脱的头皮,避免污染,用无菌敷料包裹、隔水放置于有冰块的容器内,随伤员一同送往医院。应争取在伤后6～8小时内进行中厚皮片植皮术,清创植皮后,应保护植皮片不受压、不滑动,利于皮瓣成活。对于骨膜已撕脱者,在颅骨外板上多处钻孔达板障,待骨孔内肉芽组织生成后再行植皮。

三、护理诊断与合作性问题

(一)组织完整性受损

与头皮损伤有关。

(二)疼痛

与损伤有关。

(三)恐惧

与外伤刺激、害怕头皮出血有关。

(四)潜在并发症

休克。

四、护理措施

(一)观察病情

监测血压、脉搏、呼吸、尿量及神志的改变,注意有无休克及颅脑损伤的发生。

(二)观察头皮创口的渗血渗液情况

及时更换敷料,保持局部干燥。

(三)预防感染

头皮裂伤、头皮撕脱伤常规使用抗生素,预防创面感染。严格无菌操作原则。观察有无局部和全身感染症状。

（四）镇静、止痛

给予镇痛、镇静药物,减轻疼痛,但合并脑损伤者禁用吗啡类药物。

（五）心理护理

稳定患者情绪,给予精神和心理上的支持,寻求最有效的应付紧张、恐惧的方法。

（刘　佳）

第十节　颅 脑 创 伤

颅脑创伤是一种常见的外伤,在全身的创伤中仅次于四肢创伤,但由于常与其他部位的创伤并存,所以其伤残率及死亡率均居创伤首位。多见于交通事故、自然灾害、坠落和暴力伤害等,一旦发生则病情较重,如不及时抢救,将给伤员带来严重的后果,其预后取决于颅脑创伤的程度及处理的效果。

一、分类

（一）按创伤部位分类

1.头皮创伤

头皮血肿、头皮挫裂伤、头皮撕脱伤。

2.颅骨骨折

根据解剖部位可分为颅顶骨折和颅底骨折。颅骨骨折严重者可损伤硬脑膜,导致脑脊液外漏或内漏,也可能合并脑损伤而加重病情。

3.脑损伤

脑损伤是由于脑膜、脑组织、脑血管及脑神经损伤而引起的脑震荡、脑挫裂伤、脑干损伤、颅内血肿等。其中颅内血肿是脑损伤最严重的并发症,按血肿的部位又可分为硬脑膜下血肿、硬脑膜外血肿、脑内血肿等,以硬脑膜下血肿相对多见。各种类型的脑损伤都可能会出现脑水肿,主要表现为颅内压增高,严重的可发生脑疝,从而危及伤员生命。

（二）按伤情分类

1.轻型

单纯性脑震荡伴或不伴颅骨骨折。①原发性昏迷0～30分钟。②仅有轻度头昏、头痛等症状。③神经系统和脑脊液检查无明显改变。④GCS计分13～15分(表15-14)。

表 15-14　GCS 计分标准

睁眼反应	计分	言语反应	计分	运动反应	计分
自动睁眼	4	回答正确	5	按吩咐动作	6
呼唤睁眼	3	回答错误	4	刺痛能定位	5
刺激睁眼	2	胡言乱语	3	刺痛肢体回缩	4
不能睁眼	1	只能发音	2	刺痛肢体屈曲	3
		不能发音	1	刺痛肢体伸直	2
				刺痛无反应	1

2.中型

轻度脑挫裂伤伴有颅骨骨折。①原发性昏迷时间在 12 小时之内。②有轻度神经系统阳性体征,如脑膜刺激征等。③生命体征有轻度改变。④GCS 计分 9~12 分。

3.重型

广泛粉碎性颅骨骨折,重度脑挫裂伤。①出现急性颅内血肿、脑干伤及脑疝,昏迷在 12 小时以上,持续性昏迷或进行性昏迷加重。②有明显神经系统阳性体征。③生命体征有明显改变。④GCS 计分 5~8 分。

4.特重型

严重脑干伤或脑干衰竭者,伤员预后极差。①伤后持续性深昏迷,有去大脑强直或伴有其他部位的脏器伤、休克等。②已有晚期脑疝,包括双侧瞳孔散大,生命体征严重紊乱或呼吸停止。③GCS 计分 3~4 分。

二、病情评估

(一)临床表现

颅脑创伤伤员的临床表现与创伤的性质、部位、程度等有关。

1.意识障碍

伤后绝大多数立即出现不同程度的意识障碍,这是判断伤员有无脑损伤的重要依据。脑震荡可表现为一过性脑功能障碍,伤后立即表现为短暂意识障碍,一般不超过 30 分钟,清醒后不能回忆伤前及当时情况,神经系统检查无阳性体征。脑挫裂伤的伤员,伤后立即出现意识障碍,其程度和持续时间与损伤程度和范围有关;颅内血肿可导致颅内压增高或脑疝形成,表现为意识障碍持续加重,如硬膜外血肿的患者表现为原发性意识障碍,经过中间清醒期,再度意识障碍,并逐渐加重。

2.头痛、呕吐

头痛、呕吐是头部外伤的常见症状之一。头痛由头皮创伤、颅骨骨折、颅内出血、颅内压过高或过低,或脑血管的异常舒缩等直接引起。早期呕吐多为迷走神经或前庭神经等结构受影响所致,后期频繁呕吐有可能因颅内压进行性增高而引起,表现为特征性的喷射状呕吐。

3.瞳孔变化

伤后一段时间才出现的进行性一侧瞳孔散大,伴意识障碍加重、生命体征紊乱和对侧肢体瘫痪,是脑疝的典型改变;双侧瞳孔散大、对光反应消失、眼球固定伴深昏迷或去大脑强直,多为脑干损伤或临终表现;双侧瞳孔大小多变、对光反应消失伴眼球分离或异位,多表示中脑损伤;眼球震颤多见于小脑或脑干损伤。

4.肢体偏瘫

伤后一侧肢体少动或不动、肌力减退,对疼痛刺激反应迟钝或无反应,有锥体束征,并进行性加重,应考虑血肿引起脑疝或血肿压迫运动中枢,一般是肢体偏瘫的对侧大脑受到损伤。

5.生命体征变化

颅脑损伤时可伴有生命体征的改变,如颅内出血时血压升高、心率缓慢、呼吸深慢、体温升高,合并脑疝时则血压下降、心率较弱、呼吸快而不规则。

6.脑疝

颅内压增高可引起颅内各腔室间压力不均衡,导致某些部位的脑组织受压向邻近的解剖间隙移位,并危及伤员生命,其中小脑幕切迹疝最为常见。

(二)辅助检查

1.脑脊液检查

脑挫裂伤时,脑脊液常有红细胞。颅内压增高时,可进行测压。

2.X 线检查

X 线头颅摄片能较好地显示受力部位、颅骨骨折、有无异物等,有一定诊断价值。

3.CT 检查

CT 是颅脑外伤伤员的首选检查。可显示脑挫裂伤的部位、范围,脑水肿程度和有无脑室受压及路线结构移位等;可明确定位颅内血肿,并计算出血量,了解损伤的病理及范围;可动态地观察病变的发展与转归。对开放性脑损伤,可了解伤道及碎骨片、进行异物定位等。

4.颅脑超声检查

对颅内血肿有诊断价值。

5.脑血管造影

对颅内出血有定位诊断意义,典型征象为无血管区。

三、救治与护理

(一)救治原则

1.伤情判断

通过对受伤时间、受伤原因及过程的重点了解,立即对头部及全身情况进行认真检查,结合伤员意识、瞳孔、生命体征情况,作出及时、正确的判断。

2.头位与体位

颅内高压者采用头高位(15°～30°角),有利于静脉血回流和减轻脑水肿。意识不清并伴有呕吐或舌后坠者,应采用平卧位,头偏向一侧,或采用侧卧位,以利呕吐物和口腔分泌物的排出;休克者宜采用平卧位,有脑脊液耳、鼻漏者应避免头低位,采用半卧位常能明显减轻脑脊液漏。

3.保持呼吸道通畅

颅脑损伤患者尤其是伴有意识功能障碍者,丧失了正常的咳嗽反射及吞咽功能,呼吸道分泌物不能有效排出,血液、脑脊液、呕吐物等可引起误吸,舌根后坠可引起窒息,从而加重脑缺氧,导致颅内压增高,使病情加重,因此保持呼吸道通畅至关重要,必要时气管切开和机械给氧。

4.控制出血

对开放性及闭合性颅脑损伤采取相应措施。①开放性颅脑损伤。迅速包扎头部和其他部位伤口,减少出血,应争取在伤后 6 小时内进行清创缝合,最迟不超过 72 小时。按要求冲洗伤口,清除异物,切除不整齐创缘,并逐层缝合,然后妥善包扎,如有插入颅腔的异物要加以固定保护,有条件时手术取出;有脑膨出时,用敷料绕其周围,保护脑组织,以免污染和增加损伤。②闭合性颅脑损伤。头皮血肿多数可自行吸收消退,如血肿较大,长期不消散或继续扩散,可穿刺抽吸,并加压包扎;颅内血肿或重度脑挫裂伤合并脑水肿引起的颅内高压和脑疝,常规采取降温、脱水等措施降低颅内压;如出血量大,常用手术开颅血肿清除术、去骨瓣减压术、钻孔引流术。

5.控制脑水肿

主要应用物理降温,如冰帽、冰袋,有助于降低脑代谢率和脑耗氧量,增加脑组织对缺氧的耐受性,改善细胞的通透性,防止脑水肿的发展。同时快速给予脱水利尿药及激素类药物,常用甘露醇、呋塞米等,配合使用激素类药物,常用地塞米松等,具有稳定膜结构的作用,减少因自由基引发的脂质过氧化反应,从而降低脑血管通透性、恢复血脑屏障功能,增加损伤区的血流量,使脑水肿得到改善。

6.纠正休克

对有休克先兆或有休克症状的伤员,要根据医嘱及时采取补液、输血等措施,适当选用血管升压药。

(二)护理要点

1.气道护理

保持呼吸道通畅,及时清除呼吸道分泌物,维持气道正常功能;气管切开者,保持吸入气的温度和湿度,注意无菌操作,定期作呼吸道分泌物细菌培养,防止呼吸道感染。

2.加强病情观察

严密观察伤员的意识、瞳孔、肢体活动及生命体征,加强颅内压监测,注意脑疝等并发症的发生。

3.加强病情监护

注意观察引流液的颜色、流出量和速度,警惕脑室内活动性出血和感染等;加强颅内压监测,便于诊断颅内血肿、判断手术时机、术中监护、指导治疗和估计预后;加强心电图、呼吸、中心静脉压、血气分析、血氧饱和度、血糖、脑电图等指标的监测。

4.饮食护理

一般伤后 2～3 日禁饮食,注意补钾,24 小时尿量保持在 600 mL 以上。不能进食者,可给予鼻饲饮食,满足机体的营养需要,维持水、电解质及酸碱平衡。

5.用药护理

按医嘱应用脱水利尿药、激素、神经营养等药物。休克患者快速准备配血、输血或输液,但对烦躁不安的患者应做好安全护理,禁用吗啡、哌替啶镇静,可按医嘱给予地西泮。

颅脑创伤救护流程见图 15-3。

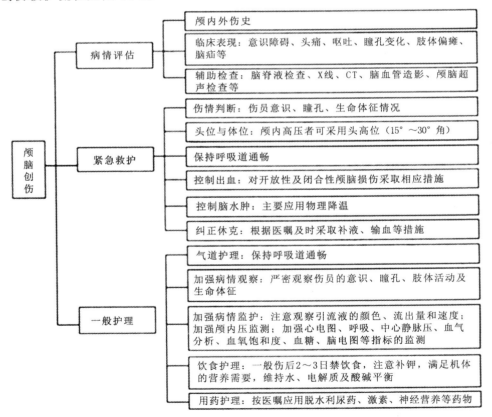

图 15-3　颅脑创伤救护流程

（刘　佳）

第十一节　胸部创伤

胸部创伤无论在平时还是战时都比较常见,包括胸壁、胸腔内脏器和膈肌的直接性损伤以及由此产生的继发性病变,如连枷胸、血气胸、纵隔气肿、心包压塞等。重伤和多发伤是胸部创伤的重要特点,由于心肺及大血管位于胸腔内,故胸部创伤后容易发生呼吸和循环功能障碍,对生命构成较大威胁,使胸部创伤成为仅次于脑创伤的重要死因。

一、分类

(一)按致伤原因和伤情分类

1.闭合性损伤

受暴力撞击或挤压所致的胸部组织和脏器损伤,但胸膜腔与外界大气不直接相通。常见的致伤原因有挤压伤、钝器打击伤、高空坠落伤、爆震伤等。胸部闭合性损伤的严重程度取决于受伤组织、器官的数量和伤情,以及有无胸外合并损伤。

2.开放性损伤

损伤穿破胸膜,使胸膜腔与外界相通,造成气胸、血胸或血气胸,有时还可穿破膈肌或伤及腹内脏器。主要见于战时的火器伤,在平时多为锐器刺伤。

(二)按损伤程度分类

1.非穿透伤

只伤及胸壁,而胸膜或纵隔完整无损。

2.穿透伤

损伤穿通胸膜腔或纵隔。

(三)按伤道情况分类

1.贯通伤

损伤既有入口又有出口,常伴有内脏损伤。

2.非贯通伤

伤道只有入口而无出口,往往有异物存留,易致继发感染。

3.切线伤

伤道仅切过胸壁或胸膜腔周缘。

二、病情评估

(一)临床表现

1.疼痛

受伤部位剧烈疼痛,深呼吸、咳嗽或转动体位时疼痛加剧,伤员往往呈痛苦面容,严重者可导致休克。

2.出血

胸壁有伤口时可导致外出血,与损伤的程度及是否损伤大血管有关。如损伤动脉,则出血量大;当损伤面积较大或损伤程度较重时,即使没有损伤大动脉也会出现大量出血。内出血可引起血胸,血胸患者一般出血量较多,压迫肺脏造成肺萎陷,从而引起呼吸困难、伤侧呼吸音减弱、呼吸运动减弱、胸部叩诊浊音,同时伴有面色苍白、出冷汗、血压降低、脉搏细速、呼吸加快等症状,严重者可致失血性休克。由于内出血的伤情及出血量难以估计,只能根据症状加以判断,病情相对危险。

3.咯血

较大的支气管损伤和深部肺组织损伤后带有咯血;肺表面挫伤可无咯血或伤后数日才于痰内出现陈旧性血块;肺爆震伤者,在口、鼻腔内可见血性泡沫样分泌物。

4.呼吸困难

气胸、血胸、连枷胸、反常呼吸、肺损伤、纵隔气肿、呼吸道梗阻均可引起不同程度的呼吸困难,严重者会导致呼吸频率的增快和节律的改变,呈端坐呼吸,出现烦躁不安,严重者出现呼吸衰竭。连枷胸的伤员,出现胸壁反常呼吸运动,常伴有明显的呼吸困难。

5.休克

严重胸廓创伤以及心脏和大血管创伤引起的大量失血、心包压塞、心力衰竭均可导致休克。伤员表现为面色苍白或发绀、出冷汗、血压下降、脉搏细速、呼吸困难、少尿或无尿等症状,严重者可出现昏迷。

6.皮下气肿及纵隔气肿

空气来源于肺、气管、支气管或食管的裂伤,经裂伤的壁层胸膜、纵隔胸膜或肺泡细支气管周围疏松间隙沿支气管树蔓延至皮下组织,胸壁皮下气肿最先出现,纵隔气肿先出现在颈根部。严重时(如存在张力性气胸)气肿可迅速沿皮下广泛蔓延,上达颈面部,下达腹壁、阴囊及腹股沟区。张力性纵隔气肿还可压迫气管及大血管而引起呼吸、循环功能障碍。

7.胸壁伤口、伤道

开放性胸部创伤的患者在胸壁可见伤口,根据伤口、伤道在胸壁的位置可判断可能被伤及的胸内脏器,以及是否同时有腹腔内脏器的损伤。

8.体征

(1)连枷胸(外伤性浮动胸壁):胸部创伤时可出现伤侧呼吸运动减弱或消失,多根多处肋骨骨折时可出现胸壁软化。

(2)反常呼吸:浮动胸壁在呼吸时与其他部位的正常胸壁运动正好相反。

(3)纵隔摆动:开放性气胸由于两侧胸膜压力不等使纵隔移位,并可随呼吸运动而左右摆动。

(二)辅助检查

1.X线

X线是胸部创伤诊断中最常用的方法,也是最可靠的诊断方法。胸部骨折可显示骨折断裂线和断端错位,肋软骨骨折不显示骨折线征象;气胸者可显示不同程度的胸膜腔积气征象,纵隔移向健侧;血胸者可显示大片密度增高阴影,可见气液平面。

2.穿刺

胸腔穿刺和心包穿刺是一种简便又可靠的诊断方法。对怀疑气胸、血胸、血心包的伤员,通过穿刺抽出积血或积气,既可迅速明确诊断,又可缓解心、肺受压迫的症状。

3.血气分析

通过血气分析可了解伤员的缺氧情况,有利于指导治疗,尤其是危重伤员。

4.心电监护

对疑有心肌损伤的伤员或危重症伤员可进行监测。

三、救治与护理

(一)救治原则

1.体位

胸部创伤伤员一般取半卧位或伤侧在下的低斜坡卧位,可减轻疼痛,保持有效呼吸,同时也可将积血或积液限制在局部范围。

2.保持呼吸道通畅

及时清除口咽部的痰液、血块、呕吐物等异物,吸净气管、支气管中的血液和分泌物,防止窒息,给予高流量吸氧。清醒伤员可鼓励或协助其有效咳嗽排痰,痰多不易咳出者,可给予祛痰剂、雾化吸入;对无力排痰或昏迷伤员,可行鼻导管吸痰、纤维支气管镜吸痰,必要时作气管插管或气管切开术。

3.给氧

低氧是初始阶段就有的重要症状,因此对有皮肤发绀、气急、呼吸频率和节律异常的伤员,应尽早给予氧气吸入,可采用鼻导管或面罩给氧;对由严重连枷胸、重度肺挫伤等引起呼吸衰竭的伤员,应给予气管插管或气管切开行呼吸机辅助呼吸,以纠正低氧血症。

4.疼痛的处理

胸部创伤伤员常有明显的胸痛,在咳嗽咳痰时,协助用双手按压患侧胸壁,以减轻胸廓活动引起的疼痛,必要时可服用地西泮;对疼痛剧烈者可通过肋间神经阻滞或镇痛泵持续注入镇痛药,如吗啡5~10 mg,但对有呼吸困难、低血压者禁用或慎用。

5.休克的救治

对有失血性休克表现的伤员,迅速建立 2 条静脉通道,可在中心静脉压的监测下快速、大量输液,纠正休克;对于严重肺挫伤、创伤性湿肺的伤员,应限制输液量,每日输液量控制在1 000 mL以下,多补给胶体液,以提高胶体渗透压,防止肺水肿。同时要纠正水、电解质紊乱及酸碱平衡失调,并做好血型鉴定、交叉配血试验,为输血做准备。

6.气胸、血胸的处理

开放性气胸先将伤口闭合,再按闭合性气胸处理。张力性气胸易危及生命,先用粗针头穿刺胸腔减压,变张力性为开放性,再作胸腔闭式引流。

7.连枷胸的处理

多根肋骨多处骨折致胸壁软化者需立即用包扎、牵引或内固定法固定胸壁,纠正反常呼吸,以减轻低氧血症。

8.创伤性窒息的处理

创伤性窒息可无明显的胸部损伤,但多伴有多发性肋骨骨折和血气胸、脊柱骨折或心肌挫伤等合并伤。受伤时伤员可能发生呼吸暂停或窒息,全身发绀或神志不清,但一般均能恢复,仅有少数伤员因呼吸停止过久而发生心搏骤停。急救时症状多能自行恢复,预后良好,主要治疗其合并伤,伤员应休息、吸氧.疑有脑水肿时应限制进液量。

(二)护理要点

1.加强病情观察

密切观察生命体征变化,注意意识、瞳孔、胸部、腹部情况和肢体活动;观察患者呼吸功能,注意有无气促、发绀,呼吸频率、节律、幅度等的改变,听诊呼吸音,监测脉搏血氧饱和度,注意有无低氧血症;观察有无纵隔受压、气管移位等,注意触诊皮下气肿的范围和程度;观察尿量、末梢循环、皮肤色泽及温度的情况,了解循环系统及肾功能变化。

2.饮食护理

一般伤员可进流质、半流质饮食,伤情不明、疑有食管损伤或胸腹联合伤者应禁饮食。

3.用药护理

按医嘱合理用药,合理调整输液、输血速度。

4.胸腔闭式引流的护理

应保持管道通畅,注意观察引流液的颜色、性质及量。气胸伤员,若引流管内不断有大量气体溢出,呼吸困难无好转或加重,则提示可能有肺及支气管的严重损伤,应剖胸探查并修补裂口;血胸伤员,若引流管引流血量持续较多,提示胸内有活动性出血,应及时采取相应措施止血。要注意无菌操作并做好引流管的护理,加强感染的预防和控制。

5.并发症的预防及护理

(1)感染:要注意卧床休息,及时、有效地排痰,合理应用抗生素。

(2)肾衰竭:严重失血者,除应积极止血外,应尽早输血、补液、应用利尿剂,同时加强尿量的观察。

(3)肺水肿:避免输液过快、过量,记录出入液量,尽早脱水利尿。

6.加强心理护理

胸部创伤的伤员易产生紧张、焦虑情绪,应做好心理护理,使其消除紧张情绪,配合治疗。

胸部创伤救护流程见图 15-4。

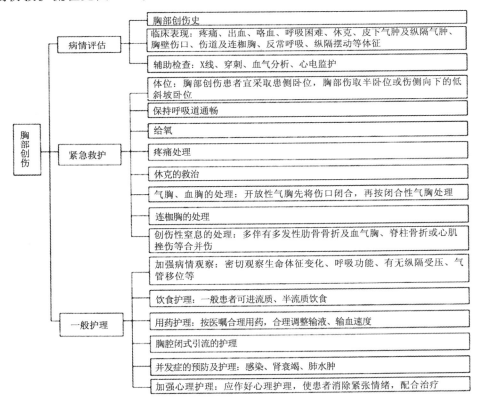

图 15-4 胸部创伤救护流程

（刘 佳）

第十二节 食管异物

食管异物是临床常见急诊之一,常发生于幼童及老人缺牙者。食管自上而下有 4 个生理狭窄,食管入口为第一狭窄,异物最常停留在食管入口。

一、食管异物的常见原因

(1)进食匆忙,食物未经仔细咀嚼而咽下,发生食管异物。

(2)进餐时注意力不集中,大口吞吃混有碎骨的汤饭。

(3)松动的牙齿或义齿脱落或使用义齿咀嚼功能差,口内感觉欠灵敏,易误吞。

(4)小儿磨牙发育不全,食物未充分咀嚼或将物件放在口中玩耍误咽等。

(5)食管本身的疾病如食管狭窄或食管癌时引起管腔变细。

二、食管异物的临床分级

Ⅰ级:食管壁非穿透性损伤(食管损伤达黏膜、黏膜下层或食管肌层,未穿破食管壁全层),伴少量出血或食管损伤局部感染。

Ⅱ级:食管壁穿透性损伤,伴局限性食管周围炎或纵隔炎,炎症局限且较轻。

Ⅲ级:食管壁穿透性损伤并发严重的胸内感染(如纵隔脓肿、脓胸),累及邻近器官(如气管)或伴脓毒症。

Ⅳ级:濒危出血型,食管穿孔损伤,感染累及主动脉,形成食管-主动脉瘘,发生致命性大出血。

三、食管异物的临床表现

(1)吞咽困难:小异物虽有吞咽困难,但仍能进流汁食;大异物并发感染可完全不能进食,重者饮水也困难。小儿患者常有流涎症状。

(2)疼痛:异物较小或较圆钝时,常仅有梗阻感。尖锐、棱角异物刺入食管壁疼痛明显,吞咽时疼痛更甚,患者常能指出疼痛部位。

(3)呼吸道症状:异物较大,向前压迫气管后壁时,或异物位置较高,未完全进入食管内压迫喉部时,可有呼吸困难。

(4)食管异物致食管穿破而引起感染者发生食管周围脓肿或脓胸,则可有胸痛、吐脓。损伤血管表现为呕血、黑粪、休克甚至死亡。

四、治疗原则

食管镜下取出异物;有食管穿孔者应禁经口进食、水,采用鼻饲及静脉给予营养;颈深部或纵隔脓肿形成者切开引流;给足量有效抗生素治疗;对症、支持治疗。

五、急救护理

(一)护理目标

(1)密切观察病情变化,使患者迅速接受治疗,提高救治成功率。

(2)协助患者迅速进入诊疗程序,完善围术期护理。

(3)预防各种并发症,提高救治成功率。

（4）保持呼吸道通畅,增加患者舒适感。

（5）帮助患者及家庭了解食管异物的有关知识。

（二）护理措施

1.密切观察病情变化

Ⅲ级、Ⅳ级食管异物患者病情危重、多变,胸腔、纵隔受累多见,而大血管损伤出血死亡率最高。

（1）给予持续心电、血压监护,密切监视心率和心律的变化。必要时需监测中心静脉压和血氧饱和度,随时观察患者的意识、神志变化。

（2）观察患者疼痛的部位、性质和持续时间,胸段食管异物痛常在胸骨后或背;异物位于食管上段时,疼痛部位常在颈根部或胸骨上窝处,为诊断提供依据。

（3）观察有无呕血,估计出血量。观察大便次数、性质和量。注意肢体温度和湿度,睑结膜、皮肤与甲床色泽,如有异常及时通知医师。

（4）记录 24 小时出入量,病情危重者应记录每小时尿量。

（5）监测体温变化。食管穿孔后伴有局部严重感染,体温是观察、判断治疗效果的重要指标之一,每2 小时测量 1 次。如体温过高应给予物理降温,防止高热惊厥,如出现体温不升,伴血压下降、脉搏细速、面色苍白应警惕有大出血的发生,要及时报告医师。

（6）随时监测电解质,患者有不明原因的腹胀和肌无力要警惕低血钾,结合检查结果及时补钾。

（7）注意全身基础疾病的护理。既往有糖尿病、肝硬化等全身基础疾病者,预后极差。合并糖尿病患者,需监测血糖,维持在正常范围。合并高血压者,加强血压监测。

2.食管异物取出术的围术期护理

（1）患者入院后,详细询问病史,包括时间、吞入异物的种类、异物是否有尖、吞咽困难及疼痛部位、有无呛咳史等,以便与气管异物鉴别。及时进行胸片检查,确定异物存留部位,并通知患者禁食,备好手术器械,配合医师及早手术。

（2）注意患者有无疼痛加剧、发热及食管穿孔等并发症的症状。

（3）患者因异物卡入食管,急需手术治疗,常表现为精神紧张、恐惧,应耐心做好解释工作,说明手术的目的、过程,消除患者不良心理,并指导其术中如何配合,避免手术中患者挣扎,使异物不能取出或引起食管黏膜损伤等并发症。

（4）对异物嵌顿时间过长、合并感染、水与电解质紊乱者,首先应用有效的抗菌药物,静脉补液,给予鼻饲,补充足够的水分与营养,待炎症控制,纠正酸碱平衡紊乱后,及时进行食管镜检查加异物取出术。

（5）术前30 分钟注射阿托品,减少唾液分泌,以利手术。将患者送入手术室,应将术前拍摄的胸片送入手术室,为手术医师提供异物存留部位的相关资料,避免手术盲目性。

（6）术后及时向术者了解手术过程是否顺利,异物是否取出,有无残留异物,并注意体温、脉搏、呼吸的变化,严密观察有无颈部皮下气肿、疼痛加剧、进食后呛咳、胸闷等症状。术后若出现颈部皮下气肿,局部疼痛明显或放射至肩背部,X 线检查见纵隔气肿等,提示食管穿孔可能。

（7）术后禁食 6 小时,如病情稳定,可恢复软质饮食,如有食管黏膜损伤或炎症者,勿进食过早,应禁食48 小时以上,以防引起食管穿孔,对发生穿孔者,应给予鼻饲,同时注意观察钾、钠、氯及非蛋白氮的变化,防止发生或加重水与电解质紊乱,从而加重病情。

3.并发症的护理

(1)食管周围炎:食管周围脓肿是较常见的并发症,常表现为局部疼痛加重,吞咽困难和发热。应严密观察病情,注意局部疼痛是否加剧,颈部是否肿胀,有无吞咽困难及呼吸困难等,定时测量体温、脉搏、呼吸,体温超过 39 ℃者,在给予药物降温的同时,进行物理降温,按时、按量应用抗菌药物,积极控制炎症,给予鼻饲,加强口腔护理。

(2)食管气管瘘的护理:卧床休息,严密观察病情变化,应用大量有效的抗生素、静脉补液、鼻饲饮食,控制病情发展,避免发生气胸。对发生气胸者,进行胸腔闭式引流术,并严格按胸腔闭式引流术常规护理。

(3)食管主动脉瘘的护理:食管主动脉瘘是食管异物最严重的致死性并发症,重点应在预防,避免发生。一旦疑为此并发症,应严密观察出血先兆,从主动脉损伤到引起先兆性出血潜伏期一般 5 天至 3 周,此期间应注意观察患者有无胸骨后疼痛、不规则低热等症状,同时做好抢救的各种准备工作,根据患者情况,配合医师进行手术治疗。

4.保持呼吸道通畅

食管异物严重并发症多有气道压迫和肺部感染,通气功能往往受到影响,应加强气道管理。

(1)给予半卧位,减轻压迫症状和肺淤血,以利于呼吸。

(2)吸氧:对呼吸困难、低氧血症患者应给予鼻导管或面罩吸氧,并监测血氧饱和度,定时行血气分析。

(3)及时清除气道分泌物:协助患者变换体位,轻拍其背部,鼓励咳嗽,促进呼吸道分泌物排除。对痰液黏稠者,应给予雾化吸入以稀释痰液,利于咳出;必要时可予以吸痰。

(4)有呼吸困难者,应做好气管插管和气管切开的准备。气管切开后做好气管切开护理,及时有效地吸痰。

5.维持营养和水、电解质平衡

(1)密切观察病情,严格记录出入量,准确分析、判断有无营养缺乏、失水等表现。

(2)做好胃管护理:食管穿孔患者安置胃管最好在食管镜下进行,避免盲法反复下插加重食管损伤。留置胃管者,要保持通畅、固定,防止脱出。管饲饮食要合理配搭,保证足够的热量和蛋白质,适当的微量元素和维生素,以促进伤口愈合。管饲的量应满足个体需要,一般每日 1 500～3 000 mL 不等,具体应结合输入液量、丢失液量和患者饮食量来确定。

(3)维持静脉通畅:外周静脉穿刺困难者,应给予中心静脉置管,保证液体按计划输入。低位食管穿孔要禁止胃管管饲,可给予静脉高营养或胃造瘘。

(4)若有其他严重的基础疾病,应注意相应的特殊饮食要求,如糖尿病要控制糖的摄入,心脏病和肾脏病需限制钠盐及水分,以免顾此失彼。

6.做好心理护理,适时开展健康教育

由于病情重,病程长,患者往往有不良情绪反应,应关心、爱护患者,多与其交谈,建立良好的护患关系;介绍有关疾病的知识、治疗方法及效果,将检查结果及时告知患者,提高遵医率,消除不良情绪。在与患者交流中应介绍该病的预防知识,以防止疾病的发生。

（三）健康教育

食管异物虽不及气管异物危险，但仍是事故性死亡的一个原因，在护理上应予重视，加强卫生宣教，可减少食管异物发生，食管异物发生后尽早取出异物，可减少或避免食管异物所致的并发症。

（1）教育人们进食不宜太快，提倡细嚼慢咽，进食时勿高声喧哗、大笑。

（2）教育儿童不要把小玩具放在口中玩耍，小儿口内有食物时不宜哭闹、嬉笑奔跑等。工作时不要将钉子之类的物晶含在口中边做事边从口中取用，以免误吞。

（3）照顾好年岁已高的老人，松动假牙应及时修复，戴假牙者尤应注意睡前将假牙取出，吃团块食物宜切成小块等。昏迷患者或做食管、气管镜检查者，应取下假牙。

（4）强酸、强碱等腐蚀性物品要标记清楚，严格管理，放在小孩拿不到的地方。

（5）误吞异物后要及时到医院就诊，不要强行自吞。切忌自己吞入饭团、韭菜等食物，以免加重损伤或将异物推入深部，增加取出难度。

（吉宝健）

第十三节　呼吸道异物

一、概述

气道异物阻塞（FBAO）是导致窒息的紧急情况，如不及时解除，数分钟内即可死亡。FBAO造成心脏停搏并不常见，但有意识障碍或吞咽困难的老人和儿童发生人数相对较多。FBAO是可以预防而避免发生的。

二、原因及预防

任何人突然呼吸骤停都应考虑到 FBAO。成人通常在进食时易发生，肉类食物是造成FBAO 最常见的原因。易导致 FBAO 的诱因有：吞食大块难咽食物、饮酒后、老年人戴义齿或吞咽困难、儿童口含小颗粒状食物及物品。注意以下事项有助于预防 FBAO，如：①进食切碎的食物，细嚼慢咽，尤其是戴义齿者。②咀嚼和吞咽食物时，避免大笑或交谈。③避免酗酒。④阻止儿童口含食物行走、跑或玩耍。⑤将易误吸入的异物放在婴幼儿拿不到处。⑥不宜给小儿需要仔细咀嚼或质韧而滑的食物（如花生、坚果、玉米花、果冻等）。

三、临床表现

异物可造成呼吸道部分或完全阻塞，识别气道异物阻塞是及时抢救的关键。

（一）气道部分阻塞

患者有通气，能用力咳嗽，但咳嗽停止时，出现喘息声。这时救助者不宜妨碍患者自行排出异物，应鼓励患者用力咳嗽，并自主呼吸。但救助者应守护在患者身旁，并监视患者的情况，如不能解除，即求救 EMS 系统。

FBAO 患者可能一开始表现为通气不良，或开始通气好，但逐渐恶化，表现乏力、无效咳嗽、吸气时高调噪音、呼吸困难加重、发绀。对待这类患者要同气道完全阻塞患者一样，须争分夺秒的救助。

（二）气道完全阻塞

患者已不能讲话,呼吸或咳嗽时,双手抓住颈部,无法通气。对此征象必须能够立即明确识别。救助者应马上询问患者是否被异物噎住,如果患者点头确认,必须立即救助,帮助解除异物。由于气体无法进入肺脏,如不能迅速解除气道阻塞,患者很快出现意识丧失,甚至死亡。如果患者已意识丧失、猝然倒地,则应立即实施心肺复苏。

四、治疗

（一）解除气道异物阻塞

对气道完全阻塞的患者必须争分夺秒地解除气道异物。通过压迫使气道内压力骤然升高的方法,产生人为咳嗽,把异物从体内排除。具体可采用以下方法。

1.腹部冲击法（HeimLish 法）

此法可用于有意识的站立或坐位患者。急救者站在患者身后,双臂环抱患者腰部,一手握拳,握拳手的拇指侧抵住患者腹部,位于剑突下与脐上的腹中线部位,再用另一手握紧拳头,快速向内向上使拳头冲击腹部,反复冲击腹部直到把异物排出。如患者意识丧失,即开始 CPR。

采用此法后,应注意检查有无危及生命的并发症,如:胃内容物反流造成误吸、腹部或胸腔脏器破裂。除必要时,不宜随便使用。

2.自行腹部冲击法

气道阻塞患者本人可一手握拳,用拇指抵住腹部,部位同上,再用另一只手握紧拳头,用力快速向内、向上使拳头冲击腹部。如果不成功,患者应快速将上腹部抵压在一硬质物体上,如椅背、桌缘、护栏,用力冲击腹部,直到把异物排出。

3.胸部冲击法

患者是妊娠末期或过度肥胖者时,救助者双臂无法环抱患者腰部,可用胸部冲击法代替HeimLish法。救助者站在患者身后,把上肢放在患者腋下,将胸部环抱住。一只手拳的拇指侧放在胸骨中线,避开剑突和肋骨下缘,另一只手握住拳头,向后冲压,直至把异物排出。

（二）对意识丧失者的解除方法

1.解除 FBAO 中意识丧失

救助者立即开始 CPR。在 CPR 期间,经反复通气后,患者仍无反应,急救人员应继续 CPR,严格按30∶2按压/通气比例。

2.发现患者时已无反应

急救人员初始可能不知道患者发生了 FBAP,在反复通气数次后,患者仍无反应,应考虑到FBAO。可采用以下方法。

（1）在 CPR 过程中,如果有第二名急救人员在场,一名实施救助,另一名启动 EMSS,患者保持平卧。

（2）用舌-上颌上提法开放气道,并试用手指清除口咽部异物。

（3）如果通气时患者胸廓无起伏,重新摆正头部位置,注意开放气道状态,再尝试通气。

（4）异物清除前,如果通气仍未见胸廓起伏,应考虑进一步抢救措施（如 Kelly 钳,Magilla 镊,环甲膜穿刺/切开术）开通气道。

（5）如异物取出,气道开通后仍无呼吸,需继续缓慢人工通气。再检查脉搏、呼吸、反应。如无脉搏,即行胸外按压。

五、急救护理

急性呼吸道异物短时间内可危及生命,护士必须有强烈的风险意识,争分夺秒地协助抢救治疗工作。

(一)做好抢救准备

备氧气、吸引器、电动负压吸引器、纤维支气管镜、直接喉镜、气管插管及气管切开包等急救物品。使用静脉留置针建立静脉通道。完善术前准备,与手术室联系,做好气管、支气管镜检查的准备。询问过敏史。一旦出现极度呼吸困难,立即协助医师抢救,给予氧气吸入。

(二)病情观察

密切观察患者的呼吸情况,判断异物所在部位及运动情况。异物进入喉部及声门下时,患者有剧烈呛咳、喉喘鸣、声嘶、面色发绀、吸气性呼吸困难,可在数分钟内引起窒息。发现上述情况立即报告医师抢救。观察双肺呼吸动度是否相同、两侧呼吸音是否一致,吸气时胸骨上窝、锁骨上窝、肋间隙有无凹陷,有无喘鸣、口唇发绀,咳嗽及咳嗽的性质,有无颈静脉怒张及颈胸部皮下气肿。持续监护生命体征和血氧饱和度,记录各项目的基础数据。观察有无颅内压增高或颅内出血的征象,注意瞳孔大小、神经反射,有无惊厥、四肢震颤及肌张力增高或松弛等。

(三)尽量保持患者安静

安排在单人间,保持环境安静。使患者卧床,安定情绪,避免紧张,集中进行检查和治疗,尽量避免刺激。减少患儿哭闹,避免因大哭导致异物突然移位阻塞对侧支气管或卡在声门后引起窒息或增加耗氧量。禁饮食。

(四)向患者及家属介绍手术过程及注意事项

确定实施经气管镜取异物者,遵医嘱给予阿托品等术前用药。向患者及家属介绍手术的过程,术中、术后可能发生的并发症,配合治疗及护理的注意事项等。检查手术知情同意书是否签字。

(五)术后护理

（1）全麻术后麻醉尚未清醒前,设专人护理,取平卧位,头偏向一侧,防止误吸分泌物,及时吸净患者口腔及呼吸道分泌物,保持呼吸道通畅,持续吸氧。

（2）严密观察呼吸的节率、频率及形态,保持呼吸道通畅,血氧饱和度应保持在 $95\%\sim100\%$。观察有无口唇发绀、烦躁不安、鼻翼煽动,注意呼吸有无喉鸣或喘鸣音,监测心电和血氧饱和度。检查口腔中有无分泌物和血液,观察双侧胸部呼吸动度是否对称一致。触诊患者颈部、胸部有无皮下气肿,如有应及时通知医师处理,并标记气肿的范围,以便动态观察。检查患者牙齿有无松动或脱落,并详细记录。

（3）了解术中情况和处理结果,包括异物是否取出、异物的种类、有无异物残留,术中是否发生呼吸暂停、出血、心力衰竭、气胸等并发症,便于有预见性和针对性的护理。

（4）并发症的观察与护理。①喉头水肿:婴幼儿患者,施行支气管镜取出异物术后,可发生喉头水肿。如患儿出现声音嘶哑、烦躁不安、吸气性呼吸困难等症状,应考虑有喉头水肿。此时密切观察呼吸,有无口唇、面色发绀等窒息的前驱症状。遵医嘱给予吸氧,应用足量抗生素及激素,定时雾化吸入。经上述处理仍无缓解,并呈进行性加重,及时告知医师,必要时行气管切开术解除梗阻。②气胸和纵隔气肿:术后患者出现咳嗽、胸闷、不同程度的呼吸困难应考虑可能并发气胸。立即听诊双肺呼吸音,密切观察呼吸情况、血氧饱和度等,及时通知医师。做好紧急胸腔穿刺放气和胸腔闭式引流的准备,并做好相应护理。③支气管炎、肺炎:注意呼吸道感染的早期征象。反复出现体温升高、咳嗽、气促、多痰等,在确定无异物残留的情况下应考虑并发支气管炎、肺炎等感染。应鼓励患者咳嗽,帮助其每小时翻身1次,定时拍背,促进呼吸道分泌物排出,必要时超声雾化吸入,湿化气道、稀释痰液,便于咳出。根据医嘱给予抗生素治疗。

(六)健康指导

呼吸道异物是最常见的儿童意外危害之一,但可以预防。应加强宣传教育,使人们认识呼吸道异物的危险性,掌握预防知识。

(1)避免给幼儿吃花生、瓜子、豆类等带硬壳的食物,避免给孩子玩能够进入口、鼻孔的细小玩具。

(2)教育儿童进食应保持安静,避免其间逗笑、哭闹、嬉戏或受惊吓,以免深吸气时将食物误吸入气道。

(3)教育儿童不要口中含物玩耍。成人要纠正口中含物作业的不良习惯。

(4)加强对昏迷及全麻患者的护理,防止呕吐物吸入下呼吸道,活动义齿应取下。

(吉宝健)

第十四节 休 克

休克是一个由多种病因引起的以循环障碍为主要特征的急性循环衰竭。在休克时,由于组织的灌注不良,而引起组织血、氧及营养物质供应不充足,并产生代谢方面的异常。细胞代谢异常将导致细胞的功能异常、炎性递质释放和细胞损伤。如果组织的灌注能得以迅速恢复,细胞的损伤将得到控制;如果细胞的损伤和代谢功能方面的异常严重或广泛,则休克就不可逆转。因此,对于休克的现代解释为持续的、血液灌注不足的多器官功能障碍综合征(MODS)的亚临床病变。休克典型的临床表现是意识障碍、皮肤苍白、湿冷、血压下降、脉压减小、脉搏细速、发绀及尿少等。

一、病因

(一)血容量不足

由于大量出血(内出血或外出血)、失水(呕吐、腹泻、大量排尿等)、失血浆(烧伤、腹膜炎、创伤、炎症)等原因,血容量突然减少。

(二)创伤

多因撕裂伤、挤压伤、爆炸伤、冲击波伤引起内脏、肌肉和中枢神经系统损伤。此外骨折和手术亦可引起创伤性休克,属神经源性休克。

(三)感染

细菌、真菌、病毒、立克次体、衣原体、原虫等感染,亦称中毒性休克。

（四）过敏

某些药物或生物制品使机体发生变态反应,尤其是青霉素过敏,常引起血压下降、喉头水肿、支气管痉挛、呼吸极度困难甚至死亡。

（五）心源性因素

常继发于急性心肌梗死、心脏压塞、心瓣膜口堵塞、心肌炎、心肌病变和严重心律失常等。

（六）神经源性因素

剧痛、麻醉意外、脑脊髓损伤等刺激,致使反射性周围血管扩张,有效血容量相对减少。

二、分类

休克分类方法很多,目前尚无一致的意见。传统的休克分类法主要按病因及病理生理学分类。

（一）按病因分类

（1）失血性休克（低血容量性休克）。

（2）感染性休克。

（3）心源性休克。

（4）过敏性休克。

（5）神经源性休克。

（6）内分泌性休克（黏液性水肿、嗜铬细胞瘤和肾上腺皮质功能不全等）。

（7）伴血流阻塞的休克（肺栓塞、夹层动脉瘤）。

（二）按病理生理学分类

根据血流动力学机制、血容量分布的改变,Weil提出了一种新的休克早期分类的方法。

1.低血容量性

（1）外源性:出血引起的全血丢失,烧伤、炎症引起的血浆丧失,腹泻、脱水引起的电解质丧失。

（2）内源性:炎症、创伤、过敏嗜铬细胞瘤、蜇刺毒素作用引出的血浆外渗。

2.心源性

心肌梗死、急性二尖瓣关闭不全、室间隔破裂、心力衰竭、心律失常。

3.阻塞性（按解剖部位）

（1）腔静脉:压迫。

（2）心包:填塞。

（3）心腔:环状瓣膜血栓形成、心房黏液瘤。

（4）肺动脉:栓塞。

（5）主动脉:夹层动脉瘤。

4.血流分布性（机制不十分清楚）

（1）高或正常阻力（静脉容量增加,心排血量正常或减低）:杆菌性休克（革兰氏阴性肠道杆菌）、巴比妥类药物中毒、神经节阻滞（容量负荷后）、颈脊髓横断。

（2）低阻力（血管扩张、体循环动静脉短路伴正常高心排血量）:炎症（革兰氏阳性菌肺炎）、腹膜炎、反应性充血。

传统的分类方法过于繁杂,完全可以将这些种类的休克浓缩集中,以便于临床分类与治疗。美国克氏外科学(第15版)中将休克按病原分类的方法,克服了传统分类法的不利面,有明显的优越性。但在实际临床应用时,仍会有一定的限制,因为常有休克患者的病因包括多种致病因素,如创伤休克者可能同时伴有败血症,或同时存在神经方面的因素,判断这种患者的休克分类是比较困难的,故在临床诊断和治疗各种休克时,一定要综合分析判断其病因病原,以便使患者得到最有效的治疗。

(1)低血容量性休克:①出血。②血浆容量丢失。

(2)心源性休克:①本身因素。②外来因素。

(3)神经源性休克。

(4)血管源性休克:①全身性炎症反应综合征。感染(脓毒血症)、非感染。②过敏。③肾上腺皮质功能不全。④创伤。

三、休克的分期

不同原因造成的休克过程是十分复杂的,不论什么原因造成的心功能不全及外周组织器官的灌注差,均可产生一系列组织低灌注的临床症状。休克的发生是有一定阶段性的,了解其各个阶段的特点和临床表现对于指导抢救治疗是非常有益的。一般情况下,休克时微循环的变化分为3个阶段。

(一)缺血缺氧期

由于组织的低灌注,使氧供明显减少。此期心排血量明显下降,临床表现为血压下降、脉压小、脉搏频速、尿量减少、心烦气躁、皮肤苍白、出冷汗、四肢发凉、四肢末梢出现轻度缺氧性发绀等。参与此期机体代偿的病理生理机制有如下几个方面。

1.交感-肾上腺髓质系统兴奋

由于该系统的激活,使内源性儿茶酚胺类物质的释放增加,以利增加心肌收缩力、增快心率、收缩外周血管使血压回升。

2.肾素-血管紧张素系统的作用

该系统兴奋后肾素的释放增多,在血管紧张素转化酶的作用下,肾素转化为血管紧张素Ⅱ和血管紧张素Ⅲ,在精氨酸加压素(AVP)和肾上腺释放的醛固酮协同作用下,使腹腔脏器和外周大血管的阻力增加,使血压回升。

3.血管活性脂的作用

细胞膜磷脂在磷脂酶 A_2 作用下生成的几种具有广泛生物活性的物质:血小板激活因子(PAF)、花生四烯酸环氧合代谢产物中的血栓素(TXA₂)、脂氧合代谢产物白三烯(LTC4,LTD4,LTE4,LTB4),可使全身的微血管收缩,但同时也有抑制心肌的作用。

4.溶酶体水解酶-心肌抑制因子系统

在该系统的作用下,溶酶体膜不稳定以致肠、肝、胰释放溶酶体酶类。胰腺则产生心肌抑制因子(MDF)并可使腹腔脏器小血管收缩。该系统的激活也可以代偿性地使回心血量增加以达到回升血压的目的。

此阶段系休克的早期代偿阶段,如果病变不十分严重,或其他因素干扰较小及原有的病因解除得好,那么患者的情况经紧急处理与对症对因治疗后可较快好转。例如,患者是因为外伤后所造成的大失血等原因而致休克,在此休克的代偿期给予补充血容量和有效的伤部处理止痛等,患者的休克状态可以很快恢复到正常循环功能。但如果是严重感染后的细菌内外毒素所造成的休克,由于病因不可能马上解除,因此有可能休克的治疗效果就不那么明显或迅速。此期的正确判定与治疗是十分重要的,如果不能很好地控制病情,而使之进入瘀血缺氧期(即失代偿期),则治疗的难度更大。

(二)瘀血缺氧期

此期是指休克进入失代偿期,由于缺氧情况的进一步加重,组织的灌注状态更加不好,由于明显的缺氧代谢,致组织器官产生酸中毒现象,各器官的功能进一步减退,机体的代偿功能也明显转向失代偿,其临床表现为血压下降、脉搏细速、四肢末梢表现为严重的发绀及皮肤花斑、全身湿冷,尿量减少等。参与此期的病理生理机制有如下几个方面。

1.氢离子的作用

由于组织的供氧不足,造成严重的酸性代谢产物增加,同时也由于血供不足而造成酸性代谢产物不能及时排出,血液中缓冲物质减少、肾功能不全和肺功能不全等,氢离子大量蓄积,致使体内的各种酶类的功能下降、器官功能不全,此时机体的心血管系统对于各种药物的敏感性明显下降而疗效不佳,休克的程度逐渐加重。

2.血管活性物质的作用

由于各种致病因子的作用,血压降低和炎性物质的进一步刺激,前列腺素的释放增加,组胺、缓激肽、腺苷、PAF 等逐渐增多,而且代偿期的几个加压系统功能不全,升血压物质,心血管系统对于血管活性物质的反应减弱致使全身的血管扩张、血小板趋于聚集而使微循环状态更差甚至造成微循环衰竭。

3.自由基的作用

由于组织的严重缺氧和酸中毒,使之产生大量的氧自由基和羟自由基,促使脂质过氧化加剧,对于组织细胞造成严重的损伤而加重器官的功能不全或衰竭。

4.其他

由于血管内皮细胞的损伤,使白细胞易于附壁黏着,大量的细胞因造成血管功能的改变,使毛细血管后阻力增加,加重微循环的障碍。

瘀血缺氧期是休克的严重病变期,此期内如果不能除去病因和进行有效的对症治疗,将不可避免地使休克进入终末期,即 DIC 期。因此,在此期的救治过程中,要确实地除去病因,纠正缺氧与酸中毒,使病情向好的方面转化,而不使之进入下一期。

(三)微循环凝血期(DIC 期)

微循环凝血期是休克的终末期,由于微血管内广泛血栓形成,使组织已经无法得到充分的血供氧供,也不能排出体内或组织器官的酸性代谢产物,各器官的功能已基本走向衰竭。临床表现为患者严重的烦躁不安,有的患者表现为意识不清或出现昏迷等,血压显著下降甚至测不到、肺出血或消化道出血、皮肤出现出血点或者瘀斑、无尿。患者于此期已处于濒死状态。化验室检查示凝血因子减少、血小板减少、3P 试验阳性等。

四、临床表现

按照休克的发病过程可分为休克代偿期、休克抑制期和休克失代偿期,或称休克早期、休克期和休克晚期。

（一）休克代偿期

当血容量丧失未超过总血容量的 20% 时，机体处于代偿阶段，患者的中枢神经系统兴奋性提高，交感神经的活动增强，患者表现为精神紧张、兴奋、烦躁不安，面色苍白、四肢湿冷、脉搏细速、呼吸增快血压正常或稍高，但脉压缩小，肾血管收缩，尿量减少，每小时尿量少于 30 mL，在此期间如能及时正确处理，补足血容量，休克可迅速纠正，反之，如处理不当导致病情发展，进入休克抑制期。

（二）休克抑制期

当血容量丧失达到总血容量的 20%～40% 时，患者由兴奋转为抑制，表现为神志淡漠、反应迟钝，口唇和肢端发绀。皮肤出现花斑纹，四肢厥冷，出冷汗，脉搏细速，血压下降，收缩压下降至 10.67 kPa（80 mmHg）以下病情严重时，全身皮肤黏膜明显发绀，脉搏摸不清，无创血压测不到，体内组织严缺氧，大量乳酸及有机酸增加。出现代谢性酸中毒。若抢救及时仍可好转，若处理不当，病情迅速恶化，出现进行性呼吸困难。脉速或咳出粉红色痰，动脉血氧分压降至 8.00 kPa（60 mmHg）以下虽大量给氧也不能改善呼吸困难症状，提示已发生呼吸窘迫综合征，如皮肤、黏膜出现瘀斑或发生消化道出血，则表示病情已发展至弥散性血管内凝血阶段，常继发有心、脑、肾等器官的功能衰竭而死亡。

（三）休克失代偿期

当血容量丧失超过总血容量的 40%，由于组织缺少血液灌注，细胞因严重缺氧而发生变性坏死；加之严重的酸中毒又可使细胞内的溶酶体膜破裂，释出的溶酶体酶（如蛋白水解酶等）和某些休克动因（如脂多糖等）都可使细胞发生严重的乃至不可逆的损害，从而使包括脑、心在内的各重要器官的功能代谢障碍也更加严重，这样就给治疗造成极大的困难，故本期又称休克难治期。

五、治疗

尽管引起休克的原因不同，但都有共同的病理生理变化，即存在有效循环血量不足，微循环障碍和程度不同的体液代谢变化，故治疗的原则是针对引起休克的原因和休克不同发展阶段的生理紊乱，争取相应的治疗。

（一）一般措施

一般措施包括积极处理引起休克的原发伤、病。适当应用镇痛剂。采取头和躯干抬高 20°～30°，下肢抬高 15°～20° 体位，以增加回心血量，减轻呼吸负荷。及早建立静脉通路，并注意保温。病情危重者，可考虑作气管内插管或气管切开。

（二）补充血容量

纠正休克引起的组织低灌注及缺氧的关键，应在连续监测动脉血压、尿量和 CVP 的基础上，结合患者皮肤温、末梢循环、脉搏幅度及毛细血管充盈时间等微循环情况，观察补充血容量的效果。通常首先采用晶体液，但由于其维持扩容作用的时间仅 1 小时左右，故还应准备全血、血浆、压缩红细胞、清蛋白或血浆增量剂等胶体液输注。也有用 3%～7.5% 高渗溶液进行休克复苏治疗。通过高渗液的渗透压作用，吸出组织间隙和肿胀细胞内的水分，从而起到扩容的效果；高钠还可增加碱储备及纠正酸中毒。

（三）积极处理原发病

外科疾病引起的休克，如内脏大出血的控制、坏死肠袢切除、消化道穿孔修补和脓液引流等，多存在需手术处理的原发病变。应在尽快恢复有效循环血量后,及时施行手术处理原发病变,才能有效地治疗休克。紧急情况下,应在积极抗休克的同时施行手术,以保障抢救时机。

(四)纠正酸碱平衡失调

由于休克患者组织灌注不足和细胞缺氧,常伴有不同程度的酸中毒,而酸性内环境均抑制心肌、血管平滑肌和肾功能。在休克早期,又可能因过度通气,引起低碳酸血症、呼吸性碱中毒。根据血红蛋白氧解离曲线的规律,碱中毒使血红蛋白氧解离曲线左移,氧不易从血红蛋白中释出,可使组织缺氧加重。故不主张早期使用碱性药物。而酸性环境有利于氧与血红蛋白解离,从而增加组织供氧。机体在获得充足血容量和微循环改善后,轻度酸中毒得到缓解而不需再用碱性药。但重度休克合并酸中毒经扩容治疗不满意时,仍需使用碱性药物。用药前需保证呼吸功能正常,以免引起二氧化碳潴留和继发呼吸性酸中毒。给药后应按血气分析的结果调整剂量。

(五)血管活性药物的应用

严重休克时,单靠扩容治疗不易迅速改善循环和升高血压。若血容量已基本补足,但循环状态仍未好转表现为发绀、皮肤湿冷时,则应选用下列血管活性药物。

1.血管收缩剂

包括去甲肾上腺素、间羟胺和多巴胺等。

去甲肾上腺素是以兴奋 α 受体为主、轻度兴奋 β 受体的血管收缩剂,能兴奋心肌,收缩血管,升高血压及增加冠状动脉血流量,作用时间短。常用量为 0.5～2 mg,加入 5% 葡萄糖溶液 100 mL 静脉滴注。

间羟胺(阿拉明)间接兴奋 α、β 受体,对心脏和血管的作用同去甲肾上腺素,但作用弱,维持时间约 30 分钟。常用量 2～10 mg 肌内注射或 2～5 mg 静脉注射;也可 10～20 mg 加入 5% 葡萄糖溶液 100 mL 静脉滴注。

多巴胺是最常用的血管收缩剂,具有兴奋 α、β_1 和多巴胺受体作用,其药理作用与剂量有关。当剂量每分钟<10 $\mu g/kg$ 时,主要作用 β_1 受体,可增强心肌收缩力和增加一氧化碳,并扩张肾和胃肠道等内脏器官血管;剂量每分钟>15 $\mu g/kg$ 时则为 α 受体作用,增加外周血管阻力;抗休克时主要用其强心和扩张内脏血管的作用,宜采取小剂量。为提升血压,可将小剂量多巴胺与其他缩血管药物合用,从而不增加多巴胺的剂量。

多巴酚丁胺对心肌的正性肌力作用较多巴胺强,能增加一氧化碳,降低 PCWP,改善心泵功能。常用量为 2.5～10 $\mu g/min$。小剂量有轻度缩血管作用。

异丙肾上腺素是能增强心肌收缩和提高心率的 β 受体兴奋剂,剂量 0.1～0.2 mg 溶于 100 mL 输液中。但对心肌有强大收缩作用和容易发生心律失常,不能用于心源性休克。

2.血管扩张剂

分 α 受体阻滞剂和抗胆碱能药两类。α 受体阻滞剂包括酚妥拉明、酚苄明等,能解除去甲肾上腺素所引起的小血管收缩和微循环淤滞并增强左室收缩力。

抗胆碱能药物包括阿托品、山莨菪碱和东莨菪碱。临床上较多用于休克治疗的是山莨菪碱(人工合成品为 654-2),可对抗乙酰胆碱所致平滑肌痉挛使血管舒张,起到改善微循环的作用。用法是每次 10 mg,每 15 分钟 1 次,静脉注射,或者 40～80 mg/h 持续泵入,直到临床症状改善。

硝普钠也是一种血管扩张剂,作用于血管平滑肌,能同时扩张小动脉和小静脉,但对心脏无直接作用。剂量为 100 mL 液体中加入 5～10 mg 静脉滴注。滴速应控制在 20～100 $\mu g/min$,以防其中的高铁离子转变为亚铁离子。用药超过 3 天者应每日检测血硫氰酸盐浓度,血硫氰酸盐浓度超过 12.8％时即应停药。

3.强心药

包括兴奋 α 和 β 肾上腺素能受体兼有强心功能的药物,如多巴胺和多巴酚丁胺等,其他还有可增强心肌收缩力,减慢心率作用的强心苷,如毛花苷 C。当在中心静脉压监测下,输液量已充分,当动脉压仍低而其中心静脉压显示已达 15 cmH$_2$O 以上时,可经静脉注射毛花苷 C 行快速洋地黄化(每天 0.8 mg),首次剂量 0.4 mg 缓慢静脉注射,有效时可再给维持量。

休克时应结合当时的主要病情选择血管活性药物,如休克早期主要病情与毛细血管前微血管痉挛有关;后期则与微静脉和小静脉痉挛有关。固应采用血管扩张剂配合扩容治疗。在扩容尚未完成时,如有必要,可适量使用血管收缩剂,应抓紧时间扩容,所用血管收缩剂的剂量不宜太大,时间不能太长。

为了兼顾各重要脏器的灌注水平,常将血管收缩剂与扩张剂联合应用。例如,去甲肾上腺素每分钟 0.1～0.5 μg/kg 和硝普钠每分钟 1～10 μg/kg 联合静脉滴注,可增加心脏指数 30％,减少外周阻力 45％,使血压提高到 10.67 kPa(80 mmHg)以上,尿量维持在每天 40 mL 以上。

(六)皮质类固醇和其他药物的应用

皮质类固醇可用于感染性休克及其他较严重的休克,其作用主要为以下内容。

(1)阻断 α 受体兴奋作用,使血管扩张,降低外周血管阻力,改善微循环。

(2)保护细胞内溶酶体,防止溶酶体破裂。

(3)增强心肌收缩力,增加心排血量。

(4)增进线粒体功能和防止白细胞凝集。

(5)促进糖异生,使乳酸转化为葡萄糖,减轻酸中毒。一般主张应用大剂量,静脉滴注,一次滴完。为了防止多用皮质类固醇后可能产生的不良反应,一般只用 1～2 次。

(七)治疗 DIC 改善微循环

对诊断明确的 DIC,可用肝素抗凝,成人首次可用 10 000 U(1 mg 相当于 125 U 左右),一般 1 mg/kg,6 小时 1 次;有时还使用抗纤溶药如氨甲苯酸、氨基己酸,抗血小板黏附和聚集的阿司匹林、双嘧达莫和小分子右旋糖酐。

(八)营养支持

休克患者行合理的营养支持有助于保护胃肠黏膜完整性、提高免疫功能、促进伤口愈合和减少脓毒血症的发生。严重创伤或感染时,机体呈高分解状态,每天所供热能应在(125～146 kJ/kg)。发生呼吸衰竭时,碳水化合物供给过多会加重二氧化碳潴留,可用长链脂肪酸来提供部分热能。增加蛋白质供应以维持正氮平衡。补充各种维生素和微量元素。维生素 C 和维生素 E 是氧自由基清除剂,可适当增加用量。

肠道淋巴组织控制病原菌的局部免疫反应。休克时,缺血、应激和应用抗生素、H$_2$受体阻断药、抗酸药和糖皮质激素治疗常破坏肠道免疫防御功能,易发生细菌易位。长期肠外营养可导致胃肠黏膜萎缩。肠道营养能刺激 IgA 和黏液分泌,保护胃肠黏膜免遭损伤,防止细菌易位和脂多糖吸收进入血液循环。只要胃肠功能存在,可开始肠道营养。

其他类药物包括:①钙通道阻断剂如维拉帕米、硝苯地平和地尔硫草等,具有防止钙离子内流、保护细胞结构与功能的作用。②吗啡类拮抗剂纳洛酮,可改善组织血液灌流和防止细胞功能异常。③氧自由基清除剂如超氧化物歧化酶（SOD），能减轻缺血再灌注损伤中氧自由基对组织的破坏作用。④调节体内前列腺素（PGS），如输注依前列醇（PGI$_2$）以改善微循环。

六、病情监测

根据病因，结合临床表现，通过监测，不但可了解患者病情变化和治疗反应，为休克的早期诊治争取有利时机，为调整治疗方案提供客观依据。

（一）一般监测

1.精神状态

精神状态是脑组织有效血液灌流和全身循环状况的反映。例如患者意识清楚，对外界的刺激能正常反应，说明患者循环血量已基本恢复；相反，若患者表情淡漠、不安、谵妄或嗜睡、昏迷，反映大脑因循环不良而发生障碍。

2.皮肤温度、色泽

皮肤温度、色泽是体现灌流情况的标志。如患者的四肢暖，皮肤干，轻压甲床或口唇时，局部暂时缺血呈苍白，松压后色泽迅速转为正常，可判断末梢循环已恢复、休克好转；反之说明休克情况仍存在。

3.血压

维持血压稳定在休克治疗中十分重要。但是，血压并不是反映休克程度最敏感的指标。例如心排血量已有明显下降时，血压的下降常滞后约 40 分钟；当心排血量尚未完全恢复时，血压可已趋正常。因此，在判断病情时，还应兼顾其他的参数进行综合分析。在观察血压情况时，还要强调定时测量、比较血压情况。通常认为收缩压＜12.00 kPa（90 mmHg）、脉压＜2.67 kPa（20 mmHg）是休克的表现；血压回升、脉压增大则是休克好转的征象。

4.脉率

脉率的变化多出现在血压变化之前。脉率已恢复且肢体温暖者，虽血压还较低，但常表示休克趋向好转。常用脉率/收缩压（mmHg）计算休克指数，帮助判定休克的有无及轻重。指数为0.5多表示无休克；＞1～1.5有休克；＞2为严重休克。

5.尿量

尿量是反映肾血液灌注情况的有用指标。早期休克和休克复苏不完全的表现通常是少尿。对疑有休克或已确诊者，应观察每小时尿量，必要时留置导尿管。尿量＜25 mL/h、比重增加者表明仍存在肾血管收缩和供血量不足；血压正常但尿量仍少且比重偏低者，提示有急性肾衰竭可能。当尿量维持在30 mL/h以上时，则休克已得到纠正。此外，创伤危重患者复苏时使用高渗溶液者可能有明显的利尿作用；涉及垂体后叶的颅脑损伤可出现尿崩现象；尿路损伤可导致少尿与无尿。判断病情时应予注意。

（二）特殊监测

1.中心静脉压（CVP）

中心静脉压代表右心房或者胸腔段腔静脉内压力的变化，一般比动脉压要早，反映全身血容量及心功能状况。CVP 的正常值为 0.50～1.0 kPa（3.68～7.35 mmHg）。当 CVP＜0.50 kPa（3.68 mmHg）时，表示血容量不足；高于 1.50 kPa（11 mmHg）时，则提示心功能不全、肺循环阻力增高或静脉血管床过度收缩；若 CVP 超过 1.96 kPa（14.7 mmHg），则表示存在充血性心力衰竭。

临床实践中,通常进行连续测定,动态观察其变化趋势以准确反映右心前负荷的情况。

2.肺毛细血管楔压(PCWP)

应用 Swan-Ganz 漂浮导管可测得肺动脉(PAP)和肺毛细血管楔压(PCWP),可反映左心房、左心室压和肺静脉。PCWP 的正常值为 $0.80\sim2.00$ kPa$(6\sim15$ mmHg),与左心房内压接近;PAP 的正常值为 $1.33\sim2.93$ kPa$(10\sim22$ mmHg)。PCWP 增高常见于肺循环阻力增高例如肺水肿时,PCWP 低于正常值反映血容量不足(较 CVP 敏感)。因此,临床上当发现 PCWP 增高时,即使 CVP 尚属正常,也应限制输液量以免发生或加重肺水肿。此外,还可在作 PCWP 时获得血标本进行混合静脉血气分析,了解肺内通气/灌流比或肺内动静脉分流的变化情况。但必须指出,肺动脉导管技术是一项有创性检查,有发生严重并发症的可能(发生率为 $3\%\sim5\%$),故应当严格掌握适应证。

3.心排血量(CO)和心脏指数(CI)

CO 是心率和每搏排出量的乘积,可经 Swan-Ganz 倒灌应用热稀释法测出。成人 CO 的正常值为 $4\sim6$ L/min;单位体表面积上的 CO 便称作心脏指数(CI),正常值为每分钟 $2.5\sim3.5$ L/m^2。此外,还可按下列公式计算出总外周血管阻力(SVR):

SVR＝平均动脉压－中心静脉/心排血量×80

SVR 正常值为 $100.00\sim130.00$ kPa$(750\sim975$ mmHg)。S/L 了解和监测上述各参数对于抢救休克时及时发现和调整异常的血流动力学有重要意义。CO 值通常在休克时均较正常值有所降低;有的感染性休克时却可能高于正常值。因此在临床实践中,测定患者的 CO 值并结合正常值。

七、护理

(一)一般护理

(1)将患者安置在单间病房,室温 $22\sim28$ ℃,湿度 70% 左右,保持通风良好,空气新鲜。

(2)设专人护理,护理人员不离开患者身边,保持病房安静,避免过多搬动患者,建立护理记录,详细记录病情变化及用药。

(3)体位:休克患者体位很重要,最有利的体位是头和腿均适当抬高 30°,松解患者紧身的领口、衣服,使者平卧,立即测量患者的血压、脉搏、呼吸,并在以后每 $5\sim10$ 分钟重复 1 次,直至平稳。

(4)保温:大多数患者有体温下降、怕冷等表现,需要适当保暖,但不需在体表加温,不用热水袋。因体表加温可使皮肤血管扩张,减少了生命器官的血液供应,破坏了机体调节作用,对抗休克不利。但在感染性休克持续高热时,可采用降温措施,因低温能降低机体对氧的消耗。

(5)吸氧与保持呼吸道通畅:休克患者都有不同程度缺氧症状,应给予氧气吸入。吸入氧浓度 40% 左右,并保持气道通畅。必要时可以建立人工气道。用鼻导管或面罩吸氧时,尤应注意某些影响气道通畅的因素,如舌后坠,有颌面、颅底骨折,咽部血肿,鼻腔出血的患者,吸入异物及呕吐物后的患者;气道灼伤,变态反应引起的喉头水肿的患者;颈部血肿压迫气管及严重的胸部创伤的患者,为防止出现气道梗阻,应给予必要的急救护理措施。如用舌钳将舌头拉出;清除患者口中异物、分泌物;使患者侧卧头偏向一侧;尽可能建立人工气道,确保呼吸道通畅。

(6)输液:开放两条及以上静脉通路,尽快进行静脉输液。必要时可采用中心静脉置管输液。

深静脉适宜快速输液,浅表静脉适宜均匀而缓慢地滴入血管活性药物或其他需要控制滴速的药物。输液前要采集血标本进行有关化验,并根据病情变化随时调整药物。低血容量性休克且无心脏疾患的患者,速度可适当加快,老年人或有心肺疾患者速度不宜过快,避免发生急性肺水肿。抗休克时,输液药物繁多,要注意药物间的配伍禁忌、药物浓度及滴速。此外,抢救过程中常有大量的临时口头医嘱,用药后及时记录,且执行前后应及时查对,避免差错。意识不清、烦躁不安患者输液时,肢体应以夹板固定。输液装置上应写出床号、姓名、药名及剂量等。

(7)记出入液量:密切观察病情变化,准确记录 24 小时出入液量,以供补液计划做参考。放置导尿管,以观察和记录单位时间尿量,扩容的有效指标是每小时尿量维持在 30 mL 以上。

(二)临床护理

(1)判断休克的前期、加重期、好转期护理人员通过密切观察病情,及早发现与判断休克的症状,与医师密切联系,做到及早给予治疗。①休克前期:护理人员要及早判断患者病情,在休克症状未充分表现之前,就给予治疗,往往可以使病情向有利方面转化,避免因治疗不及时而导致病情恶化。患者意识清醒,烦躁不安,恶心、呕吐,略有发绀或面色苍白,肢体湿冷,出冷汗,心搏加快,但脉搏尚有力,收缩压可接近正常,但不稳定,遇到这些情况,应考虑到休克有早期表现,及时采取措施,使患者病情向好的方面发展。②休克加重期:表现为烦躁不安,表情淡漠,意识模糊甚至昏迷,皮肤发紫,冷汗,或出现出血点,瞳孔反射迟钝,脉搏细弱,血压下降,脉压变小,尿少或无尿。此时医护人员必须密切合作,采取各种措施,想方设法挽救患者生命。③休克好转期:表现为神志逐渐转清、表情安静、皮肤转为红润、出冷汗停止,脉搏有力且变慢,呼吸平稳而规则,脉压增大,血压回升,尿量增多且每小时多于 30 mL,皮肤及肢体变暖。

(2)迅速除去病因,积极采取相应措施:临床上多种多样的原因可导致休克,积极而又迅速除去病因占重要地位。如立即对开放伤口进行包扎、止血、固定伤肢,抗过敏、抗感染治疗,给予镇静、镇痛药物,使患者能安静接受治疗等。如过敏性休克患者,在医师未到之前,应立即给予皮下或肌内注射 0.1%肾上腺素 1 mL,并且给予氧气吸入及建立输液通道。如外科疾病,内脏出血、肠坏死、急性化脓性胆管炎等及妇产科前置胎盘、宫外孕大出血等。应一方面及时地恢复有效循环血量;另一方面要积极地除去休克的病因,即施行手术才能挽救患者生命。护理人员在抗休克治疗的同时,必须迅速做好术前准备,立即将患者送至手术室进行手术。

(3)输液的合理安排:护理人员在执行医嘱时,要注意输液速度及量与质的合理安排,开始输液时决定量和速度比决定补什么溶液更为重要。在紧急情况下,血源困难抢救休克时,可立即大量迅速输入0.9%氯化钠溶液。输入单纯的晶体液虽然能补充血容量,但由于晶体液很快转移到血管外,不能有效地维持血管内的血容量。应将该晶体液与胶体液交替输入,以便保持血管胶体渗透压来维持血容量。在输入血管收缩剂或血管扩张剂时,如去甲肾上腺素、多巴胺等,因这些药物刺激性强,对注射局部容易产生坏死,而休克患者反应迟钝,故护理患者要特别谨慎,经常观察输液局部变化,发现异常要及时处理和更换部位。

(4)仔细观察病情变化:休克是一个严重的变化多端的动态过程,要取得最好的治疗效果,必须注意加强临床护理中的动态观察。护理人员在精心护理的过程中,从病床边可以随时获得可靠的病情进展的重要指标。关键是对任何细微的变化都不能放过,同时,要做出科学的判断。其观察与判断的内容包括以下几项。

1)意识表情:患者的意识表情的变化能反映中枢神经系统血液灌流情况。脑组织灌注不足、缺氧,表现为烦躁、神志淡漠、意识模糊或昏迷等。严重休克时细胞反应降低,患者由兴奋转为抑制,表示脑缺氧加重病情恶化。患者经治疗后意识转清楚,反应良好,提示循环改善。早期休克患者有时需要心理护理,耐心劝慰患者,使之配合治疗与护理。另外对谵妄、烦躁、意识障碍者,应给予适当约束加用床挡,以防坠床发生意外。

2)末梢循环:患者皮肤色泽、温度、湿度能反映体表的血液灌注情况。正常人轻压指甲或唇部时,局部因暂时缺血而呈苍白色,松压后迅速转为红润。轻压口唇、甲床苍白色区消失时间超过1秒,为微循环灌注不足或有淤滞现象。休克时患者面色苍白、皮肤湿冷表明病情较重,患者皮色从苍白转为发绀,则提示进入严重休克,由发绀又出现皮下瘀点、瘀斑,注射部位渗血,则提示有DIC的可能,应立即与医师联系。如果患者四肢温暖,皮肤干燥,压口唇或指甲后苍白消失快(<1秒),迅速转为红润,表明血液灌注良好,休克好转。

3)颈静脉和周围静脉:颈静脉和周围静脉充盈常提示高血容量的情况。休克时,由于血容量锐减,静脉瘪陷,当休克得到纠正时,颈静脉和周围静脉充盈,若静脉怒张则提示补液量过多或心功能不全。

4)体温:休克患者体温常低于正常,但感染性休克有高热。护理时应注意保暖,如盖被、低温电热毯或空气调温等,但不宜用热水袋加温,以免烫伤和使皮肤血管扩张,加重休克。高热患者可以采用冰袋、冰帽或低温等渗盐水灌肠等方法进行物理降温,也可配合室内通风或药物降温法。

5)脉搏:休克时脉率增快,常出现于血压下降之前。随着病情恶化,脉率加速,脉搏变细弱甚至摸不到。若脉搏逐渐增强,脉率转为正常,脉压由小变大,提示病情好转。为准确起见,有时需结合心脏听诊和心电图监测。若心率超过150次/分钟或高度房室传导阻滞等可降低心排血量,值得注意。

6)呼吸:注意呼吸次数,有无节律变化,呼吸增速、变浅、不规则,说明病情恶化;反之,呼吸频率、节律及深浅度逐渐恢复正常,提示病情好转。呼吸增至30次/分钟以上或降至8次/分钟以下,表示病情危重。应保持呼吸道通畅,有分泌物及时吸出,鼻导管给氧时用6~8L/min的高流量(氧浓度40%~50%),输入氧气应通过湿化器或在患者口罩处盖上湿纱布,以保持呼吸道湿润,防止黏膜干燥。每2~4小时检查鼻导管是否通畅。行气管插管或切开、人工辅助通气的患者,更应注意全面观察机器工作状态和患者反应两方面的变化。每4~6小时测量全套血流动力学指标、呼吸功能及血气分析一次。高流量用氧者停用前应先降低流量,逐渐停用,使呼吸中枢逐渐兴奋,不能骤停吸氧。

7)瞳孔:正常瞳孔两侧等大、圆形。双侧瞳孔不等大应警惕脑疝的发生。如双侧瞳孔散大,对光反射减弱或消失,说明脑组织缺氧,病情危重。

8)血压与脉压:观察血压的动态变化对判断休克有重要作用。脉压越低,说明血管痉挛程度越重。而脉压增大,则说明血管痉挛开始解除,微循环趋向好转。此外,在补充血容量后,血流改善,血压也必然上升。通常认为上肢收缩压低于12.00kPa(90mmHg)、脉压<2.67kPa(20mmHg),且伴有毛细血管灌流量减少症状,如肢端厥冷、皮肤苍白等是休克存在的证据。休克过程中,血流和血压是成正比的。因此,对休克患者的血压观察不能忽视。但治疗休克原则的目的在于改善全身组织血液灌注,恢复机体的正常代谢。不能单纯以血压高低来判断休克的治疗效果。在休克早期或代偿期,由于交感神经兴奋,儿茶酚胺释放,舒张压升高,而收缩压则无明显改变,故应注意脉压下降和交感兴奋的征象。相反,如使用血管扩张剂或硬膜外麻醉时,收缩压12.00kPa

(90 mmHg)左右而脉压正常 4.00～5.30 kPa(30～39.75 mmHg),且无其他循环障碍表现,则为非休克状态。此外,平时患高血压的患者,发生休克后收缩压仍可能＞16.00 kPa(120 mmHg),但组织灌注已不足。因此,应了解患者基础血压。致休克因素使收缩压降低 20%以上时考虑休克。重度休克患者,袖带测压往往不准确,可用桡动脉穿刺直接测压。休克治疗过程,定时测压,对判断病情、指导治疗很有价值。若血压逐渐下降甚至不能测知,且脉压减小,则说明病情加重。血压回升到正常值,或血压虽低,但脉搏有力,手足转暖,则休克趋于好转。

9)尿量:观察尿量就是观察肾功能的变化,也是护理人员对休克患者重点观察的内容之一。尿量和尿比重是反映肾脏毛细血管的灌流量,也是内脏血液流量的一个重要指标。在休克过程,长时间的低血容量和低血压,或使用了大量血管收缩剂后,可使肾脏灌流量不足,肾缺血而影响肾功能。此时,患者肾小球滤过率严重下降,临床出现少尿或无尿。如经扩容治疗后,尿量仍每小时少于 25～30 mL,应与医师联系,协助医师进行利尿试验。用 20%甘露醇溶液 100～200 mL 于 15～30 分钟内静脉滴注,或用呋塞米 20～40 mg 于 1～2 分钟内静脉注入。如不能使尿量改善,则表示已发生肾衰竭。此时应立即控制入量,补液应十分慎重。急性肾衰竭时,肾小管分泌钾的功能下降,同时大量组织破坏,蛋白质分解代谢亢进,钾从细胞内大量溢出进入细胞外液,故急性肾衰竭少尿期,血钾必然升高。当血钾升高超过 7 mmol/L时,如不积极治疗,可发生各种心室颤动和心搏停止,因此要限制钾的摄入。反复测定血钾、钠、氯,根据化验报告和尿量的情况来考虑钾的应用。可给予碳酸氢钠纠正酸中毒,使钾离子再进入细胞内,或给予葡萄糖加胰岛素静脉滴入,可使血清钾离子暂时降低。如果经过治疗尿量稳定在 30 mL/h 以上时,提示休克好转。因此,严格、认真记录尿量极为重要。

除此之外,还应注意并发症的观察,休克肺、心力衰竭、肾衰竭及 DIC 是休克死亡的常见并发症。①成人呼吸窘迫综合征(ARDS,又称休克肺):应注意观察有无进行性呼吸困难、呼吸频率加快(＞35 次/分钟);有无进行性严重缺氧,经一般氧疗不能纠正,PaO_2＜9.33 kPa(70 mmHg)并有进行性下降的趋势。特别常见于原有心、肾功能不全的患者,过度输入非胶体溶液更易发生。如有上述表现立即报告医师,及时处理。②急性肾衰竭:如血容量已基本补足,血压已回升接近正常或已达正常,而尿量仍＜20 mL/h,并对利尿剂无反应者,应考虑急性肾衰竭的可能。③心功能不全:如血容量已补足,中心静脉压达 1.18 kPa(8.85 mmHg),又无酸中毒存在,而患者血压仍未回升,则提示心功能不全,尤其老年人或原有慢性心脏病的患者有发生急性肺水肿的可能,应立即减慢输液速度或暂停输液。④DIC:如休克时间较长的患者,应注意观察皮肤有无痕点、瘀斑或血尿、便血等,如有以上出血表现,则需考虑并发 DIC,应立即取血作血小板、凝血酶原时间、纤维蛋白原等检查,并协助医师进行抗凝治疗。

(5)应用血管活性药物的护理:①开始用升压药或更换升压药时血压常不稳定,应每 5～10 分钟测量血压一次,有条件的连续监测动脉压。随血压的高低调节药物浓度。对升压药较敏感的患者,收缩压可由测不到而突然升高甚至可达 26.66 kPa(200 mmHg)。在患者感到头痛、头晕、烦躁不安时应立即停药,并报告医师。用升压药必须从最低浓度且慢速开始,每 5 分钟测血压一次,待血压平稳及全身情况改善后,改为 30 分钟/次,并按药物浓度及剂量计算输入量。②静脉滴注升压药时,切忌使药物外渗,以免导致局部组织坏死。③长期输液的患者,应每 24 小时更换一次输液管,并注意保护血管及穿刺点。选择血管时先难后易,先下后上。输液肢体应适当制动,但必须松紧合适,以免回流不畅。

(6)预防肺部感染:病房内定期空气消毒并控制探视,定期湿化消毒。避免交叉感染,进行治疗操作时,注意遮挡,适当暴露以免受凉。如有人工气道,注意口腔护理,鼓励患者有效咳痰。痰不易咳出时,行雾化吸入。不能咳痰者及时吸痰,保证呼吸道通畅,以防止肺部并发症。

(7)心理护理:经历休克繁多而紧急的抢救后,患者受强烈刺激,易使患者倍感自己病情危重与面临死亡而产生恐惧、焦虑、紧张、烦躁不安。这时亲属的承受能力、应变能力也随之下降,则将严重影响与医护人员的配合。因此,护士应积极主动配合医疗,认真、准确无误地执行医嘱;紧急情况下医护人员也要保持镇静,快而有序、忙而不乱地进行抢救工作,以稳定患者及家属的情绪,并取得他们的信赖感和主动配合;待患者病情稳定后,及时做好安慰和解释工作,使患者积极配合治疗及护理,树立战胜疾病的信心;保持安静、整洁舒适的环境,减少噪声,让患者充分休息;应将患者病情的危险性和治疗、护理方案及期望治疗前途告诉患者家属,在让他们心中有数的同时,协助医护人员做好患者的心理支持,以利于早日康复。

（吉宝健）

参考文献

［1］黄俊蕾,赵娜,李丽沙.新编实用临床与护理［M］.青岛:中国海洋大学出版社,2019.

［2］叶志香,吴文君,邵广宇.外科护理［M］.武汉:华中科技大学出版社,2018.

［3］李丽,石国凤,肖政华.实用护理综合技能实践［M］.北京:中国中医药出版社,2020.

［4］万霞.现代专科护理及护理实践［M］.开封:河南大学出版社,2020.

［5］孔彦霞.儿科临床护理技术［M］.天津:天津科学技术出版社,2018.

［6］杨秀霞.现代妇产科护理技术与应用［M］.汕头:汕头大学出版社,2020.

［7］石翠玲.精编护理操作技术［M］.上海:上海交通大学出版社,2018.

［8］任潇勤.临床实用护理技术与常见病护理［M］.昆明:云南科学技术出版社,2020.

［9］刘阳.常见疾病护理常规［M］.北京:科学技术文献出版社,2018.

［10］张海霞,刘瑛.现代内科诊疗与护理［M］.汕头:汕头大学出版社,2018.

［11］单既利,王广军,肖芳,等.实用儿科诊疗护理［M］.青岛:中国海洋大学出版社,2019.

［12］赵霞.临床外科护理实践［M］.武汉:湖北科学技术出版社,2018.

［13］蔡华娟,马小琴.护理基本技能［M］.杭州:浙江大学出版社,2020.

［14］张蕾.实用护理技术与专科护理常规［M］.北京:科学技术文献出版社,2019.

［15］张宏.现代内科临床护理［M］.天津:天津科学技术出版社,2018.

［16］尹玉梅.实用临床常见疾病护理常规［M］.青岛:中国海洋大学出版社,2020.

［17］柳淑芳,汪艳霞.基本护理技术［M］.武汉:湖北科学技术出版社,2018.

［18］孙平.实用临床护理实践［M］.天津:天津科学技术出版社,2018.

［19］吴欣娟.临床护理常规［M］.北京:中国医药科技出版社,2020.

［20］沈燕.现代临床护理精要［M］.北京:科学技术文献出版社,2018.

［21］李勇,郑思琳.外科护理［M］.北京:人民卫生出版社,2019.

［22］蒙黎.现代临床护理实践［M］.北京:科学技术文献出版社,2018.

［23］程娟.临床专科护理理论与实践［M］.开封:河南大学出版社,2020.

［24］赵安芝.新编临床护理理论与实践［M］.北京:中国纺织出版社,2020.

［25］谷业云.实用护理技术与临床［M］.上海:上海交通大学出版社,2018.

［26］王雪玲.现代护理新思维［M］.天津:天津科学技术出版社,2018.

［27］王姗姗.实用内科疾病诊治与护理［M］.青岛:中国海洋大学出版社,2019.

［28］伍海燕,贺大菊,金丹.临床护理技术实践［M］.武汉:湖北科学技术出版社,2018.

［29］潘洪燕,龚姝,刘清林,等.实用专科护理技能与应用［M］.北京:科学技术文献出版社,2020.

［30］刘彩凤.现代临床护理技术［M］.上海:上海交通大学出版社,2018.

［31］颜德仁.儿科护理［M］.上海:同济大学出版社,2020.

［32］高清源,刘俊香,魏映红.内科护理［M］.武汉:华中科技大学出版社,2018.

［33］韩美.现代临床消化病护理思维与实践［M］.昆明:云南科学技术出版社,2020.

［34］张文燕,冯英,柳国芳,等.护理临床实践［M］.青岛:中国海洋大学出版社,2019.

［35］刘奉,成红英.儿科护理［M］.武汉:华中科学技术大学出版社,2020.

［36］肖永鑫.护理干预对心律失常患者的护理作用［J］.中国医药指南,2020,18(36):178-179.

［37］孔晨曦.护理干预和常规护理在急性阑尾炎患者中的护理效果对比观察［J］.世界最新医学信息文摘,2020(37):222-223.

［38］郑文清.个性化护理在重症肺炎高热惊厥小儿护理中的临床应用效果分析［J］.世界最新医学信息文摘,2020(84):339-340.

［39］涂佳.综合护理干预对重症呼吸衰竭患者治疗期间的护理效果观察［J］.湖北科技学院学报:医学版,2020,34(3):256-257.

［40］王世芳.预见性护理对肾病综合征患者并发症发生率及护理满意度的影响［J］.医学信息,2020,33(1):188-189.